基础护理学与护理研究

主编 胡 欣 张 舒 王目香 冯 丽

姜丽梅 王 颖 孙术莲

黑龙江科学技术出版社
HEILONGJIANG SCIENCE AND TECHNOLOGY PRESS

图书在版编目（CIP）数据

基础护理学与护理研究 / 胡欣等主编. -- 哈尔滨：
黑龙江科学技术出版社，2023.2
ISBN 978-7-5719-1775-3

Ⅰ．①基… Ⅱ．①胡… Ⅲ．①护理学－研究 Ⅳ.
①R47

中国国家版本馆CIP数据核字（2023）第028992号

基础护理学与护理研究
JICHU HULIXUE YU HULI YANJIU

主　　编　胡　欣　张　舒　王目香　冯　丽　姜丽梅　王　颖　孙术莲
责任编辑　陈兆红
封面设计　宗　宁
出　　版　黑龙江科学技术出版社
　　　　　地址：哈尔滨市南岗区公安街70-2号　邮编：150007
　　　　　电话：（0451）53642106　传真：（0451）53642143
　　　　　网址：www.lkcbs.cn
发　　行　全国新华书店
印　　刷　黑龙江龙江传媒有限责任公司
开　　本　787 mm×1092 mm　1/16
印　　张　32
字　　数　810千字
版　　次　2023年2月第1版
印　　次　2023年2月第1次印刷
书　　号　ISBN 978-7-5719-1775-3
定　　价　238.00元

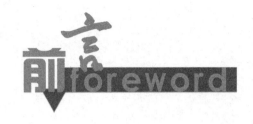

前言 foreword

  护理学是以自然科学和社会科学理论为基础,研究维护、促进、恢复人类健康的护理理论、知识、技能及其发展规律的综合性应用科学。随着基础医学和临床医学的快速发展,人民生活水平的提高,常见病患病人数的增多,常见病的护理成为人们关心的焦点。通过熟练规范的护理技术帮助患者减轻痛苦、加快疾病的恢复,对于护理人员来说是职责与挑战。而且护理工作直接关系到医疗的质量,与患者的健康甚至生命有着密切的关系。因此,为了进一步帮助护理人员学习理论知识和实践操作技能,以便更好地与医师合作,我们编写了这本《基础护理学与护理研究》。

  本书内容详实,条理清晰,主要侧重于实用护理技术的讲解和常见病的护理,共分为十五章。护理工作在诊疗过程中发挥着举足轻重的作用,基础的护理技术更应当精益求精。所以本书首先介绍了常见护理技术,对护理人员的基本操作起指导作用。其次根据现在社会人们出现的常见病,如呼吸内科疾病、心内科疾病、普外科疾病、骨科疾病等进行分项护理讲解,针对患者出现的常规症状及突发情况进行了详细的讲解,内容全面,可帮助护理人员提高职业能力。最后阐述了手术室护理的内容。本书内容力求精练、实用、重点突出、紧密结合临床工作,注重培养护士科学的临床思维、工作方法及综合应用学科知识,以及正确处理临床疾病的能力,是一本不可多得的临床护理实践参考书籍,希望本书能为广大护理医务工作者处理相关问题提供参考。

  我们的编写人员长期扎根于临床实践中,积累了丰富的临床护理经验,秉持着严谨务实的工作作风,编写了此书。但由于编写水平有限,编写时间较为仓促,书中难免存在不足之处,恳请广大读者不吝赐教。

《基础护理学与护理研究》编委会

2022 年 8 月

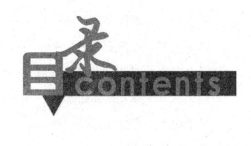
contents

第一章

护 理 技 术

第一节 基本监测技术

一、体温、脉搏、呼吸测量

（一）目的

通过观察体温、脉搏、呼吸变化，了解疾病发生和发展的规律，协助医师作出正确诊断，为治疗和护理提供依据。

（二）操作前准备

1.告知患者或家属

将操作目的、方法、注意事项、配合方法告知患者或其家属。

2.评估患者

(1)年龄、病情、意识状态、自理能力、治疗情况、合作程度、心理状态。

(2)测量部位肢体及皮肤状况。

(3)影响测量准确性的相关因素。

3.操作护士

操作护士需着装整洁、修剪指甲、洗手、戴口罩。

4.物品准备

准备治疗盘、弯盘、体温计、手表、快速手消毒剂，集体测量时准备治疗车、记录单、笔。

5.环境

室温适宜、光线充足、环境安静。

（三）操作过程

(1)携带用物至患者床旁，核对腕带及床头卡。

(2)测量体温：根据患者病情选择合适的体温测量方式(腋下、口腔、直肠)，协助患者取舒适卧位。①腋下测温：需擦干腋窝，将体温计水银端放于腋窝深处并紧贴皮肤，10分钟后取出读数。②口腔测温：将体温表水银端放置于患者舌下，让患者紧闭口唇，用鼻呼吸，切勿用牙咬，

1

3 分钟后取出读数。③直肠测温:患者取侧卧或屈膝仰卧位露出臀部,润滑肛表水银端,轻轻插入肛门 3～4 cm,婴儿 1.25 cm,幼儿 2.5 cm,3 分钟后取出读数。

(3)测量脉搏:①将患者手臂放于舒适位置。②用示指、中指、无名指指腹按于桡动脉处或其他浅表大动脉处。③计数 30 秒,将测得的脉率乘二。④脉搏异常者或危重患者需测量 1 分钟。⑤脉搏短绌时需 2 人同时分别测量心率和脉率 1 分钟,以分数方式记录,即心率/脉率。

(4)测量呼吸:①以诊脉状,观察胸腹起伏,计数 30 秒。②危重患者呼吸不易观察时,用少许棉絮置于患者鼻孔前,记录 1 分钟棉絮被吹动的次数。

(5)协助患者取舒适卧位。

(6)消毒体温计。

(7)洗手、记录、确认医嘱。

(四)注意事项

(1)婴幼儿、意识不清或不合作患者测温时,护士不宜离开。

(2)婴幼儿、精神异常、昏迷、有口腔疾病、不合作、口鼻手术或呼吸困难患者,忌测量口温。

(3)进食、吸烟、面颊部冷/热敷患者应推迟 30 分钟测口腔温度。

(4)腋下有创伤、手术、炎症,腋下出汗较多、极度消瘦的患者,不宜采取腋下测温;沐浴后需等待 20 分钟后再测腋下温度。

(5)腹泻、直肠或肛门手术、心肌梗死患者不宜采用直肠测量法。

(6)体温和病情不相符合时重复测温,必要时可同时采取两种不同的测量方式作为对照。

(7)异常脉搏应测量 1 分钟,当脉搏细弱难以触诊时,可用听诊器听诊心率 1 分钟代替。

(8)偏瘫患者选择健侧肢体测量脉搏。

(9)除桡动脉外,可测颞动脉、肱动脉、颈动脉、股动脉、腘动脉、足背动脉等。

(10)测量呼吸时宜取仰卧位。

(11)不可用拇指诊脉。

(五)评价标准

(1)患者或家属能够知晓护士告知的事项,对服务满意。

(2)遵循查对制度,符合标准预防、安全原则。

(3)护士操作规范、准确。

二、血压测量

(一)目的

测量血压值,观察血压的动态变化,目的在于协助诊断,为预防、治疗、康复、护理提供依据。

(二)操作前准备

1.告知患者

将操作目的、方法、注意事项、配合方法告知患者。

2.评估患者

(1)年龄、病情、意识状态、治疗情况、心理反应、合作程度。

(2)测量部位肢体及皮肤状况。

(3)影响测量准确性的相关因素。

3.操作护士

操作护士应着装整洁、修剪指甲、洗手、戴口罩。

4.物品准备

准备血压计、听诊器、快速手消毒剂,集体测量时准备治疗车、记录单。

5.环境

室温适宜、光线充足、环境安静。

(三)操作过程

肱动脉测量方法如下。

(1)携带用物至患者床旁,核对腕带及床头卡。

(2)患者取舒适卧位,协助其露出手臂,手掌向上,肘部伸直,排尽袖带内空气,袖带缠于上臂中部,下缘距肘窝 2～3 cm,松紧以可放进一指为宜。

(3)使水银柱"0"点与肱动脉、心脏处于同一水平,将听诊器胸件放在肱动脉搏动最强处固定,充气至动脉搏动音消失,再加压使压力升高 2.6～4.0 kPa(20～30 mmHg),缓慢放气。

(4)告知患者血压数值。

(5)取下袖带,排尽空气,血压计向右倾斜 45°,关闭水银槽开关。

(6)整理床单位,协助患者采取舒适卧位。

(7)消毒血压计、听诊器。

(8)洗手、记录、确认医嘱。

(四)注意事项

(1)对需要长期密切观察血压的患者,应遵循四定的原则:定时间、定体位、定部位、定血压计。

(2)测量肢体的肱动脉与心脏处于同一水平位置,卧位时平腋中线,坐位时平第 4 肋。

(3)偏瘫患者选择健侧上臂测量。

(4)测量前需检查血压计的有效性,定期监测、校对血压计。

(5)如发现血压听不清或异常,应重测:先驱净袖带内空气,使汞柱降至"0",稍休息片刻再行测量,必要时做对照复查。

(五)评价标准

(1)患者或家属能够知晓护士告知的事项,对服务满意。

(2)遵循查对制度,符合标准预防、安全原则。

(3)测量方法正确,测量结果准确。

三、心电监测

(一)目的

遵医嘱正确监测患者心率、心律、呼吸、血压、血氧饱和度,动态评价病情变化,为临床治疗提供依据。

(二)操作前准备

1.告知患者或家属

将操作目的、方法、注意事项、配合方法告知患者或家属。

2.评估患者

(1)病情、年龄、意识状态、合作程度、心理反应。

(2)胸部皮肤情况。

3.操作护士

操作护士应着装整洁、修剪指甲、洗手、戴口罩。

4.物品准备

准备治疗车、监护仪、导联线、一次性电极片、乙醇或盐水棉签数根、污物桶、快速手消毒剂。

5.环境

保持环境整洁、安静。

(三)操作过程

(1)携带用物至患者床旁,核对腕带及床头卡。

(2)协助患者取平卧位,暴露胸部皮肤。

(3)连接监护仪电源,将电极片连接于导联线上。

(4)用乙醇棉签擦净皮肤,将电极片贴于患者胸部正确位置。

(5)连接血氧饱和度(SpO_2)、血压袖带。

(6)打开监护仪开关,设置监测指标的报警界限。

(7)整理用物及床单位,按医疗垃圾分类处理用物。

(8)擦拭治疗车。

(9)洗手、记录、确认医嘱。

(四)注意事项

(1)放置电极片时,应避开伤口、瘢痕、中心静脉插管、起搏器及电除颤时电极板的放置部位。

(2)密切监测患者异常心电波形,排除各种干扰和电极脱落,及时通知医师处理。对于带有起搏器的患者,要区别其正常心律与起搏心律。

(3)定期更换电极片及其粘贴位置。

(4)心电监护不具有诊断意义,如需更详细了解心电图变化,需做常规导联心电图。

(5)对躁动患者,应当固定好电极和导线,避免电极脱位及导线缠绕。

(五)评价标准

(1)患者或家属能够知晓护士告知的事项,对服务满意。

(2)护士操作过程规范、准确。

(3)遵循查对制度,符合标准预防及安全原则。

(4)注意观察患者病情变化,出现异常情况及时处理。

四、血糖监测

(一)目的

遵医嘱准确测量患者血糖,为诊断和治疗提供依据。

(二)操作前准备

1.告知患者

将操作目的、方法、注意事项、配合方法告知患者。

2.评估患者

(1)病情、意识状态、治疗情况、合作程度。

(2)末梢循环、皮肤情况、进食时间。

(3)评估血糖仪的工作状态,检查试纸有效期。

3.操作护士

操作护士应着装整洁、修剪指甲、洗手、戴口罩。

4.物品准备

准备治疗车、治疗盘、75％乙醇、棉签、血糖仪、血糖试纸、一次性采血针、快速手消毒剂、利器盒、污物桶。

5.环境

保持环境整洁、安静。

(三)操作过程

(1)携带用物至患者床边,核对腕带及床头卡。

(2)清洁患者双手,协助患者取适当体位。

(3)按照说明书使用血糖仪。

(4)用75％乙醇消毒指端皮肤,待干。

(5)采血宜选用指血自然流出法,采血后用干棉签按压。

(6)读取血糖值,告知患者。

(7)整理床单位,协助患者取舒适卧位。

(8)按医疗垃圾分类法处理用物。

(9)擦拭治疗车、血糖仪。

(10)洗手、记录、确认医嘱。

(四)注意事项

(1)测血糖前,确认血糖仪上的号码与试纸号码一致。

(2)测血糖时应轮换采血部位。

(3)避免试纸受潮、污染。

(4)血糖仪应按生产商使用要求定期进行标准液校正。

(五)评价标准

(1)患者能够知晓护士告知的事项,对服务满意。

(2)遵循查对制度,符合标准预防、安全原则。

(3)操作过程规范,动作娴熟。

五、血氧饱和度监测

(一)目的

监测患者血氧饱和度,动态评价病情变化,为临床治疗提供依据。

(二)操作前准备

1.告知患者或家属

将操作目的、方法、注意事项、配合方法、影响监测效果的因素告知患者或其家属。

2.评估患者

(1)意识状态、吸氧浓度、自理能力、合作程度。

(2)指(趾)端循环、皮肤完整性、指(趾)甲及肢体活动情况。

3.操作护士

操作护士应着装整洁、修剪指甲、洗手、戴口罩。

4.物品准备

准备治疗车、血氧饱和度监测仪、乙醇或盐水棉签、快速手消毒剂、污物桶。

5.环境

保持环境安静、整洁、光线适宜。

(三)操作步骤

(1)携带用物至患者床旁,核对腕带及床头卡。

(2)协助患者取舒适体位,暴露测量部位。

(3)连接血氧饱和度监测仪电源。

(4)清洁患者局部皮肤及指(趾)甲。

(5)安放传感器。

(6)开机,设置报警界限,读取数值并告知患者。

(7)整理床单位,安抚患者。

(8)整理用物,按医疗垃圾分类处理用物。

(9)擦拭治疗车。

(10)洗手、记录、确认医嘱。

(四)注意事项

(1)SpO$_2$监测报警低限设置为 90％,发现异常及时通知医师。

(2)注意休克、体温过低、低血压、使用血管收缩药物、贫血、偏瘫、指甲过长、同侧手臂测量血压、周围环境光照太强、电磁干扰及涂抹指甲油等对监测结果的影响。

(3)注意更换传感器的位置,以免皮肤受损或血液循环受阻。

(4)怀疑 CO 中毒的患者不宜选用脉搏血氧监测仪。

(5)对躁动的患者,应当固定好导线,避免传感器脱位及导线缠绕。

(五)评价标准

(1)患者或家属能够知晓护士告知的事项,对服务满意。

(2)传感器安放正确,接触良好,松紧度适宜。

(3)操作过程规范、安全,动作熟练。

六、中心静脉压监测

(一)目的

监测中心静脉压的目的是了解循环血量,判断心功能及周围循环阻力,指导临床补液,评估治疗效果。

(二)操作前准备

1.告知患者或家属

将操作目的、方法、注意事项、配合方法告知患者或其家属。

2.评估患者

(1)病情、意识状态、合作程度。

(2)中心静脉置管及周围皮肤情况。

(3)体位及凝血状况。

3.操作护士

操作护士应着装整洁，修剪指甲，洗手，戴口罩。

4.物品准备

准备治疗车、监护仪、压力套装(导联线、压力传感器、加压袋、生理盐水 250 mL)、穿刺盘、污物桶、快速手消毒剂。

5.环境

保持环境整洁、安静、私密。

(三)操作步骤

(1)携带用物至患者床旁，核对腕带及床头卡。

(2)连接电源，打开监护仪开关。

(3)协助患者取平卧位，暴露置管部位。

(4)将压力套装挂在输液架上，加压袋充气加压至 40.0 kPa(300 mmHg)，排气。

(5)拧下置管上的肝素帽，消毒，连接压力传感器，冲管。

(6)将监护仪调至中心静脉压(CVP)的模块，设置参数。

(7)将传感器置于腋中线第 4 肋间(右心房水平)，校正零点，测压，读数。

(8)测量完毕。

(9)协助患者取安全、舒适卧位。

(10)整理用物，按医疗垃圾分类处理用物。

(11)擦拭治疗车。

(12)洗手、记录、确认医嘱。

(四)注意事项

(1)严格无菌操作。

(2)避免管道扭曲，保持测压管道的通畅。

(3)每天检查穿刺部位皮肤有无红肿、脓性分泌物，定期更换敷料、管路、压力套装和冲洗液。

(4)选择标准的测压零点，传感器置于腋中线第 4 肋间，与右心房同一水平，每次测压前均应校正压力传感器零点。

(5)中心静脉测压通路应避免输注血管活性药物，以防引起血压波动。

(6)注意影响中心静脉压数值的因素，如患者的体位、机械通气、腹内压等。

(7)观察有无心律失常、出血、血肿、气胸、血管损伤等并发症的发生，股静脉插管时，注意观察置管侧下肢有无肿胀、静脉回流受阻等下肢静脉栓塞的表现。

(五)评价标准

(1)患者或家属能够知晓护士告知的事项，对服务满意。

(2)遵循无菌操作原则、符合消毒隔离制度。

(3)操作过程规范、安全，动作娴熟。

七、斯旺-甘茨(Swan-Ganz)导管监测

(一)目的

(1)监测目的在于评估左右心室功能,反映左心室前负荷和右心室后负荷。

(2)指导治疗:为扩容补液,应用强心药物、血管收缩药物和血管扩张药物治疗提供依据,同时还可以判断治疗效果和预后。

(二)操作前准备

1.告知患者

告知患者操作目的、方法、注意事项、配合方法。

2.评估患者

(1)病情、体位及合作程度。

(2)置管及穿刺处周围皮肤情况。

3.操作护士

操作护士应着装整洁、修剪指甲、洗手、戴口罩。

4.物品准备

准备测压装置、监护仪、注射器、快速手消毒剂等。

5.环境

保持环境安静、整洁。

(三)操作过程

(1)携带用物至患者床旁,核对腕带及床头卡。

(2)暴露置管部位,测量导管插入长度。

(3)连接测压装置,加压袋充气加压至 40.0 kPa(300 mmHg)左右,注意排尽管道内气体。

(4)测压前需调整零点,压力换能器需与患者右心房在同一水平。

(5)测量肺动脉楔压时,应将气囊缓慢充气(充气量<1.5 mL),待出现嵌顿压图形后,记录数字并放掉气囊内气体。

(6)非测量肺动脉楔压时,抽尽气囊内气体并锁住气囊注射器。

(7)记录测量数据。

(8)整理床单位,协助患者取舒适卧位。

(9)整理用物,按医疗垃圾分类处理用物。

(10)洗手、签字、确认医嘱。

(四)注意事项

(1)每次测量各项指标之前需调定零点。

(2)穿刺伤口定期换药,若渗出液较多应及时换药。

(3)保证测压装置严密畅通。

(4)及时了解影响压力测定的因素,观察有无相关并发症的发生。

(5)保持管道通畅,每小时用肝素生理盐水 3～5 mL 冲洗测压导管及 Swan-Ganz 导管。

(6)拔除导管时,应在监测心率、心律的条件下进行,拔管后,穿刺的局部应压迫止血。

(五)评价标准

(1)患者或家属能够知晓护士告知的事项,对服务满意。

（2）遵循查对制度,符合无菌技术、标准预防原则。

（3）操作过程规范、安全,动作轻柔。

（胡　欣）

第二节　皮　下　注　射

一、目的

（1）注入小剂量药物,用于不宜口服给药而需在一定时间内发生药效时。

（2）预防接种。

（3）局部供药,如局部麻醉用药。

二、评估

（一）评估患者

（1）双人核对医嘱。

（2）核对患者床号、姓名、住院号和腕带(请患者自己说出床号和姓名)。

（3）评估患者病情、意识状态、配合能力、用药史、药物过敏史、不良反应史等。

（4）向患者解释操作的目的和过程,取得患者配合。

（5）查看注射部位皮肤情况(皮肤颜色,有无皮疹、感染)。

（6）协助患者取舒适坐位或卧位。

（二）评估环境

安静整洁,宽敞明亮,必要时遮挡。

三、操作前准备

（一）人员准备

仪表整洁,符合要求。洗手,戴口罩。

（二）按医嘱配制药液

（1）操作台上放置注射盘、纸巾、无菌治疗巾、无菌镊子、2 mL 注射器、医嘱用药液、安尔碘、75％乙醇、无菌棉签。

（2）双人核对药液标签、药名、浓度、剂量、有效期、给药途径。

（3）检查瓶口有无松动,瓶身有无破裂,药液有无浑浊、沉淀、絮状物和变质。

（4）检查注射器、安尔碘、75％乙醇、无菌棉签等,包装无破裂,在有效期内。

（5）按正规操作抽吸药液,并贴好标识,置于无菌盘内。

（6）再次核对药液,记录时间并签名。

（三）物品准备

治疗车上层放置无菌盘(内置抽吸好的药液)、治疗盘(安尔碘、75％乙醇)、注射单、快速手消毒剂,以上物品符合要求,均在有效期内。治疗车下层放置生活垃圾桶、医疗废物桶、锐器盒。

四、操作程序

(1)携用物推车至患者床旁,核对床号、姓名、住院号和腕带(请患者自己说出床号和姓名)。

(2)根据注射目的选择注射部位(上臂三角肌下缘、两侧腹壁、后背、股前侧和外侧等)。

(3)常规消毒皮肤,待干。

(4)二次核对患者床号、姓名和药名。

(5)排尽空气,取干棉签夹于左手示指与中指之间。

(6)一手绷紧皮肤,另一手持注射器,示指固定针栓,针头斜面向上,与皮肤呈30°~40°(过瘦患者可捏起注射部位皮肤,并减少穿刺角度)快速刺入皮下,深度为针梗的1/2~2/3;松开紧绷皮肤的手,抽动活塞,如无回血,缓慢推注药液。

(7)注射完毕用无菌干棉签轻压针刺处,快速拔针后按压片刻。

(8)再次核对患者床号、姓名和药名,注射器按要求放置。

(9)协助患者取舒适体位,整理床单位,并告知患者注意事项。

(10)快速手消毒剂消毒双手,记录时间并签名。

(11)推车回治疗室,按医疗废物处理原则处理用物。

(12)洗手,根据病情书写护理记录单。

五、注意事项

(1)遵医嘱和药品说明书使用药品。

(2)长期注射者应注意更换注射部位。

(3)注射中、注射后观察患者不良反应和用药效果。

(4)注射<1 mL药液时须使用1 mL注射器,以保证注入药液剂量准确无误。

(5)持针时,右手示指固定针栓,但不可接触针梗,以免污染。

(6)针头刺入角度不宜超过45°,以免刺入肌层。

(7)尽量避免应用对皮肤有刺激作用的药物做皮下注射。

(8)若注射胰岛素时,需告知患者进食时间。

(王 冰)

第三节 肌内注射

一、目的

注入药物,用于不宜或不能口服或静脉注射,且要求比皮下注射更快发生疗效时。

二、评估

(一)评估患者

(1)双人核对医嘱。

(2)核对患者床号、姓名、住院号和腕带(请患者自己说出床号和姓名)。

(3)评估患者病情、治疗情况、意识状态、用药史、药物过敏史、不良反应史、肢体活动能力和合作程度。

(4)向患者解释操作目的和过程,取得患者配合。

(5)查看注射部位皮肤情况(皮肤颜色,有无皮疹、感染和皮肤划痕阳性)。

(6)协助患者取舒适坐位或卧位。

(二)评估环境

安静整洁,宽敞明亮,必要时遮挡。

三、操作前准备

(一)人员准备

仪表整洁,符合要求。洗手,戴口罩。

(二)按医嘱配制药液

(1)操作台:注射盘、无菌盘、2 mL 注射器、5 mL 注射器、医嘱所用药液、安尔碘、无菌棉签。若注射用药为油剂或混悬液,需备较粗针头。

(2)双人核对药物标签、药名、浓度、剂量、有效期、给药途径。

(3)检查瓶口有无松动,瓶身有无破裂,药液有无浑浊、变质。

(4)检查无菌注射器、安尔碘、无菌棉签等,包装无破裂,在有效期内。

(5)按正规操作抽吸药液,并贴好标识,置于无菌盘内。

(6)再次核对药液,记录时间并签名。

(三)物品准备

治疗车上层放置无菌盘(内置抽吸好的药液)、安尔碘、注射单、无菌棉签、快速手消毒剂,以上物品符合要求,均在有效期内。治疗车下层放置生活垃圾桶、医疗废物桶、锐器盒。

四、操作程序

(1)携用物推车至患者床旁,核对床号、姓名、住院号和腕带(请患者自己说出床号和姓名)。

(2)协助患者取舒适体位,暴露注射部位,注意保暖,保护患者隐私,必要时可遮挡。

(3)选择注射部位(臀大肌、臀中肌、臀小肌、股外侧和上臂三角肌)。

(4)常规消毒皮肤,待干。

(5)再次核对患者床号、姓名和药名。

(6)拿取药液并排尽空气,取干棉签,夹于左手示指与中指之间,以一手拇指和示指绷紧局部皮肤,另一手持注射器,中指固定针栓,将针头迅速垂直刺入,深度约为针梗的 2/3。

(7)松开紧绷皮肤的手,抽动活塞,如无回血,缓慢注入药液,同时观察反应。

(8)注射完毕,用无菌干棉签轻按进针处,快速拔针,按压片刻。

(9)再次核对患者床号、姓名和药名。

(10)协助患者取舒适体位,整理床单位,注射后观察用药反应。

(11)快速手消毒剂消毒双手,记录时间并签名。

(12)推车回治疗室,按医疗废物处理原则处理用物。

(13)洗手,根据病情书写护理记录单。

五、常用肌内注射定位方法

(一)臀大肌肌内注射定位法

注射时应避免损伤坐骨神经。

1.十字法

从臀裂顶点向左或右侧画一水平线,然后从髂嵴最高点作一垂线,将一侧臀部划分为4个象限,其外上象限并避开内角为注射区。

2.连线法

从髂前上棘至尾骨作一连线,其外1/3处为注射部位。

(二)臀中肌、臀小肌肌内注射定位法

(1)以示指尖和中指尖分别置于髂前上棘和髂嵴下缘处,在髂嵴、示指、中指之间构成一个三角形区域,示指与中指构成的内角为注射部位。

(2)髂前上棘外侧三横指处(以患者手指的宽度为标准)。

(三)股外侧肌内注射定位法

在股中段外侧,一般成人可取髋关节下10 cm至膝关节的范围。此处大血管、神经干很少通过,且注射范围广,可供多次注射,尤适用于2岁以下的幼儿。

(四)上臂三角肌肌内注射定位法

取上臂外侧,肩峰下2~3横指处。此处肌肉较薄,只可做小剂量注射。

六、注意事项

(1)遵医嘱和药品说明书使用药品。

(2)药液要现用现配,在有效期内,剂量要准确。选择两种药物同时注射时,应注意配伍禁忌。

(3)注射时应做到"两快一慢"(进针、拔针快,推注药液慢)。

(4)选择合适的注射部位,避免刺伤神经和血管,无回血时方可注射。

(5)注射时切勿将针梗全部刺入,以防针梗从根部衔接处折断。若针头折断,应先稳定患者情绪,并嘱患者保持原位不动,固定局部组织,以防断针移位,同时尽快用无菌血管钳夹住断端取出;若断端全部埋入肌肉,应速请外科医师处理。

(6)对需长期注射者,应交替更换注射部位,并选择细长针头,以避免和减少硬结的发生。如因长期多次注射出现局部硬结时,可采用热敷、理疗等方法予以处理。

(7)2岁以下婴幼儿不宜选用臀大肌内注射,因其臀大肌尚未发育好,注射时有损伤坐骨神经的危险,最好选择臀中肌和臀小肌内注射。

(郭高雅)

第四节　静　脉　注　射

一、目的

(1)所选用药物不宜口服、皮下及肌内注射,又需迅速发挥药效时。

(2)注入药物做某些诊断性检查,如对肝、肾、胆囊等造影时需静脉注入造影剂。

二、评估

(一)评估患者

(1)双人核对医嘱。

(2)核对患者床号、姓名、住院号和腕带(请患者自己说出床号和姓名)。

(3)了解患者病情、意识状态、配合能力、药物过敏史、用药史。

(4)评估患者穿刺部位的皮肤状况、肢体活动能力、静脉充盈度和管壁弹性。选择合适的静脉注射部位,评估药物对血管的影响程度。

(5)向患者解释静脉注射的目的和方法,告知所注射药物的名称,取得患者配合。

(二)评估环境

安静整洁,宽敞明亮。

三、操作前准备

(一)人员准备

仪表整洁,符合要求。洗手,戴口罩。

(二)物品准备

1.操作台

治疗单、静脉注射所用药物、注射器。

2.按要求检查所需用物,符合要求方可使用

(1)双人核对药物名称、浓度、剂量、有效期、给药途径。

(2)检查药物的质量、标签,液体有无沉淀和变色,有无渗漏、浑浊和破损。

(3)检查注射器和无菌棉签的有效期、包装是否紧密无漏气,安尔碘的使用日期是否在有效期内。

3.配制药液

(1)安尔碘棉签消毒药物瓶口,掰开安瓿,瓶帽弃于锐器盒内。

(2)打开注射器,将外包装袋置于生活垃圾桶内,固定针头,回抽针栓,检查注射器,取下针帽置于生活垃圾桶内,抽取安瓿内药液,排气,置于无菌盘内。在注射器上贴上患者床号、姓名、药物名称、用药方法的标签。

(3)再次核对空安瓿和药物的名称、浓度、剂量、用药方法和时间。

4.备用物品

治疗车上层治疗盘内放置备用注射器一支、安尔碘、无菌棉签,无菌盘内放置配好的药液、垫巾。以上物品符合要求,均在有效期内。治疗车下层放置生活垃圾桶、医疗废物桶、锐器盒,含有效氯 250 mg/L 消毒液桶。

四、操作程序

(1)携用物推车至患者床旁,核对床号、姓名、住院号和腕带(请患者自己说出床号和姓名)。

(2)向患者说明静脉注射的方法、配合要点、注射药物的作用和不良反应。

(3)协助患者取舒适体位,充分暴露穿刺部位,放垫巾于穿刺部位下方。

(4)在穿刺部位上方 5～6 cm 处扎压脉带,末端向上,以防污染无菌区。

(5)安尔碘棉签消毒穿刺部位皮肤,以穿刺点为中心向外螺旋式旋转擦拭,直径>5 cm。

(6)再次核对患者床号、姓名和药名。

(7)嘱患者握拳,使静脉充盈,左手拇指固定静脉下端皮肤,右手持注射器与皮肤呈 15°～30°自静脉上方或侧方刺入,见回血可再沿静脉进针少许。

(8)保留静脉通路者,安尔碘棉签消毒静脉注射部位三通接口,以接口处为中心向外螺旋式旋转擦拭。

(9)静脉注射过程中,观察局部组织有无肿胀,严防药液渗漏,如出现渗漏立即拔出针头,按压局部,另行穿刺。

(10)拔针后,指导患者按压穿刺点 3 分钟,勿揉,凝血功能差的患者适当延长按压时间。

(11)再次核对患者床号、姓名和药名。

(12)将压脉带与输液垫巾对折取出,输液垫巾置于生活垃圾桶内,压脉带放于含有效氯 250 mg/L 消毒液桶中。整理患者衣物和床单位,观察有无不良反应,并向患者讲明注射后注意事项。快速手消毒剂消毒双手,推车回治疗室,按医疗废物处理原则处理用物。

(13)洗手,在治疗单上签名并记录时间。按护理级别书写护理记录单。

五、注意事项

(1)严格执行查对制度,需双人核对医嘱。

(2)严格遵守无菌操作原则。

(3)了解注射目的、药物对血管的影响程度、给药途径、给药时间和药物过敏史。

(4)选择粗直、弹性好、易固定的静脉,避开关节和静脉瓣。常用的穿刺静脉为肘部浅静脉、贵要静脉、肘正中静脉、头静脉。小儿多采用头皮静脉。

(5)根据患者年龄、病情和药物性质掌握注入药物的速度,并随时听取患者主诉,观察病情变化。必要时使用微量注射泵。

(6)对需要长期注射者,应有计划地由小到大、由远心端到近心端选择静脉。

(7)根据药物特性和患者肝肾或心脏功能,采用合适的注射速度。随时听取患者主诉,观察体征和其病情变化。

(郭高雅)

第五节　排痰技术

一、有效排痰法

(一)目的
对不能有效咳痰的患者进行叩背,协助其排出肺部分泌物,保持呼吸道通畅。

(二)操作前准备
1.告知患者
告知患者操作目的、方法、注意事项、配合方法。

2.评估患者
(1)病情、意识状态、咳痰能力、影响咳痰的因素、合作能力。

(2)痰液的颜色、性质、量、气味。

(3)肺部呼吸音情况。

3.操作护士
操作护士应着装整洁、修剪指甲、洗手、戴口罩。

4.物品准备
准备听诊器、隔离衣、快速手消毒剂,必要时备雾化面罩、雾化液。

5.环境
保持环境整洁、安静。

(三)操作步骤
(1)穿隔离衣,核对腕带及床头卡。

(2)协助患者取侧卧位或坐位。

(3)手指合拢,呈杯状由肺底自下而上、自外向内叩击患者胸背部。

(4)拍背后,嘱患者缓慢深呼吸,用力咳出痰液。

(5)听诊肺部呼吸音。

(6)协助患者清洁口腔。

(7)整理床单位,协助患者取舒适卧位。

(8)整理用物,脱隔离衣。

(9)洗手、记录、确认医嘱。

(四)注意事项
(1)注意保护胸、腹部伤口,合并气胸、肋骨骨折时禁忌叩击。

(2)根据患者体型、营养状况、耐受能力,合理选择叩击方式、时间和频率。

(3)操作过程中密切观察患者意识及生命体征变化。

(五)评价标准
(1)患者能够知晓护士告知的事项,对服务满意。

(2)操作过程规范、安全,动作娴熟。

二、经鼻/口腔吸痰

(一)目的

充分吸出痰液,保持患者呼吸道通畅,确保患者安全。

(二)操作前准备

1.告知患者或家属

告知患者或家属操作目的、方法、注意事项、配合方法。

2.评估患者

(1)病情、意识状态、生命体征、承受能力、合作程度。

(2)双肺呼吸音、痰鸣音、氧疗情况、血氧饱和度、咳嗽能力。

(3)痰液的性状。

(4)义齿、口腔及鼻腔状况。

3.操作护士

操作护士应着装整洁、修剪指甲、态度和蔼、洗手、戴口罩。

4.物品准备

准备治疗车、治疗盘、吸痰包、一次性吸痰管、灭菌注射用水、负压吸引装置、隔离衣、快速手消毒剂、污物桶、消毒桶,必要时备压舌板、开口器、舌钳、口咽通气道、听诊器。

5.环境

保持环境整洁、安静。

(三)操作过程

(1)穿隔离衣,携带用物至患者床旁,核对腕带及床头卡。

(2)协助患者取适宜卧位,取下活动义齿。

(3)连接电源,打开吸引器,调节负压吸引压力至 $20.0\sim26.7$ kPa($150\sim200$ mmHg)。

(4)戴一次性无菌手套,连接吸痰管。

(5)吸痰管经口或鼻插入气道(进管时阻断负压),边旋转边向上提拉,每次吸痰时间不超过15秒。

(6)吸痰过程中密切观察患者生命体征、血氧饱和度及痰液情况,听诊呼吸音。

(7)吸痰结束,用手上的一次性手套包裹吸痰管,丢入污物桶。

(8)冲洗管路。

(9)整理床单位,协助患者取安全、舒适体位。

(10)整理用物,按医疗垃圾分类处理用物,消毒仪器及管路。

(11)脱隔离衣,擦拭治疗车。

(12)洗手、记录、确认医嘱。

(四)注意事项

(1)观察患者生命体征、血氧饱和度变化及痰液情况,并准确记录。

(2)遵循无菌原则,插管动作轻柔。吸痰管到达适宜深度前避免负压吸引,逐渐退出的过程中提供负压。

(3)选择粗细、长短、质地适宜的吸痰管。

(4)按需吸痰,每次吸痰时均须更换吸痰管。

(5)患者痰液黏稠时可以配合翻身叩背、雾化吸入,患者发生缺氧症状,如发绀、心率下降时应停止吸痰,休息后再吸。

(6)吸痰过程中,鼓励并指导清醒患者深呼吸,进行有效咳痰。

(五)评价标准

(1)患者或家属能够知晓护士告知的事项,并能配合操作。

(2)遵循无菌原则、消毒隔离制度。

(3)操作过程规范、安全、有效,动作轻柔。

三、气管插管吸痰

(一)目的

充分吸出痰液,保持患者呼吸道通畅。

(二)操作前准备

1.告知患者或家属

告知患者或家属操作目的、方法、注意事项、配合方法。

2.评估患者

(1)病情、意识状态、合作程度。

(2)心电监护及管路状况。

3.操作护士

操作护士应着装整洁、修剪指甲、洗手、戴口罩。

4.物品准备

准备治疗车、负压吸引装置、一次性吸痰管、无菌生理盐水、隔离衣、快速手消毒剂、污物桶、消毒桶。

5.环境

保持环境安静、整洁。

(三)操作过程

(1)穿隔离衣,携带用物至患者床边,核对患者腕带及床头卡。

(2)协助患者取仰卧位,头偏向操作者。

(3)吸痰前给予2分钟纯氧吸入。

(4)连接电源,打开吸引器,调节负压吸引压力至20.0～26.7 kPa(150～200 mmHg)。

(5)戴一次性无菌手套,连接吸痰管。

(6)正确开放气道,迅速将吸痰管插入至适宜深度,边旋转边向上提拉,每次吸痰时间不超过15秒。

(7)观察患者生命体征,血氧饱和度变化,痰液的性状、量及颜色,听诊呼吸音。

(8)吸痰结束后再给予纯氧吸入2分钟。

(9)用手上的一次性手套包裹吸痰管,丢入污物桶。

(10)冲洗管路并妥善放置。

(11)整理床单位,协助患者取安全、舒适体位。

(12)整理用物,按医疗垃圾分类处理用物。

(13)脱隔离衣,擦拭治疗车。

(14)洗手、记录、确认医嘱。

(四)注意事项

(1)观察患者生命体征及呼吸机参数变化,如呼吸道被痰液堵塞或患者窒息,应立即吸痰。

(2)遵循无菌原则,每次吸痰时均须更换吸痰管,应先吸气管内,再吸口鼻处。

(3)吸痰前整理呼吸机管路,倾倒冷凝水。

(4)掌握适宜的吸痰时间。呼吸道管路每周消毒更换一次,若发现污染严重,应随时更换。

(5)注意吸痰管插入是否顺利,遇有阻力时,应分析原因,不得粗暴操作。

(6)选择型号适宜的吸痰管,吸痰管外径应小于等于气管插管内径的1/2。

(7)吸痰过程中,鼓励并指导清醒患者深呼吸,进行有效咳痰。

(五)评价标准

(1)患者或家属能够知晓护士告知的事项,并能配合操作。

(2)遵循无菌技术、标准预防、消毒隔离原则。

(3)护士操作过程规范、安全、有效。

四、排痰机使用

(一)目的

应用排痰机的目的是协助排除肺部痰液,预防、减轻肺部感染。

(二)操作前准备

1.告知患者

告知患者操作目的、方法、注意事项、配合方法。

2.评估患者

(1)病情、意识状态、耐受能力、心理反应、合作程度。

(2)胸部皮肤情况及肺部痰液分布情况。

3.操作护士

操作护士应着装整洁、修剪指甲、洗手、戴口罩。

4.物品准备

准备振动排痰机、叩击头套、快速手消毒剂。

5.环境

保持环境整洁、安静、私密。

(三)操作步骤

(1)携带用物至患者床旁,核对腕带及床头卡。

(2)协助患者取适宜体位。

(3)连接振动排痰机电源,开机。

(4)调节强度、频率。

(5)选择排痰模式(自动或手动),定时。

(6)安装适宜的叩击头及叩击套。

(7)叩击头振动后,方可放于胸部背部及前后两侧,并给予患者适当的压力治疗。

(8)治疗结束,撤除叩击头套。

(9)整理床单位,协助患者取安全、舒适卧位。

（10）整理用物，按医疗垃圾分类处理用物。

（11）洗手、记录、确认医嘱。

（四）注意事项

（1）皮肤感染、胸部肿瘤、心内附壁血栓、严重心房颤动、心室颤动、急性心肌梗死、不能耐受震动的患者禁忌使用。

（2）密切监测患者病情变化，若患者感到不适，应及时停止治疗。

（3）应将叩击头置于叩击部位不动，持续数秒，再更换叩击部位，或叩击头缓慢在身体表面移动，要避免快速移动，以免影响治疗效果。

（4）根据患者情况选择治疗时间，一般为 5～10 分钟。

（五）评价标准

（1）患者或家属能够知晓护士告知的事项，对服务满意。

（2）注意观察患者肺部情况。

（3）护士操作过程规范、准确。

（胡　欣）

第六节　导尿技术

一、女性患者导尿

（一）目的

为昏迷、尿潴留、尿失禁或会阴部有损伤者留置尿管，以保持局部干燥清洁，协助临床诊断、治疗、手术。

（二）操作前准备

（1）告知患者或家属操作目的、方法、注意事项、配合方法及可能出现的并发症。

（2）签知情同意书。

（3）评估患者病情、意识状态、自理能力、合作程度、耐受力、膀胱充盈度、会阴部清洁程度及皮肤黏膜状况。

（4）操作护士：着装整洁、修剪指甲、洗手、戴口罩。

（5）物品准备：治疗车、一次性导尿包、一次性多用巾、快速手消毒剂、隔离衣、污物桶、消毒桶；必要时备会阴冲洗包、冲洗液、便盆。

（6）环境：整洁、安静、温度适宜、私密。

（三）操作过程

（1）穿隔离衣，携带用物至患者床边，核对患者腕带及床头卡。

（2）关闭门窗。

（3）协助患者摆好体位，脱去对侧裤腿，盖在近侧腿部，取仰卧屈膝位。

（4）两腿外展，暴露会阴部。

（5）多用巾铺于患者臀下，打开导尿包外包装，初步消毒物品置于两腿之间。

(6)一手戴手套,将碘伏棉球放入消毒弯盘内,另一手持镊子,依次消毒阴阜,双侧大阴唇,双侧小阴唇外侧、内侧和尿道口(每个棉球仅用1次),顺序为由外向内、自上而下。

(7)脱手套,处理用物,使用快速手消毒剂洗手。

(8)将导尿包置于患者双腿之间,打开形成无菌区。

(9)戴无菌手套,铺孔巾。

(10)检查气囊,将导尿管与引流袋连接备用,将碘伏棉球放于无菌盘内,用液状石蜡纱布润滑尿管前端至气囊后4～6 cm。

(11)用纱布分开并固定小阴唇,再次按照无菌原则消毒尿道口,左、右小阴唇内侧,最后1个棉球在尿道口停留10秒。

(12)更换镊子,夹住导尿管插入尿道内4～6 cm,见尿后再插入5～7 cm,夹闭尿管开口。

(13)按照导尿管标明的气囊容积,向气囊内缓慢注入无菌生理盐水,轻拉尿管至有阻力后,连接引流袋。

(14)摘手套,妥善固定引流管及导尿袋,使其位置低于膀胱,尿管标识处注明置管日期。

(15)整理床单位,协助患者取舒适卧位。

(16)整理用物,按医疗垃圾分类处理用物。

(17)脱隔离衣,擦拭治疗车。

(18)洗手,记录置管日期,尿液的量、性质、颜色等,确认医嘱。

(四)注意事项

(1)严格执行查对制度和无菌操作技术原则。

(2)保护患者隐私。

(3)对膀胱高度膨胀且极度虚弱的患者,第一次放尿不得超过1 000 mL,以免膀胱骤然减压,引起血尿和血压下降,导致虚脱。

(4)为女患者插尿管时,如导尿管误入阴道,应另换无菌导尿管重新插管。

(5)插入尿管的动作要轻柔,以免损伤尿道黏膜。

(6)维持密闭的尿路排泄系统于患者的膀胱水平以下,避免挤压导尿袋。

(五)评价标准

(1)患者或家属知晓护士告知的事项,对操作满意。

(2)遵循查对制度,符合无菌技术、标准预防原则。

(3)操作规范、安全,动作娴熟。

(4)尿管与尿袋连接紧密,引流通畅,固定稳妥。

二、男性患者导尿

(一)目的
男性患者导尿的目的同女性患者。

(二)操作前准备
评估男性患者有无前列腺疾病等引起尿路梗阻的情况,余同女性患者。

(三)操作过程

(1)穿隔离衣,携带用物至患者床边,核对患者腕带及床头卡。

(2)关闭门窗。

(3)协助患者摆好体位,脱去对侧裤腿,盖在近侧腿部,取仰卧屈膝位。

(4)两腿外展,暴露会阴部。

(5)多用巾铺于患者臀下,打开导尿包外包装,初步消毒物品置于两腿之间。

(6)一手戴手套,将碘伏棉球放入消毒弯盘内,另一手持镊子,依次消毒阴阜、阴茎、阴囊。用纱布裹住患者阴茎,使阴茎与腹壁呈60°角,将包皮向后推,暴露尿道口,用碘伏棉球由内向外螺旋式消毒尿道口、龟头及冠状沟3次,每个棉球仅用1次。

(7)脱手套,处理用物,用快速手消毒剂洗手。

(8)将导尿包置于患者双腿之间,打开形成无菌区。

(9)戴无菌手套,铺孔巾。

(10)检查气囊,将导尿管与引流袋连接备用,将碘伏棉球放于无菌盘内,用液状石蜡纱布润滑尿管前端至气囊后20～22 cm。

(11)一手持纱布,包裹阴茎后稍提起,与腹壁呈60°角,将包皮后推,暴露尿道口。以螺旋方式消毒尿道口、龟头、冠状沟3次,每个棉球仅用1次,最后一个棉球在尿道口停留10秒。

(12)提起阴茎,与腹壁呈60°角,更换镊子,持导尿管对准尿道口,轻轻插入20～22 cm,见尿后再插入5～7 cm。

(13)按照导尿管标明的气囊容积,向气囊内缓慢注入无菌生理盐水,轻拉尿管有阻力后,撤孔巾。

(14)摘手套,妥善固定引流管及尿袋,尿袋的位置应低于膀胱,尿管应有标识并注明置管日期。

(15)整理床单位,协助患者取舒适卧位。

(16)整理用物,按医疗垃圾分类处理用物。

(17)脱隔离衣,擦拭治疗车。

(18)洗手,记录置管日期,尿液的量、性质、颜色等,确认医嘱。

(四)注意事项

(1)严格执行查对制度和无菌操作技术原则。

(2)保护患者隐私。

(3)对膀胱高度膨胀且极度虚弱的患者,第一次放尿不得超过1 000 mL,以免膀胱骤然减压,引起血尿和血压下降,导致虚脱。

(4)插入尿管的动作要轻柔,以免损伤尿道黏膜。

(5)男性患者包皮和冠状沟易藏污垢,导尿前要彻底清洁,插入导尿管前建议使用润滑止痛胶,插管遇阻力时切忌强行插入,必要时请专科医师插管。

(五)评价标准

(1)患者或家属知晓护士告知的事项,对操作满意。

(2)遵循查对制度,符合无菌技术、标准预防原则。

(3)操作规范、安全,动作娴熟。

(4)尿管与尿袋连接紧密,引流通畅,固定稳妥。

(胡　欣)

第七节 灌 肠 技 术

一、保留灌肠

(一)目的
(1)镇静、催眠。
(2)治疗肠道感染。

(二)操作前准备

1.告知患者
告知患者操作目的、方法、注意事项、配合方法。

2.评估患者
(1)病情、意识状态、自理情况、合作及耐受程度。
(2)排便情况、肛周皮肤、黏膜情况。

3.操作护士
操作护士应着装整洁,修剪指甲,洗手,戴口罩、手套。

4.物品准备
准备治疗车、灌肠药液(不超过 200 mL)、注洗器(灌洗器)、量杯、手套、卫生纸、多用巾、隔离衣、快速手消毒剂、污物桶、消毒桶,必要时备便盆。

5.环境
保持环境安静、整洁、私密。

(三)操作过程
(1)穿隔离衣,携带用物至患者床旁,核对腕带及床头卡。
(2)协助患者取合适卧位,暴露臀部。
(3)戴手套,将多用巾置于臀下,臀部垫高约 10 cm。
(4)润滑肛管,连接灌洗器,排气。
(5)暴露肛门,插入肛管 15～20 cm(液面高度低于肛门 30 cm),缓慢注入药液。
(6)药液注入完毕,反折肛管并拔出,擦净肛门。
(7)整理床单位,协助患者取适宜卧位,药液保留 20～30 分钟。
(8)整理用物,按医疗垃圾分类处理用物。
(9)摘手套、脱隔离衣,擦拭治疗车。
(10)洗手、记录、确认医嘱。

(四)注意事项
(1)妊娠、急腹症、消化道出血、严重心脏病等患者不宜灌肠,直肠、结肠和肛门等手术者及大便失禁的患者不宜灌肠。
(2)伤寒患者灌肠时溶液不超过 500 mL,液面不高于肛门 30 cm,肝性脑病患者禁用肥皂水灌肠,充血性心力衰竭和水钠潴留患者禁用生理盐水灌肠。

（3）若灌肠过程中发现患者脉搏细速、面色苍白、出冷汗、剧烈腹痛、心慌等，应立即停止灌肠并报告医师。患者如有腹胀或便意时，应嘱患者做深呼吸，以减轻不适。

（4）保留灌肠时，肛管宜细，插入宜深，速度宜慢，量宜少，防止气体进入肠道。

（5）保护患者隐私，尽量少暴露，注意保暖。

（五）评价标准

（1）患者能够知晓护士告知的事项，对服务满意。

（2）遵循查对制度、消毒隔离原则。

（3）操作过程规范、安全，动作娴熟。

二、不保留灌肠

（一）目的

（1）解除便秘及肠胀气。

（2）清洁肠道，为肠道手术、检查或分娩做准备。

（3）稀释并清除肠道内的有害物质，减轻中毒。

（4）灌入低温液体，为高热患者降温。

（二）操作前准备

1.告知患者或家属

告知患者或家属操作目的、方法、注意事项、配合方法。

2.评估患者

（1）病情、意识状态、心理反应、耐受程度、自理能力、合作程度。

（2）患者肛周皮肤黏膜及排便习惯。

3.操作护士

操作护士应着装整洁、修剪指甲、洗手、戴口罩。

4.物品准备

治疗车、治疗盘内准备：灌肠包（灌肠筒1个、弯盘1个、纱布2块、液状石蜡、止血钳1把、镊子1把）、一次性肛管、灌肠溶液（39～41 ℃）、量杯、水温计、一次性多用巾、手套、隔离衣、卫生纸、快速手消毒剂、消毒桶、污物桶，必要时备便盆。

5.环境

保持环境安静、整洁、私密。

（三）操作过程

（1）穿隔离衣，携带用物至患者床旁，核对腕带及床头卡。

（2）戴手套，协助患者取左侧卧位，臀部垫一次性多用巾，屈膝，卫生纸置于患者易取之处。

（3）灌肠筒挂于输液架上，液面比肛门高40～60 cm。

（4）将肛管与灌肠筒的排液管连接，润滑肛管，排出管道气体，将肛管缓缓插入肛门7～10 cm。

（5）固定肛管，松开止血钳，观察液体流入及患者耐受情况；根据患者耐受程度，适当调整灌肠筒高度。

（6）灌肠结束，夹闭排液管，拔出肛管，擦净肛门。

（7）嘱患者尽量保留5～10分钟后排便。

(8)观察排出大便的量、颜色、性质,如果是结肠、直肠手术,排出的大便要澄清无渣。

(9)视患者排便情况决定灌肠次数和灌肠液量。

(10)整理床单位,协助患者取舒适卧位。

(11)整理用物,按医疗垃圾分类处理用物。

(12)摘手套、脱隔离衣、擦拭治疗车。

(13)洗手、记录、确认医嘱。

(四)注意事项

灌肠技术的注意事项与保留灌肠相同。

(五)评价标准

(1)患者或家属能够知晓护士告知的事项,并能配合,对护士的服务满意。

(2)护士操作过程规范、准确。

(3)遵循查对制度,符合标准预防及安全原则。

(4)注意观察患者灌肠后情况及不适症状。

三、结肠透析灌洗

(一)目的

清除肠道内的污物及毒素,调节机体内环境。

(二)操作前准备

1.告知患者

告知患者操作目的、方法、注意事项、配合方法。

2.评估患者

(1)病情、意识、生命体征、心理反应、合作程度。

(2)肛周情况及有无相对禁忌证。

3.操作护士

操作护士应着装整洁、修剪指甲、洗手、戴口罩。

4.物品准备

准备治疗车、结肠透析机、透析液、温水(39～41 ℃)、弯盘、肛管、液状石蜡、纱布、手套、隔离衣、一次性多用巾、卫生纸、快速手消毒剂。

5.环境

保持环境整洁、安静、私密。

(三)操作步骤

(1)穿隔离衣,携带用物至患者床旁,核对腕带及床头卡。

(2)连接结肠透析机电源,启动电脑,进入结肠透析界面。

(3)患者取左侧卧位,暴露臀部。

(4)液状石蜡润滑肛管,插入肛门 7～10 cm。

(5)点击肠道清洗模式,反复多次,直至排出清亮液体。

(6)再点击进入结肠透析模式,反复多次,总量约 5 000 mL。

(7)透析完毕,拔出肛管,协助患者排便。

(8)更换一次性细肛管,润滑肛管,插入肛门 15～20 cm,进行中药保留灌肠。

（9）整理床单位，协助患者取适宜体位。

（10）整理用物，按医疗垃圾分类处理用物。

（11）脱隔离衣，擦拭治疗车，消毒结肠透析机。

（12）洗手、记录、确认医嘱。

（四）注意事项

（1）肛管拔出后嘱患者取屈膝仰卧位，将臀部垫高 15 cm，保持 1 小时后再取左侧卧位或右侧卧位（根据病变部位），至少保持 2 小时。

（2）注意观察患者病情变化，如出现腹痛、腹胀、头晕、头痛、心慌气短、出汗、血压下降等异常情况时，及时报告医师处理。

（五）评价标准

（1）患者或家属能够知晓护士告知的事项，对服务满意。

（2）遵循消毒隔离制度原则。

（3）操作过程规范、安全，动作轻柔。

（胡　欣）

第八节　心肺复苏术

心肺复苏术（cardiopulmonary resuscitation，CPR）是针对心搏、呼吸停止所采取的抢救措施，即应用胸外按压形成暂时的人工循环并恢复心脏自主搏动和血液循环，用人工呼吸代替自主呼吸并恢复自主呼吸，达到恢复自主循环和挽救生命的目的。

一、适应证

心搏、呼吸停止的患者。

二、操作过程

心肺复苏的基本程序是"C、A、B"，分别指胸外按压、开放气道、人工呼吸。

（一）快速识别和判断心搏骤停

在环境安全情况下，轻拍或摇动患者双肩，大声呼叫："喂，你怎么了？"以判断患者有无反应，同时快速检查有无有效呼吸，应在 10 秒内完成。

（二）启动急救反应系统

如果患者没有反应、无有效呼吸，应立即呼救，启动急救反应系统，在院外拨打"120"，院内应呼叫其他医护人员，尽快获取除颤仪及抢救物品和药品，并组成抢救团队。

（三）循环支持（circulation，C）

1.判断大动脉搏动

成人检查颈动脉的搏动，方法是使用 2 个或 3 个手指找到气管，将手指滑到气管和颈侧肌肉之间的沟内即可触及，触摸时间至少 5 秒，但不超过 10 秒。儿童和婴儿可检查其肱动脉或股动脉。如果触摸不到动脉搏动，应立即进行胸外按压。

2.胸外按压

成人按压部位在胸部正中,胸骨的中下部位,两乳头连线之间的胸骨处。操作者在患者一侧,一只手的掌根部放在胸骨两乳头连线处,另外一只手叠加在其上,两手手指交叉紧紧相扣,手指尽量向上,避免触及胸壁和肋骨,减少按压时发生肋骨骨折的可能性。按压者身体稍前倾,双肩在患者胸骨正上方,双臂绷紧伸直,按压时以髋关节为支点,应用上半身的力量垂直向下用力快速按压。按压频率在每分钟100~120次,胸骨下陷至少5 cm,胸骨下压时间及放松时间基本相等,放松时应保证胸廓充分回弹,尽量减少对胸壁施加残余压力,但手掌根部不能离开胸壁。尽量减少胸外按压间断,或尽可能将中断控制在10秒钟以内。婴儿按压部位在两乳头连线之间的胸骨处稍下方。8岁以下儿童患者按压深度至少达到胸廓前后径的1/3,婴儿大约4 cm,儿童大约为5 cm。成人心肺复苏,不论是单人还是双人CPR,胸外按压/通气比例均为30:2。单人儿童和婴儿CPR亦如此,但双人CPR时,儿童和婴儿的胸外按压与通气比例为15:2。

(四)开放气道(airway,A)

1.仰头抬颏(颌)法

方法是将一手小鱼际置于患者前额,使头部后仰,另一手的示指与中指置于下颌角处,抬起下颏(颌)。注意手指勿用力压迫下颌部软组织,防止造成气道梗阻。

2.托颌法

操作者站在患者头部,肘部可支撑在患者躺的平面上,双手分别放置在患者头部两侧,拇指放在下颏处,其余四指握紧下颌角,用力向上托起下颌,如患者紧闭双唇,可用拇指把口唇分开。

(五)人工呼吸(breathing,B)

每次通气应在1秒钟以上,通气量使胸廓轻微起伏即可。如果患者有自主循环存在,但需要呼吸支持,人工呼吸的频率为10~12次/分,即每5~6秒钟给予人工呼吸1次。婴儿和儿童12~20次/分,每3~5秒钟给予通气1次。没有自主循环存在时,已建立高级气道者,人工呼吸的频率为8~10次/分,即每6~8秒给予人工呼吸1次。

(六)心肺复苏效果的判断

复苏有效时,可见瞳孔由散大开始回缩,面色由发绀转为红润,颈动脉搏动恢复,患者有眼球活动,睫毛反射与对光反射出现,甚至手脚开始抽动,自主呼吸出现等表现。

三、注意事项

(一)高质量的心肺复苏

按压频率为每分钟100~120次(15~18秒按压30次),按压深度至少5 cm,保证胸廓充分回弹,尽量减少中断,避免过度通气。

(二)按压者的更换

多个复苏者时,可每2分钟换一位按压者,换人操作时间应在5秒钟内完成,以减少胸部按压间断的时间。

(胡 欣)

第九节　除　颤　术

除颤亦称为非同步电复律,是利用高能量的脉冲电流,在瞬间通过心脏,使全部心肌细胞在短时间内同时除极,使具有最高自律性的窦房结重新主导心脏节律的方法,主要用于转复心室颤动。根据电极板放置的位置,除颤可分为体外和体内两种方式,后者常用于急症开胸抢救者。本节主要阐述人工体外除颤。

一、适应证

适应证主要是心室颤动、心室扑动、无脉性室性心动过速者。

二、操作前护理

(一)患者准备

去枕平卧于硬板床上,松开衣扣,暴露胸部,检查并除去身体上的金属及导电物质,了解患者有无安装起搏器。

(二)物品准备

除颤仪,导电糊或4～6层生理盐水纱布,简易呼吸器,吸氧、吸痰用物,急救药品等。

三、操作过程

(一)确定心电情况

监测、分析患者心律,确认心室颤动、心室扑动或无脉室性心动过速,需要电除颤。

(二)开启除颤仪

连接电源线,打开电源开关,将旋钮调至"ON"位置,机器设置默认"非同步"状态。

(三)准备电极板

将导电糊涂于电极板上,或用4～6层盐水纱布包裹电极板。

(四)正确放置电极板

一个电极板放在胸骨右缘锁骨下第2～3肋间(心底部),另一个电极板放在左乳头外下方或左腋前线内第5肋间(心尖部),两电极板之间相距10 cm以上。

(五)选择能量

双向波除颤仪为120～200 J(或参照厂商推荐的电能量),单向波除颤仪为360 J。儿童每千克体重2 J,第2次可增加至每千克体重4 J。

(六)充电

按下"充电"按钮,将除颤仪充电至所选择的能量。

(七)放电

放电前应注意查看电极板是否与皮肤接触良好,放电时电极板应紧贴皮肤并施以一定压力,但不要因为判断皮肤接触情况而影响快速除颤。放电前再次确认心电示波是否需要除颤,高喊口令"让开"或"我离开,你离开,大家都离开",确认周围无任何人接触患者后按压"放电"按钮进行电击。注意电极板不要立即离开胸壁,应稍停留片刻。

(八)立即胸外按压

电击后立即给予5个循环(大约2分钟)的高质量CPR,再观察除颤后心电示波图形,需要时再次给予除颤。

四、操作后护理

(一)病情观察

擦净患者胸壁皮肤,密切观察患者心律、心率和血压等生命体征,随时做好再次除颤的准备。

(二)物品管理

关闭电源开关,清洁电极板,备心电图描记纸,除颤仪充电备用。

五、注意事项

(1)除颤前确定电极板放置部位要准确,局部皮肤无潮湿、无敷料。如患者带有植入性起搏器,应避开起搏器部位至少10 cm。

(2)不可将涂有导电糊的两电极板相对涂擦,以免形成回路。不可用耦合剂替代导电糊。

(3)放电前确保任何人不得接触患者、病床及与患者接触的物品,患者胸前无氧气流存在,以免触电或发生意外。

(4)操作者身体不能与患者接触,不能与金属类物品接触。

(胡　欣)

第十节　气管切开术

气管切开术是切开颈段气管前壁,使患者经过新建立的通道进行呼吸的一种手术。通过气管切开,可以防止或迅速解除呼吸道梗阻或取出不能经喉取出的较大的气管内异物,增加有效通气量,也便于吸痰、气管内滴药、加压给氧等。

一、评估

(一)评估患者

(1)双人核对医嘱。

(2)核对患者床号、姓名、病历号和腕带(请患者自己说出床号和姓名)。

(3)评估患者目前病情,生命体征、意识状态和合作程度。

(4)评估患者双肺呼吸音是否清晰、有无痰鸣音。

(5)评估患者对自身疾病及气管切开的认识,有无紧张、焦虑、恐惧等情绪。

(6)告知患者及家属操作目的、方法和过程。

(7)检查口腔有无异物,取出活动义齿。

(二)评估环境

环境安静、空气、地面均清洁,光线明亮。

二、操作前准备

(一)人员准备

仪表整洁,符合要求。洗手,戴口罩。

(二)物品准备

治疗车上层放置气管切开包、气管切开套管、无菌手套、氯己定皮肤消毒液、1%利多卡因、肾上腺素1支、生理盐水100 mL、10 mL注射器1支、无菌纱布两包、负压吸引装置、吸痰管、吸氧装置,遵医嘱准备镇静剂、肌松剂、局部麻醉剂等抢救药物,快速手消毒剂。以上物品符合要求,均在有效期内。治疗车下层放置医疗废物桶、生活垃圾桶、锐器盒。

三、操作程序

(1)核对患者床号、姓名、病历号和腕带(请患者自己说出床号和姓名)。

(2)开放气道,吸净患者口腔分泌物。

(3)协助患者取仰卧位,肩部垫高,头后仰,充分暴露气管切口的位置。

(4)配合医师行气管切开术。

(5)手术过程中及时观察供氧情况。

(6)气管套管置入过程中及时吸痰,保持气道通畅。

(7)气管切开后,用Y型无菌纱布垫于套管下,气管套管两端用系带固定,松紧度以通过一指为宜。

(8)使用呼吸机的患者,气管套管连接呼吸机,保持呼吸机管道通畅,观察患者呼吸情况,核对并确认呼吸机参数。

(9)未使用呼吸机患者可采用合适的气道湿化方法持续气道湿化。

(10)注意伤口出血及切口周围有无皮下气肿、纵隔气肿、气胸等并发症。

(11)快速手消毒剂消毒双手。按医疗废物分类处理原则处理用物,整理床单位。

(12)洗手,书写护理记录单。

四、注意事项

(1)应严密观察气管出血、渗血情况。气管切开后因咳嗽、吞咽动作和进行机械通气时,套管前端极易擦伤气管前壁黏膜而致气管渗血,甚至可磨破气管前壁及附近的无名动脉,引起大出血,危急患者生命。

(2)气管切开后观察患者有无进行性呼吸困难,警惕纵隔气肿、气胸。

(3)对意识不清且躁动者,向家属说明,适当采取保护性约束措施,以防患者自行将套管拔出。

(4)凡为传染病、耐药菌感染者,用物及操作均按隔离措施处理。

(5)保持伤口处清洁、干燥,及时更换潮湿、污染敷料。

(6)外套管固定带应打死结。内套管应每3~4小时清洗、消毒1次。

（7）密切巡视患者，一旦发现脱管，应立即通知医师，用气管撑开钳撑开切口，迅速插入套管。

（8）做好拔管前后病情观察。拔管前，应先试行堵管。当痰液减少、呼吸及咳嗽功能明显恢复，病情稳定，试行堵塞内套管1～2天；如无呼吸困难和缺氧等征象，再行完全堵塞套管2～4天；若患者发声良好，呼吸、排痰功能正常，自觉呼吸通畅，即可考虑拔管。拔管后，继续观察呼吸情况，一旦出现呼吸困难，应及时报告和处理。

（胡　欣）

第二章

呼吸内科护理

第一节　急性呼吸道感染

急性呼吸道感染通常包括急性上呼吸道感染和急性气管-支气管炎。急性上呼吸道感染是鼻腔、咽或喉部急性炎症的总称。常见病原体为病毒,仅有少数由细菌引起。本病全年皆可发病,但冬春季节多发,具有一定的传染性,有时引起严重的并发症,应积极防治。急性气管-支气管炎是指感染、物理、化学、过敏等因素引起的气管-支气管黏膜的急性炎症,可由急性上呼吸道感染蔓延而来,多见于寒冷季节、气候多变时或气候突变时。

一、护理评估

(一)病因及发病机制

1.急性上呼吸道感染

急性上呼吸道感染 70%～80%由病毒引起。其中主要包括流感病毒、副流感病毒、呼吸道合胞病毒、腺病毒、鼻病毒等。由于感染病毒类型较多,又无交叉免疫,人体产生的免疫力较弱且短暂,同时在健康人群中有病毒携带者,故一个人可有多次发病。细菌感染占 20%～30%,可直接或继病毒感染之后发生,以溶血性链球菌最为多见,其次为流感嗜血杆菌、肺炎球菌和葡萄球菌等,偶见革兰氏阴性杆菌。当全身或呼吸道局部防御功能降低时,尤其是年老体弱或有慢性呼吸道疾病者更易患病,原先存在于上呼吸道或外界侵入的病毒和细菌迅速繁殖,引起本病。通过含有病毒的飞沫或被污染的用具传播,引起发病。

2.急性气管-支气管炎

(1)感染:由病毒、细菌直接感染,或急性上呼吸道病毒(如腺病毒、流感病毒)、细菌(如流感嗜血杆菌、肺炎链球菌)感染迁延而来,也可在病毒感染后继发细菌感染,亦可为衣原体和支原体感染。

(2)物理、化学性因素:过冷空气、粉尘、刺激性气体或烟雾的吸入使气管-支气管黏膜受到急性刺激和损伤,引起本病。

(3)变态反应:花粉、有机粉尘、真菌孢子等的吸入及对细菌蛋白质过敏等,均可引起气管-支气管的变态反应。寄生虫(如钩虫、蛔虫的幼虫)移行至肺,也可致病。

(二)健康史

有无受凉、淋雨、过度疲劳等使机体抵抗力降低等情况,应注意询问本次起病情况,既往健康情况,有无呼吸道慢性疾病史等。

(三)身体状况

1.急性上呼吸道感染

急性上呼吸道感染主要症状和体征个体差异大,根据病因不同可有不同类型,各型症状、体征之间无明显界定,也可互相转化。

(1)普通感冒:又称急性鼻炎或上呼吸道卡他,以鼻咽部卡他症状为主要表现,俗称"伤风"。成人多为鼻病毒所致,起病较急,初期有咽干、咽痒或咽痛,同时或数小时后有打喷嚏、鼻塞、流清水样鼻涕,2～3天后分泌物变稠,伴咽鼓管炎可引起听力减退,伴流泪、味觉迟钝、声嘶、少量咳嗽、低热不适、轻度畏寒和头痛。检查可见鼻腔黏膜充血、水肿、有分泌物,咽部轻度充血。如无并发症,一般经5～7天痊愈。

(2)流行性感冒(简称流感)则由流感病毒引起,起病急,鼻咽部症状较轻,但全身症状较重,伴高热、全身酸痛和眼结膜炎症状。而且常有较大或大范围的流行。

流行性感冒起病1～2天内应用抗流感病毒药物治疗,才能取得最佳疗效。目前抗流感病毒药物包括离子通道 M_2 阻滞剂和神经氨酸酶抑制剂两类。离子通道 M_2 阻滞剂包括金刚烷胺和金刚乙胺,主要对甲型流感病毒有效。金刚烷胺类药物是治疗甲型流感的首选药物,有效率达70%。金刚烷胺的不良反应有神经质、焦虑、注意力不集中和轻微头痛等中枢神经系统不良反应,一般在用药后几小时出现,金刚乙胺的毒副作用较小。胃肠道反应主要为恶心和呕吐,停药后可迅速消失。肾功能不全的患者需要调整金刚烷胺的剂量,对于老年人或肾功能不全者需要密切监测不良反应。神经氨酸酶抑制剂:奥司他韦,作用机制是通过干扰病毒神经氨酸酶保守的唾液酸结合位点,从而抑制病毒的复制,对A(包括 H5N1)和B不同亚型流感病毒均有效。奥司他韦成人每次口服75 mg,每天2次,连服5天,但须在症状出现2天内开始用药。奥司他韦不良反应少,一般为恶心、呕吐等消化道症状,也有腹痛、头痛、头晕、失眠、咳嗽、乏力等不良反应的报道。

(3)病毒性咽炎和喉炎:临床特征为咽部发痒、不适和灼热感、声嘶、讲话困难、咳嗽、咳嗽时咽喉疼痛,无痰或痰呈黏液性,有发热和乏力,伴有咽下疼痛时,常提示有链球菌感染,体检发现咽部明显充血和水肿、局部淋巴结肿大且触痛,提示流感病毒和腺病毒感染,腺病毒咽炎可伴有结膜炎。

(4)疱疹性咽峡炎:主要由柯萨奇病毒A引起,夏季好发。有明显咽痛、常伴有发热、病程约一周。体检可见咽充血,软腭、腭垂、咽和扁桃体表面有灰白色疱疹及浅表溃疡,周围有红晕。多见儿童,偶见于成人。

(5)咽结膜热:常由柯萨奇病毒、腺病毒等引起。夏季好发,游泳传播为主,儿童多见。表现为发热、咽痛、畏光、流泪、咽及结膜明显充血。病程4～6天。

(6)细菌性咽-扁桃体炎多由溶血性链球菌感染所致,其次为流感嗜血杆菌、肺炎球菌、葡萄球菌等引起。起病急,咽痛明显、伴畏寒、发热,体温超过39 ℃。检查可见咽部明显充血,扁桃体充血肿大,其表面有黄色点状渗出物,颌下淋巴结肿大伴压痛,肺部无异常体征。本病如不及时治疗可并发急性鼻窦炎、中耳炎、急性气管-支气管炎。部分患者可继发病毒性心肌炎、肾炎、风湿热等。

2.急性气管-支气管炎

急性气管-支气管炎起病较急,常先有急性上呼吸道感染的症状,继之出现干咳或少量黏液性痰,随后可转为黏液脓性或脓性痰液,痰量增多,咳嗽加剧,偶可痰中带血。全身症状一般较轻,可有发热,38 ℃左右,多于 3～5 天后消退。咳嗽、咳痰为最常见的症状,常为阵发性咳嗽,咳嗽、咳痰可延续 2～3 周才消失,如迁延不愈,则可演变为慢性支气管炎。呼吸音常正常或增粗,两肺可听到散在干、湿性啰音。

(四)实验室及其他检查

1.血常规

病毒感染者白细胞数正常或偏低,淋巴细胞比例升高;细菌感染者白细胞计数和中性粒细胞增高,可有核左移现象。

2.病原学检查

病原学检查可做病毒分离和病毒抗原的血清学检查,确定病毒类型,以区别病毒和细菌感染。细菌培养及药物敏感试验,可判断细菌类型,并可指导临床用药。

3.X 线检查

胸部 X 线多无异常改变。

二、主要护理诊断及医护合作性问题

(一)舒适的改变

鼻塞、流涕、咽痛、头痛与病毒和/或细菌感染有关。

(二)潜在并发症

鼻窦炎、中耳炎、心肌炎、肾炎、风湿性关节炎。

三、护理目标

患者躯体不适缓解,日常生活不受影响;体温恢复正常;呼吸道通畅;睡眠改善;无并发症发生或并发症被及时控制。

四、护理措施

(一)一般护理

注意隔离患者,减少探视,避免交叉感染。患者咳嗽或打喷嚏时应避免对着他人。患者使用的餐具、痰盂等用具应按规定消毒,或用一次性器具,回收后焚烧弃去。多饮水,补充足够的热量,给予清淡易消化、高热量、丰富维生素、富含营养的食物。避免刺激性食物,戒烟、酒。患者以休息为主,特别是在发热期间。部分患者往往因剧烈咳嗽而影响正常的睡眠,可给患者提供容易入睡的休息环境,保持病室适宜温度、湿度和空气流通。保证周围环境安静,关闭门窗。指导患者运用促进睡眠的方式,如睡前泡脚、听音乐等。必要时可遵医嘱给予镇咳、祛痰或镇静药物。

(二)病情观察

关注疾病流行情况、鼻咽部发生的症状、体征及血常规和胸部 X 线改变。注意并发症,如耳痛、耳鸣、听力减退、外耳道流脓等提示中耳炎;如头痛剧烈、发热、伴脓涕、鼻窦有压痛等提示鼻窦炎;如在恢复期出现胸闷、心悸、眼睑水肿、腰酸和关节痛等提示心肌炎、肾炎或风湿性关节炎,应及时就诊。

(三)对症护理

1.高热护理

体温超过 37.5 ℃,应每 4 小时测体温 1 次,观察体温过高的早期症状和体征,体温突然升高或骤降时,应随时测量和记录,并及时报告医师。体温＞39 ℃时,要采取物理降温。降温效果不好可遵照医嘱选用适当的解热剂进行降温。患者出汗后应及时处理,保持皮肤的清洁和干燥,并注意保暖。鼓励多饮水。

2.保持呼吸道通畅

清除气管、支气管内分泌物,减少痰液在气管、支气管内的聚积。指导患者采取舒适的体位进行有效咳嗽。观察咳痰情况,如痰液较多且黏稠,可嘱患者多饮水,或遵照医嘱给予雾化吸入治疗,以湿润气道、利于痰液排出。

(四)用药护理

1.对症治疗

选用抗感冒复合剂或中成药减轻发热、头痛,减少鼻、咽充血和分泌物,如对乙酰氨基酚、银翘解毒片等。干咳者可选用右美沙芬、喷托维林等;咳嗽有痰可选用复方氯化铵合剂、溴己新,或雾化祛痰。咽痛者可含服喉片或草珊瑚片等。气喘者可用平喘药,如特布他林、氨茶碱等。

2.抗病毒药物

早期应用抗病毒药有一定疗效,可选用利巴韦林、奥司他韦、金刚烷胺、吗啉胍和抗病毒中成药等。

3.抗菌药物

如有细菌感染,最好根据药物敏感试验选择有效抗菌药物治疗,常可选用大环内酯类、青霉素类、氟喹诺酮类及头孢菌素类。

根据医嘱选用药物,告知患者药物的作用、可能发生的不良反应和服药的注意事项,如按时服药;应用抗生素者,注意观察有无迟发变态反应;对于应用解热镇痛药者注意避免大量出汗引起虚脱等。发现异常及时就诊等。

(五)心理护理

急性呼吸道感染预后良好,多数患者于一周内康复,仅少数患者可因咳嗽迁延不愈而发展为慢性支气管炎,患者一般无明显心理负担。但如果咳嗽较剧烈,加之伴有发热,可能会影响患者的休息、睡眠,进而影响工作和学习,个别患者产生急于缓解咳嗽等症状的焦虑情绪。护理人员应与患者进行耐心、细致的沟通,通过对病情的客观评价,解除患者的心理顾虑,建立治疗疾病的信心。

(六)健康指导

1.疾病知识指导

帮助患者和家属掌握急性呼吸道感染的诱发因素及本病的相关知识,避免受凉、过度疲劳,注意保暖;外出时可戴口罩,避免寒冷空气对气管、支气管的刺激。积极预防和治疗上呼吸道感染,症状改变或加重时应及时就诊。

2.生活指导

平时应加强耐寒锻炼,增强体质,提高机体免疫力。有规律生活,避免过度劳累。室内空气保持新鲜、阳光充足。少去人群密集的公共场所。戒烟、酒。

五、护理评价

患者舒适度改善,睡眠质量提高,未发生并发症或发生后被及时控制。

（施顺兰）

第二节 慢性支气管炎

慢性支气管炎是由于感染或非感染因素引起气管、支气管黏膜及其周围组织的慢性非特异性炎症。临床以咳嗽、咳痰或伴有喘息反复发作为特征,每年持续 3 个月以上,且连续 2 年以上。

一、病因和发病机制

慢性支气管炎的病因极为复杂,迄今尚有许多因素还不够明确,往往是多种因素长期相互作用的综合结果。

（一）感染

病毒、支原体和细菌感染是本病急性发作的主要原因。病毒感染以流感病毒、鼻病毒、腺病毒和呼吸道合胞病毒常见,细菌感染以肺炎链球菌、流感嗜血杆菌和卡他莫拉菌及葡萄球菌常见。

（二）大气污染

化学气体如氯气、二氧化氮、二氧化硫等刺激性烟雾,空气中的粉尘等均可刺激支气管黏膜,使呼吸道清除功能受损,为细菌入侵创造条件。

（三）吸烟

吸烟为本病发病的主要因素。吸烟时间的长短与吸烟量决定发病率的高低,吸烟者的患病率较不吸烟者高 2～8 倍。

（四）过敏因素

喘息型支气管患者,多有过敏史。患者痰中嗜酸性粒细胞和组胺的含量及血中 IgE 明显高于正常。此类患者实际上应属慢性支气管炎合并哮喘。

（五）其他因素

气候变化,特别是寒冷空气对慢支的病情加重有密切关系。自主神经功能失调,副交感神经功能亢进,老年人肾上腺皮质功能减退,慢性支气管炎的发病率增加。维生素 C、维生素 A 缺乏,易患慢性支气管炎。

二、临床表现

（一）症状

患者常在寒冷季节发病,出现咳嗽、咳痰,尤以晨起显著,白天多于夜间。病毒感染痰液为白色黏液泡沫状,继发细菌感染,痰液转为黄色或黄绿色黏液脓性,偶可带血。慢性支气管炎反复发作后,支气管黏膜的迷走神经感受器反应性增高,副交感神经功能亢进,可出现过敏现象而发生喘息。

(二)体征

早期多无体征。急性发作期可有肺底部闻及干、湿性啰音。喘息型支气管炎在咳嗽或深吸气后可闻及哮鸣音,发作时,有广泛哮鸣音。

(三)并发症

(1)阻塞性肺气肿为慢性支气管炎最常见的并发症。

(2)支气管肺炎:慢性支气管炎蔓延至支气管周围肺组织中,患者表现寒战、发热、咳嗽加剧、痰量增多且呈脓性;白细胞总数及中性粒细胞增多;胸部 X 线显示双下肺野有斑点状或小片阴影。

(3)支气管扩张症。

三、诊断

(一)辅助检查

1.血常规

白细胞总数及中性粒细胞数可升高。

2.胸部 X 线

单纯型慢性支气管炎,X 线片检查阴性或仅见双下肺纹理增多、增粗、模糊,呈条索状或网状。继发感染时为支气管周围炎症改变,X 线表现为不规则斑点状阴影,重叠于肺纹理之上。

3.肺功能检查

早期病变多在小气道,常规肺功能检查多无异常。

(二)诊断要点

凡咳嗽、咳痰或伴有喘息,每年发作持续 3 个月,连续 2 年或 2 年以上者,并排除其他心、肺疾病(如肺结核、肺尘埃沉着病、支气管哮喘、支气管扩张症、肺癌、肺脓肿、心脏病、心功能不全等),慢性鼻咽疾病后,即可诊断。如每年发病不足 3 个月,但有明确的客观检查依据(如胸部 X 线检查、肺功能等)亦可诊断。

(三)鉴别诊断

1.支气管扩张

支气管扩张多于儿童或青年期发病,常继发于麻疹、肺炎或百日咳后,并有咳嗽、咳痰反复发作的病史,合并感染时痰量增多,并呈脓性或伴有发热,病程中常反复咯血。在肺下部周围可闻及不易消散的湿性啰音。晚期重症患者可出现杵状指(趾)。胸部 X 线可见双肺下野纹理粗乱或呈卷发状。薄层高分辨 CT(HRCT)检查有助于确诊。

2.肺结核

活动性肺结核患者多有午后低热、消瘦、乏力、盗汗等中毒症状。咳嗽痰量不多,常有咯血。老年肺结核的中毒症状多不明显,常被慢性支气管炎的症状所掩盖而误诊。胸部 X 线上可发现结核病灶,部分患者痰结核菌检查可获阳性。

3.支气管哮喘

支气管哮喘常为特质性患者或有过敏性疾病家族史,多于幼年发病。一般无慢性咳嗽、咳痰史。哮喘多突然发作,且有季节性,血和痰中嗜酸性粒细胞常增多,治疗后可迅速缓解。发作时双肺布满哮鸣音,呼气延长,缓解后可消失,且无症状,但气道反应性仍增高。慢性支气管炎合并哮喘的患者,病史中咳嗽、咳痰多发生在喘息之前,迁延不愈较长时间后伴有喘息,且咳嗽、咳痰的症状多较喘息更为突出,平喘药物疗效不如哮喘等可资鉴别。

4.肺癌

肺癌多发生于 40 岁以上男性,并有多年吸烟史的患者,刺激性咳嗽常伴痰中带血和胸痛。胸部 X 线检查肺部常有块影或反复发作的阻塞性肺炎。痰脱落细胞及支气管镜等检查,可明确诊断。

5.慢性肺间质纤维化

慢性咳嗽,咳少量黏液性非脓性痰,进行性呼吸困难,双肺底可闻及爆裂音(Velcro 啰音),严重者发绀并有杵状指。胸部 X 线见中下肺野及肺周边部纹理增多紊乱呈网状结构,其间见弥漫性细小斑点阴影。肺功能检查呈限制性通气功能障碍,弥散功能减低,PaO_2 下降。肺活检是确诊的手段。

四、治疗

(一)急性发作期及慢性迁延期的治疗

以控制感染、祛痰、镇咳为主,同时解痉平喘。

1.抗感染药物

及时、有效、足量,感染控制后及时停用,以免产生细菌耐药或二重感染。一般患者可按常见致病菌用药。可选用青霉素 G 80 万单位肌内注射;复方磺胺甲噁唑(SMZ),每次 2 片,2 次/天;阿莫西林 2~4 g/d,分3~4 次口服;氨苄西林 2~4 g/d,分 4 次口服;头孢氨苄 2~4 g/d 或头孢拉定 1~2 g/d,分 4 次口服;头孢呋辛 2 g/d 或头孢克洛 0.5~1 g/d,分 2~3 次口服。亦可选择新一代大环内酯类抗生素,如罗红霉素,0.3 g/d,2 次口服。抗菌治疗疗程一般 7~10 天,反复感染病例可适当延长。严重感染时,可选用氨苄西林、环丙沙星、氧氟沙星、阿米卡星、奈替米星或头孢菌素类联合静脉滴注给药。

2.祛痰镇咳药

刺激性干咳者不宜单用镇咳药物,否则痰液不易咳出。可给盐酸溴环己胺醇 30 mg 或羧甲基半胱氨酸 500 mg,3 次/天,口服。乙酰半胱氨酸及氯化铵甘草合剂均有一定的疗效。α-糜蛋白酶雾化吸入亦有消炎祛痰的作用。

3.解痉平喘

解痉平喘主要为解除支气管痉挛,利于痰液排出。常用药物为氨茶碱 0.1~0.2 g,8 次/小时口服;丙卡特罗 50 mg,2 次/天;特布他林 2.5 mg,2~3 次/天。慢性支气管炎有可逆性气道阻塞者应常规应用支气管舒张剂,如异丙托溴铵气雾剂、特布他林等吸入治疗。阵发性咳嗽常伴不同程度的支气管痉挛,应用支气管扩张药后可改善症状,并有利于痰液的排出。

(二)缓解期的治疗

应以增强体质,提高机体抗病能力和预防发作为主。

(三)中药治疗

采取扶正固本原则,按肺、脾、肾的虚实辨证施治。

五、护理措施

(一)常规护理

1.环境

保持室内空气新鲜、流通,安静,舒适,温湿度适宜。

2.休息

急性发作期应卧床休息,取半卧位。

3.给氧

持续低流量吸氧。

4.饮食

给予高热量、高蛋白、高维生素易消化饮食。

(二)专科护理

1.解除气道阻塞,改善肺泡通气

及时清除痰液,神志清醒患者应鼓励咳嗽,痰稠不易咳出时,给予雾化吸入或雾化泵药物喷入,减少局部淤血水肿,以利痰液排出。危重体弱患者,定时更换体位,叩击背部,使痰易于咳出,餐前应给予胸部叩击或胸壁震荡。方法:患者取侧卧位,护士两手手指并拢,手背隆起,指关节微屈,自肺底由下向上,由外向内叩拍胸壁,震动气管,边拍边鼓励患者咳嗽,以促进痰液的排出,每侧肺叶叩击 3～5 分钟。对神志不清者,可进行机械吸痰,需注意无菌操作,抽吸压力要适当,动作轻柔,每次抽吸时间不超过 15 秒,以免加重缺氧。

2.合理用氧减轻呼吸困难

根据缺氧和二氧化碳潴留的程度不同,合理用氧,一般给予低流量、低浓度、持续吸氧,如病情需要提高氧浓度,应辅以呼吸兴奋剂刺激通气或使用呼吸机改善通气,吸氧后若出现呼吸困难缓解、呼吸频率减慢、节律正常、血压上升、心率减慢、心律正常、发绀减轻、皮肤转暖、神志转清、尿量增加等,表示氧疗有效。若呼吸过缓,意识障碍加深,需考虑二氧化碳潴留加重,必要时采取增加通气量措施。

(施顺兰)

第三节 肺 炎

一、概述

肺炎是指终末气道、肺泡和肺间质的炎症,可由病原微生物、理化因素、免疫损伤、过敏及药物所致。细菌性肺炎是最常见的肺炎,也是最常见的感染性疾病之一。尽管新的强效抗生素不断投入应用,但其发病率和病死率仍很高,其原因可能有社会人口老龄化、吸烟人群的低龄化、伴有基础疾病、免疫功能低下,加之病原体变迁、医院获得性肺炎发病率增加、病原学诊断困难、抗生素的不合理使用导致细菌耐药性增加和部分人群贫困化加剧等因素有关。

(一)分类

肺炎可按解剖、病因或患病环境加以分类。

1.解剖分类

(1)大叶性(肺泡性)肺炎:肺实质炎症,通常并不累及支气管。病原体先在肺泡引起炎症,经肺泡间孔(Cohn)向其他肺泡扩散,导致部分或整个肺段、肺叶发生炎症改变。致病菌多为肺炎链球菌。

(2)小叶性(支气管)肺炎:指病原体经支气管入侵,引起细支气管、终末细支气管和肺泡的炎症。病原体有肺炎链球菌、葡萄球菌、病毒、肺炎支原体及军团菌等。本病常继发于其他疾病,如支气管炎、支气管扩张、上呼吸道病毒感染及长期卧床的危重患者。

(3)间质性肺炎:以肺间质炎症为主,病变累及支气管壁及其周围组织,有肺泡壁增生及间质水肿。本病可由细菌、支原体、衣原体、病毒或肺孢子菌等引起。

2.病因分类

(1)细菌性肺炎:如肺炎链球菌、金黄色葡萄球菌、甲型溶血性链球菌、肺炎克雷伯杆菌、流感嗜血杆菌、铜绿假单胞菌、棒状杆菌、梭形杆菌等引起的肺炎。

(2)非典型病原体所致肺炎:如支原体、军团菌和衣原体等。

(3)病毒性肺炎:如冠状病毒、腺病毒、呼吸道合胞病毒、流感病毒、麻疹病毒、巨细胞病毒、单纯疱疹病毒等。

(4)真菌性肺炎:如白念珠菌、曲霉、放射菌等。

(5)其他病原体所致的肺炎:如立克次体(如 Q 热立克次体)、弓形虫(如鼠弓形虫)、寄生虫(如肺包虫、肺吸虫、肺血吸虫)等。

(6)理化因素所致的肺炎:如放射性损伤引起的放射性肺炎、胃酸吸入、药物等引起的化学性肺炎等。

3.患病环境分类

由于病原学检查阳性率低,培养结果滞后,病因分类在临床上应用较为困难,目前多按肺炎的获得环境分成两类,有利于指导经验治疗。

(1)社区获得性肺炎(community acquired pneumonia,CAP)是指在医院外罹患的感染性肺实质炎症,也称院外肺炎,包括具有明确潜伏期的病原体感染而在入院后平均潜伏期内发病的肺炎。本病常见致病菌为肺炎链球菌、流感嗜血杆菌、卡他莫拉菌和非典型病原体。

(2)医院获得性肺炎(hospital acquired pneumonia,HAP)简称医院内肺炎,是指患者入院时既不存在、也不处于潜伏期,而于入院 48 小时后在医院(包括老年护理院、康复院等)内发生的肺炎,也包括出院后 48 小时内发生的肺炎。无感染高危因素患者的常见病原体依次为肺炎链球菌、流感嗜血杆菌、金黄色葡萄球菌、铜绿假单胞菌、大肠埃希菌、肺炎克雷伯杆菌等,有感染高危因素患者的常见病原体依次为金黄色葡萄球菌、铜绿假单胞菌、肠杆菌属、肺炎克雷伯杆菌等。

(二)病因及发病机制

正常的呼吸道免疫防御机制(支气管内黏液-纤毛运载系统、肺泡巨噬细胞防御的完整性等)使气管隆凸以下的呼吸道保持无菌。肺炎的发生主要由病原体和宿主两个因素决定。如果病原体数量多、毒力强和/或宿主呼吸道局部和全身免疫防御系统损害,即可发生肺炎。病原体可通过空气吸入、血行播散、邻近感染部位蔓延、上呼吸道定植菌的误吸引起社区获得性肺炎。医院获得性肺炎还可通过误吸胃肠道的定植菌(胃食管反流)和通过人工气道吸入环境中的致病菌引起。

二、肺炎链球菌肺炎

肺炎链球菌肺炎或称肺炎球菌肺炎,是由肺炎链球菌或称肺炎球菌所引起的肺炎,约占社区获得性肺炎的半数以上。本病通常急骤起病,以高热、寒战、咳嗽、血痰及胸痛为特征。X 线胸片呈肺段或肺叶急性炎性实变,近年来因抗菌药物的广泛使用,致使本病的起病方式、症状及 X 线改变均不典型。

肺炎链球菌为革兰氏染色阳性球菌,多成双排列或短链排列,有荚膜,其毒力大小与荚膜中的多糖结构及含量有关。根据荚膜多糖的抗原特性,肺炎链球菌可分为86个血清型。成人致病菌多属1～9及12型,以第3型毒力最强,儿童则多为6、14、19及23型。肺炎链球菌在干燥痰中能存活数月,但在阳光直射1小时,或加热至52 ℃ 10分钟即可杀灭,对石炭酸等消毒剂亦敏感。机体免疫功能正常时,肺炎链球菌是寄居在口腔及鼻咽部的一种正常菌群,其带菌率常随年龄、季节及免疫状态的变化而有差异。机体免疫功能受损时,有毒力的肺炎链球菌入侵人体而致病。肺炎链球菌除引起肺炎外,少数可发生菌血症或感染性休克,老年人及婴幼儿的病情尤为严重。

本病以冬季与初春多见,常与呼吸道病毒感染相伴行。患者常为原先健康的青壮年或老年与婴幼儿,男性较多见。吸烟者、痴呆者、慢性支气管炎、支气管扩张、充血性心力衰竭、慢性病患者及免疫抑制宿主均易受肺炎链球菌侵袭。肺炎链球菌不产生毒素,不引起原发性组织坏死或形成空洞。其致病力是由于有高分子多糖体的荚膜对组织的侵袭作用,首先引起肺泡壁水肿,出现白细胞与红细胞渗出,含菌的渗出液经肺泡间孔(Cohn)向肺的中央部分扩展,甚至累及几个肺段或整个肺叶,因病变开始于肺的外周,故叶间分界清楚,易累及胸膜,引起渗出性胸膜炎。

病理改变有充血期、红肝变期、灰肝变期及消散期,表现为肺组织充血水肿,肺泡内浆液渗出及红、白细胞浸润,白细胞吞噬细菌,继而纤维蛋白渗出物溶解、吸收、肺泡重新充气。在肝变期病理阶段实际上并无确切分界,经早期应用抗菌药物治疗,此种典型的病理分期已很少见。病变消散后肺组织结构多无损坏,不留纤维瘢痕。极个别患者肺泡内纤维蛋白吸收不完全,甚至有成纤维细胞形成,形成机化性肺炎。老年人及婴幼儿感染可沿支气管分布(支气管肺炎)。若未及时使用抗菌药物,5%～10%的患者可并发脓胸,10%～20%的患者因细菌经淋巴管、胸导管进入血循环,可引起脑膜炎、心包炎、心内膜炎、关节炎和中耳炎等肺外感染。

(一)护理评估

1.健康史

肺炎的发生与细菌的侵入和机体防御能力的下降有关。吸入口咽部的分泌物或空气中的细菌、周围组织感染的直接蔓延、菌血症等均可成为细菌入侵的途径,吸烟、酗酒、年老体弱、长期卧床、意识不清、吞咽和咳嗽反射障碍、慢性或重症患者、长期使用糖皮质激素或免疫抑制剂、接受机械通气及大手术者均可因机体防御机制降低而继发肺炎。注意询问患者起病前是否存在机体抵抗力下降、呼吸道防御功能受损的因素,了解患者既往的健康状况。

2.身体状况

发病前常有受凉、淋雨、疲劳、醉酒、病毒感染史,多有上呼吸道感染的前驱症状。

(1)主要症状:起病多急骤,高热,寒战,全身肌肉酸痛,体温通常在数小时内升至39～40 ℃,高峰在下午或傍晚,或呈稽留热,脉率随之增速。可有患侧胸部疼痛,放射到肩部或腹部,咳嗽或深呼吸时加剧。痰少,可带血或呈铁锈色,食欲锐减,偶有恶心、呕吐、腹痛或腹泻,易被误诊为急腹症。

(2)护理体检:患者呈急性病容,面颊绯红,鼻翼翕动,皮肤灼热、干燥,口角及鼻周有单纯疱疹;病变广泛时可出现发绀。有败血症者,可出现皮肤、黏膜出血点,巩膜黄染。早期肺部体征无明显异常,仅有胸廓呼吸运动幅度减小,叩诊稍浊,听诊可有呼吸音减低及胸膜摩擦音。肺实变时叩诊浊音、触觉语颤增强并可闻及支气管呼吸音。消散期可闻及湿啰音。心率增快,有时心律不齐。重症患者有肠胀气,上腹部压痛多与炎症累及膈胸膜有关。重症感染时可伴休克、急性呼吸窘迫综合征及神经精神症状,表现为神志模糊、烦躁、呼吸困难、嗜睡、谵妄、昏迷等。累及脑膜时有颈抵抗及出现病理性反射。

本病自然病程大致1~2周。发病5~10天,体温可自行骤降或逐渐消退;使用有效的抗菌药物后可使体温在1~3天内恢复正常。患者的其他症状与体征亦随之逐渐消失。

(3)并发症:肺炎链球菌肺炎的并发症近年来已很少见。严重败血症或毒血症患者易发生感染性休克,尤其是老年人。表现为血压降低、四肢厥冷、多汗、发绀、心动过速、心律失常等,而高热、胸痛、咳嗽等症状并不突出。其他并发症有胸膜炎、脓胸、心包炎、脑膜炎和关节炎等。

3.实验室及其他检查

(1)血常规检查:血白细胞计数(10~20)×10^9/L,中性粒细胞多在80%以上,并有核左移,细胞内可见中毒颗粒。年老体弱、酗酒、免疫功能低下者的白细胞计数可不增高,但中性粒细胞的百分比仍增高。

(2)痰直接涂片作革兰氏染色及荚膜染色镜检:发现典型的革兰氏染色阳性、带荚膜的双球菌或链球菌,即可初步作出病原诊断。

(3)痰培养:24~48小时可以确定病原体。痰标本送检应注意器皿洁净无菌,在抗菌药物应用之前漱口后采集,取深部咳出的脓性或铁锈色痰。

(4)聚合酶链反应(PCR)检测及荧光标记抗体检测:可提高病原学诊断率。

(5)血培养:10%~20%患者合并菌血症,故重症肺炎应做血培养。

(6)细菌培养:如合并胸腔积液,应积极抽取积液进行细菌培养。

(7)X线检查:早期仅见肺纹理增粗,或受累的肺段、肺叶稍模糊。随着病情进展,肺泡内充满炎性渗出物,表现为大片炎症浸润阴影或实变影,在实变阴影中可见支气管充气征,肋膈角可有少量胸腔积液。在消散期,X线显示炎性浸润逐渐吸收,可有片状区域吸收较快,呈现"假空洞"征,多数病例在起病3~4周后才完全消散。老年患者肺炎病灶消散较慢,容易出现吸收不完全而成为机化性肺炎。

4.心理-社会评估

肺炎起病多急骤,短期内病情严重,加之高热和全身中毒症状明显,患者及家属常深感不安。当出现严重并发症时,患者会表现出忧虑和恐惧。

(二)主要护理诊断及医护合作性问题

1.体温过高

体温过高与肺部感染有关。

2.气体交换受损

气体交换受损与肺部炎症、痰液黏稠等引起呼吸面积减少有关。

3.清理呼吸道无效

清理呼吸道无效与胸痛、气管、支气管分泌物增多、黏稠及疲乏有关。

4.疼痛

胸痛与肺部炎症累及胸膜有关。

5.潜在并发症

感染性休克。

(三)护理目标

体温恢复正常范围;患者呼吸平稳,发绀消失;症状减轻呼吸道通畅;疼痛减轻,感染控制未发生休克。

(四)护理措施

1.一般护理

(1)休息与环境:保持室内空气清新,病室保持适宜的温、湿度,环境安静、清洁、舒适。限制患者活动,限制探视,避免因谈话过多影响体力。要集中安排治疗和护理活动,保证足够的休息,减少氧耗量,缓解头痛、肌肉酸痛、胸痛等症状。

(2)体位:协助或指导患者采取合适的体位。对有意识障碍患者,如病情允许可取半卧位,增加肺通气量;或侧卧位,以预防或减少分泌物吸入肺内。为促进肺扩张,每2小时变换体位1次,减少分泌物淤积在肺部而引起并发症。

(3)饮食与补充水分:给予高热量、高蛋白质、高维生素、易消化的流质或半流质饮食,以补充高热引起的营养物质消耗。宜少食多餐,避免压迫膈肌。若有明显麻痹性肠梗阻或胃扩张,应暂时禁食,遵医嘱给予胃肠减压,直至肠蠕动恢复。鼓励患者多饮水(每天1～2 L),来补充发热、出汗和呼吸急促所丢失的水分,并利于痰液排出。轻症者无须静脉补液,脱水严重者可遵医嘱补液,补液有利于加快毒素排泄和热量散发,尤其是食欲差或不能进食者。心脏病或老年人应注意补液速度,过快过多易导致急性肺水肿。

2.病情观察

监测患者神志、体温、呼吸、脉搏、血压和尿量,并做好记录。尤其应注意密切观察体温的变化。观察有无呼吸困难及发绀,及时适宜给氧。重点观察儿童、老年人、久病体弱者的病情变化,注意是否伴有感染性休克的表现。观察痰液颜色、性状和量,如肺炎球菌肺炎呈铁锈色,葡萄球菌肺炎呈粉红色乳状,厌氧菌感染者痰液多有恶臭等。

3.对症护理

(1)高热护理:寒战时注意保暖,及时添加被褥,给予热水袋时防止烫伤。高热时采用温水擦浴、冰袋、冰帽等物理降温措施,以逐渐降温为宜,防止虚脱。患者大汗时,及时协助擦汗和更换衣物,避免受凉,遵医嘱使用退烧药,必要时遵医嘱静脉补液,补充因发热丢失的水分和盐,加快毒素排泄的热量散发。心脏病患者或老年人应注意补液速度,避免过快导致急性肺水肿。

(2)咳嗽、咳痰的护理:协助和鼓励患者有效咳嗽、排痰,及时清除口腔和呼吸道内痰液、呕吐物。痰液黏稠不易咳出时,在病情允许情况下可扶患者坐起,给予拍背,协助咳痰,遵医嘱应用祛痰药及超声雾化吸入,稀释痰液,促进痰的排出。必要时吸痰,预防窒息。吸痰前,注意告知病情。

(3)气急发绀的护理:监测动脉血气分析值,给予吸氧,提高血氧饱和度,改善发绀,增加患者的舒适度。氧流量一般为每分钟4～6 L,若为COPD患者,应给予低流量低浓度持续吸氧。注意观察患者呼吸频率、节律、深度等变化,皮肤色泽和意识状态有无改变,如果病情恶化,准备气管插管和呼吸机辅助通气。

(4)胸痛的护理:维持患者舒适的体位。患者胸痛时,常随呼吸、咳嗽加重,可采取患侧卧位,在咳嗽时可用枕头等物夹紧胸部,必要时用宽胶布固定胸廓,以降低胸廓活动度,减轻疼痛。疼痛剧烈者,遵医嘱应用镇痛、止咳药,缓解疼痛和改善肺通气,如口服可待因。此外可用物理止痛和中药止痛擦剂。物理止痛,如按摩、针灸、经皮肤电刺激止痛穴位或局部冷敷等,可降低疼痛的敏感性。中药经皮肤吸收，无创伤，且发挥药效快，对轻度疼痛效果好。中药止痛擦剂具有操作简便、安全、毒副作用小，无药物依赖现象等优点。

（5）其他：鼓励患者经常漱口，做好口腔护理。口唇疱疹者局部涂液状石蜡或抗病毒软膏，防止继发感染。烦躁不安、谵妄、失眠者酌情使用地西泮或水合氯醛，禁用抑制呼吸的镇静药。

4.感染性休克的护理

（1）观察休克的征象：密切观察生命体征、实验室检查和病情的变化。发现患者神志模糊、烦躁、发绀、四肢湿冷、脉搏细数、脉压变小、呼吸浅快、面色苍白、尿量减少（每小时少于 30 mL）等休克早期症状时，及时报告医师，采取救治措施。

（2）环境与体位：应将感染性休克的患者安置在重症监护室，注意保暖和安全。取仰卧中凹位，抬高头胸部 20°，抬高下肢约 30°，有利于呼吸和静脉回流，增加心排血量。尽量减少搬动。

（3）吸氧：应给高流量吸氧，维持动脉氧分压在 8.0 kPa（60 mmHg）以上，改善缺氧状况。

（4）补充血容量：快速建立两条静脉通路，遵医嘱给予右旋糖酐或平衡液以维持有效血容量，降低血液的黏稠度，防止弥散性血管内凝血。随时监测患者一般情况、血压、尿量、尿比重、血细胞比容等；监测中心静脉压，作为调整补液速度的指标，中心静脉压＜0.5 kPa（5 cmH$_2$O）可放心输液，达到 1.0 kPa（10 cmH$_2$O）应慎重。以中心静脉压不超过 1.0 kPa（10 cmH$_2$O）、尿量每小时在 30 mL 以上为宜。补液不宜过多过快，以免引起心力衰竭和肺水肿。若血容量已补足而 24 小时尿量仍＜400 mL、尿比重＜1.018 时，应及时报告医师，注意是否合并急性肾衰竭。

（5）纠正酸中毒：有明显酸中毒可静脉滴注 5％的碳酸氢钠，因其配伍禁忌较多，宜单独输入。随时监测和纠正电解质和酸碱失衡等。

（6）应用血管活性药物的护理：遵医嘱在应用血管活性药物，如多巴胺、间羟胺时，滴注过程中应注意防止液体溢出血管外，引起局部组织坏死和影响疗效。可应用输液泵单独静脉输入血管活性药物，根据血压随时调整滴速，维持收缩压在 12.0～13.3 kPa（90～100 mmHg），保证重要器官的血液供应，改善微循环。

（7）对因治疗：应联合、足量应用强有力的广谱抗生素控制感染。

（8）病情转归观察：随时监测和评估患者意识、血压、脉搏、呼吸、体温、皮肤、黏膜、尿量的变化，判断病情转归。如患者神志逐渐清醒、皮肤及肢体变暖、脉搏有力、呼吸平稳规则、血压回升、尿量增多，预示病情已好转。

5.用药护理

遵医嘱及时使用有效抗感染药物，注意观察药物疗效及不良反应。

（1）抗菌药物治疗：一经诊断即应给予抗菌药物治疗，不必等待细菌培养结果。首选青霉素 G，用药途径及剂量视病情轻重及有无并发症而定：对于成年轻症患者，可用 240 万 U/d，分 3 次肌内注射，或用普鲁卡因青霉素每 12 小时肌内注射 60 万单位。病情稍重者，宜用青霉素 G 240 万～480 万 U/d，分次静脉滴注，每 6～8 小时 1 次；重症及并发脑膜炎者，可增至 1 000 万～3 000 万 U/d，分 4 次静脉滴注。对青霉素过敏者或耐青霉素或多重耐药菌株感染者，可用呼吸氟喹诺酮类、头孢噻肟或头孢曲松等药物，多重耐药菌株感染者可用万古霉素、替考拉宁等。药物治疗 48～72 小时后应对病情进行评价，治疗有效表现为体温下降、症状改善、白细胞计数逐渐降低或恢复正常等。如用药 72 小时后病情仍无改善，需及时报告医师并作相应处理。

（2）支持疗法：患者应卧床休息，注意补充足够蛋白质、热量及维生素。密切监测病情变化，注意防止休克。剧烈胸痛者,可酌情用少量镇痛药,如可待因 15 mg。不用阿司匹林或其他解热药,以免过度出汗、脱水及干扰真实热型,导致临床判断错误。鼓励饮水每天 1～2 L,轻症患者不需常规静脉输液,确有失水者可输液,保持尿比重在 1.020 以下,血清钠保持在 145 mmol/L 以下。中等或重症患者[PaO_2<8.0 kPa(60 mmHg)或有发绀]应给氧。若有明显麻痹性肠梗阻或胃扩张,应暂时禁食、禁饮和胃肠减压,直至肠蠕动恢复。烦躁不安、谵妄、失眠者酌用地西泮 5 mg 或水合氯醛 1～1.5 g,禁用抑制呼吸的镇静药。

(3)并发症的处理:经抗菌药物治疗后,高热常在 24 小时内消退,或数天内逐渐下降。若体温降而复升或 3 天后仍不降者,应考虑肺炎链球菌的肺外感染,如脓胸、心包炎或关节炎等。持续发热的其他原因尚有耐青霉素的肺炎链球菌(PRSP)或混合细菌感染、药物热或并存其他疾病。肿瘤或异物阻塞支气管时,经治疗后肺炎虽可消散,但阻塞因素未除,肺炎可再次出现。10%～20%肺炎链球菌肺炎伴发胸腔积液者,应酌情取胸液检查及培养以确定其性质。若治疗不当,约 5%并发脓胸,应积极排脓引流。

6.心理护理

患病前健康状态良好的患者会因突然患病而焦虑不安,病情严重或患有慢性基础疾病的患者则可能出现消极、悲观和恐慌的心理反应。要耐心给患者讲解疾病的有关知识,解释各种症状和不适的原因,讲解各项诊疗、护理操作目的、操作程序和配合要点,使患者清楚大部分肺炎治疗、预后良好。询问和关心患者的需要,鼓励患者说出内心感受,与患者进行有效的沟通。帮助患者祛除不良心理反应,树立治愈疾病的信心。

7.健康指导

(1)疾病知识指导:让患者及家属了解肺炎的病因和诱因,有皮肤疖、痈、伤口感染、毛囊炎、蜂窝织炎时应及时治疗。避免受凉、淋雨、酗酒和过度疲劳,特别是年老体弱和免疫功能低下者,如糖尿病、慢性肺病、慢性肝病、血液病、营养不良、艾滋病等。天气变化时随时增减衣服,预防上呼吸道感染。可注射流感或肺炎免疫疫苗,使之产生免疫力。

(2)生活指导:劝导患者要注意休息,劳逸结合,生活有规律。保证摄取足够的营养物质,适当参加体育锻炼,增强机体抗病能力。对有意识障碍、慢性病、长期卧床者,应教会家属注意帮助患者经常改变体位、翻身、拍背,协助并鼓励患者咳出痰液,有感染征象时及时就诊。

(3)出院指导:出院后需继续用药者,应指导患者遵医嘱按时服药,向患者介绍所服药物的疗效、用法、疗程、不良反应,不能自行停药或减量。教会患者观察疾病复发症状,如出现发热、咳嗽、呼吸困难等不适表现时,应及时就诊。告知患者随诊的时间及需要准备的有关资料,如 X 线胸片等。

(五)护理评价

患者体温恢复正常;能进行有效咳嗽,痰容易咳出,显示咳嗽次数减少或消失,痰量减少;休克发生时及时发现并给予及时的处理。

三、其他类型肺炎

(一)葡萄球菌肺炎评估

葡萄球菌肺炎是由葡萄球菌引起的急性肺部化脓性炎症。葡萄球菌的致病物质主要是毒素与酶,具有溶血、坏死、杀白细胞和致血管痉挛等作用。其致病力可用血浆凝固酶来测定,阳性者致病力较强,是化脓性感染的主要原因。但其他凝固酶阴性的葡萄球菌亦可引起感染。随着医院内感染的增多,由凝固酶阴性葡萄球菌引起的肺炎也不断增多。

医院获得性肺炎中,葡萄球菌感染占 11%～25%。常发生于有糖尿病、血液病、艾滋病、肝病或慢性阻塞性肺疾病等原有基础疾病者。若治疗不及时或不当,病死率甚高。

1.临床表现

起病多急骤,寒战、高热,体温高达 39～40 ℃,胸痛,咳大量脓性痰,带血丝或呈脓血状。全身肌肉和关节酸痛,精神萎靡,病情严重者可出现周围循环衰竭。院内感染者常起病隐袭,体温逐渐上升,咳少量脓痰。老年人症状可不明显。

早期可无体征,晚期可有双肺散在湿啰音。病变较大或融合时可出现肺实变体征。但体征与严重的中毒症状和呼吸道症状不平行。

2.实验室及其他检查

(1)血常规:白细胞计数及中性粒细胞显著增加,核左移,有中毒颗粒。

(2)细菌学检查:痰涂片可见大量葡萄球菌和脓细胞,血、痰培养多为阳性。

(3)X 线检查:胸部 X 线显示短期内迅速多变的特征,肺段或肺叶实变,可形成空洞,或呈小叶状浸润,可有单个或多个液气囊腔,2～4 周后完全消失,偶可遗留少许条索状阴影或肺纹理增多等。

3.治疗要点

为早期清除原发病灶,强有力的抗感染治疗,加强支持疗法,预防并发症。通常首选耐青霉素酶的半合成青霉素或头孢菌素,如苯唑西林、头孢呋辛等。对甲氧西林耐药株(MRSA)可用万古霉素、替考拉宁等治疗。疗程2～3周,有并发症者需 4～6 周。

(二)肺炎支原体肺炎评估

肺炎支原体肺炎是由肺炎支原体引起的呼吸道和肺部的急性炎症。常同时有咽炎、支气管炎和肺炎。肺炎支原体是介于细菌和病毒之间,兼性厌氧、能独立生活的最小微生物。健康人吸入患者咳嗽、打喷嚏时喷出的口鼻分泌物可感染,即通过呼吸道传播。病原体通常吸附宿主呼吸道纤毛上皮细胞表面,不侵入肺实质,抑制纤毛活动和破坏上皮细胞。其致病性可能与患者对病原体及其代谢产物的变态反应有关。

支原体肺炎约占非细菌性肺炎的 1/3 以上,或各种原因引起的肺炎的 10%。以秋冬季发病较多,可散发或小流行,患者以儿童和青年人居多,婴儿间质性肺炎亦应考虑本病的可能。

1.临床表现

通常起病缓慢,潜伏期2～3周,症状主要为乏力、咽痛、头痛、咳嗽、发热、食欲缺乏、肌肉酸痛等。多为刺激性咳嗽,咳少量黏液痰,发热可持续2～3周,体温恢复正常后可仍有咳嗽。偶伴有胸骨后疼痛。可见咽部充血、颈部淋巴结肿大等体征。肺部可无明显体征,与肺部病变的严重程度不相称。

2.实验室及其他检查

(1)血常规:血白细胞计数正常或略增高,以中性粒细胞为主。

(2)免疫学检查:起病 2 周后,约 2/3 的患者冷凝集试验阳性,滴度效价大于 1∶32,尤以滴度逐渐升高更有价值。约半数患者对链球菌 MG 凝集试验阳性。还可评估肺炎支原体直接检测、支原体 IgM 抗体、免疫印迹法和聚合酶链反应(PCR)等检查结果。

(3)X 线检查:肺部可呈多种形态的浸润影,呈节段性分布,以肺下野为多见,有的从肺门附近向外伸展。3～4 周后病变可自行消失。

3.治疗要点

肺炎支原体肺炎首选大环内酯类抗生素,如红霉素。疗程一般为2～3周。

(三)病毒性肺炎评估

病毒性肺炎评估是由上呼吸道病毒感染,向下蔓延所致的肺部炎症。常见病毒为甲、乙型流感病毒、腺病毒、副流感病毒、呼吸道合胞病毒和冠状病毒等。患者可同时受一种以上病毒感染,气道防御功能降低,常继发细菌感染。病毒性肺炎为吸入性感染,常有气管-支气管炎。呼吸道病毒通过飞沫与直接接触而迅速传播,可暴发或散发流行。

病毒性肺炎约占需住院的社区获得性肺炎的8%,大多发生于冬春季节。密切接触的人群或有心肺疾病者、老年人等易受感染。

1.临床表现

一般临床症状较轻,与支原体肺炎症状相似。起病较急,发热、头痛、全身酸痛、乏力等较突出。有咳嗽、少痰或白色黏液痰、咽痛等症状。老年人或免疫功能受损的重症患者,可表现为呼吸困难、发绀、嗜睡、精神萎靡,甚至并发休克、心力衰竭和呼吸衰竭,严重者可发生急性呼吸窘迫综合征。本病常无显著的胸部体征,病情严重者有呼吸浅速、心率增快、发绀、肺部干湿性啰音。

2.实验室及其他检查

(1)血常规:白细胞计数正常、略增高或偏低。

(2)病原体检查:呼吸道分泌物中细胞核内的包涵体可提示病毒感染,但并非一定来自肺部。需进一步评估下呼吸道分泌物或肺活检标本培养是否分离出病毒。

(3)X线检查:可见肺纹理增多,小片状或广泛浸润。病情严重者,显示双肺呈弥漫性结节浸润,而大叶实变及胸腔积液者不多见。

3.治疗要点

病毒性肺炎以对症治疗为主,板蓝根、黄芪、金银花、连翘等中药有一定的抗病毒作用。对某些重症病毒性肺炎应采用抗病毒药物,如选用利巴韦林、阿昔洛韦等。

(四)真菌性肺炎评估

肺部真菌感染是最常见的深部真菌病。真菌感染的发生是机体与真菌相互作用的结果,最终取决于真菌的致病性、机体的免疫状态及环境条件对机体与真菌之间关系的影响。广谱抗生素、糖皮质激素、细胞毒药物及免疫抑制剂的广泛使用,人免疫缺陷病毒(HIV)感染和艾滋病增多使肺部真菌感染的机会增加。

真菌多在土壤中生长,孢子飞扬于空气中,极易被人体吸入而引起肺真菌感染(外源性),或使机体致敏。引起表现为支气管哮喘的过敏性肺泡炎。有些真菌为寄生菌,如念珠菌和放线菌,当机体免疫力降低时可引起感染。静脉营养疗法的中心静脉插管如留置时间过长。白念珠菌能在高浓度葡萄糖中生长,引起念珠菌感染中毒症。空气中到处有曲霉属孢子,在秋冬及阴雨季节。储藏的谷草发热霉变时更多。若大量吸入可能引起急性气管—支气管炎或肺炎。

1.临床表现

真菌性肺炎多继发于长期应用抗生素、糖皮质激素、免疫抑制剂、细胞毒药物或因长期留置导管、插管等诱发,其症状和体征无特征性变化。

2.实验室及其他检查

(1)真菌培养:其形态学辨认有助于早期诊断。

(2)X线检查:可表现为支气管肺炎、大叶性肺炎、弥漫性小结节及肿块状阴影和空洞。

3.治疗要点

真菌性肺炎目前尚无理想的药物,两性霉素 B 对多数肺部真菌仍为有效药物,但由于其不良反应较多,使其应用受到限制。其他药物尚有氟胞嘧啶、米康唑、酮康唑、制霉菌素等也可选用。

(五)重症肺炎评估

目前重症肺炎还没有普遍认同的标准,各国诊断标准不一,但都注重肺部病变的范围、器官灌注和氧合状态。我国制定的重症肺炎标准:①意识障碍。②呼吸频率>30 次/分。③PaO_2<8.0 kPa(60 mmHg),PO_2/FiO_2<300,需行机械通气治疗。④血压<12.0/8.0 kPa(90/60 mmHg)。⑤胸片显示双侧或多肺叶受累,或入院 48 小时内病变扩大≥50%。⑥少尿:尿量每小时<20 mL,或每 4 小时<80 mL,或急性肾衰竭需要透析治疗。

(施顺兰)

第四节 肺 脓 肿

肺脓肿是由多种病原菌引起肺实质坏死的肺部化脓性感染。早期为肺组织的化脓性炎症,继而坏死、液化,由肉芽组织包绕形成脓肿。高热、咳嗽和咳大量脓臭痰为其临床特征。本病可见于任何年龄,青壮年男性及年老体弱有基础疾病者多见。自抗生素广泛应用以来,发病率有明显降低。

一、护理评估

(一)病因及发病机制

急性肺脓肿的主要病原体是细菌,常为上呼吸道、口腔的定植菌,包括需氧、厌氧和兼性厌氧菌。厌氧菌感染占主要地位,较重要的厌氧菌有核粒梭形杆菌、消化球菌等。常见的需氧和兼性厌氧菌为金黄色葡萄球菌、化脓链球菌(A 组溶血性链球菌)、肺炎克雷伯杆菌和铜绿假单胞菌等。免疫力低下者,如接受化学治疗、白血病或艾滋病患者其病原菌也可为真菌。根据不同病因和感染途径,肺脓肿可分为以下 3 种类型。

1.吸入性肺脓肿

吸入性肺脓肿是临床上最多见的类型,病原体经口、鼻、咽吸入致病,误吸为最主要的发病原因。正常情况下,吸入物可由呼吸道迅速清除,但当由于受凉、劳累等诱因导致全身或局部免疫力下降时;在有意识障碍,如全身麻醉或气管插管、醉酒、脑血管意外时,吸入的病原菌即可致病。此外,也可由上呼吸道的慢性化脓性病灶,如扁桃体炎、鼻窦炎、牙槽脓肿等脓性分泌物经气管被吸入肺内致病。吸入性肺脓肿发病部位与解剖结构有关,常为单发性,由于右主支气管较陡直,且管径较粗大,因而右侧多发。病原体多为厌氧菌。

2.继发性肺脓肿

(1)某些肺部疾病如细菌性肺炎、支气管扩张、空洞型肺结核、支气管肺癌、支气管囊肿等感染。

(2)支气管异物堵塞也是肺脓肿尤其是小儿肺脓肿发生的重要因素。

（3）邻近器官的化脓性病变蔓延至肺,如食管穿孔感染、膈下脓肿、肾周围脓肿及脊柱脓肿等波及肺组织引起肺脓肿。阿米巴肝脓肿可穿破膈肌至右肺下叶,形成阿米巴肺脓肿。

3.血源性肺脓肿

因皮肤外伤感染、痈、疖、骨髓炎、静脉吸毒、感染性心内膜炎等肺外感染病灶的细菌或脓毒性栓子经血行播散至肺部引起小血管栓塞,产生化脓性炎症、组织坏死导致肺脓肿。金黄色葡萄球菌、表皮葡萄球菌及链球菌为常见致病菌。

（二）病理

肺脓肿早期为含致病菌的污染物阻塞细支气管,继而形成小血管炎性栓塞,进而致病菌繁殖引起肺组织化脓性炎症、坏死,形成肺脓肿,继而肺坏死组织液化破溃经支气管部分排出,形成有气液平的脓腔。另因病变累及部位不同,可并发支气管扩张、局限性纤维蛋白性胸膜炎、脓胸、脓气胸、支气管胸膜瘘等。急性肺脓肿经积极治疗或充分引流,脓腔缩小甚至消失,或仅剩少量纤维瘢痕。如治疗不彻底或支气管引流不畅,炎症持续存在,超过3个月以上称为慢性肺脓肿。

（三）健康史

多数吸入性肺脓肿患者有齿、口咽部的感染灶,故要了解患者是否有口腔、上呼吸道慢性感染病灶如龋齿、化脓性扁桃体炎、鼻窦炎、牙周溢脓等,或手术、劳累、受凉等,是否应用了大量抗生素。

（四）身体状况

1.症状

急性肺脓肿患者,起病急,寒战、高热,体温高达39～40℃,伴有咳嗽、咳少量黏液痰或黏液脓性痰,典型痰液呈黄绿色、脓性,有时带血。炎症累及胸膜可引起胸痛。伴精神不振、全身乏力、食欲减退等全身毒性症状。如感染未能及时控制,于发病后10～14天可突然咳出大量脓臭痰及坏死组织,痰量可达300～500 mL/d,痰静置后分三层。厌氧菌感染时痰带腥臭味。一般在咳出大量脓痰后,体温明显下降,全身毒性症状随之减轻。约1/3患者有不同程度的咯血,偶有中、大量咯血而突然窒息死亡者。部分患者发病缓慢,仅有一般的呼吸道感染症状。血源性肺脓肿多先有原发病灶引起的畏寒、高热等全身脓毒血症的表现。经数天或数周后出现咳嗽、咳痰,痰量不多,极少咯血。慢性肺脓肿患者除咳嗽、咳脓痰、不规则发热、咯血外,还有贫血、消瘦等慢性消耗症状。

2.体征

肺部体征与肺脓肿的大小、部位有关。早期病变较小或位于肺深部,多无阳性体征;病变发展较大时可出现肺实变体征,有时可闻及异常支气管呼吸音;病变累及胸膜时,可闻及胸膜摩擦音或胸腔积液体征。慢性肺脓肿常有杵状指（趾）、消瘦、贫血等。血源性肺脓肿多无阳性体征。

（五）实验室及其他检查

1.实验室检查

急性肺脓肿患者血常规白细胞计数明显增高,中性粒细胞在90%以上,多有核左移和中毒颗粒。慢性肺脓肿血白细胞数可稍升高或正常,红细胞和血红蛋白减少。血源性肺脓肿患者的血培养可发现致病菌。并发脓胸时,可做胸腔脓液培养及药物敏感试验。

2.痰细菌学检查

气道深部痰标本细菌培养可有厌氧菌和/或需氧菌存在。血培养有助于确定病原体和选择有效的抗菌药物。

3.影像学检查

X线胸片早期可见肺部炎性阴影,肺脓肿形成后,脓液排出,脓腔出现圆形透亮区和气液平面,四周有浓密炎症浸润。炎症吸收后遗留有纤维条索状阴影。慢性肺脓肿呈厚壁空洞,周围有纤维组织增生及邻近胸膜增厚。CT能更准确定位及发现体积较小的脓肿。

4.纤维支气管镜检查

纤维支气管镜检查有助于明确病因、病原学诊断及治疗。

(六)心理、社会评估

部分肺脓肿患者起病多急骤,畏寒、高热伴全身中毒症状明显,厌氧菌感染时痰有腥臭味等,使患者及家属常深感不安。患者会表现出忧虑、悲观、抑郁和恐惧。

二、主要护理诊断及医护合作性问题

(一)体温过高

体温过高与肺组织炎症性坏死有关。

(二)清理呼吸道无效

清理呼吸道无效与脓痰聚积有关。

(三)营养失调,低于机体需要量

营养失调,低于机体需要量与肺部感染导致机体消耗增加有关。

(四)气体交换受损

气体交换受损与气道内痰液积聚、肺部感染有关。

(五)潜在并发症

咯血、窒息、脓气胸、支气管胸膜瘘。

三、护理目标

体温降至正常,营养改善,呼吸系统症状减轻或消失,未发生并发症。

四、护理措施

(一)一般护理

保持室内空气流通、适宜温湿度、阳光充足。晨起、饭后、体位引流后及睡前协助患者漱口,做好口腔护理。鼓励患者多饮水,进食高热量、高蛋白、高维生素等营养丰富的食物。

(二)病情观察

观察痰的颜色、性状、气味和静置后是否分层。准确记录24小时排痰量。当大量痰液排出时,要注意观察患者咳痰是否顺畅,咳嗽是否有力,避免脓痰引起窒息;当痰液减少时,要观察患者中毒症状是否好转,若中毒症状严重,提示痰液引流不畅,做好脓液引流的护理,以保持呼吸道通畅。若发现血痰,应及时报告医师,咯血量较多时,应严密观察体温、脉搏、呼吸、血压及神志的变化,准备好抢救药品和用品,嘱患者患侧卧位,头偏向一侧,警惕大咯血或窒息的突然发生。

（三）用药及体位引流护理

肺脓肿治疗原则是抗生素治疗和痰液引流。

1.抗生素治疗

吸入性肺脓肿一般选用青霉素，对青霉素过敏或不敏感者可用林可霉素、克林霉素或甲硝唑等药物。开始给药采用静脉滴注，体温通常在治疗后 3～10 天降至正常，然后改为肌内注射或口服。若抗生素有效，宜持续 8～12 周，直至胸片上空洞和炎症完全消失，或仅有少量稳定的残留纤维化。若疗效不佳，要注意根据细菌培养和药物敏感试验结果选用有效抗菌药物。遵医嘱使用抗生素、祛痰药、支气管扩张剂等药物，注意观察疗效及不良反应。

2.痰液引流

痰液引流可缩短病程，提高疗效。无大咯血、中毒症状轻者可进行体位引流排痰，每天 2～3 次，每次 10～15 分钟。痰黏稠者可用祛痰药、支气管舒张药或生理盐水雾化吸入以利脓液引流。有条件应尽早应用纤维支气管镜冲洗及吸引治疗，脓腔内还可注入抗生素，加强局部治疗。

3.手术治疗

内科积极治疗 3 个月以上效果不好，或有并发症可考虑手术治疗。

（四）心理护理

向患者及家属及时介绍病情，解释各种症状和不适的原因，说明各项诊疗、护理操作目的、操作程序和配合要点。由于疾病带来口腔脓臭气味使患者害怕与人接近，在帮助患者口腔护理的同时消除患者的紧张心理。主动关心并询问患者的需要，使患者增加治疗的依从性和信心，指导患者正确对待本病，使其勇于说出内心感受，并积极进行疏导。教育患者家属配合医护人员做好患者的心理指导，使患者树立治愈疾病的信心，以促进疾病早日康复。

五、护理评价

患者体温平稳，呼吸系统症状消失，营养改善，无并发症发生或发生后及时得到处理。

（施顺兰）

第三章

心内科护理

第一节 心律失常

正常心律起源于窦房结,并沿正常房室传导系统顺序激动心房和心室,频率为 60～100 次/分(成人),节律基本规则。心律失常是指心脏冲动的起源、频率、节律、传导速度和传导顺序等异常。

一、分类

心律失常按其发生机制分为冲动形成异常和冲动传导异常两大类。

(一)冲动形成异常

1.窦性心律失常

(1)窦性心动过速。

(2)窦性心动过缓。

(3)窦性心律不齐。

(4)窦性停搏等。

2.异位心律

(1)主动性异位心律:①期前收缩(房性、房室交界区性、室性)。②阵发性心动过速(房性、房室交界区性、室性)。③心房扑动、心房颤动。④心室扑动、心室颤动。

(2)被动性异位心律:①逸搏(房性、房室交界区性、室性)。②逸搏心律(房性、房室交界区性、室性)。

(二)冲动传导异常

1.生理性

干扰及房室分离。

2.病理性

(1)窦房传导阻滞。

(2)房内传导阻滞。

（3）房室传导阻滞。

（4）室内传导阻滞（左、右束支及左束支分支传导阻滞）。

3.房室间传导途径异常

预激综合征。

此外，临床上依据心律失常发作时心率的快慢分为快速性心律失常和缓慢性心律失常。

二、病因及发病机制

（一）生理因素

健康人均可发生心律失常，特别是窦性心律失常和期前收缩等。情绪激动、精神紧张、过度疲劳、大量吸烟、饮酒、喝浓茶或咖啡等常为诱发因素。

（二）器质性心脏病

各种器质性心脏病是引发心律失常的最常见原因，以冠心病、心肌病、心肌炎、风湿性心脏病多见，尤其发生心力衰竭或心肌梗死时。

（三）非心源性疾病

除了心脏病外，其他系统的严重疾病，均可引发心律失常，如急性脑血管病、甲状腺功能亢进、慢性阻塞性肺病等。

（四）其他

电解质紊乱（低钾血症、低钙血症、高钾血症等）、药物作用（洋地黄、肾上腺素等）、心脏手术或心导管检查、中暑、电击伤等均可引发心律失常。

心律失常发生的基本原理是由于多种原因引起心肌细胞的自律性、兴奋性、传导性改变，导致心脏冲动形成异常、冲动传导异常，或两者兼而有之。

三、诊断要点

通过病史、体征可以做出初步判定。确定心律失常的类型主要依靠心电图，某些心律失常尚需做心电生理检查。

（一）病史

心律失常的诊断应从详尽采集病史入手，让患者客观描述发生心悸等症状时的感受。症状的严重程度取决于心律失常对血流动力学的影响，轻者可无症状或出现心悸、头晕；严重者可诱发心绞痛、心力衰竭、晕厥甚至猝死，增加心血管病死亡的危险性。

（二）体格检查

体格检查包括心脏视诊、触诊、叩诊、听诊的全面检查，并注意检查患者的神志、血压、脉搏频率及节律。

（三）辅助检查

心电图是诊断心律失常最重要的一项无创性检查技术。应记录多导联心电图，并记录能清楚显示P波导联的心电图长条以备分析，通常选择Ⅱ或V_1导联。其他辅助诊断的检查还有动态心电图、运动试验和食管心电图等。临床心电生理检查，如食管心房调搏检查、心室内心电生理检查对明确心律失常的发病机制、治疗、预后均有很大帮助。

四、各种心律失常的概念、临床意义及心电图特点

(一)窦性心律失常

正常心脏起搏点位于窦房结,由窦房结发出冲动引起的心律称窦性心律,成人频率为60～100次/分。正常窦性心律的心电图特点(图3-1):①P波在Ⅰ、Ⅱ、aVF导联直立,aVR导联倒置。②PR间期0.12～0.20秒。③PP间期之差<0.12秒。窦性心律的频率可因年龄、性别、体力活动等不同有显著差异。

1.窦性心动过速

(1)成人窦性心律的频率超过100次/分,称为窦性心动过速,其心率的增快和减慢是逐渐改变的。

(2)心电图特点(图3-2)为窦性心律,PP间期<0.60秒,成人频率大多在100～180次/分。

(3)窦性心动过速一般不需特殊治疗。治疗主要针对原发病和去除诱因,必要时可应用β受体阻滞剂(如普萘洛尔)或镇静剂(如地西泮)。

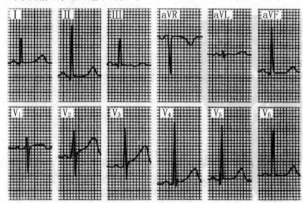

图3-1 正常心电图

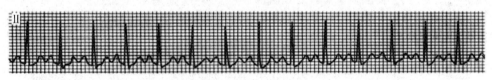

图3-2 窦性心动过速

2.窦性心动过缓

(1)成人窦性心律的频率低于60次/分,称为窦性心动过缓。

(2)心电图特点(图3-3)为窦性心律,PP间期>1.0秒。常伴窦性心律不齐,即PP间期之差>0.12秒。

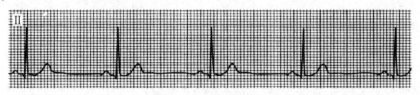

图3-3 窦性心动过缓

(3)无症状的窦性心动过缓通常无须治疗。因心率过慢出现头晕、乏力等心排血量不足症状

时，可用阿托品、异丙肾上腺素等药物，必要时需行心脏起搏治疗。

3.窦性停搏

(1)窦性停搏是指窦房结冲动形成暂停或中断，导致心房及心室活动相应暂停的现象，又称窦性静止。

(2)心电图特点(图 3-4)为一个或多个 PP 间期显著延长，而长 PP 间期与窦性心律的基本 PP 间期之间无倍数关系，其后可出现交界性或室性逸搏或逸搏心律。

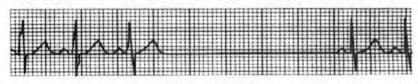

图 3-4　窦性停搏

(3)窦性停搏可由迷走神经张力增高或洋地黄、胺碘酮、钾盐、乙酰胆碱等药物，高钾血症、心肌炎、心肌病、冠心病等引起。临床症状轻重不一，轻者无症状或偶尔出现心搏暂停，重者可发生阿-斯综合征甚至死亡。

4.病态窦房结综合征

(1)病态窦房结综合征(SSS)，简称病窦综合征。由窦房结及其邻近组织病变引起的窦房结起搏功能和/或窦房结传导功能障碍，从而产生多种心律失常的综合表现。

(2)病窦综合征常见病因为冠心病、心肌病、心肌炎，亦可见于结缔组织病、代谢性疾病及家族性遗传性疾病等，少数病因不明。主要临床表现为心动过缓所致脑、心、肾等脏器供血不足症状，尤以脑供血不足症状为主。轻者表现为头晕、心悸、乏力、记忆力减退等，重者可发生短暂晕厥或阿-斯综合征。部分患者合并短阵室上性快速性心律失常发作(慢-快综合征)，进而可出现心悸、心绞痛或心力衰竭。

(3)心电图特点(图 3-5)：①持续而显著的窦性心动过缓(＜50 次/分)。②窦性停搏和/或窦房传导阻滞。③窦房传导阻滞与房室传导阻滞并存。④心动过缓-心动过速综合征，又称慢-快综合征，是指心动过缓与房性快速性心律失常(如房性心动过速、心房扑动、心房颤动)交替发作，房室交界区性逸搏心律。

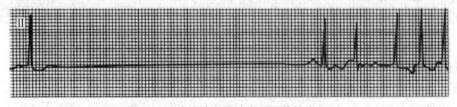

图 3-5　病态窦房结综合征(慢-快综合征)

(4)积极治疗原发疾病。无症状者，不必给予治疗，仅定期随访观察；反复出现严重症状及心电图大于 3 秒长间歇者宜首选安装人工心脏起搏器。慢-快综合征应用起搏器治疗后，患者仍有心动过速发作，则可同时用药物控制快速性心律失常发作。

(二)期前收缩

期前收缩又称过早搏动，简称早搏，是指窦房结以外的异位起搏点发出的过早冲动引起的心脏搏动。根据异位起搏点的部位不同可分为房性、房室交界性和室性。早搏可偶发或频发，如每个窦性搏动后出现一个早搏，称为二联律；每两个窦性搏动后出现一个早搏，称三联律。在同一导联上如室性早搏的形态不同,称为多源性室性早搏。

期前收缩可见于健康人,其发生与情绪激动、过度疲劳、过量饮酒或吸烟、饮浓茶、咖啡等有关。冠心病急性心肌梗死、风湿性心瓣膜病、心肌病、心肌炎等各种心脏病常可引起。此外,药物毒性作用,电解质紊乱,心脏手术或心导管检查均可引起期前收缩。

1.临床意义

偶发的期前收缩一般无症状,部分患者可有漏跳的感觉。频发的期前收缩由于影响心排血量,可引起头痛、乏力、晕厥等;原有心脏病者可诱发或加重心绞痛或心力衰竭。听诊心律不规则,期前收缩的第一心音增强,第二心音减弱或消失。脉搏触诊可发现脉搏脱落。

2.心电图特点

(1)房性期前收缩(图 3-6):提前出现的房性异位 P'波,其形态与同导联窦性 P 波不同;P'R 间期>0.12 秒;P'波后的 QRS 波群有 3 种可能:①与窦性心律的 QRS 波群相同。②因室内差异性传导出现宽大畸形的 QRS 波群。③提前出现的 P'波后无 QRS 波群,称为未下传的房性期前收缩;多数为不完全性代偿间歇(即期前收缩前后窦性 P 波之间的时限常短于 2 个窦性PP 间期)。

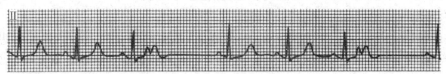

图 3-6　房性期前收缩

(2)房室交界区性期前收缩(图 3-7):提前出现的 QRS 波群,其形态与同导联窦性心律 QRS 波群相同,或因室内差异性传导而变形。逆行 P 波(Ⅰ、Ⅱ、aVF 导联倒置,aVR 导联直立)有 3 种可能:①P'波位于 QRS 波群之前,P'R 间期<0.12 秒。②P'波位于 QRS 波群之后,RP'间期<0.20 秒。③P'波埋于 QRS 波群中,QRS 波群之前后均看不见 P'波;多数为完全性代偿间期(即期前收缩前后窦性 P 波之间的时限等于2 个窦性 PP 间期)。

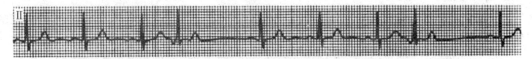

图 3-7　房室交界性期前收缩

(3)室性期前收缩(图 3-8):①提前出现的 QRS 波群宽大畸形,时限>0.12 秒。②QRS 波群前无相关的 P 波。③T 波方向与 QRS 波群主波方向相反。④多数为完全性代偿间歇。

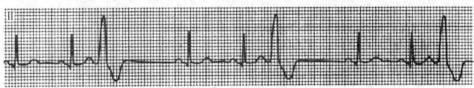

图 3-8　室性期前收缩

3.治疗要点

(1)病因治疗:积极治疗原发病,解除诱因。如改善心肌供血,控制心肌炎症,纠正电解质紊乱,避免情绪激动或过度疲劳等。

（2）药物治疗：无明显自觉症状或偶发的期前收缩者，一般无须抗心律失常药物治疗，可酌情使用镇静剂，如地西泮等。如频繁发作，症状明显或有器质性心脏病者，必须积极治疗。根据期前收缩的类型选用不同的药物。房性期前收缩、交界性期前收缩可选用维拉帕米、普罗帕酮、莫雷帕酮或β受体阻滞剂等药物。室性期前收缩选用β受体阻滞剂、美西律、普罗帕酮、莫雷帕酮等药物。

（3）其他：急性心肌梗死早期发生的室性期前收缩可选用利多卡因，洋地黄中毒引起的室性期前收缩者首选苯妥英钠。

（三）阵发性心动过速

阵发性心动过速是一种阵发性快速而规律的异位心律，是由3个或3个以上连续发生的期前收缩形成，根据异位起搏点的部位不同可分为房性、房室交界性和室性阵发性心动过速。由于房性、房室交界性阵发性心动过速在临床上难以区别，故统称为阵发性室上性心动过速（PSVT）。阵发性室上性心动过速常见于无器质性心脏病者，其发作与体位改变、情绪激动、过度疲劳、烟酒过量等有关。阵发性室性心动过速多见于心肌病变广泛而严重的患者，如冠心病发生急性心肌梗死时；其次是心肌病、心肌炎、二尖瓣脱垂、心瓣膜病等。

1.临床意义

（1）阵发性室上性心动过速突然发作、突然终止，持续时间长短不一。发作时患者常有心悸、焦虑、紧张、乏力，甚至诱发心绞痛、心功能不全、晕厥或休克。症状轻重取决于发作时的心率、持续时间和有无心脏病变等。听诊心律规则，心率150～250次/分，心尖部第一心音强度不变。

（2）阵发性室性心动过速症状轻重取决于室速发作的频率、持续时间、有无器质性心脏病及心功能状况。非持续性室速（发作时间＜30秒）患者通常无症状或仅有心悸；持续性室速患者常伴明显血流动力学障碍与心肌缺血，可出现低血压、晕厥、心绞痛、休克或急性肺水肿。听诊心律略不规则，心率常在100～250次/分。如发生完全性房室分离，则第一心音强度不一致。

2.心电图特点

（1）阵发性室上性心动过速（图3-9）：①3个或3个以上连续而迅速地室上性早搏，频率范围达150～250次/秒，节律规则。②P波不易分辨。③绝大多数患者QRS波群形态与时限正常。

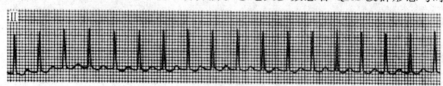

图3-9 阵发性室上性心动过速

（2）阵发性室性心动过速（图3-10）：①3个或3个以上连续而迅速地室性早搏，频率范围达100～250次/分，节律较规则或稍有不齐。②QRS波群形态畸形，时限＞0.12秒，有继发ST-T改变。③如有P波，则P波与QRS波无关，且其频率比QRS频率缓慢。④常可见心室夺获与室性融合波。

3.治疗要点

（1）阵发性室上性心动过速。急性发作时治疗：①刺激迷走神经可起到减慢心率、终止发作的作用。方法包括刺激悬雍垂诱发恶心、呕吐；深吸气后屏气，再用力做呼气动作（Valsalva动作);颈动脉窦按摩等。上述方法可重复多次使用。②药物终止发作:当刺激迷走神经无效时,可采用维拉帕米或三磷酸腺苷(ATP)静脉注射。

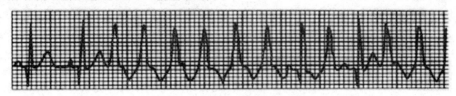

图 3-10 阵发性室性心动过速

预防复发:除避免诱因外,发作频繁者可选用地高辛、长效钙通道阻滞剂、长效普萘洛尔等药物。对于反复发作或药物治疗无效者,可考虑施行射频消融术。该方法具有安全、迅速、有效且能治愈心动过速的优点,可作为预防发作的首选方法。

(2)阵发性室性心动过速:由于室速多发生于器质性心脏病者,往往导致血流动力学障碍,甚至发展为室颤,应严密观察予以紧急处理,终止其发作。

一般遵循的原则:无器质性心脏病者发生的非持续性室速,如无症状,无须进行治疗;持续性室速发作,无论有无器质性心脏病,均应给予治疗;有器质性心脏病的非持续性室速亦应考虑治疗。药物首选利多卡因,静脉注射 100 mg,有效后可予静脉滴注维持。其他药物如普罗帕酮、胺碘酮也有疗效。如使用上述药物无法终止发作,且患者已出现低血压、休克、脑血流灌注不足等危险表现,应立即给予同步直流电复律。

(四)扑动与颤动

当自发性异位搏动的频率超过阵发性心动过速的范围时,形成扑动或颤动。根据异位起搏点的部位不同可分为心房扑动(简称房扑)与心房颤动(简称房颤),心室扑动(简称室扑)与心室颤动(简称室颤)。房颤是成人最常见的心律失常之一,远较房扑多见,二者发病率之比为(10~20):1,绝大多数见于各种器质性心脏病,其中以风湿性心瓣膜病最为常见。室扑与室颤是最严重的致命性心律失常,室扑多为室颤的前奏,而室颤则是导致心源性猝死的常见心律失常,也是心脏病或其他疾病临终前的表现。

1.临床意义

(1)心房扑动与心房颤动:房扑和房颤的症状取决于有无器质性心脏病、基础心功能及心室率的快慢。如心室率不快且无器质性心脏病者可无症状;心室率快者可有心悸、胸闷、头晕、乏力等。房颤时心房有效收缩消失,心排血量减少 25%~30%,加之心室率增快,对血流动力学影响较大,导致心排血量、冠状循环及脑部供血明显减少,引起心力衰竭、心绞痛或晕厥;还易引起心房内附壁血栓的形成,部分血栓脱落可引起体循环动脉栓塞,以脑栓塞最常见。体检时房扑的心室律可规则或不规则。房颤时,听诊第一心音强弱不等,心室律绝对不规则;心室率较快时,脉搏短绌(脉率慢于心率)明显。

(2)心室扑动与心室颤动:室扑和室颤对血流动力学的影响均等于心室停搏,其临床表现无差别,二者具有下列特点。①意识突然丧失,常伴有全身抽搐,持续时间长短不一;②心音消失,脉搏触不到,血压测不出;③呼吸不规则或停止;④瞳孔散大,对光反射消失。

2.心电图特点

(1)心房扑动心电图特征(图 3-11):①P 波消失,代之以 250~350 次/分,间隔均匀,形状相似的锯齿状心房扑动波(F 波)。②F 波与 QRS 波群成某种固定的比例,最常见的比例为2:1房室传导,有时比例关系不固定,则引起心室律不规则。③QRS 波群形态一般正常,伴有室内差异性传导者 QRS 波群可增宽、变形。

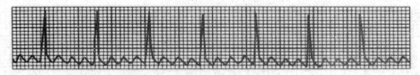

图 3-11　心房扑动(2∶1 房室传导)

(2)心房颤动心电图特征(图 3-12):①P 波消失,代之以大小不等、形态不一、间期不等的心房颤动波(f 波),频率为 350~600 次/分。②RR 间期绝对不等。③QRS 波群形态通常正常,当心室率过快,发生室内差异性传导时,QRS 波群增宽、变形。

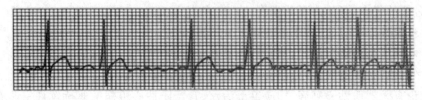

图 3-12　心房颤动

(3)心室扑动的心电图特点(图 3-13):P-QRS-T 波群消失,代之以 150~300 次/分波幅大而较规则的正弦波(室扑波)图形。

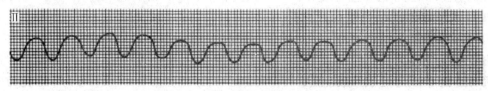

图 3-13　心室扑动

(4)心室颤动的心电图特点(图 3-14):P-QRS-T 波群消失,代之以形态、振幅与间隔绝对不规则的颤动波(室颤波),频率为 150~500 次/分。

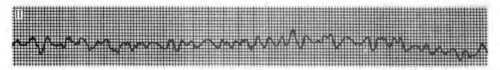

图 3-14　心室颤动

3.治疗要点

(1)心房扑动和颤动:房扑或房颤伴有较快心室率时,可使用洋地黄类药物减慢心室率,以保持血流动力学的稳定,此法可以使有些房扑或房颤转为窦性心律。其他药物如维拉帕米、地尔硫革等也能起到终止房扑、房颤的作用。对于持续性房颤的患者,符合条件者可采用药物如奎尼丁、胺碘酮等进行复律。无效时可使用电复律。

(2)心室扑动和颤动:室扑或室颤发生后,如果不迅速采取抢救措施,患者一般在 3~5 分钟内死亡,因此必须争分夺秒、尽快恢复有效心律。一旦心电监测确定为心室扑动或颤动时,立即采用除颤器进行非同步直流电除颤,同时配合胸部按压及人工呼吸等心肺复苏术,并经静脉注射利多卡因及其他复苏药物如肾上腺素等。

（五）房室传导阻滞

房室传导阻滞（AVB）是指冲动从心房传到心室的过程中，冲动传导的延迟或中断。根据病因不同，其阻滞部位可发生在房室结、房室束及束支系统内，按阻滞程度可分为3类。常见器质性心脏病，偶尔一度和二度Ⅰ型房室传导阻滞可见于健康人，与迷走神经张力过高有关。

1.临床意义

（1）一度房室传导阻滞：指传导时间延长（PR间期延长）；患者多无自觉症状，听诊时第一心音可略为减弱。

（2）二度房室传导阻滞：指心房冲动部分不能传入心室（心搏脱漏）；心搏脱漏仅偶尔出现时，患者多无症状或偶有心悸，如心搏脱漏频繁心室率缓慢时，可有乏力、头晕甚至短暂晕厥；听诊有心音脱漏，触诊脉搏脱落，若为2∶1传导阻滞，则可听到慢而规则的心室率。

（3）三度房室传导阻滞：指心房冲动全部不能传入心室；患者症状取决于心室率的快慢，如心室率过慢，心排血量减少，导致心脑供血不足，可出现头晕、疲乏、心绞痛、心力衰竭等，如心室搏动停顿超过15秒可引起晕厥、抽搐，即阿-斯综合征发生，严重者可猝死；听诊心律慢而规则，心室率多为35～50次/分，第一心音强弱不等，间或闻及心房音及响亮清晰的第一心音（大炮音）。

2.心电图特点

（1）一度房室传导阻滞心电图特征（图3-15）：①PR间期延长，成人＞0.20秒（老年人＞0.21秒）；②每个P波后均有QRS波群。

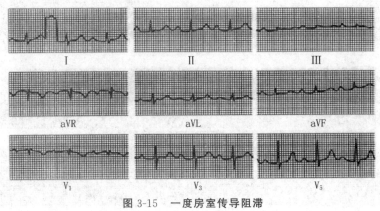

图3-15　一度房室传导阻滞

（2）二度房室传导阻滞：按心电图表现可分为Ⅰ型和Ⅱ型。

二度Ⅰ型房室传导阻滞心电图特征（图3-16）：①PR间期在相继的心搏中逐渐延长，直至发生心室脱漏，脱漏后的第一个PR间期缩短，如此周而复始。②相邻的RR间期进行性缩短，直至P波后QRS波群脱漏。③心室脱漏造成的长RR间期小于两个PP间期之和。

二度Ⅱ型房室传导阻滞心电图特征（图3-17）：①PR间期固定不变（可正常或延长）；②数个P波之后有一个QRS波群脱漏，形成2∶1、3∶1、3∶2等不同比例房室传导阻滞；③QRS波群形态一般正常，亦可有异常。

如果二度Ⅱ型房室传导阻滞下传比例≥3∶1时，称为高度房室传导阻滞。

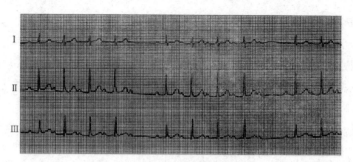

图 3-16 二度 I 型房室传导阻滞

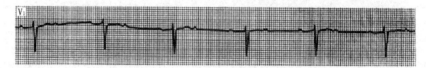

图 3-17 二度 II 型房室传导阻滞

(3)三度房室传导阻滞心电图特征(图 3-18):①P 波与 QRS 波群各有自己的规律,互不相关,呈完全性房室分离。②心房率>心室率。③QRS 波群形态和时限取决于阻滞部位,如阻滞位于希氏束及其附近,心室率约 40~60 次/分,QRS 波群正常。④如阻滞部位在希氏束分叉以下,心室率可在 40 次/分以下,QRS 波群宽大畸形。

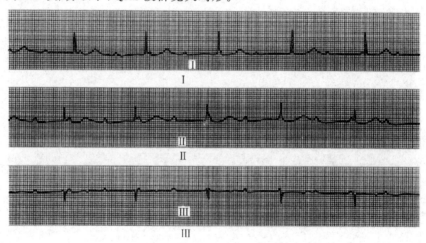

图 3-18 三度房室传导阻滞

3.治疗要点

(1)病因治疗:积极治疗引起房室传导阻滞的各种心脏病,纠正电解质紊乱,停用有关药物,解除迷走神经过高张力等。一度或二度 I 型房室传导阻滞,心室率不太慢(>50 次/分)且无症状者,仅需病因治疗,心律失常本身无须进行治疗。

(2)药物治疗:二度 II 型或三度房室传导阻滞,心室率慢并影响血流动力学,应及时提高心室率以改善症状,防止发生阿-斯综合征。常用药物:①异丙肾上腺素持续静脉滴注,使心室率维持在60~70 次/分,对急性心肌梗死患者要慎用。②阿托品静脉注射,适用于阻滞部位位于房室结的患者。

(3)人工心脏起搏治疗:对心室率低于 40 次/分,症状严重者,特别是曾发生过阿-斯综合征者,应首选安装人工心脏起搏器。

五、常见护理诊断

(一)活动无耐力
活动无耐力与心律失常导致心排血量减少有关。

(二)焦虑
焦虑与心律失常致心跳不规则、停跳及反复发作、治疗效果不佳有关。

(三)潜在并发症
心力衰竭、猝死。

六、护理措施

(一)一般护理
1.体位与休息

当心律失常发作患者出现胸闷、心悸、头晕等不适时,应采取高枕卧位、半卧位或其他舒适体位,尽量避免左侧卧位。有头晕、晕厥发作或曾有跌倒病史者应卧床休息,加强生活护理。

2.饮食护理

给予清淡易消化、低脂和富于营养的饮食,且少量多餐,避免刺激性饮料。心力衰竭患者应限制钠盐摄入,对服用利尿剂者应鼓励多进食富含钾盐的食物,避免出现低钾血症而诱发心律失常。

(二)病情观察

(1)评估心律失常可能引起的临床症状,如心悸、乏力、胸闷、头晕、晕厥等,注意观察和询问这些症状的程度、持续时间及给患者日常生活带来的影响。

(2)定期测量心率和心律,判断有无心动过速、心动过缓、期前收缩、房颤等心律失常发生。对于房颤患者,两名护士应同时测量患者心率和脉率一分钟,并记录,以观察脉短绌的变化发生情况。

(3)心电图检查是判断心律失常类型及检测心律失常病情变化的最重要的手段,护士应掌握心电图机的使用方法,在患者心律失常突然发作时及时描记心电图并表明日期和时间。行 24 小时动态心电图检查的患者,应嘱其保持平素的生活和活动,并记录症状出现的时间及当时所从事的活动,以利于发现病情及查找病因。

(4)对持续心电监测的患者,应注意观察是否出现心律失常及心律失常的类型、发作次数、持续时间、治疗效果等情况。当患者出现频发、多源性室性早搏、RonT 现象、阵发性室性心动过速、二度Ⅱ型及三度房室传导阻滞时,应及时通知医师。

(三)用药护理

严格遵医嘱按时按量应用抗心律失常药物,静脉注射抗心律失常药物时速度应缓慢,静脉滴注速度严格按医嘱执行。用药期间严密监测脉率、心律、心率、血压及患者的反应,及时发现因用药而引起的新的心律失常和药物中毒,做好相应的护理。

1.奎尼丁

毒性反映较重,可致心力衰竭、窦性停搏、房室传导阻滞、室性心动过速等心脏毒性反应,故在给药前要测量血压、心率、心律,如有血压低于 12.0/8.0 kPa(90/60 mmHg),心率慢于

60次/分,或心律不规则时需告知医师。

2.普罗帕酮

普罗帕酮可引起恶心、呕吐、眩晕、视物模糊、房室传导阻滞,诱发和加重心力衰竭等。餐时或餐后服用可减少胃肠道刺激。

3.利多卡因

利多卡因有中枢抑制作用和心血管系统不良反应,剂量过大可引起震颤、抽搐,甚至呼吸抑制和心脏停搏等,应注意给药的剂量和速度。对心力衰竭、肝肾功能不全、酸中毒和老年人应减少剂量。

4.普萘洛尔

普萘洛尔可引起低血压、心动过缓、心力衰竭等,并可加重哮喘与慢性阻塞性肺部疾病。在给药前应测量患者的心率,当心率低于50次/分时应及时停药。糖尿病患者可能引起低血糖、乏力。

5.胺碘酮

胺碘酮可致胃肠道反应、肝功能损害、心动过缓、房室传导阻滞,久服可影响甲状腺功能和引起角膜碘沉着,少数患者可出现肺纤维化,是其最严重的不良反应。

6.维拉帕米

维拉帕米可出现低血压、心动过缓、房室传导阻滞等。严重心衰、高度房室传导阻滞及低血压者禁用。

7.腺苷

腺苷可出现面部潮红、胸闷、呼吸困难,通常持续时间小于1分钟。

(四)特殊护理

当患者发生较严重心律失常时应采取如下护理措施。

(1)嘱患者卧床休息,保持情绪稳定,以减少心肌耗氧量和对交感神经的刺激。

(2)给予鼻导管吸氧,改善因心律失常造成血流动力学改变而引起的机体缺氧。立即建立静脉通道,为用药、抢救做好准备。

(3)准备好纠正心律失常的药物、其他抢救药品及除颤器、临时起搏器等。对突然发生室扑或室颤的患者,应立即施行非同步直流电除颤。

(4)遵医嘱给予抗心律失常药物,注意药物的给药途径、剂量、给药速度,观察药物的作用效果和不良反应。用药期间严密监测心电图、血压,及时发现因用药而引起的新的心律失常。

(五)健康教育

1.疾病知识指导

向患者及家属讲解心律失常的常见病因、诱因及防治知识,使患者和家属能充分了解该疾病,而与医护人员配合共同控制疾病。

2.生活指导

快速心律失常患者应改变不良的生活习惯,如吸烟、饮酒、喝咖啡、浓茶等;避开造成精神紧张激动的环境,保持乐观稳定的情绪,分散注意力,不要过分注意心悸的感受。使患者和亲属明确无器质性心脏病的良性心律失常对人的影响主要是心理因素。帮助患者协调好活动与休息,根据心功能情况合理安排,注意劳逸结合。运动有诱发心律失常的危险,建议做较轻微的运动或最好在有家人陪同的条件下运动。心动过缓者应避免屏气用力的动作,以免兴奋迷走神经而加重心动过缓。

3.用药指导

让患者认识服药的重要性,按医嘱继续服用抗心律失常药物,不可自行减量或撤换药物。教会患者观察药物疗效和不良反应,必要时提供书面材料,嘱有异常时及时就医。对室上性阵发性心动过速的患者和家属,教会采用刺激迷走神经的方法,如刺激咽后壁诱发恶心;深吸气后屏气再用力呼气,上述方法可终止或缓解室上速。教会患者家属徒手心肺复苏的方法,以备紧急需要时应用。

4.自我监测指导

教会患者及家属测量脉搏的方法,每天至少1次,每次应在1分钟以上并做好记录。告诉患者和家属何时应来医院就诊:①脉搏过缓,少于60次/分,并有头晕、目眩、或黑蒙。②脉搏过快,超过100次/分,休息及放松后仍不减慢。③脉搏节律不齐,出现漏搏、期前收缩超过5次/分。④原本整齐的脉搏出现脉搏忽强忽弱、忽快忽慢的现象。⑤应用抗心律失常药物后出现不良反应。出现上述情形应及时就诊,并能按时随诊复查。

(王 颖)

第二节 心 力 衰 竭

心力衰竭是由于心脏收缩机能和/或舒张功能障碍,不能将静脉回心血量充分排出心脏,造成静脉系统淤血及动脉系统血液灌注不足,而出现的综合征。

一、病因

(一)基本病因

1.心肌损伤

任何大面积(大于心室面积的40%)的心肌损伤都会导致心脏收缩及/或舒张功能的障碍。

2.心脏负荷过重

压力负荷(后负荷)过重,心脏排血阻力增大,心排血量降低,心室收缩期负荷过度,引起心室肥厚性心力衰竭;容量负荷(前负荷)过重,心脏舒张期容量增大,心排血量减低,引起心室扩张性心力衰竭。

3.机械障碍

腱索或乳头肌断裂,心室间隔穿孔,心脏瓣膜严重狭窄或关闭不全等引起的心脏机械功能衰退,导致心力衰竭。

4.心脏负荷不足

心脏负荷不足如缩窄性心包炎,大量心包积液,限制性心肌病等,使静脉血液回心受限,因而心室心房充盈不足,腔静脉及门脉系统淤血,心排血量减低。

5.血液循环容量过多

血液循环容量过多如静脉过多过快输液,尤其在无尿少尿时超量输液,急性或慢性肾炎引起高度水钠潴留,高度水肿等均引起血液循环容量急剧膨胀而致心力衰竭。

(二)诱发因素

1.感染

感染可增加基础代谢,增加机体耗氧,增加心脏排血量而诱发心力衰竭,尤其呼吸道感染较多见。

2.体力过劳

正常心脏在体力活动时,随身体代谢增高心脏排血量也随之增加。而有器质性心脏病患者体力活动时,心率增快,心肌耗氧量增加,心排血量减少,冠状动脉血液灌注不足,导致心肌缺血,心慌气急,诱发心力衰竭。

3.情绪激动

情绪激动促使儿茶酚胺释放,心率增快,心肌耗氧增加,动脉与静脉血管痉挛,增加心脏前后负荷而诱发心力衰竭。

4.妊娠与分娩

风湿性心脏病或先天性心脏病患者,心功能低下,在妊娠 32～34 周,分娩期及产褥期最初3 天内心脏负荷最重,易诱发心力衰竭。

5.动脉栓塞

心脏病患者长期卧床,静脉系统长期处于淤血状态,容易形成血栓,一旦血栓脱落导致肺栓塞,加重肺循环阻力诱发心力衰竭。

6.水、钠摄入量过多

心功能减退时,肾脏排水排钠机能减弱,如果水、钠摄入量过多可引起水钠潴留,血容量扩增。

7.心律失常

心动过速可使心脏无效收缩次数增加而加重心脏负荷;心脏舒张期缩短使心室充盈受限进而降低心排血量,同时心脏氧渗透期缩短不利于心肌代谢。

8.冠脉痉挛

冠状动脉粥样硬化易发生冠脉痉挛,引起心肌缺血导致心脏收缩或舒张功能障碍。

9.药物反应

因用药或停药不当导致的心力衰竭或心力衰竭恶化不在少数。慢性心力衰竭不该停用强心剂而停用,服用过量洋地黄、利尿药或抗心律失常药,都可导致心力衰竭恶化。

二、病理生理

(一)心脏的代偿机制

正常心脏有比较充足的储备能力,以适应一般生活需要所增加的心脏负担。当心脏功能减退,心排血量降低不足以供应机体需要时,机体将同时通过神经、体液等机制进行调整,力争恢复心排血量。

(1)反射性交感神经兴奋,迷走神经抑制,代偿性心率加快及心肌收缩力加强,以维持心排血量。由于交感神经兴奋,周围血管及,小动脉收缩可使血压维持正常而不随心排血量降低而下降;小静脉收缩可使静脉回心血量增加,从而使心搏血量增加。

(2)心肌肥厚:长期的负荷加重,使心肌肥厚和心室扩张,维持心排血量。然而,扩大和肥厚的心脏虽然完成较多的工作,但它耗氧量也随之增加,可是心肌内毛细血管数量并没有相应的增加,所以扩大肥厚的心肌细胞相对的供血不足。

(3)心率增快:心率加快在一定范围内使心排血量增加,但如果心率太快则心脏舒张期显著缩短,使心室充盈不足,导致心排血量降低及静脉淤血加重。

(二)心脏的失代偿机制

当心脏储备力耗损至不能适应机体代谢的需要时,心功能便由代偿转为失代偿阶段,即心力衰竭。

心力衰竭时,心排血量相对或绝对的降低,一方面供给各器官的血流不足,引起各器官组织的功能改变,血液重新分配,首先为保证心、脑、肾血液供应,皮肤、内脏、肌肉的供血相应有较大的减少。肾血流量减少时,可使肾小球滤过率降低和肾素分泌增加,进而促使肾上腺皮质的醛固酮分泌增加,引起水、钠潴留,血容量增加,静脉和毛细血管充血和压力增加。另一方面,心脏收缩力减弱,不能完全排出静脉回流的血液,心室收缩末期残留血量增多,心室舒张末期压力升高,遂使静脉回流受阻,引起静脉淤血和静脉压力升高,从而引起外周毛细血管的漏出增加,水分渗入组织间隙引起各脏器淤血水肿;肝脏淤血时对醛固酮的灭活减少;以及抗利尿激素分泌增加,肾排水量进一步减少,水、钠潴留进一步加重,这也是水肿发生和加重的原因。

根据心脏代偿功能发挥的情况及失代偿的程度,可将心力衰竭分为三度,或心功能Ⅳ级。

Ⅰ级:有心脏病的客观证据,而无呼吸困难,心悸,水肿等症状。(心功能代偿期)

Ⅱ级:日常劳动并无异常感觉,但稍重劳动即有心悸,气急等症状。(心力衰竭Ⅰ度)

Ⅲ级:普通劳动亦有症状,但休息时消失。(心力衰竭Ⅱ度)

Ⅳ级:休息时也有明显症状,甚至卧床仍有症状。(心力衰竭Ⅲ度)

三、临床表现

心力衰竭在早期可仅有一侧衰竭,临床上以左心衰竭为多见,但左心衰竭后,右心也相继发生功能损害,最后导致全心力衰竭。临床表现的轻重,常依病情发展的快慢和患者的耐受能力的不同而不同。

(一)左心力衰竭

1.呼吸困难

轻症患者自觉呼吸困难,重者同时有呼吸困难和短促的征象。早期仅发生于劳动或运动时,休息后很快消失。这是由于劳动促使回心血量增加,肺淤血加重的缘故。随着病情加重,轻度劳动即感到呼吸困难,严重者休息时亦感呼吸困难,以致被迫采取半卧位或坐位,为端坐呼吸。

2.阵发性呼吸困难

多发生于夜间,故又称为阵发性夜间性呼吸困难。患者常在熟睡中惊醒,出现严重呼吸困难及窒息感,被迫坐起,咳嗽频繁,咯粉红色泡沫样痰液,轻者数分钟,重者经1～2小时逐渐停止。阵发性呼吸困难的发生原因:①睡眠时平卧位,回心血量增加,超过左心负荷的限度,加重了肺淤血。②睡眠时,膈肌上升,肺活量减少。③夜间迷走神经兴奋性增高,使冠状动脉和支气管收缩,影响了心肌的血液供应,发生支气管痉挛,降低心肌收缩性能和肺通气量,肺淤血加重。④熟睡时中枢神经敏感度降低,因此,肺淤血必须达到一定程度后方能使患者因气喘惊醒。

3.急性肺水肿

急性肺水肿是左心衰竭的重症表现,是阵发性呼吸困难的进一步发展。常突然发生,呈端坐呼吸,表情焦虑不安,频频咳嗽,咯大量泡沫状或血性泡沫性痰液,严重时可有大量泡沫样液体由鼻涌出,面色苍白,口唇青紫,皮肤湿冷,两肺布满湿啰音及哮鸣音,血压可下降,甚至休克。

4.咳嗽和咯血

咳嗽和咯血为肺泡和支气管黏膜淤血所致,多与呼吸困难并存,咯白色泡沫样黏痰或血性痰。

5.其他症状

可有疲乏无力、失眠、心悸、发绀等。严重患者脑缺氧缺血时可出现陈-施氏呼吸、嗜睡、眩晕、意识丧失、抽搐等。

6.体征

除原有心脏病体征外,可有舒张期奔马律、交替脉、肺动脉瓣区第2心音亢进。轻症肺底部可听到散在湿性啰音,重症则湿啰音满布全肺。有时可伴哮鸣音。

7.X线及其他检查

X线检查,可见左心扩大及肺淤血,肺纹理增粗。急性肺水肿时可见由肺门伸向肺野呈蝶形的云雾状阴影。心电图检查可出现心率快及左心室肥厚图形。臂舌循环时间延长(正常10～15秒),臂肺时间正常(4～8秒)。

(二)右心衰竭

1.水肿

皮下水肿是右心衰竭的典型症状。在水肿出现前,由于体内已有钠、水潴留,体液潴留达5 kg以上才出现水肿,故多只有体重增加。水肿多先见于下肢,卧床患者则在腰,背及骶部等低重部位明显,呈凹陷性水肿。重症则波及全身。水肿多于傍晚发生或加重,休息一夜后消失或减轻,伴有夜间尿量增加。这是由于夜间休息时,回心血量比白天活动时增多,心脏能将静脉回流血量排出,心室收缩末期残留血量减少,静脉和毛细血管压力有所减轻,因而水肿减轻或消退。

少数患者可出现胸腔积液和腹水。胸腔积液可同时见于左、右两侧胸腔,但以右侧较多,其原因不甚明了。由于壁层胸膜静脉回流体静脉,而脏层胸膜静脉血流入肺静脉,因而胸腔积液多见于左、右心力衰竭并存时。腹水多由心源性肝硬化引起。

2.颈静脉怒张和内脏淤血

坐位或半卧位时可见颈静脉怒张,其出现常较皮下水肿或肝大出现为早,同时可见舌下、手臂等浅表静脉异常充盈。肝大并压痛可先于皮下水肿出现。长期肝淤血,缺氧,可引起肝细胞变性、坏死,并发展为心源性肝硬化,肝功能检查异常或出现黄疸。若有三尖瓣关闭不全并存,肝脏触诊呈扩张性搏动。胃肠道淤血常引起消化不良,食欲减退,腹胀,恶心和呕吐等症状。肾淤血致尿量减少,尿中可有少量蛋白和细胞。

3.发绀

右心衰竭患者多有不同程度发绀,首先见于指端,口唇和耳郭,较单纯左心功能不全者为显著,其原因除血红蛋白在肺部氧合不全外,与血流缓慢,组织自身毛细血管中吸取较多的氧而使还原血红蛋白增加有关。严重贫血者则不出现发绀。

4.神经系统症状

神经系统可有神经过敏、失眠、嗜睡等症状。重者可发生精神错乱,可能是脑出血,缺氧或电解质紊乱等原因引起。

5.心脏及其他检查

主要为原有心脏病体征,由于右心衰竭常继发于左心衰竭的基础上,因而左、右心均可扩大。

右心扩大引起了三尖瓣关闭不全时,在三尖瓣音区可听到收缩期吹风样杂音。静脉压增高。臂肺循环时间延长,因而臂舌循环时间也延长。

(三)全心力衰竭

左、右心功能不全的临床表现同时存在,但患者或以左心衰竭的表现为主或以右心衰竭的表现为主,左心衰竭肺充血的临床表现可因右心衰竭的发生而减轻。

四、护理

(一)护理要点

(1)减轻心脏负担,预防心力衰竭的发生。

(2)合理使用强心,利尿,扩血管药物,改善心功能。

(3)密切观察病情变化,及时救治急性心力衰竭。

(4)健康教育。

(二)减轻心脏负担,预防心力衰竭

休息可减少全身肌肉活动,减少氧的消耗,也可减少静脉回心血量及减慢心率,从而减轻心脏负担。根据患者病情适当安排其生活和劳动,可以尽量减轻心脏负荷。对于轻度心力衰竭患者,可仅限制其体力活动,并规定充分的午睡时间或较正常人多一些的夜间睡眠时间。较重的心力衰竭患者均应卧床休息,并尽可能使卧床休息患者的体位舒适。当心力衰竭表现有明显改善时,应尽快允许和鼓励患者逐渐恢复体力活动,恢复体力活动的速度和程度视患者心力衰竭的严重程度和发作时间的长短及患者对治疗的反应等而定。如心脏功能已完全恢复正常或接近正常,则每天可作轻度的体力活动。

饮食应少食多餐,给予低热量、多维生素、易消化食物,避免过饱,加重心脏负担。目前由于利尿剂应用方便。对钠盐限制不必过于严格,一般轻度心力衰竭患者每天摄入食盐 5 g 左右(正常人每天摄入食盐 10 g 左右),中度心力衰竭患者给予低盐饮食(含钠 2～4 g),重度心力衰竭患者给予无钠饮食。如果经一般限盐、利尿,病情未能很好控制者,则应进一步严格限盐,摄入量不超过 1 g。饮水量一般不加限制,仅在并发稀释性低钠血症者,限制每天入水量 500 mL 左右。

(三)合理使用强心药物并观察毒性反应

洋地黄类强心苷是目前治疗心力衰竭的主要药物,能直接加强心肌收缩力,增加心排血量,从而使心脏收缩末期残余血量减少,舒张末期压力下降,有利于缓解各器官的淤血,增加尿量,减慢心率。常用的给药方法:负荷量加维持量,在短期内,1～3 天给予一定的负荷量,以后每天用维持量,适用于急性心力衰竭,较重的心力衰竭或需尽快控制病情的患者;单用维持量,近年来证实,洋地黄类药物治疗剂量的大小与其增强心肌收缩力作用呈线性关系,故对较轻的心力衰竭和易发生中毒的患者可用较小的剂量,而不采用惯用的洋地黄负荷量法,尤其对慢性心力衰竭更适用。

洋地黄用量的个体差异大,且治疗剂量与中毒剂量较接近,故用药期间需要密切观察洋地黄的毒性反应。洋地黄毒性反应有以下几种。①消化道反应:食欲缺乏、恶心、呕吐、腹泻等。②神经系统反应:头痛、眩晕,视觉改变(黄视或绿视)。③心脏反应:可发生各种心律失常,常见的心律失常类型为:室性期前收缩,尤其是呈二联、三联或呈多源性者。其他有房性心动过速伴有房室传导阻滞,交界性心动过速,各种不同程度的房室传导阻滞,室性心动过速,心房纤维颤动等。④血清洋地黄含量:放射性核素免疫法测定血清地高辛含量＜2.0 ng/mL,或洋地黄毒苷

＜20 μg/mL为安全剂量。中毒者多数大于以上浓度。

使用洋地黄类药物时注意事项：①服药前要先了解病史，如询问已用洋地黄情况，利尿剂的使用情况及电解质浓度如何，如果存在低钾，低镁易诱发洋地黄中毒。②心力衰竭反复发作，严重缺氧，心脏明显扩大的患者对洋地黄药物耐受性差，宜小剂量使用。③询问有无合并使用增加或降低洋地黄敏感性的药物，如普萘洛尔、利血平、利尿剂、抗甲状腺药物、维拉帕米、胺碘酮、肾上腺素等可增加洋地黄敏感性；而考来烯胺，抗酸药物，降胆固醇药及巴比妥类药则可降低洋地黄敏感性。④了解肝脏肾脏功能，地高辛主要自肾脏排泄，肾功能不全的，宜减少用量；洋地，黄毒苷经肝脏代谢胆管排泄，部分转化为地高辛。⑤密切观察洋地黄毒性反应。⑥静脉给药时应用5％～20％的GS溶液稀释，混匀后缓慢静推，一般不少于10～15分钟，用药时注意听诊心率及节律的变化。

(四)观察应用利尿剂后的反应

慢性心力衰竭患者，首选噻嗪类药，采用间歇用药，即每周固定服药2～3天，停用4～5天。若无效可加服氨苯蝶啶或螺内酯。如果上两药联用效果仍不理想可以呋塞米代替噻嗪类药物。急性心力衰竭或肺水肿者，首选呋塞米或利尿酸钠或撒利尿等快速利尿药。在应用利尿剂1小时后，静脉缓慢注射氨茶碱0.25 g，可增加利尿效果。应用利尿剂后要密切观察尿量，每天测体重，准确记录24小时液体出入量，大量利尿者应测血压，脉搏和抽血查电解质，观察有无利尿过度引起的脱水，低血容量和电解质紊乱的表现，尤其是应用排钾利尿剂后有无乏力、恶心、呕吐、腹胀等低钾表现。对于利尿反应差者，应找出利尿不佳的原因，如了解肾脏功能情况，是否存在低血压、低血钾、低血镁或稀释性低钠血症，及用药是否合理等。

(五)合理使用扩血管药物并观察用药反应

血管扩张剂可以扩张周围小动脉，减轻心脏排血时的阻力，而减轻心脏后负荷；又可以扩张周围静脉，减少回心血量，减轻心脏前负荷，进而改善心功能。常用的扩张静脉为主的药物有硝酸甘油、硝酸酯类及吗啡类药物；扩张动脉为主的药物有平胺唑啉，肼苯达嗪、硝苯地平；兼有扩张动脉和静脉的药物有硝普钠、哌唑嗪及卡托普利等。在开始使用血管扩张剂时，要密切观察病情和用药前后血压，心率的变化，慎防血管扩张过度，心脏充盈不足，血压下降，心率加快等不良反应。用血管扩张药注意，应从小剂量开始，用药前后对比心率，血压变化情况或床边监测血流动力学。根据具体情况，每5～10分钟测量1次，若用药后血压较用药前降低1.3～2.7 kPa，应谨慎调整药物浓度或停用。

(六)急性肺水肿的救治及护理

急性肺水肿为急性左心功能不全或急性左心衰竭的主要表现。多因突发严重的左心室排血不足或左心房排血受阻引起肺静脉及肺毛细血管压力急剧升高所致。当肺毛细血管压升高超过血浆胶体渗透压时，液体即从毛细血管漏到肺间质、肺泡甚至气道内，引起肺水肿。典型发作表现为突然严重气急，每分钟呼吸可达30～40次，端坐呼吸，阵阵咳嗽，面色苍白，大汗，常咯出泡沫样痰，严重者可从口腔和鼻腔内涌出大量粉红色泡沫液体。发作时心率、脉搏增快，血压在起始时可升高，以后降至正常或低于正常。两肺内可闻及广泛的水泡音和哮鸣音。心尖部可听到奔马律。

1.治疗原则

(1)减少肺循环血量和静脉回心血量。

(2)增加心搏量，包括增强心肌收缩力和降低周围血管阻力。

(3)减少血容量。

(4)减少肺泡内液体漏出,保证气体交换。

2.护理措施

(1)使患者取坐位或半卧位,两腿下垂,减少下肢静脉回流,减少回心血量。

(2)立即皮下注射吗啡 10 mg 或哌替啶 50～100 mg,使患者安静及减轻呼吸困难。但对昏迷、严重休克、有呼吸道疾病或痰液极多者忌用,年老,体衰,瘦小者应减量。

(3)改善通气-换气功能,轻度肺水肿早期高流量氧气吸入,开始是 2～3 L/min,以后逐渐增至 4～6 L/min,氧气湿化瓶内加 75％乙醇或选用有机硅消泡沫剂,以降低肺泡内泡沫的表面张力,使泡沫破裂,改善通气功能。肺水肿明显出现即应作气管插管进行加压辅助呼吸,改善通气与氧的弥散,减少肺内分流,提高血氧分压。肺水肿基本控制后,可采用呼吸机间歇正压呼吸,如果动脉血氧分压<9.31 kPa时,可改为持续正压呼吸。

(4)速给西地兰 0.4 mg 或毒毛旋花子甙 K 0.25 mg,加入葡萄糖溶液中缓慢静推。

(5)快速利尿,如呋塞米 20～40 mg 或利尿酸钠 25 mg 静脉注射。

(6)静脉注射氨茶碱 0.25 g 用 50％葡萄糖液 20～40 mL 稀释后缓慢注入,减轻支气管痉挛,增加心肌收缩力和促进尿液排出。

(7)氢化可的松 100～200 mg 或地塞米松 10 mg 溶于葡萄糖中静脉注射。

(七)健康教育

随着人们生活水平的不断提高,人们对生活质量的要求也越来越高。心力衰竭的转归及治愈程度将直接影响患者的生活质量,预防心力衰竭发生以保证患者的生活质量就显得更为重要。首先要避免诱发因素,如气候转换时要预防感冒,及时添加衣服;以乐观的态度对待生活,情绪平稳,不要大起大落过于激动;体力劳动不要过重;适当掌握有关的医学知识以便自我保健等。其次,对已明确心功能Ⅱ级、Ⅲ级的患者要按一般治疗标准,合理正确按医嘱服用强心、利尿、扩血、管药物,注意休息和营养,并定期门诊随访。

(霍金秋)

第三节 心 绞 痛

心绞痛是冠状动脉供血不足,心肌急剧的、暂时的缺血与缺氧所引起的临床综合征。其特点为阵发性的前胸压榨性疼痛感觉,主要位于胸骨后部,可放射至心前区和左上肢,常发生于劳动或情绪激动时,持续数分钟,休息或用硝酸酯制剂后消失。

一、病因和发病机制

本病多见于男性,多数患者在 40 岁以上,劳累、情绪激动、饱食、受寒、阴雨天气、急性循环衰竭等为常见诱因。除冠状动脉粥样硬化外,本病还可由主动脉瓣狭窄或关闭不全、梅毒性主动脉炎、原发性肥厚型心肌病、先天性冠状动脉畸形、风湿性冠状动脉炎等引起。

对心脏予以机械性刺激并不引起疼痛,但心肌缺血与缺氧则引起疼痛。当冠状动脉的供血与心肌的需血之间发生矛盾,冠状动脉血流量不能满足心肌代谢的需要,引起心肌急剧的、暂时的缺血与缺氧时,即产生心绞痛。

心肌耗氧的多少由心肌张力、心肌收缩强度和心率所决定。心肌张力＝左室收缩压(动脉收缩压)×心室半径。心肌收缩强度和心室半径经常不变,因此常用"心率×收缩压"(即二重乘积)作为估计心肌氧耗的指标。心肌能量的产生要求大量的氧供,心肌细胞摄取血液氧含量的65％～75％,而身体其他组织则仅摄取10％～25％,因此心肌平时对血液中氧的吸收已接近于最大量,氧需要增加时已难以从血液中更多地摄取氧,只能依靠增加冠状动脉的血流量来提供。在正常情况下,冠状循环有很大的储备力,其血流量可增加到休息时的6～7倍。缺氧时,冠状动脉也扩张,能使其流量增加4～5倍。动脉粥样硬化而致冠状动脉狭窄或部分支闭塞时,其扩张性减弱,血流量减少,且对心肌的供血量相对地比较稳定。心肌的血液供给如减低到尚能应付心脏平时的需要,则休息时可无症状。一旦心脏负荷突然增加,如劳累、激动、左心衰竭等,使心肌张力增加(心腔容积增加、心室舒张末期压力增高)、心肌收缩力增加(收缩压增高、心室压力曲线量大压力随时间变化率增加)和心率增快等而致心肌氧耗量增加时,心肌对血液的需求增加;或当冠状动脉发生痉挛(如吸烟过度或神经体液调节障碍)时,冠状动脉血流量进一步减少;或在突然发生循环血流量减少的情况下(如休克、极度心动过速等),心肌血液供求之间的矛盾加深,心肌血液供给不足,遂引起心绞痛。严重贫血的患者,在心肌供血量虽未减少的情况下,可由于红细胞减少,血液携氧量不足而引起心绞痛。

在多数情况下,劳累诱发的心绞痛常在同一"心率×收缩压"值的水平上发生。

产生疼痛的直接因素,可能是在缺血缺氧的情况下,心肌内积聚过多的代谢产物,如乳酸、丙酮酸、磷酸等酸性物质;或类似激肽的多肽类物质,刺激心脏内自主神经的传入纤维末梢,经第1～5胸交感神经节和相应的脊髓段,传至大脑,产生疼痛的感觉。这种痛觉反应在与自主神经进入水平相同脊髓的脊神经所分布的皮肤区域,即胸骨后及两臂的前内侧与小指,尤其是在左侧,而多不在心脏解剖位置处。有人认为,在缺血区内富有神经供应的冠状血管的异常牵拉和收缩,可以直接产生疼痛冲动。

病理解剖检查显示心绞痛的患者,至少有一支冠状动脉的主支管腔显著狭窄达横切面的75％以上。有侧支循环形成者,则冠状动脉的主支有更严重的阻塞才会发生心绞痛。另一方面,冠状动脉造影发现5％～10％的心绞痛患者,其冠状动脉的主要分支无明显病变,提示这些患者的心肌血供和氧供不足,可能是冠状动脉痉挛、冠状循环的小动脉病变、血红蛋白和氧的离解异常、交感神经过度活动、儿茶酚胺分泌过多或心肌代谢异常等所致。

患者在心绞痛发作之前,常有血压增高、心率增快、肺动脉压增高和肺毛细血管压增高的变化,反映心脏和肺的顺应性减低,发作时可有左心室收缩力和收缩速度降低、喷血速度减慢、左心室收缩压下降、心搏量和心排血量降低、左心室舒张末期压和血容量增加等左心衰竭的病理生理变化。左心室壁可呈收缩不协调或部分心室壁有收缩减弱的现象。

二、临床表现

(一)症状

1.典型发作

突然发生的胸骨后上、中段可波及心前区压榨性、闷胀性或窒息性疼痛,可放射至左肩、左上肢前内侧及无名指和小指。重者有濒死的恐惧感和冷汗,往往迫使患者停止活动。疼痛历时1～5分钟,很少超过15分钟,休息或含化硝酸甘油多在1～2分钟内(很少超过5分钟)缓解。

2.不典型发作

(1)疼痛部位可出现在上腹部、颈部、下颌、左肩胛部或右前胸、左大腿内侧等。

(2)疼痛轻微或无疼痛,而出现胸部闷感、胸骨后烧灼感等,称心绞痛的相当症状。上述症状亦应为发作型,休息或含化硝酸甘油可缓解。

心前区刺痛,手指能明确指出疼痛部位,以及持续性疼痛或胸闷,多不是心绞痛。

(二)体征

平时一般无异常体征。心绞痛发作时可出现心率增快、血压增高、表情焦虑、出汗,有时出现第四或第三心音奔马律,可有暂时性心尖区收缩期杂音(乳头肌功能不全)。

(三)心绞痛严重程度的分级

根据加拿大心血管学会分类分为四级。①Ⅰ级:一般体力活动(如步行和登楼)不受限,仅在强、快或长时间劳力时发生心绞痛。②Ⅱ级:一般体力活动轻度受限。快步、饭后、寒冷或刮风中、精神应激或醒后数小时内步行或登楼;步行两个街区以上、登楼一层以上和爬山,均引起心绞痛。③Ⅲ级:一般体力活动明显受限,步行1~2个街区,登楼一层引起心绞痛。④Ⅳ级:一切体力活动都引起不适,静息时可发生心绞痛。

三、分型

(一)劳累性心绞痛

劳累性心绞痛由活动和其他可引起心肌耗氧增加的情况下而诱发。

1.稳定型劳累性心绞痛特点

(1)病程>1个月。

(2)胸痛发作与心肌耗氧量增加多有固定关系,即心绞痛阈值相对不变。

(3)诱发心绞痛的劳力强度相对固定,并可重复。

(4)胸痛发作在劳力当时,被迫停止活动,症状可缓解。

(5)心电图运动试验多呈阳性。

此型冠脉固定狭窄度超过管径70%,多支病变居多,冠脉动力性阻塞多不明显,粥样斑块无急剧增大或破裂出血,故临床病情较稳定。

2.初发型劳力性心绞痛特点

(1)病程<1个月。

(2)年龄较轻。

(3)男性居多。

(4)临床症状差异大。①轻型:中等度劳力时偶发。②重型:轻微用力或休息时频发,梗死前心绞痛为回顾性诊断。

此型单支冠脉病变多,侧支循环少,因冠脉痉挛或粥样硬化进展迅速,斑块破裂出血,血小板聚集,甚至有血栓形成,导致病情不稳定。

3.恶化型劳累性心绞痛特点

(1)心绞痛发作次数、持续时间、疼痛程度在短期内突然加重。

(2)活动耐量较以前明显降低。

(3)日常生活中轻微活动均可诱发,甚至安静睡眠时也可发作。

(4)休息或用硝酸甘油对缓解疼痛作用差。

(5)发作时心电图有明显的缺血性 ST-T 改变。

(6)血清心肌酶正常。

此型多属多支冠脉严重粥样硬化,并存在左主干病变,病情突然恶化可能因斑块脂质浸润急剧增大或破裂或出血,血小板凝聚血栓形成,使狭窄管腔更堵塞,至活动耐量减少。

(二)自发性心绞痛

心绞痛发作与心肌耗氧量增加无明显关系,而与冠状血流储备量减少有关,可单独发生或与劳累性心绞痛并存。与劳累性心绞痛相比,疼痛持续时间一般较长,程度较重,且不易为硝酸甘油所缓解。包括以下几种。

1.卧位型心绞痛特点

(1)有较长的劳累性心绞痛史。

(2)平卧时发作,多在午夜前,即入睡 1~2 小时内发作。

(3)发作时需坐起甚至需站立。

(4)疼痛较剧烈,持续时间较长。

(5)发作时 ST 段下降显著。

(6)预后差,可发展为急性心肌梗死或发生严重心律失常而死亡。

此型发生机制尚有争论,可能与夜梦、夜间血压降低或发生未被察觉的左心室衰竭,以致狭窄的冠状动脉远端心肌灌注不足;或平卧时静脉回流增加,心脏工作量增加,需氧增加等有关。

2.变异型心绞痛特点

(1)发病年龄较轻。

(2)发作与劳累或情绪多无关。

(3)易于午夜到凌晨时发作。

(4)几乎在同一时刻呈周期性发作。

(5)疼痛较重,历时较长。

(6)发作时心电图示有关导联的 ST 段抬高,与之相对应的导联则 ST 段可压低。

(7)含化硝酸甘油可使疼痛迅速缓解,抬高的 ST 段随之恢复。

(8)血清心肌酶正常。

本型心绞痛是由于在冠状动脉狭窄的基础上,该支血管发生痉挛,引起一片心肌缺血所致。冠状动脉造影正常的患者,也可由于该动脉痉挛而引起。冠状动脉痉挛可能与 α 肾上腺素能受体受到刺激有关,患者迟早会发生心心肌梗死。

3.中间综合征

中间综合征亦称急性冠状动脉功能不全。

(1)心绞痛发作持续时间长,可达 30 分钟至 1 小时以上。

(2)常在休息或睡眠中发作。

(3)心电图、放射性核素和血清学检查无心肌坏死的表现。本型心绞痛其性质介于心绞痛与心肌梗死之间,常是心肌梗死的前奏。

4.梗死后心绞痛

梗死后心绞痛是急性心肌梗死发生后 1 月内(不久或数周)又出现的心绞痛。由于供血的冠状动脉阻塞发生心肌梗死,但心肌尚未完全坏死,一部分未坏死的心肌处于严重缺血状态下又发生疼痛,随时有再发生梗死的可能。

（三）混合性心绞痛

混合性心绞痛的特点包括以下两点。

（1）劳累性与自发性心绞痛并存，如兼有大支冠状动脉痉挛，除劳累性心绞痛外可并存变异型心绞痛，如兼有中等大冠脉收缩则劳累性心绞痛可在通常能耐受的劳动强度以下发生。

（2）心绞痛阈值可变性大，临床表现为在当天不同时间、当年不同季节的心绞痛阈值有明显变化，如伴有 ST 段压低的心绞痛患者运动能力的昼夜变化，或一天中首次劳累性发作的心绞痛。劳累性心绞痛患者遇冷诱发及餐后发作的心绞痛多属此型。

此类心绞痛为一支或多支冠脉有临界固定狭窄病变限制了最大冠脉储备力，同时有冠脉痉挛收缩的动力性阻塞使血流减少，故心肌耗氧量增加与心肌供氧量减少两个因素均可诱发心绞痛。

近年"不稳定型心绞痛"一词在临床上被广泛应用，指介于稳定型劳累性心绞痛与急性心肌梗死和猝死之间的中间状态。它包括了除稳定型劳累性心绞痛外的上述所有类型的心绞痛，还包括冠状动脉成形术后心绞痛、冠状动脉旁路术后心绞痛等新近提出的心绞痛类型。其病理基础是在原有病变基础上发生冠状动脉内膜下出血、粥样硬化斑块破裂、血小板或纤维蛋白凝集、形成血栓、冠状动脉痉挛等。

四、辅助检查

（一）心电图

1.静息时心电图

约半数患者在正常范围，也可有非特异性 ST-T 异常或陈旧性心肌梗死图形，有时有房室或束支传导阻滞、期前收缩等。

2.心绞痛发作时心电图

绝大多数患者可出现暂时性心肌缺血引起的 ST 段移位；ST 段水平或下斜压低 ≥1 mm，ST 段抬高 ≥2 mm（变异型心绞痛）；T 波低平或倒置，平时 T 波倒置者发作时变直立（伪改善）。可出现各种心律失常。

3.心电图负荷试验

用于心电图正常或可疑时。有双倍二级梯运动试验（master 试验）、活动平板运动试验、蹬车试验、潘生丁试验、心房调搏和异丙肾上腺素静脉滴注试验等。

4.动态心电图

24 小时持续记录以证实胸痛时有无心电图缺血改变及无痛性禁忌缺血发作。

（二）放射性核素检查

1.^{201}铊（^{201}Tl）心肌显像或兼作负荷（运动）试验

休息时铊显像所示灌注缺损主要见于心肌梗死后瘢痕部位。而缺血心肌常在心脏负荷后显示灌注缺损，并在休息后复查出现缺损区再灌注现象。近年用 ^{99m}Tc-MIBI 作心肌灌注显像（静息或负荷）取得良好效果。

2.放射性核素心腔造影

静脉内注射焦磷酸亚锡被细胞吸附后，再注射 ^{99m}Tc，即可使红细胞被标记上放射性核素，得到心腔内血池显影。可测定左心室射血分数及显示室壁局部运动障碍。

（三）超声心动图

二维超声心动图可检出部分冠状动脉左主干病变，结合运动试验可观察到心室壁节段性运动异常，有助于心肌缺血的诊断，静息状态下心脏图像阴性，尚可通过负荷试验确定，近年三维、经食管、血管内和心内超声检查增加了其诊断的阳性率和准确性。

（四）心脏 X 线检查

无异常发现或见心影增大、肺充血等。

（五）冠状动脉造影

冠状动脉造影可直接观察冠状动脉解剖及病变程度与范围是确诊冠心病的最可靠方法。但它是一种有一定危险的有创检查，不宜作为常规诊断手段。其主要指征如下。

（1）胸痛疑似心绞痛不能确诊者。

（2）内科治疗无效的心绞痛，需明确冠状病变情况而考虑手术者。

（六）激发试验

为诊断冠脉痉挛，常用冷加压、过度换气及麦角新碱作激发试验，前两种试验较安全，但敏感性差，麦角新碱可引起冠脉剧烈收缩，仅适用于造影时冠脉正常或固定狭窄病变低于 50％ 的可疑冠脉痉挛患者。

五、诊断

根据典型的发作特点和体征，含用硝酸甘油后缓解，结合年龄和存在冠心病易患因素，除其他原因所致的心绞痛外，一般即可建立诊断。下列几方面有助于临床上判别心绞痛。

（一）性质

心绞痛应是压榨紧缩、压迫窒息、沉重闷胀性疼痛，而非刀割样尖锐痛或抓痛、短促的针刺样或触电样痛或昼夜不停的胸闷感觉。其实也并非"绞痛"。在少数患者可为烧灼感、紧张感或呼吸短促伴有咽喉或气管上方紧窄感。疼痛或不适感开始时较轻，逐渐增剧，然后逐渐消失，很少为体位改变或呼吸所影响。

（二）部位

疼痛或不适处常位于胸骨或其邻近，也可发生在上腹部至咽部之间的任何水平处，但极少在咽部以上。有时可位于左肩或左臂，偶尔也可位于右臂、下颌、下颈椎、上胸椎、左肩胛骨间或肩胛骨上区，然而位于左腋下或左胸下者很少。对于疼痛或不适感分布的范围，患者常需用整个手掌或拳头来指示，仅用一手指的指端来指示者极少。

（三）时限

为 1～15 分钟，多数 3～5 分钟，偶有达 30 分钟的（中间综合征除外）。疼痛持续仅数秒钟或不适感（多为闷感）持续整天或数天者均不似心绞痛。

（四）诱发因素

以体力劳累为主，其次为情绪激动，再次为寒冷环境、进冷饮及身体其他部位的疼痛。在体力活动后而不是在体力活动的当时发生的不适感，不似心绞痛。体力活动再加情绪激动，则更易诱发，自发性心绞痛可在无任何明显诱因下发生。

（五）硝酸甘油的效应

舌下含用硝酸甘油片如有效，心绞痛应于 1～2 分钟内缓解（也有需 5 分钟的，要考虑到患者可能对时间的估计不够准确），对卧位型的心绞痛，硝酸甘油可能无效。在评定硝酸甘油的效应时,还要注意患者所用的药物是否已经失效或接近失效。

(六)心电图

发作时心电图检查可见以 R 波为主的导联中,ST 段压低,T 波平坦或倒置(变异型心绞痛者则有关导联 ST 段抬高),发作过后数分钟内逐渐恢复。心电图无改变的患者可考虑做负荷试验。发作不典型者,诊断要依靠观察硝酸甘油的疗效和发作时心电图的改变;如仍不能确诊,可多次复查心电图、心电图负荷试验或 24 小时动态心电图连续监测,如心电图出现阳性变化或负荷试验诱致心绞痛发作时亦可确诊。

六、鉴别诊断

(一)X 综合征

目前临床上被称为 X 综合征的有两种情况:一是 1973 年 Kemp 所提出的原因未明的心绞痛,二是 1988 年 Keaven 所提出的与胰岛素抵抗有关的代谢失常。心绞痛需与 Kemp 的 X 综合征相鉴别。X 综合征目前被认为是小的冠状动脉舒缩功能障碍所致,以反复发作劳累性心绞痛为主要表现,疼痛亦可在休息时发生,发作时或负荷后心电图可示心肌缺血表现、核素心肌灌注可示灌注缺损、超声心动图可示节段性室壁运动异常。但本病多见于女性,冠心病的易患因素不明显,疼痛症状不甚典型,冠状动脉造影阴性,左心室无肥厚表现,麦角新碱试验阴性,治疗反应不稳定而预后良好则与冠心病心绞痛不同。

(二)心脏神经官能症

多发于青年或更年期的女性患者,心前区刺痛或经常性胸闷,与体力活动无关,常伴心悸及叹息样呼吸,手足麻木等。过度换气或自主神经功能紊乱时可有 T 波低平或倒置,但心电图心得安试验或氯化钾试验时 T 波多能恢复正常。

(三)急性心肌梗死

本病疼痛部位与心绞痛相仿,但程度更剧烈,持续时间多在半小时以上,硝酸甘油不能缓解。常伴有休克、心律失常及心力衰竭;心电图面向梗死部位的导联 ST 段抬高,常有异常 Q 波;血清心肌酶增高。

(四)其他心血管病

如主动脉夹层形成、主动脉窦瘤破裂、主动脉瓣病变、肥厚型心肌病、急性心包炎等。

(五)颈胸疾病

如颈椎病、胸椎病、肋软骨炎、肩关节周围炎、胸肌劳损、肋间神经痛、带状疱疹等。

(六)消化系统疾病

如食管裂孔疝、贲门痉挛、胃及十二指肠溃疡、急性胰腺炎、急性胆囊炎及胆石症等。

七、治疗

预防主要是防止动脉粥样硬化的发生和发展。治疗原则是改善冠状动脉的供血和减轻心肌的耗氧,同时治疗动脉粥样硬化。

(一)发作时的治疗

1.休息

发作时立刻休息,一般患者在停止活动后症状即可消除。

2.药物治疗

较重的发作,可使用作用快的硝酸酯制剂。这类药物除扩张冠状动脉、降低其阻力、增加其血流量外,还通过对周围血管的扩张作用,减少静脉回心血量,降低心室容量、心腔内压、心排血量和血压,减低心脏前后负荷和心肌的需氧,从而缓解心绞痛。

(1)硝酸甘油:可用 0.3~0.6 mg 片剂,置于舌下含化,使其迅速为唾液所溶解而吸收,1~2 分钟即开始起作用,约半小时后作用消失,对约 92% 的患者有效,其中 76% 在 3 分钟内见效。延迟见效或完全无效时提示患者并非患冠心病或患严重的冠心病,也可能所含的药物已失效或未溶解,如属后者可嘱患者轻轻嚼碎后继续含化。长期反复应用可由于产生耐药性而效力减低,停用 10 天以上,可恢复有效性。近年还有喷雾剂和胶囊制剂,能达到更迅速起效的目的。不良反应有头昏、头胀痛、头部跳动感、面红、心悸等,偶尔有血压下降,因此第一次用药时,患者宜取平卧位,必要时吸氧。

(2)硝酸异山梨酯:可用 5~10 mg,舌下含化,2~5 分钟见效,作用维持 2~3 小时。或用喷雾剂喷到口腔两侧黏膜上,每次 1.25 mg,1 分钟见效。

(3)亚硝酸异戊酯:极易气化的液体,盛于小安瓿内,每安瓿 0.2 mL,用时以小手帕包裹敲碎,立即盖于鼻部吸入。作用快而短,在 10~15 秒内开始,几分钟即消失。本药作用与硝酸甘油相同,其降低血压的作用更明显,有引起晕厥的可能,目前多数学者不推荐使用。同类制剂还有亚硝酸辛酯。

在应用上述药物的同时,可考虑用镇静药。

(二)缓解期的治疗

宜尽量避免各种确知足以诱致发作的因素。调节饮食,特别是一次进食不应过饱,禁绝烟酒。调整日常生活与工作量;减轻精神负担;保持适当的体力活动,但以不致发生疼痛症状为度;有血脂质异常者积极调整血脂;一般不需卧床休息。在初次发作(初发型)或发作增多、加重(恶化型)或卧位型、变异型、中间综合征、梗死后心绞痛等,疑为心肌梗死前奏的患者,应予休息一段时间。

使用作用持久的抗心绞痛药物,应防止心绞痛发作,可单独选用、交替应用或联合应用下列作用持久的药物。

1.硝酸酯制剂

(1)硝酸异山梨酯。①硝酸异山梨酯:口服后半小时起作用,持续 3~5 小时,常用量为每4~6 小时 10~20 mg,初服时常有头痛反应,可将单剂改为 5 mg,以后逐渐加量。②单硝酸异山梨酯:口服后吸收完全,解离缓慢,药效达 8 小时,常用量为每 8~12 小时 20~40 mg。近年倾向于应用缓释制剂减少服药次数,硝酸异山梨酯的缓释制剂 1 次口服作用持续 8 小时,可用 20~60 mg/8 小时;单硝酸异山梨酯的缓释制剂用量为 50 mg,每天 1~2 次。

(2)长效硝酸甘油制剂。①硝酸甘油缓释制剂:口服后使硝酸甘油部分药物得以逃逸肝脏代谢,进入体循环而发挥其药理作用。一般服后半小时起作用,时间可长达 8~12 小时,常用剂量为2.5 mg,每天 2 次。②硝酸甘油软膏和贴片制剂:前者为 2% 软膏,均匀涂于皮肤上,每次直径2~5 厘米,涂药 60~90 分钟起作用,维持 4~6 小时;后者每贴含药 20 mg,贴于皮肤上后 1 小时起作用,维持 12~24 小时。胸前或上臂皮肤为最合适于涂或贴药的部位。

患青光眼、颅内压增高、低血压或休克者不宜选用本类药物。

2.β肾上腺素能受体阻滞剂(β受体阻滞剂)

β受体有 β₁ 和 β₂ 两个亚型。心肌组织中 β₁ 受体占主导地位而支气管和血管平滑肌中以 β₂ 受体为主。所有 β 受体阻滞剂对两型 β 受体都能抑制,但对心脏有些制剂有选择性作用。它们具有阻断拟交感胺类对心率和心收缩力受体的刺激作用,减慢心率,降低血压,减低心肌收缩力和氧耗量,从而缓解心绞痛的发作。此外,还减低运动时血流动力的反应,使在同一运动量水平上心肌耗氧量减少;使不缺血的心肌区小动脉(阻力血管)缩小,从而使更多的血液通过极度扩张的侧支循环(输送血管)流入缺血区。国外学者建议用量要大。不良反应有心室射血时间延长和心脏容积增加,这虽可能使心肌缺血加重或引起心力衰竭,但其使心肌耗氧量减少的作用远超过其不良反应。

(1)普萘洛尔:每天 3～4 次,开始时每次 10 mg,逐步增加剂量,达每天 80～200 mg;其缓释制剂用 160 mg,1 次/天。

(2)氧烯洛尔:每天 3～4 次,每次 20～40 mg。

(3)阿普洛尔:每天 2～3 次,每次 25～50 mg。

(4)吲哚洛尔:每天 3～4 次,每次 5 mg,逐步增至 60 mg/d。

(5)索他洛尔:每天 2～3 次,每次 20 mg,逐步增至 200 mg/d。

(6)美托洛尔:每天 2 次,每次 25～100 mg;其缓释制剂用 200 mg,1 次/天。

(7)阿替洛尔:每天 2 次,每次 12.5～75.0 mg。

(8)醋丁洛尔:每天 200～400 mg,分 2～3 次服。

(9)纳多洛尔:每天 1 次,每次 40～80 mg。

(10)噻吗洛尔:每天 2 次,每次 5～15 mg。

本类药物有引起心动过缓、降低血压、抑制心肌收缩力、引起支气管痉挛等作用,长期应用有些可以引起血脂增高,故选用药物时和用药过程中要加以注意和观察。新的一代制剂中赛利洛尔具有心脏选择性 β₁ 受体阻滞作用,同时部分的激动 β₂ 受体。其减缓心率的作用较轻,甚至可使夜间心率增快;有轻度兴奋心脏的作用;有轻度扩张支气管平滑肌的作用;使血胆固醇、低密度脂蛋白和甘油三酯降低而高密度脂蛋白胆固醇增高;使纤维蛋白降低而纤维蛋白原增高;长期应用对血糖无影响,因而更适用于老年冠心患者。剂量为 200～400 mg,每天 1 次。我国患者对降受体阻滞剂的耐受性较差宜用低剂量。

β受体阻滞剂可与硝酸酯合用,但要注意:①β受体阻滞剂可与硝酸酯有协同作用,因而剂量应偏小,开始剂量尤其要注意减小,以免引起直立性低血压等不良反应。②停用 β 受体阻滞剂时应逐步减量,如突然停用有诱发心肌梗死的可能。③心功能不全,支气管哮喘及心动过缓者不宜用。由于其有减慢心律的不良反应,因而限制了剂量的加大。

3.钙通道阻滞剂

此类药物抑制钙离子进入细胞内,也抑制心肌细胞兴奋,收缩耦联中钙离子的利用。因而抑制心肌收缩,减少心肌耗氧;扩张冠状动脉,解除冠状动脉痉挛,改善心内膜下心肌的血供;扩张周围血管,降低动脉压,减轻心脏负荷;还降低血液黏度,抗血小板聚集,改善心肌的微循环。

(1)苯烷胺衍生物:最常用的是维拉帕米 80～120 mg,每天 3 次;其缓释制剂 240～480 mg,每天 1 次。不良反应有头晕、恶心、呕吐、便秘、心动过缓、PR 间期延长、血压下降等。

(2)二氢吡啶衍生物。①硝苯地平:10～20 mg,每 4～8 小时 1 次口服;舌下含用3～5分钟后起效;其缓释制剂用量为 20～40 mg,每天 1～2 次。②氨氯地平:5～10 mg,每天1次。③尼卡地平:10～30 mg,每天 3～4 次。④尼索地平:10～20 mg,每天 2～3 次。⑤非洛地平:5～20 mg,每天 1 次。⑥伊拉地平:2.5～10 mg,每 12 小时 1 次。

本类药物的不良反应有头痛、头晕、乏力、面部潮红、血压下降、心率增快、下肢水肿等,也可有胃肠道反应。

(3)苯噻氮唑衍生物:最常用的是地尔硫䓬,30～90 mg,每天 3 次,其缓释制剂用量为 45～90 mg,每天 2 次。

不良反应有头痛、头晕、皮肤潮红、下肢水肿、心率减慢、血压下降、胃肠道不适等。

以钙通道阻滞剂治疗变异型心绞痛的疗效最好。本类药可与硝酸酯同服,其中二氢吡啶衍生物类如硝苯地平尚可与 β 受体阻滞剂同服,但维拉帕米和地尔硫䓬与 β 受体阻滞剂合用时则有过度抑制心脏的危险。停用本类药时也宜逐渐减量然后停服,以免发生冠状动脉痉挛。

4.冠状动脉扩张剂

冠状动脉扩张剂为能扩张冠状动脉的血管扩张剂,从理论上说将能增加冠状动脉的血流,改善心肌的血供,缓解心绞痛。但由于冠心病时冠状动脉病变情况复杂,有些血管扩张剂如双嘧达莫,可能扩张无病变或轻度病变的动脉较扩张重度病变的动脉远为显著,减少侧支循环的血流量,引起所谓"冠状动脉窃血",增加了正常心肌的供血量,使缺血心肌的供血量反而更减少,因而不再用于治疗心绞痛。目前仍用的以下几种。

(1)吗多明:1～2 mg,每天 2～3 次,不良反应有头痛、面红、胃肠道不适等。

(2)胺碘酮:100～200 mg,每天 3 次,也用于治疗快速心律失常,不良反应有胃肠道不适、药疹、角膜色素沉着、心动过缓、甲状腺功能障碍等。

(3)乙氧黄酮:30～60 mg,每天 2～3 次。

(4)卡波罗孟:75～150 mg,每天 3 次。

(5)奥昔非君:8～16 mg,每天 3～4 次。

(6)氨茶碱:100～200 mg,每天 3～4 次。

(7)罂粟碱:30～60 mg,每天 3 次。

(三)中医中药治疗

根据祖国医学辨证论治,采用治标和治本两法。治标,主要在疼痛期应用,以"通"为主,有活血、化瘀、理气、通阳、化痰等法;治本,一般在缓解期应用,以调整阴阳、脏腑、气血为主,有补阳、滋阴、补气血、调理脏腑等法。其中以"活血化瘀"法(常用丹参、红花、川芎、蒲黄、郁金等)和"芳香温通"法(常用苏合香丸、苏冰滴丸、宽胸丸、保心丸、麝香保心丸等)最为常用。此外,针刺或穴位按摩治疗也有一定疗效。

(四)其他药物和非药物治疗

右旋糖酐 40 或羟乙基淀粉注射液:250～500 mL/d,静脉滴注 14～30 天为 1 个疗程,作用为改善微循环的灌流,可能改善心肌的血流灌注,可用于心绞痛的频繁发作。高压氧治疗增加全身的氧供应,可使顽固的心绞痛得到改善,但疗效不易巩固。体外反搏治疗可能增加冠状动脉的血供,也可考虑应用。兼有早期心力衰竭者,治疗心绞痛的同时宜用快速作用的洋地黄类制剂。鉴于不稳定型心绞痛的病理基础是在原有冠状动脉粥样硬化病变上发生冠状动脉内膜下出血、斑块破裂、血小板或纤维蛋白凝集形成血栓,近年对之采用抗凝血、溶血栓和抗血小板药物治疗,收到较好的效果。

(五)冠状动脉介入性治疗

1.经皮冠状动脉腔内成形术(PTCA)

PTCA为用带球囊的心导管经周围动脉送到冠状动脉,在导引钢丝的引导下进入狭窄部位,向球囊内注入造影剂使之扩张,在有指征的患者中可收到与外科手术治疗同样的效果。过去认为理想的指征如下。

(1)心绞痛病程(<1年)药物治疗效果不佳,患者失健。

(2)1支冠状动脉病变,且病变在近端、无钙化或痉挛。

(3)有心肌缺血的客观证据。

(4)患者有较好的左心室功能和侧支循环。施行本术如不成功需作紧急主动脉-冠状动脉旁路移植手术。

近年随着技术的改进,经验的累积,手术指征:①治疗多支或单支多发病变。②治疗近期完全闭塞的病变,包括发病6小时内的急性心肌梗死。③治疗病情初步稳定2~3周后的不稳定型心绞痛。④治疗主动脉-冠状动脉旁路移植术后血管狭窄。无血供保护的左冠状动脉主干病变为用本手术治疗的禁忌。本手术即时成功率在90%左右,但术后3~6个月内,25%~35%患者可再发生狭窄。

2.冠状动脉内支架安置术(ISI)

以不锈钢、钴合金或钽等金属和高分子聚合物制成的筛网状、含槽的管状和环绕状的支架,通过心导管置入冠状动脉,由于支架自行扩张或借球囊膨胀作用使其扩张,支撑在血管壁上,从而维持血管内血流畅通。用于以下几方面。

(1)改善PTCA的疗效,降低再狭窄的发生率,尤其适于PTCA扩张效果不理想者。

(2)PTCA术时由于冠状动脉内膜撕脱、血管弹性而回缩、冠状动脉痉挛或血栓形成而出现急性血管闭塞者。

(3)慢性病变冠状动脉近于完全阻塞者。

(4)旁路移植血管段狭窄者。

(5)急性心肌梗死者。术后使用抗血小板治疗预防支架内血栓形成,目前认为新一代的抗血小板制剂——血小板GPⅡb/Ⅲ受体阻滞剂有较好效果,可用阿昔单抗静脉注射,0.25 mg/kg,然后静脉滴注10 μg/(kg·h),共12小时;或依替巴肽静脉注射,180 μg/kg,然后,静脉滴注每分钟2 μg/kg,共96小时;或替罗非班,静脉滴注每分钟0.4 μg/kg,共30分钟,然后每分钟0.1 μg/kg,滴注48小时。口服制剂有珍米洛非班,5~20 mg,每天2次。也可口服常用的抗血小板药物如阿司匹林、双嘧达莫、噻氯吡啶或较新的氯吡格雷等。

3.其他介入性治疗

尚有冠状动脉斑块旋切术、冠状动脉斑块旋切吸引术、冠状动脉斑块旋磨术、冠状动脉激光成形术等,这些在PTCA的基础上发展的方法,期望使冠状动脉再通更好,使再狭窄的发生率降低。近年还有用冠状动脉内超声、冠状动脉内放射治疗的介入性方法,其结果有待观察。

(六)运动锻炼疗法

谨慎安排进度适宜的运动锻炼有助于促进侧支循环的发展,提高体力活动的耐受量,改善症状。

(七)不稳定型心绞痛的处理

各种不稳定型心绞痛的患者均应住院卧床休息,在密切监护下,进行积极的内科治疗,尽快控制症状和防止发生心肌梗死。需取血测血清心肌酶和观察心电图变化以除外急性心肌梗死，并注意胸痛发作时的 ST 段改变。胸痛时可先含硝酸甘油 0.3～0.6 mg，如反复发作可舌下含硝酸异山梨酯 5～10 mg，每 2 小时 1 次，必要时加大剂量，以收缩压不过于下降为度，症状缓解后改为口服。若无心力衰竭可加用 β 受体阻滞剂和/或钙通道阻滞剂，剂量可偏大些。胸痛严重而频繁或难以控制者，可静脉内滴注硝酸甘油，以 1 mg 溶于 5% 葡萄糖液 50～100 mL 中，开始时10～20 μg/min，需要时逐步增加至 100～200 μg/min；也可用硝酸异山梨酯 10 mg 溶于 5% 葡萄糖 100 mL 中，以 30～100 μg/min 静脉滴注。对发作时 ST 段抬高或有其他证据提示其发作主要由冠状动脉痉挛引起者，宜用钙通道阻滞剂取代 β 受体阻滞剂。鉴于本型患者常有冠状动脉内粥样斑块破裂、血栓形成、血管痉挛及血小板聚集等病变基础，近年主张用阿司匹林口服和肝素或低分子肝素皮下或静脉内注射以预防血栓形成。情况稳定后行选择性冠状动脉造影，考虑介入或手术治疗。

八、护理

(一)护理评估

1.病史

询问有无高血压、高脂血症、吸烟、糖尿病、肥胖等危险因素，以及劳累、情绪激动、饱食、寒冷、吸烟、心动过速、休克等诱因。

2.身体状况

主要评估胸痛的特征，包括诱因、部位、性质、持续时间、缓解方式及心理感受等。典型心绞痛的特征：①发作在劳力等诱因的当时。②疼痛部位在胸骨体上段或中段之后，可波及心前区约手掌大小范围，甚至横贯前胸，界限不很清楚，常放射至左肩臂内侧达无名指和小指，或至颈、咽、下颌部。③疼痛性质为压迫、紧缩性闷痛或烧灼感，偶伴濒死感，迫使患者立即停止原来的活动，直至症状缓解。④疼痛一般持续 3～5 分钟，经休息或舌下含化硝酸甘油，几分钟内缓解，可数天或数周发作 1 次，或一天发作多次。⑤发作时多有紧张或恐惧，发作后有焦虑、多梦。

发作时体检常有心率加快、血压升高、面色苍白、冷汗，部分患者有暂时性心尖部收缩期杂音、舒张期奔马律、交替脉。

3.实验室及其他检查

(1)心电图检查：主要是在 R 波为主的导联上，ST 段压低，T 波平坦或倒置等。

(2)心电图负荷试验：通过增加心脏负荷及心肌氧耗量，激发心肌缺血性 ST-T 改变，有助于临床诊断和疗效评定等。常用的方法：饱餐试验、双倍阶梯运动试验及次极量运动试验(蹬车运动试验、活动平板运动试验)等。

(3)动态心电图：可以连续 24 小时记录心电图，观察缺血时的 ST-T 改变，有助于诊断、观察药物治疗效果及有无心律失常。

(4)超声波检查：二维超声显示左主冠状动脉及分支管腔可能变窄，管壁不规则增厚及回声增强。心绞痛发作时或运动后局部心肌运动幅度减低或无运动及心功能减低。超声多普勒于二尖瓣上取样，可测出舒张早期血液速度减低，舒张末期流速增加，表示舒张早期心肌顺应性减低。

(5)X线检查：冠心病患者在合并有高血压病或心功能不全时，可有心影扩大、主动脉弓屈曲延长；心力衰竭重时，可合并肺充血改变；有陈旧心肌梗死合并室壁瘤时，X线下可见心室反向搏动(记波摄影)。

（6）放射性核素检查：静脉注射^{201}铊，心肌缺血区不显像。^{201}铊运动试验以运动诱发心肌缺血，可使休息时无异常表现的冠心病患者呈现不显像的缺血区。

（7）冠状动脉造影：可发现中动脉粥样硬化引起的狭窄性病变及其确切部位、范围和程度，并能估计狭窄处远端的管腔情况。

（二）护理目标

（1）患者主诉疼痛次数减少，程度减轻。

（2）患者能够掌握活动规律并保持最佳活动水平，表现为活动后不出现心律失常和缺氧表现。心率、血压、呼吸维持在预定范围。

（3）患者能够运用有效的应对机制减轻或控制焦虑。

（4）患者能了解本病防治常识，说出所服用药物的名称、用法、作用和不良反应。

（5）无并发症发生。

（三）护理措施

1.一般护理

（1）患者应卧床休息，嘱患者避免突然用力的动作，饭后不宜进行体力活动，防止精神紧张、情绪激动、受寒、饱餐及吸烟酗酒，宜少量多餐，用清淡饮食，不宜进含动物脂肪及高胆固醇的食物。

对有恐惧和焦虑心理的患者，应向患者解释冠心病的性质，只要注意生活保健，坚持治疗，可以防止病情的发展；对情绪不稳者，可适当应用镇静剂。

（2）保持大小便通畅，做好皮肤及口腔的护理。

2.病情观察与护理

（1）不稳定型心绞痛患者应放监护室予以监护，密切观察病情和心电图变化，观察胸痛持续的时间、次数，并注意观察硝酸盐类等药物的不良反应。发现异常，及时报告医师，并协助相应的处理。

（2）患者心绞痛发作时，嘱其安静卧床休息，做心电图检查观察其 ST-T 的改变，并给予舌下含化硝酸甘油 0.6 mg，吸氧。对有频繁发作的心绞痛或属自发型心绞痛的患者，需提高警惕，用心电监护观察有无发展为心肌梗死。如有上述变化，应及时报告医师。

（四）健康教育

（1）患者及家属讲解有关疾病的病因及诱发因素，防止过度脑力劳动，适当参加体力活动；合理搭配饮食结构；肥胖者需限制饮食；戒烟酒。积极防治高血压、高脂血症和糖尿病。有上述疾病家族史的青年，应早期注意血压及血脂变化，争取早期发现，及时治疗。

（2）心绞痛症状控制后，应坚持服药治疗。避免导致心绞痛发作的诱因。对不经常发作者，需鼓励作适当的体育锻炼如散步、打太极拳等，这样有利于冠状动脉侧支循环的建立。随身携带硝酸甘油片或亚硝酸异戊酯等药物，以备心绞痛发作时自用。

（3）出院时指导患者根据病情调整饮食结构，坚持医师、护士建议的合理化饮食。教会家属正确测量血压、脉搏、体温的方法。教会患者及家属识别与自身有关的诱发因素，如吸烟，情绪激动等。

（4）出院带药，给患者提供有关的书面材料，指导患者正确用药。

（5）教会患者门诊随访知识。

（霍金秋）

第四节 急性心肌梗死

急性心肌梗死（acute myocardial infarction,AMI）是急性心肌缺血性坏死,是在冠状动脉病变的基础上,发生冠状动脉血供急剧减少或中断,使相应的心肌严重而持久地急性缺血所致。原因通常是在冠状动脉粥样硬化病变的基础上继发血栓形成所致。非动脉粥样硬化所导致的心肌梗死可由感染性心内膜炎、血栓脱落、主动脉夹层形成、动脉炎等引起。

本病在欧美常见,20世纪50年代美国本病死亡率＞300/10万人口,20世纪70年代以后降到＜200/10万人口。美国35～84岁人群中年发病率男性为71‰,女性为22‰;每年约有80万人发生心肌梗死,45万人再梗死。本病在我国远不如欧美多见,70年代和80年代北京、河北、哈尔滨、黑龙江、上海、广州等省市年发病率仅0.2‰～0.6‰,其中以华北地区最高。

一、病因和发病机制

急性心肌梗死绝大多数（90％以上）是由于冠状动脉粥样硬化所致。由于冠状动脉有弥漫而广泛的粥样硬化病变,使管腔有超过75％的狭窄。侧支循环尚未充分建立。一旦由于管腔内血栓形成、劳力、情绪激动、休克、外科手术或血压剧升等诱因而导致血供进一步急剧减少或中断,使心肌严重而持久急性缺血达1小时以上,即可发生心肌梗死。

冠状动脉闭塞后约半小时,心肌开始坏死,1小时后心肌凝固性坏死,心肌间质充血、水肿、炎性细胞浸润。以后坏死心肌逐渐溶解,形成肌溶灶,随后渐有肉芽组织形成,坏死组织约有1～2周后开始吸收,逐渐纤维化,在6～8周形成瘢痕而愈合,即为陈旧性心肌梗死。坏死心肌波及心包可引起心包炎。心肌全层坏死,可产生心室壁破裂,游离壁破裂或室间隔穿孔,也可引起乳头肌断裂。若仅有心内膜下心肌坏死,在心室腔压力的冲击下,外膜下层向外膨出,形成室壁膨胀瘤,造成室壁运动障碍甚至矛盾运动,严重影响左心室射血功能。冠状动脉可有一支或几支闭塞而引起所供血区部位的梗死。

急性心肌梗死时,心脏收缩力减弱,顺应性减低,心肌收缩不协调,心排血量下降,严重时发生泵衰竭、心源性休克及各种心律失常,病死率高。

二、病理生理

主要出现左心室舒张和收缩功能障碍的一些血流动力学变化,其严重度和持续时间取决于梗死的部位、程度和范围。心脏收缩力减弱、顺应性减低、心肌收缩不协调,左心室压力曲线最大上升速度（dp/dt）减低,左心室舒张末期压增高、舒张和收缩末期容量增多。射血分数减低,心搏量和心排血量下降,心率增快或有心律失常,血压下降,静脉血氧含量降低。心室重构出现心壁厚度改变、心脏扩大和心力衰竭（先左心衰竭然后全心衰竭）,可发生心源性休克。右心室梗死在心肌梗死患者中少见,其主要病理生理改变是右心衰竭的血流动力学变化,右心房压力增高,高于左心室舒张末期压,心排血量减低,血压下降。

急性心肌梗死引起的心力衰竭称为泵衰竭,按Killip分级法可分为Ⅰ级尚无明显心力衰竭;Ⅱ级有左心衰竭;Ⅲ级有急性肺水肿;Ⅳ级有心源性休克等不同程度或阶段的血流动力学变化。

心源性休克是泵衰竭的严重阶段。但如兼有肺水肿和心源性休克则情况最严重。

三、临床表现

(一)病史

发病前常有明显诱因,如精神紧张、情绪激动、过度体力活动、饱餐、高脂饮食、糖尿病未控制、感染、手术、大出血、休克等。少数在睡眠中发病。约有半数以上的患者过去有高血压及心绞痛史。部分患者则无明确病史及先兆表现,首次发展即是急性心肌梗死。

(二)症状

1.先兆症状

急性心肌梗死多突然发病,少数患者起病症状轻微。约 1/2~2/3 的患者起病前 1~2 天至 1~2 周或更长时间有先兆症状,其中最常见的是稳定性心绞痛转变为不稳定型;或既往无心绞痛,突然出现心绞痛,且发作频繁,程度较重,用硝酸甘油难以缓解,持续时间较长。伴恶心、呕吐、血压剧烈波动。心电图显示 ST 段一时性明显上升或降低,T 波倒置或增高。这些先兆症状如诊断及时,治疗得当,约半数以上患者可免于发生心肌梗死;即使发生,症状也较轻,预后较好。

2.胸痛

胸痛为最早出现而突出的症状。其性质和部位多与心绞痛相似,但程度更为剧烈,呈难以忍受的压榨、窒息,甚至"濒死感",伴有大汗淋漓及烦躁不安。持续时间可长达 1~2 小时甚至 10 小时以上,或时重时轻达数天之久。用硝酸甘油无效,需用麻醉性镇痛药才能减轻。疼痛部位多在胸骨后,但范围较为广泛,常波及整个心前区,约 10% 的病例波及剑突下及上腹部或颈、背部,偶尔到下颌、咽部及牙齿处。约 25% 病例无明显的疼痛,多见于老年、糖尿病(由于感觉迟钝)或神志不清患者,或有急性循环衰竭者,疼痛被其他严重症状所掩盖。15%~20% 病例在急性期无症状。

3.心律失常

心律失常见于 75%~95% 的患者,多发生于起病后 1~2 周内,而以 24 小时内最多见。经心电图观察可出现各种心律失常,可伴乏力、头晕、晕厥等症状,且为急性期引起死亡的主要原因之一。其中最严重的心律失常是室性异位心律(包括频发性期前收缩、阵发性心动过速和颤动)。频发(>5 次/分),多源,成对出现,或 R 波落在 T 波上的室性早搏可能为心室颤动的先兆。房室传导阻滞和束支传导阻滞也较多见,严重者可出现完全性房室传导阻滞。室上性心律失常则较少见,多发生于心力衰竭患者。前壁心肌梗死易发生室性心律失常。下壁(膈面)梗死易发生房室传导阻滞。

4.心力衰竭

主要是急性左心衰竭,为心肌梗死后收缩力减弱或不协调所致,可出现呼吸困难、咳嗽、烦躁及发绀等症状。严重时两肺满布湿啰音,形成肺水肿,进一步则导致右心衰竭。右心室心肌梗死者可一开始就出现右心衰竭。

5.低血压和休克

仅于疼痛剧烈时血压下降,未必是休克。但如疼痛缓解而收缩压仍低于 10.7 kPa (80 mmHg),伴有烦躁不安、大汗淋漓、脉搏细快、尿量减少(<20 mL/h)、神志恍惚甚至晕厥时,则为休克,主要为心源性,由于心肌广泛坏死、心排血量急剧下降所致。而神经反射引起的血管扩张尚属次要,有些患者还有血容量不足的因素参与。

6.胃肠道症状

疼痛剧烈时,伴有频繁的恶心呕吐、上腹胀痛、肠胀气等,与迷走神经张力增高有关。

7.坏死物质吸收引起的症状

主要是发热,一般在发病后 1~3 天出现,体温 38 ℃左右,持续约 1 周。

(三)体征

(1)约半数患者心浊音界轻度至中度增大,有心力衰竭时较显著。

(2)心率多增快,少数可减慢。

(3)心尖区第一心音减弱,有时伴有奔马律。

(4)10％~20％的患者在病后 2~3 天出现心包摩擦音,多数在几天内又消失,是坏死波及心包面引起的反应性纤维蛋白性心包炎所致。

(5)心尖区可出现粗糙的收缩期杂音或收缩中晚期喀喇音,为二尖瓣乳头肌功能失调或断裂所致。

(6)可听到各种心律失常的心音改变。

(7)常见到血压下降到正常以下(病前高血压者血压可降至正常),且可能不再恢复到起病前水平。

(8)还可有休克、心力衰竭的相应体征。

(四)并发症

心肌梗死除可并发心力衰竭及心律失常外,还可有下列并发症。

1.动脉栓塞

动脉栓塞主要为左室壁血栓脱落所引起。根据栓塞的部位,可能产生脑部或其他部位的相应症状,常在起病后 1~2 周发生。

2.心室膨胀瘤

梗死部位在心脏内压的作用下,显著膨出。心电图常示持久的 ST 段抬高。

3.心肌破裂

心肌破裂少见。可在发病 1 周内出现,患者常突然休克甚至造成死亡。

4.乳头肌功能不全

乳头肌功能不全的病变可分为坏死性与纤维性 2 种,在发生心肌梗死后,心尖区突然出现响亮的全收缩期杂音,第一心音减低。

5.心肌梗死后综合征

心肌梗死后综合征发生率约 10％,于心肌梗死后数周至数月内出现,可反复发生,表现为发热、胸痛、心包炎、胸膜炎或肺炎等症状、体征,可能为机体对坏死物质的变态反应。

四、诊断要点

(一)诊断标准

诊断 AMI 必须至少具备以下标准中的两条。

(1)缺血性胸痛的临床病史,疼痛常持续 30 分钟以上。

(2)心电图的特征性改变和动态演变。

(3)心肌坏死的血清心肌标记物浓度升高和动态变化。

(二)诊断步骤

对疑为 AMI 的患者,应争取在 10 分钟内完成。

(1)临床检查(问清缺血性胸痛病史,如疼痛性质、部位、持续时间、缓解方式、伴随症状;查明心、肺、血管等的体征)。

(2)描记 18 导联心电图(常规 12 导联加 $V_7 \sim V_9$,$V_{3R} \sim V_{5R}$),并立即进行分析、判断。

(3)迅速进行简明的临床鉴别诊断后做出初步诊断(老年人突发原因不明的休克、心力衰竭、上腹部疼痛伴胃肠道症状、严重心律失常或较重而持续性胸痛或胸闷,应慎重考虑有无本病的可能)。

(4)对病情做出基本评价并确定即刻处理方案。

(5)继之尽快进行相关的诊断性检查和监测,如血清心肌标记物浓度的检测,结合缺血性胸痛的临床病史、心电图的特征性改变,做出 AMI 的最终诊断。此外,尚应进行血常规、血脂、血糖、凝血时间、电解质等检测,二维超声心动图检查,床旁心电监护等。

(三)危险性评估

(1)伴下列任一项者,如高龄(>70 岁)、既往有心肌梗死史、心房颤动、前壁心肌梗死、心源性休克、急性肺水肿或持续低血压等可确定为高危患者。

(2)病死率随心电图 ST 段抬高的导联数的增加而增加。

(3)血清心肌标记物浓度与心肌损害范围呈正相关,可助估计梗死面积和患者预后。

五、鉴别诊断

(一)不稳定型心绞痛

疼痛的性质、部位与心肌梗死相似,但发作持续时间短、次数频繁、含服硝酸甘油有效。心电图的改变及酶学检查是与心肌梗死鉴别的主要依据。

(二)急性肺动脉栓塞

大块的栓塞可引起胸痛、呼吸困难、咯血、休克,但多出现右心负荷急剧增加的表现如有心室增大,P_2 亢进、分裂和有心衰体征。无心肌梗死时的典型心电图改变和血清心肌酶的变化。

(三)主动脉夹层

该病也具有剧烈的胸痛,有时出现休克,其疼痛常为撕裂样,一开始即达高峰,多放射至背部、腹部、腰部及下肢。两上肢的血压和脉搏常不一致是本病的重要体征。可出现主动脉瓣关闭不全的体征,心电图和血清心肌酶学检查无 AMI 时的变化。X 线和超声检查可出现主动脉明显增宽。

(四)急腹症

急性胆囊炎、胆石症、急性坏死性胰腺炎、溃疡病穿孔等常出现上腹痛及休克的表现,但应有相应的腹部体征,心电图及酶学检查有助于鉴别。

(五)急性心包炎

尤其是非特异性急性心包炎,也可出现严重胸痛、心电图 ST 段抬高,但该病发病前常有上呼吸道感染,呼吸和咳嗽时疼痛加重,早期即有心包摩擦音。无心电图的演变及酶学异常。

六、处理

(一)治疗原则

改善冠状动脉血液供给,减少心肌耗氧,保护心脏功能,挽救因缺血而濒死的心肌,防止梗死面积扩大,缩小心肌缺血范围,及时发现、处理、防治严重心律失常、泵衰竭和各种并发症,防止猝死。

(二)院前急救

流行病学调查发现,50%的患者发病后1小时在院外猝死,死因主要是可救治的心律失常。因此,院前急救的重点是尽可能缩短患者就诊延误的时间和院前检查、处理、转运所用的时间;尽量帮助患者安全、迅速地转送到医院;尽可能及时给予相关急救措施,如嘱患者停止任何主动性活动和运动,舌下含化硝酸甘油,高流量吸氧,镇静止痛(吗啡或哌替啶),必要时静脉注射或滴注利多卡因,或给予除颤治疗和心肺复苏;缓慢性心律失常给予阿托品肌内注射或静脉注射;及时将患者情况通知急救中心或医院,在严密观察、治疗下迅速将患者送至医院。

(三)住院治疗

急诊室医师应力争在10~20分钟内完成病史、临床检数记录18导联心电图,尽快明确诊断。对ST段抬高者应在30分钟内收住冠心病监护病房(CCU)并开始溶栓,或在90分钟内开始行急诊PTCA治疗。

1.休息

患者应卧床休息,保持环境安静,减少探视,防止不良刺激。

2.监测

在冠心病监护室进行心电图、血压和呼吸的监测5~7天,必要时进行床旁血流动力学监测,以便于观察病情和指导治疗。

3.护理

第一周完全卧床,加强护理,对进食、漱洗、大小便、翻身等,都需要别人帮助。第二周可从床上坐起,第三至第四周可逐步离床和室内缓步走动。但病重或有并发症者,卧床时间宜适当延长。食物以易消化的流质或半流质为主,病情稳定后逐渐改为软食。便秘3天者可服轻泻剂或用甘油栓等,必须防止用力大便造成病情突变。焦虑、不安患者可用地西泮等镇静剂。禁止吸烟。

4.吸氧

在急性心肌梗死早期,即便未合并有左心衰竭或肺疾病,也常有不同程度的动脉低氧血症。其原因可能由于细支气管周围水肿,使小气道狭窄,增加小气道阻力,气流量降低,局部换气量减少,特别是两肺底部最为明显。有些患者虽未测出动脉低氧血症,由于增加肺间质液体,肺顺应性一过性降低,而有气短症状。因此,应给予吸氧,通常在发病早期用鼻塞给氧24~48小时,3~5 L/min。有利于氧气运送到心肌,可能减轻气短、疼痛或焦虑症状。在严重左心衰竭、肺水肿和并有机械并发症的患者,多伴有严重低氧血症,需面罩加压给氧或气管插管并机械通气。

5.补充血容量

心肌梗死患者,由于发病后出汗、呕吐或进食少,以及应用利尿药等因素,引起血容量不足和血液浓缩,从而加重缺血和血栓形成,有导致心肌梗死面积扩大的危险。因此,如每天摄入量不足,应适当补液,以保持液体出入量的平衡。一般可用极化液。

6.缓解疼痛

AMI时,剧烈胸痛使患者交感神经过度兴奋,产生心动过速、血压升高和心肌收缩力增强,从而增加心肌耗氧量。并易诱发快速性室性心律失常,应迅速给予有效镇痛药。本病早期疼痛是难以区分坏死心肌疼痛和可逆性心肌缺血疼痛,二者常混杂在一起。先予含服硝酸甘油,随后静脉滴注硝酸甘油,如疼痛不能迅速缓解,应即用强的镇痛药,吗啡和哌替啶最为常用。吗啡是解除急性心肌梗死后疼痛最有效的药物。其作用于中枢阿片受体而发挥镇痛作用,并阻滞中枢交感神经冲动的传出,导致外周动、静脉扩张,从而降低心脏前后负荷及心肌耗氧量。通过镇痛,减轻疼痛引起的应激反应,使心率减慢。1次给药后10～20分钟发挥镇痛作用,1～2小时作用最强,持续4～6小时。通常静脉注射吗啡3 mg,必要时每5分钟重复1次,总量不宜超过15 mg。吗啡治疗剂量时即可发生不良反应,随剂量增加,发生率增加。不良反应有恶心、呕吐、低血压和呼吸抑制。其他不良反应有眩晕,嗜睡,表情淡漠,注意力分散等。一旦出现呼吸抑制,可每隔3分钟静脉注射纳洛酮(有拮抗吗啡的作用),剂量为0.4 mg,总量不超过1.2 mg。一般用药后呼吸抑制症状可很快消除,必要时采用人工辅助呼吸。哌替啶有消除迷走神经作用和镇痛作用,其血流动力学作用与吗啡相似,75 mg哌替啶相当于10 mg吗啡,不良反应有致心动过速和呕吐作用,但较吗啡轻。可用阿托品0.5 mg对抗之。临床上可肌内注射25～75 mg,必要时2～3小时重复,过量出现麻醉作用和呼吸抑制,当引起呼吸抑制时,也可应用纳洛酮治疗。对重度烦躁者可应用冬眠疗法,经肌内注射哌替啶25 mg异丙嗪12.5 mg,必要时4～6小时重复1次。

中药可用复方丹参滴丸,麝香保心丸口服,或复方丹参注射液16 mL加入5%葡萄糖液250～500 mL中静脉滴注。

(四)再灌注心肌

起病3～6小时内,使闭塞的冠状动脉再通,心肌得到再灌注,濒临坏死的心肌可能得以存活或使坏死范围缩小,预后改善,是一种积极的治疗措施。

1.急诊溶栓治疗

溶栓治疗是20世纪80年代初兴起的一项新技术,其治疗原理是针对急性心肌梗死发病的基础,即大部分穿壁性心肌梗死是由于冠状动脉血栓性闭塞引起的。血栓是由于凝血酶原在异常刺激下被激活,形成凝血酶,使纤维蛋白原转化为纤维蛋白,然后与其他有形成分如红细胞、血小板一起形成的。机体内存在一个纤维蛋白溶解系统,它是由纤维蛋白溶解原和内源性或外源性激活物组成的。在激活物的作用下,纤维蛋白溶酶原被激活,形成纤维蛋白溶酶,它可以溶解稳定的纤维蛋白血栓,还可以降解纤维蛋白原,促使纤维蛋白裂解、使血栓溶解。但是纤维蛋白溶酶的半衰期很短,要想获得持续的溶栓效果,只有依靠连续输入外源性补给激活物的办法。现在临床常用的纤溶激活物有两大类,一类为非选择性纤溶剂,如链激酶、尿激酶。它们除了激活与血栓相关的纤维蛋白溶酶原外,还激活循环中的纤溶酶原,导致全身的纤溶状态,因此可以引起出血并发症。另一类为选择性纤溶剂,有重组组织型纤溶酶原激活剂(rt-Pa),单链尿激酶型纤溶酶原激活剂(SCUPA)及乙酰纤溶酶原-链激酶激活剂复合物(APSAC)。它们选择性的激活与血栓有关的纤溶酶原,而对循环中的纤溶酶原仅有中等度的作用。这样可以避免或减少出血并发症的发生。

(1)溶栓疗法的适应证:①持续性胸痛超过半小时,含服硝酸甘油片后症状不能缓解。②相邻两个或更多导联ST段抬高>0.2 mV。③发病6小时内,或虽超过6小时,患者仍有严重胸痛,并且 ST 段抬高的导联有 R 波者,也可考虑溶栓治疗。

(2)溶栓治疗的禁忌证:①近 10 天内施行过外科手术者,包括活检、胸腔或腹腔穿刺和心脏体外按压术等。②10 天内进行过动脉穿刺术者。③颅内病变,包括出血、梗死或肿瘤等。④有明显出血或潜在的出血性病变,如溃疡性结肠炎、胃十二指肠溃疡或有空洞形成的肺部病变。⑤有出血性或脑栓死倾向的疾病,如各种出血性疾病、肝肾疾病、心房纤颤、感染性心内膜炎、收缩压>24.0 kPa(180 mmHg),舒张压>14.7 kPa(110 mmHg)等。⑥妊娠期和分娩后前 10 天。⑦在半年至 1 年内进行过链激酶治疗者。⑧年龄>65 岁,因为高龄患者溶栓疗法引起颅内出血者多,而且冠脉再通率低于中年。

链激酶(Streptokinase SK):SK 是 C 类乙型链球菌产生的酶,在体内将前活化素转变为活化素,后者将纤溶酶原转变为纤溶酶。有抗原性,用前需做皮肤过敏试验。静脉滴注常用量为 50~100 万单位加入 5%葡萄糖液 100 mL 内,30~60 分钟滴完,后每小时给予 10 万单位,滴注 24 小时。治疗前半小时肌内注射异丙嗪 25 mg,加少量(2.5~5.0 mg)地塞米松同时滴注可减少变态反应的发生。用药前后进行凝血方面的化验检查,用量大时尤应注意出血倾向。冠脉内注射时先做冠脉造影,经导管向闭塞的冠状动脉内注入硝酸甘油 0.2~0.5 mg,后注入 SK 2 万单位,继之每分钟 2 000~4 000 U,共 30~90 分钟,至再通后继用每分钟 2 000 U,共 30~60 分钟。患者胸痛突然消失,ST 段恢复正常,心肌酶峰值提前出现为再通征象,可每分钟注入 1 次造影剂观察是否再通。

尿激酶(Urokinase UK):作用于纤溶酶原使之转变为纤溶酶。本品无抗原性,作用较 SK 弱。50~100 万单位静脉滴注,60 分钟滴完。冠状动脉内应用时每分钟 6 000 U 持续 1 小时以上至溶栓后再维持 0.5~1 小时。

组织型重组纤维蛋白溶酶原激活剂(rt-PA):本品对血凝块有选择性,故疗效高于 SK。冠脉内滴注0.375 mg/kg,持续 45 分钟。静脉滴注用量为 0.75 mg/kg,持续 90 分钟。

其他制剂还有单链尿激酶型纤维蛋白溶酶原激活剂(SCUPA),异化纤维蛋白溶酶原链激酶激活剂复合物(APSAC)等。

(3)以上溶栓剂的选择:文献资料显示,用药 2~3 小时的开通率 rt-PA 为 65%~80%,SK 为 65%~75%,UK 为 50%~68%,APSAC 为 68%~70%。究竟选用哪一种溶栓剂,不能根据以上的数据武断的选择,而应根据患者的病变范围、部位、年龄、起病时间的长短及经济情况等因素选择。比较而言,如患者年轻(年龄小于 45 岁)、大面积前壁 AMI、到达医院时间较早(2 小时内)、无高血压,应首选rt-PA;如果年龄较大(大于 70 岁)、下壁 AMI、有高血压,应选 SK 或 UK。由于 APSAC 的半衰期最长(70~120 分钟),因此它可在患者家中或救护车上一次性快速静脉注射;rt-PA 的半衰期最短(3~4 分钟),需静脉持续滴注 90~180 分钟;SK 的半衰期为 18 分钟,给药持续时间为 60 分钟;UK 半衰期为 40 分钟,给药时间为 30 分钟。SK 与 APSAC 可引起低血压和变态反应,UK 与 rt-PA 无这些不良反应。rt-PA 需要联合使用肝素,SK、UK、APSAC除具有纤溶作用外,还有明显的抗凝作用,不需要积极使用静脉肝素。另外,rt-PA 价格较贵,SK、UK 较低廉。以上这些因素在临床选用溶栓剂时应予以考虑。

(4)溶栓治疗的并发症。

出血:①轻度出血:皮肤、黏膜、肉眼及显微镜下血尿,或小量咯血、呕血等(穿刺或注射部位少量瘀斑不作为并发症)。②重度出血:大量咯血或消化道大出血,腹膜后出血等引起失血性休克或低血压,需要输血者。③危及生命部位的出血:颅内、蛛网膜下腔、纵隔内或心包出血。

再灌注心律失常,注意其对血流动力学的影响。

一过性低血压及其他的变态反应。溶栓治疗急性心梗的价值是肯定的。加速血管再通,减少和避免冠脉早期血栓性再堵塞,可望进一步增加疗效。已证实有效的抗凝治疗可加速血管再通和有助于保持血管通畅。今后研究应着重于改进治疗方法或使用特异性溶栓剂,以减少纤维蛋白分解、防止促凝血活动和纤溶酶原偷窃;研制合理的联合使用的药物和方法。如此,可望使现已明显降低的急性心梗死亡率进一步下降。

2.经皮腔内冠状动脉成形术(PTCA)

(1)直接 PTCA(direct PTCA):急性心肌梗死发病后直接做 PTCA。指征:静脉溶栓治疗有禁忌证者;合并心源性休克者(急诊 PTCA 挽救生命是作为首选治疗);诊断不明患者,如急性心肌梗死病史不典型或左束支传导阻滞(LBBB)者,可从直接冠状动脉造影和 PTCA 中受益;有条件在发病后数小时内行 PTCA 者。

(2)补救性 PTCA(rescue PTCA):在发病 24 小时内,静脉溶栓治疗失败,患者胸痛症状不缓解时,行急诊 PTCA,以挽救存活的心肌,限制梗死面积进一步扩大。

(3)半择期 PTCA(semi-elective PTCA):溶栓成功患者在梗死后 7~10 天内,有心肌缺血指征或冠脉再闭塞者。

(4)择期 PTCA(elective PTCA):在急性心肌梗死后 4~6 周,用于再发心绞痛或有心肌缺血客观指征,如运动试验、动态心电图、^{201}Tl 运动心肌断层显像等证实有心肌缺血。

(5)冠状动脉旁路移植术(CABG):适用于溶栓疗法及 PTCA 无效,而仍有持续性心肌缺血;急性心肌梗死合并有左房室瓣关闭不全或室间隔穿孔等机械性障碍需要手术矫正和修补,同时进行 CABG;多支冠状动脉狭窄或左冠状动脉主干狭窄。

(五)缩小梗死面积

AMI 是心肌氧供/氧需的严重失衡,纠正这种失衡,就能挽救濒死的心肌,限制梗死的扩大,有效地减少并发症和改善患者的预后。控制心律失常,适当补充血容量和治疗心力衰竭,均有利于减少梗死区。目前多主张采用以下几种药物。

1.扩血管药物

扩血管药物必须应用于梗死初期的发展阶段,即起病后 4~6 小时之内。一般首选硝酸甘油静脉滴注或异山梨酯舌下含化,也可在皮肤上用硝酸甘油贴片或软膏。使用时应注意:静脉给药最好有血流动力学监测,当肺动脉楔嵌压小于 2~2.4 kPa,动脉压正常或增高时,其疗效较好,反之,则可使病情恶化;应从小剂量开始,在应用过程中保持肺动脉楔嵌压不低于 2.0 kPa(2~2.4 kPa 之间),且动脉压不低于正常低限,以保证必需的冠状动脉灌注。

2.β 受体阻滞剂

大量临床资料表明,在 AMI 发生后的 4~12 小时内,给普萘洛尔或阿普洛尔、阿替洛尔、美托洛尔等药治疗(最好是早期静脉内给药),常能达到明显降低患者的最高血清酶(CPK,CK-MB 等)水平,提示有限制梗死范围扩大的作用。但因这些药的负性肌力、负性频率作用,临床应用时,当心率低于每分钟 60 次,收缩压≤14.6 kPa,有心衰及下壁心梗者应慎用。

3.低分子右旋糖酐及复方丹参等活血化瘀药物

一般可选用低分子右旋糖酐每天静脉滴注 250~500 mL,7~14 天为 1 个疗程。在低分子右旋糖酐内加入活血化瘀药物如血栓通 4~6 mL、川芎嗪 80~160 mg 或复方丹参注射液 12~30 mL,疗效更佳。心功能不全者低分子右旋糖酐者慎用。

4.极化液(GIK)

GIK可减少心肌坏死,加速缺血心肌的恢复。但近几年因其效果不显著,已趋向不用,仅用于AMI伴有低血容量者。其他改善心肌代谢的药物有维生素C(3~4 g)、辅酶A(50~100 U)、肌苷(0.2~0.6 g)、维生素B_6(50~100 mg),每天1次静脉滴注。

5.其他

有人提出用大量激素(氢化可的松150 mg/kg)或透明质酸酶(每次500 U/kg,每6小时1次,每天4次),或用钙通道阻滞剂(硝苯地平20 mg,每4小时1次)治疗AMI,但对此分歧较大,尚无统一结论。

(六)严密观察,及时处理并发症

1.左心功能不全

AMI时左心功能不全因病理生理改变的程度不同,可表现轻度肺淤血、急性左心衰(肺水肿)、心源性休克。

(1)急性左心衰(肺水肿)的治疗:可选用吗啡、利尿剂(呋塞米等)、硝酸甘油(静脉滴注),尽早口服ACEI制剂(以短效制剂为宜)。肺水肿合并严重高血压时应静脉滴注硝普钠,由小剂量(10 μg/min)开始,据血压调整剂量。伴严重低氧血症者可行人工机械通气治疗。洋地黄制剂在AMI发病24小时内不主张使用。

(2)心源性休克:在严重低血压时应静脉滴注多巴胺5~15 μg/(kg·min),一旦血压升至12.0 kPa(90 mmHg)以上,则可同时静脉滴注多巴酚丁胺3~10 μg/(kg·min),以减少多巴胺用量。如血压不升应使用大剂量多巴胺[≥15 μg/(kg·min)]。大剂量多巴胺无效时,可静脉滴注去甲肾上腺素2~8 μg/min。轻度低血压时,可用多巴胺或与多巴酚丁胺合用。药物治疗无效者,应使用主动脉内球囊反搏(IABP)。AMI合并心源性休克提倡PTCA再灌注治疗。中药可酌情选用独参汤、参附汤、生脉散等。

2.抗心律失常

急性心肌梗死约有90%以上出现心律失常,绝大多数发生在梗死后72小时内,不论是快速性或缓慢性心律失常,对急性心肌梗死患者均可引起严重后果。因此,及早发现心律失常,特别是严重的心律失常前驱症状,并给予积极的治疗。

(1)对出现室性早搏的急性心肌梗死患者,均应严密心电监护及处理。频发的室性早搏或室速,应以利多卡因50~100 mg静脉注射,无效时5~10分钟可重复,控制后以每分钟1~3 mg静脉滴注维持,情况稳定后可改为药物口服;美西律150~200 mg,普鲁卡因胺250~500 mg,溴苄胺100~200 mg等,6小时1次维持。

(2)对已发生室颤应立即行心肺复苏术,在进行心脏按压和人工呼吸的同时争取尽快实行电除颤,一般首次即采取较大能量(200~300 J)争取1次成功。

(3)对窦性心动过缓如心率小于每分钟50次,或心率在每分钟50~60次但合并低血压或室性心律失常,可以阿托品每次0.3~0.5 mg静脉注射,无效时5~10分钟重复,但总量不超过2 mg。也可以氨茶碱0.25 g或异丙基肾上腺素1 mg分别加入300~500 mL液体中静脉滴注,但这些药物有可能增加心肌氧耗或诱发室性心律失常,故均应慎用。以上治疗无效症状严重时可采用临时起搏措施。

(4)对房室传导阻滞一度和二度量型者,可应用肾上腺皮质激素、阿托品、异丙肾上腺素治疗,但应注意其不良反应。对三度及二度二型者宜行临时心脏起搏。

（5）对室上性快速心律失常可选用β阻滞剂、洋地黄类（24小时内尽量不用）、维拉帕米、胺碘酮、奎尼丁、普鲁卡因胺等治疗，对阵发性室上性、房颤及房扑药物治疗无效可考虑直流同步电转复或人工心脏起搏器复律。

3.机械性并发症的处理

（1）心室游离壁破裂：可引起急性心包填塞致突然死亡，临床表现为电-机械分离或心脏停搏，常因难以即时救治而死亡。亚急性心脏破裂应积极争取冠状动脉造影后行手术修补及血管重建术。

（2）室间隔穿孔：伴血流动力学失代偿者，提倡在血管扩张剂和利尿剂治疗及IABP支持下，早期或急诊手术治疗。如穿孔较小，无充血性心力衰竭，血流动力学稳定，可保守治疗，6周后择期手术。

（3）急性二尖瓣关闭不全：急性乳头肌断裂时突发左心衰和/或低血压，主张用血管扩张剂、利尿剂及IABP治疗，在血流动力学稳定的情况下急诊手术。因左心室扩大或乳头肌功能不全者，应积极应用药物治疗心力衰竭，改善心肌缺血并行血管重建术。

（七）恢复期处理

住院3～4周后，如病情稳定，体力增进，可考虑出院。近年主张出院前作症状限制性运动负荷心电图、放射性核素和/或超声显像检查，如显示心肌缺血或心功能较差，宜行冠状动脉造影检查考虑进一步处理。心室晚电位检查有助于预测发生严重室性心律失常的可能性。

七、护理

（一）护理评估

1.病史

发病前常有明显诱因，如精神紧张、情绪激动、过度体力活动、饱餐、高脂饮食、糖尿病未控制、感染、手术、大出血、休克等。少数在睡眠中发病。约有半数以上的患者过去有高血压及心绞痛史。部分患者则无明确病史及先兆表现，首次发展即是急性心肌梗死。

2.身体状况

（1）先兆：约半数以上患者在梗死前数天至数周，有乏力、胸部不适、活动时心悸、气急、心绞痛等，最突出为心绞痛发作频繁，持续时间较长，疼痛较剧烈，甚至伴恶心、呕吐、大汗、心动过缓，硝酸甘油疗效差等，特称为梗前先兆。应警惕近期内发生心肌梗死的可能，要及时住院治疗。

（2）症状：急性心肌梗死的临床表现与梗死的大小、部位、发展速度及原来心脏的功能情况等有关。①疼痛是最常见的起始症状。典型的疼痛部位和性质与心绞痛相似，但疼痛更剧烈，诱因多不明显，持续时间较长，多在30分钟以上，也可达数小时或更长，休息和含服硝酸甘油多不能缓解。患者常烦躁不安、出汗、恐惧，或有濒死感。老年人、糖尿病患者及脱水、休克患者常无疼痛。少数患者以休克、急性心力衰竭、突然晕厥为始发症状。部分患者疼痛位于上腹部，或者疼痛放射至下颌、颈部、背部上方，易被误诊，应与相关疾病鉴别。②全身症状：有发热和心动过速等。发热由坏死物质吸收所引起，一般在疼痛后24～48小时出现，体温一般在38℃左右，持续约1周。③胃肠道症状：常伴有恶心、呕吐、肠胀气和消化不良，特别是下后壁梗死者。重症者可发生呃逆。④心律失常：见于75%～95%的患者，以发病24小时内最多见，可伴心悸、乏力、头晕、晕厥等症状。其中以室性心律失常居多，可出现室性期前收缩、室性心动过速、心室颤动或加速性心室自主心律。如出现频发的、成对的、多源的和R落在T的室性期前收缩，或室性心动过速,常为心室颤动的先兆。室颤是急性心肌梗死早期主要的死因。室上性心律失常则较少,多发生在心力衰竭者中。缓慢型心律失常中以房室传导阻滞最为常见,束支传导阻滞和窦性心动过缓也较多见。⑤低血压和休克:见于 20%～30% 的患者。疼痛期的血压下降未必是休克。如疼痛缓解后收缩压仍低于 10.7 kPa(80 mmHg),伴有烦躁不安、面色苍白、皮肤湿冷、大汗淋漓、脉细而快、少尿、精神迟钝、甚或昏迷者,则为休克表现。休克多在起病后数小时至 1 周内发生,主要是心源性,为心肌收缩力减弱、心排血量急剧下降所致,尚有血容量不足、严重心律失常、周围血管舒缩功能障碍和酸中毒等因素参与。⑥心力衰竭:主要为急性左心衰竭。可在发病最初的几天内发生,或在疼痛、休克好转阶段出现。是因为心肌梗死后心脏收缩力显著减弱或不协调所致。患者可突然出现呼吸困难、咳泡沫痰、发绀等,严重时可发生急性肺水肿,也可继而出现全心衰竭。

(3)体征。①一般情况:患者常呈焦虑不安或恐惧,手抚胸部,面色苍白,皮肤潮湿,呼吸增快;如左心功能不全时呼吸困难,常采半卧位或咯粉红色泡沫痰;发生休克时四肢厥冷,皮肤有蓝色斑纹。多数患者于发病第 2 天体温升高,一般在 38 ℃左右,1 周内退至正常。②心脏:心脏浊音界可轻至中度增大;心率增快或减慢;可有各种心律失常;心尖部第一心音常减弱,可出现第三或第四音奔马律;一般听不到心脏杂音,二尖瓣乳头肌功能不全或腱索断裂时心尖部可听到明显的收缩期杂音;室间隔穿孔时,胸骨左缘可闻及响亮的全收缩期杂音;发生严重的左心衰竭时,心尖部也可闻及收缩期杂音;1%～20% 的患者可在发病 1～3 天内出现心包摩擦音,持续数天,少数可持续 1 周以上。③肺部:发病早期肺底可闻及少数湿啰音,常在 1～2 天内消失,啰音持续存在或增多常提示左心衰竭。

3.实验室及其他检查

(1)心电图:可起到定性、定位、定期的作用。透壁性心肌梗死典型改变:出现异常、持久的 Q 波或 QS 波。损伤型 ST 段的抬高,弓背向上与 T 波融合形成单向曲线,起病数小时之后出现,数天至数周回到基线。T 波改变:起病数小时内异常增高,数天至 2 周左右变为平坦,继而倒置。但约有 15% 病例心电图表现不典型,其原因为小灶梗死,多处或对应性梗死,再发梗死,心内膜下梗死及伴室内传导阻滞,心室肥厚或预激综合征等。以上情况可不出现坏死性 Q 波,只表现为 QRS 波群高度、ST 段、T 波的动态改变。另外,右心肌梗死,真后壁和局限性高侧壁心肌梗死,常规导联中不显示梗死图形,应加做特殊导联以明确诊断。

(2)心向量图:当心电图不能肯定诊断为心肌梗死时,往往可通过心向量图得到证实。

(3)超声心动图:超声心动图并不用来诊断急性心肌梗死,但对探查心肌梗死的各种并发症极有价值,尤其是室间隔穿孔破裂,乳头肌或腱索断裂或功能不全造成的二尖瓣关闭不全、脱垂、室壁瘤和心包积液。

(4)放射性核素检查:放射性核素心肌显影及心室造影^{99m}锝及^{131}碘等形成热点成像或^{201}铊^{42}钾等冷点成像可判断梗死的部位和范围。用门电路控制 γ 闪烁照相法进行放射性核素血池显像,可观察壁动作及测定心室功能。

(5)心室晚电位(LPs):心肌梗死时 LPs 阳性率为 28%～58%,其出现不似陈旧性心梗稳定,但与室速及室颤有关,阳性者应进行心电监护及予以有效治疗。

(6)磁共振成像(MRI 技术):易获得清晰的空间隔像,故对发现间隔段运动障碍、间隔心肌梗死并发症较其他方法优越。

(7)血常规:白细胞计数上升,达$(10～20)\times10^9/L$,中性粒细胞增至 75%～90%。

(8)红细胞沉降率:增快,可持续1～3周。

(9)血清酶学检查:心肌细胞内含有大量的酶,受损时这些酶进入血液,测定血中心肌酶谱对诊断及估计心肌损害程度有十分重要的价值。①血清肌酸磷酸激酶(CPK):发病4～6小时在血中出现,24小时达峰值,后很快下降,2～3天消失。②乳酸脱氢酶(LDH)在起病8～10小时后升高,达到高峰时间在2～3天,持续1～2周恢复正常。其中CPK的同工酶CPK-MB和LDH的同工酶CDH,诊断的特异性最高,其增高程度还能更准确地反映梗死的范围。

(10)肌红蛋白测定:血清肌红蛋白升高出现时间比CPK略早,约在4小时,多数24小时即恢复正常;尿肌红蛋白在发病后5～40小时开始排泄,持续时间平均达83小时。

(二)护理目标

(1)患者疼痛减轻。

(2)患者能遵医嘱服药,说出治疗的重要性。

(3)患者的活动量增加、心率正常。

(4)生命体征维持在正常范围。

(5)患者看起来放松。

(三)护理措施

1.一般护理

(1)安置患者于冠心病监护病房(CCU),连续监测心电图、血压、呼吸5～7天,对行漂浮导管检查者做好相应护理,询问患者有无心悸、胸闷、胸痛、气短、乏力、头晕等不适。

(2)病室保持安静、舒适,限制探视,有计划地护理患者,减少对患者的干扰,保证患者充足的休息和睡眠时间,防止任何不良刺激。据病情安置患者于半卧位或平卧位。第1～3天绝对卧床休息,翻身、进食、洗漱、排便等均由护理人员帮助料理;第4～6天可在床上活动肢体,无并发症者可在床上坐起,逐渐过渡到坐在床边或椅子上,每次20分钟,每天3～5次,鼓励患者深呼吸;第1～2周后开始在室内走动,逐步过渡到室外行走;第3～4周可试着上下楼梯或出院。病情严重或有并发症者应适当延长卧床时间。

(3)介绍本病知识和监护室的环境。关心、尊重、鼓励、安慰患者,以和善的态度回答患者提出的问题,帮助其树立战胜疾病的信心。

(4)给予低钠、低脂、低胆固醇、无刺激、易消化的饮食,少量多餐,避免进食过饱。

(5)心肌梗死患者由于卧床休息、消化功能减退、哌替啶或吗啡等止痛药物的应用,使胃肠功能和膀胱收缩无力抑制,易发生便秘和尿潴留。应予以足够的重视,酌情给予轻泻剂,嘱患者排便时勿屏气,避免增加心脏负担和导致附壁血栓脱落。排便不畅时宜加用开塞露,对5天无大便者可保留灌肠或给低压盐水灌肠。对排尿不畅者,可采用物理或诱导法,协助排尿,必要时行导尿。

(6)吸氧:氧治疗可提高改善低氧血症,有利于心肌梗死的康复。急性期给患者高流量吸氧,持续48小时。氧流量在每分钟3～5 L,病情变化可延长吸氧时间。待疼痛减轻,休克解除,可减低氧流量。注意鼻导管的通畅,24小时更换1次。如果合并急性左心衰竭,出现重度低氧血症时。死亡率较高,可采用加压吸氧或酒精除泡沫吸氧。

(7)防止血栓性静脉炎或深部静脉血栓形成:血栓性静脉炎表现为受累静脉局部红、肿、痛,可延伸呈条索状,多因反复静脉穿刺输液和多种药物输注所致。所以行静脉穿刺时应严格无菌操作,患者感觉输液局部皮肤疼痛或红肿,应及时更换穿刺部位,并予以热敷或理疗。下肢静脉血栓形成一般在血栓较大引起阻塞时才出现患肢肤色改变,皮肤温度升高和可凹性水肿。应注意每天协助患者做被动下肢活动 2～3 次,注意下肢皮肤温度和颜色的变化避免选用下肢静脉输液。

2.病情观察与护理

急性心肌梗死系危重疾病、应早期发现危及患者生命的先兆表现,如能得到及时处理,可使病情转危为安。故需严密观察以下情况:

(1)血压:始发病时应 0.5～1 小时测量一次血压,随血压恢复情况逐步减少测量次数为每天 4～6 次,基本稳定后每天 1～2 次。若收缩压在 12.0 kPa(90 mmHg)以下,脉压减小,且音调低落,要注意患者的神志状态、脉搏、面色、皮肤色泽及尿量等,是否有心源性休克的发生。此时,在通知医师的同时,对休克者采取抗休克措施,如补充血容量,应用升压药、血管扩张剂及纠正酸中毒,避免脑缺氧,保护肾功能等。有条件者应准备好中心静脉压测定装置或漂浮导管测定肺微血管楔嵌压设备,以正确应用输液量及调节液体滴速。

(2)心率、心律:在冠心病监护病房(CCU)进行连续的心电、呼吸监测,在心电监测示波屏上,应注意观察心率及心律变化。及时检出可能作为恶性心动过速先兆的任何室性期前收缩,以及室颤或完全性房室传导阻滞,严重的窦性心动过缓,房性心律失常等,如发现室性早搏为:①每分钟 5 次以上。②呈二、三联律。③多原性期前收缩。④室性早搏的 R 波落在前一次主搏的 T 波之上,均为转变阵发性室性心动过速及心室颤动的先兆,易造成心搏骤停。遇有上述情况,在立即通知医师的同时,需应用相应的抗心律失常药物,并准备好除颤器和人工心脏起搏器,协同医师抢救处理。

(3)胸痛:急性心肌梗死患者常伴有持续剧烈的胸痛,因此,应注意观察患者的胸痛程度,因剧烈胸痛可导致低血压,加重心肌缺氧,扩大梗死面积,引起心力衰竭、休克及心律失常。常用的止痛剂有罂粟碱肌肉注射或静脉滴注,硝酸甘油 0.6 mg 含服,疼痛较重者可用哌替啶或吗啡。在护理中应注意可能出现的药物不良反应,同时注意观察血压、尿量、呼吸及一般状态,确保用药的安全。

(4)呼吸急促:注意观察患者的呼吸状态,对有呼吸急促的患者应注意观察血压,皮肤黏膜的血循环情况,肺部体征的变化及血流动力学和尿量的变化。发现患者有呼吸急促,不能平卧,烦躁不安,咳嗽,咯泡沫样血痰时,立即取半坐位,给予吸氧,准备好快速强心、利尿剂,配合医师按急性心力衰竭处理。

(5)体温:急性心肌梗死患者可有低热,体温在 37.0～38.5 ℃,多持续 3 天左右。如体温持续升高,1 周后仍不下降,应疑有继发肺部或其他部位感染,及时向医师报告。

(6)意识变化:如发现患者意识恍惚,烦躁不安,应注意观察血流动力学及尿量的变化。警惕心源性休克的发生。

(7)器官栓塞:在急性心肌梗死第 1、第 2 周内,注意观察组织或脏器有无发生栓塞现象。因左心室内附壁血栓可脱落,而引起脑、肾、四肢、肠系膜等动脉栓塞,应及时向医师报告。

(8)心室膨胀瘤:在心肌梗死恢复过程中,心电图表现虽有好转,但患者仍有顽固性心力衰竭或心绞痛发作,应疑有心室膨胀瘤的发生。这是由于在心肌梗死区愈合过程中,心肌被结缔组织所替代,成为无收缩力的薄弱纤维瘢痕区。该区内受心腔内的压力而向外呈囊状膨出,造成心室膨胀瘤。应配合医师进行 X 线检查以确诊。

(9)心肌梗死后综合征:需注意在急性心肌梗死后 2 周、数月甚至 2 年内,可并发心肌梗死后综合征。表现为肺炎、胸膜炎和心包炎征象,同时也有发热、胸痛、血沉和白细胞数升高现象,酷似急性心肌梗死的再发。这是由于坏死心肌引起机体自身免疫变态反应所致。如心肌梗死的特征性心电图变化有好转现象又有上述表现时,应做好 X 线检查的准备,配合医师做出鉴别诊断。因本病应用激素治疗效果良好,若因误诊而用抗凝药物,可导致心腔内出血而发生急性心包填塞。故应严密观察病情,在确诊为本病后,应向患者及家属做好解释工作,解除顾虑,必要时给患者应用镇痛及镇静剂;做好休息、饮食等生活护理。

(四)健康教育

(1)注意劳逸结合,根据心功能进行适当的康复锻炼。

(2)避免紧张、劳累、情绪激动、饱餐、便秘等诱发因素。

(3)节制饮食,禁忌烟酒、咖啡、酸辣刺激性食物,多吃蔬菜、蛋白质类食物,少食动物脂肪、胆固醇含量较高的食物。

(4)按医嘱服药,随身常备硝酸甘油等扩张冠状动脉药物,定期复查。

(5)指导患者及家属,病情突变时,采取简易应急措施。

(霍金秋)

第五节　风湿性心脏病

风湿性心脏病简称风心病。本病多见于 20~40 岁,女性多于男性,约 1/3 的患者无典型风湿热病史。二尖瓣病变最常见,发生率为 95%~98%;主动脉瓣病变次之,发生率为 20%~35%;三尖瓣病变为 5%;肺动脉瓣病变仅为 1%;联合瓣膜病变占 20%~30%。非风湿性心瓣膜病见于老年瓣膜病、二尖瓣脱垂综合征、先天性瓣膜异常、感染性心内膜炎、外伤等。

一、二尖瓣狭窄

(一)病因和发病机制

二尖瓣狭窄(MS)几乎均为风湿性,2/3 为女性,急性风湿热一般 10 年后(至少 2 年)才出现杂音,常于 25~30 岁时出现症状。先天性 MS 罕见,患儿的存活时间一般不超过 2 年。老年性二尖瓣狭窄患者并不罕见。占位性病变,如左心房黏液瘤或血栓形成很少导致 MS。

MS 是一种进行性损害性病变,狭窄程度随年龄增加而逐渐加重。无症状期为 10~20 年。多数患者在风湿热发作后 10 年内无狭窄的临床症状。在随后的 10 年内,多数患者可做出二尖瓣狭窄的诊断,但患者常无症状。正常二尖瓣瓣口面积为 4~6 cm²,当瓣口缩小到1.5~2.5 cm²时,才出现明显的血流动力学障碍,患者可感到劳累时心悸气促,此时患者一般在 20~40 岁。再过 10 年,当瓣口缩小到 1.1~1.5 cm² 时,就会出现明显的左心衰竭症状。当瓣口小于 1.0 cm²时,肺动脉压明显升高,患者出现右心衰竭的症状和体征,随后因反复发作心力衰竭而死亡。

(二)临床表现

1.症状

MS 的临床表现主要有呼吸困难、咯血、咳嗽、心悸,少数患者可有胸痛、晕厥。合并快速性心房颤动、肺部感染等,可发生急性左心衰竭。有胸痛者,常提示合并冠心病、严重主动脉瓣病变或肺动脉高压(致右心室缺血)等。出现晕厥者少见,如反复发生晕厥多提示合并主动脉瓣狭窄、左心房球形血栓、并发肺栓塞或左心房黏液瘤等。由于患者左心房扩大和肺动脉扩张而挤压左喉返神经而引起声音嘶哑,压迫食管可引起吞咽困难。肺水肿为重度二尖瓣狭窄的严重并发症,患者突然出现重度呼吸困难,不能平卧,咳粉红色泡沫样痰,双肺布满啰音,如不及时抢救,往往致死。长期的肺淤血可引起肺动脉高压、右心衰竭而使患者出现颈静脉怒张、肝大、直立性水肿和胸腔积液、腹水等;右心衰竭发生后患者的呼吸困难减轻,发生急性肺水肿和大咯血的危险性减少。

MS 常并发心房颤动(发生率为 20%~60%,平均为 50%),主要见于病程晚期;房颤发生后心排血量减少 20%左右,可诱发、加重心功能不全,甚至引起急性肺水肿。房颤发生后平均存活年限为 5 年左右,但也有存活长达 25 年以上者。由于房颤后心房内血流缓慢及淤滞,故易促发心房内血栓形成,血栓脱落后可引起栓塞。其他并发症有感染性心内膜炎(8%)、肺部感染等。

2.体征

查体可有二尖瓣面容——双颧绀红色,心尖区第一心音(S_1)亢进和开瓣音(如瓣膜钙化僵硬则第一心音减弱、开瓣音消失),心尖区有低调的隆隆样舒张中晚期杂音,常伴舒张期震颤。肺动脉高压时可有肺动瓣第二音(P_2)亢进,也可有肺动脉扩张及三尖瓣关闭不全的杂音。心房颤动特别是伴有较快心室率时,心尖区舒张期杂音可发生改变或暂时消失,心率变慢后杂音又重新出现。所谓"哑型 MS"是指有 MS 存在,但临床上未能闻及心尖区舒张期杂音,这种情况可见于快速性心房颤动、合并重度二尖瓣反流或主动脉瓣病变、心脏重度转位、合并肺气肿、肥胖及重度心功能不全等。

(三)诊断

1.辅助检查

(1)X 线:典型表现为二尖瓣型心脏,左心房大、右心室大、主动脉结小,食管下段后移,肺淤血,间质性肺水肿和含铁血黄素沉着等征象。

(2)心电图:可出现二尖瓣型 P 波,PTFV1(+),心电轴右偏和右心室肥厚。

(3)超声心动图:可确定狭窄瓣口面积及形态,M 型超声可见二尖瓣运动曲线呈典型"城垛样改变"。

2.诊断要点

查体发现心尖区隆隆样舒张期杂音、心尖区 S_1 亢进和开瓣音、P_2 亢进,可考虑 MS 的诊断。辅助检查可明确诊断。

依瓣口大小,将 MS 分为轻、中、重度;其瓣口面积分别为 1.5~2.0 cm^2、1.0~1.5 cm^2、小于 1.0 cm^2。

3.鉴别诊断

临床上应与下列情况的心尖区舒张期杂音相鉴别,如功能性 MS、左心房黏液瘤或左心房球形血栓、扩张型或肥厚型心肌病、三尖瓣狭窄、Austin-Flint 杂音、Carey-Coombs 杂音,以及甲状腺功能亢进、贫血、二尖瓣关闭不全、室缺等流经二尖瓣口的血流增加时产生的舒张期杂音。

(四)治疗

MS 患者左心室并无压力负荷或容量负荷过重,因此没有任何特殊的内科治疗。内科治疗的重点是针对房颤和防止血栓栓塞并发症。对出现肺淤血或肺水肿的患者,可慎用利尿药和静脉血管扩张药,以减轻心脏前负荷和肺淤血。洋地黄仅适用于控制快速性房颤时的心室率。β受体阻滞剂仅适用于心房颤动并快速心室率或有窦性心动过速时。MS的主要治疗措施是手术。

二、二尖瓣关闭不全

(一)病因和发病机制

二尖瓣关闭(MR)包括急性和慢性两种类型。急性二尖瓣关闭不全起病急,病情重。急性MR多为腱索断裂或乳头肌断裂引起,此外,感染性心内膜炎所致的瓣膜穿孔、二尖瓣置换术后发生的瓣周漏、MS的闭式二尖瓣分离术或球囊扩张术的瓣膜撕裂等也可引起。慢性MR在我国以风心病为其最常见原因,在西方国家则以二尖瓣脱垂为常见原因。其他原因有冠心病、老年瓣膜病、感染性心内膜炎、左心室显著扩大、先天畸形、特发性腱索断裂、系统性红斑狼疮、类风湿关节炎、肥厚型梗阻性心肌病、心内膜心肌纤维化和左心房黏液瘤等。

急性MR时,左心房压急速上升,进而导致肺淤血,甚至急性肺水肿,相继出现肺动脉高压及右心衰竭;而左心室的前向排血量明显减少。慢性MR时,左心房顺应性增加,左心房扩大。同时扩大的左心房、左心室在较长时间内适应容量负荷增加,使左心房室压不至于明显上升,故肺淤血出现较晚。持续的严重过度负荷,终致左心衰竭,肺淤血、肺动脉高压、右心衰竭相继出现。

(二)临床表现

1.症状

轻度MR患者,如无细菌性心内膜炎等并发症,可无症状。最早症状常为活动后易疲乏,或体力活动后心悸、呼吸困难。当出现左心衰竭时,可表现为活动后呼吸困难或端坐呼吸,但较少发生肺水肿及咯血。一旦出现左心衰竭,多呈进行性加重,病情多难以控制。急性MR时,起病急,病情重,肺淤血,甚至急性肺水肿,相继出现肺动脉高压及右心衰竭。

2.体征

查体于心尖区可闻及全收缩期吹风样高调一贯性杂音,可伴震颤;杂音一般向左腋下和左肩胛下区传导。心尖冲动呈高动力型;瓣叶缩短所致重度关闭不全者,第一心音常减弱。

二尖瓣脱垂者的收缩期非喷射性喀喇音和收缩晚期杂音为本病的特征。凡使左心室舒张末期容积减少的因素,如从平卧位到坐位或直立位、吸入亚硝酸异戊酯等都可以使喀喇音提前和收缩期杂音延长;凡使左心室舒张末期容积增加的因素,如下蹲、握拳、使用普萘洛尔等均使喀喇音出现晚和收缩期杂音缩短。严重的二尖瓣脱垂产生全收缩期杂音。

(三)诊断

1.辅助检查

(1)左心室造影:本病半定量反流严重程度的"金标准"。

(2)多普勒超声:诊断MR敏感性几乎达100%,一般将左心房内最大反流面积<4 cm^{2}为轻度反流,4~8 cm^{2}为中度反流,>8 cm^{2}为重度反流。

(3)超声心动图:可显示二尖瓣形态特征,并提供心腔大小、心功能及并发症等情况。

2.诊断要点

MR的主要诊断依据为心尖区响亮而粗糙的全收缩期杂音,伴左心房、左心室增大。确诊有赖于超声心动图等辅助检查。

3.鉴别诊断

因非风湿性 MR 占全部 MR 的 55%,加之其他心脏疾病也可在心尖区闻及收缩期杂音,故应注意鉴别。非风湿性 MR 杂音可见于房缺合并 MR、乳头肌功能不全或断裂、室间隔缺损、三尖瓣关闭不全、主动脉瓣狭窄及关闭不全、二尖瓣腱索断裂或瓣叶穿孔、二尖瓣脱垂、二尖瓣环钙化、扩张型心肌病、直背综合征等。

(四)治疗

1.二尖瓣关闭不全

无症状的慢性 MR、左心室功能正常时,并无公认的内科治疗。如无高血压,也无应用扩血管药或 ACEI 的指征。主要的治疗措施是手术。

2.二尖瓣脱垂

二尖瓣脱垂不伴有 MR 时,内科治疗主要是预防心内膜炎和防止栓塞。β 受体阻滞剂可应用于二尖瓣脱垂患者伴有心悸、心动过速或伴交感神经兴奋增加的症状及有胸痛、忧虑的患者。

三、主动脉瓣狭窄

(一)病因和发病机制

主动脉瓣狭窄(AS)的主要原因是风湿性、先天性和老年退行性瓣膜病变。风湿性 AS 约占慢性风湿性心脏病的 25%,男性多见,几乎均伴发二尖瓣病变和主动脉瓣关闭不全。

正常瓣口面积为大于或等于 3.0 cm^2。当瓣口面积减少一半时,收缩期无明显跨瓣压差;小于或等于 1.0 cm^2 时,左心室收缩压明显增高,压差显著。左心室对慢性 AS 所致后负荷增加的代偿机制为进行性左心室壁向心性肥厚,顺应性降低,左心室舒张末期压力进行性增高;进而导致左心房代偿性肥厚,最终由于室壁应力增高、心肌缺血和纤维化而致左心衰竭。严重的 AS 致心肌缺血。

(二)临床表现

1.症状

AS 可多年无症状,一旦出现症状平均寿命仅 3 年。典型的 AS 三联症是晕厥、心绞痛和劳力性呼吸困难。呼吸困难是最常见的症状,约见于 90% 的患者,先是劳力性呼吸困难,进而发生端坐呼吸、阵发性夜间呼吸困难和急性肺水肿。心绞痛见于 60% 的有症状患者,多发生于劳累或卧床时,3%~5% 的患者可发生猝死。晕厥或晕厥先兆可见于 1/3 的有症状患者,可发生于用力或服用硝酸甘油时,表明 AS 严重。晕厥也可由心室纤颤引起。少部分患者可发生心律失常、感染性心内膜炎、体循环栓塞、胃肠道出血和猝死等。

2.体征

查体心尖部抬举性搏动十分有力且有滞留感,心尖部向左下方移位。80% 的患者于心底部主动脉瓣区可能触及收缩期震颤,反映跨膜压差>5.3 kPa(40 mmHg)。典型的 AS 收缩期杂音在 3/6 级以上,为喷射性,呈递增-递减型,菱峰位于收缩中期,在胸骨右缘第 2 肋间及胸骨左缘第 3~4 肋间最清楚。主动脉瓣区第二心音减弱或消失。收缩压显著降低,脉压小,脉搏弱。高度主动脉瓣狭窄时,杂音可不明显,而心尖部可闻及第四心音,提示狭窄严重,跨膜压差在 9.3 kPa(70 mmHg)以上。

（三）诊断

1.辅助检查

（1）心电图:可表现为左心室肥厚、伴 ST-T 改变和左心房增大。

（2）超声心动图:有助于确定瓣口狭窄的程度和病因诊断。

（3）心导管检查:可测出跨瓣压差并据此计算出瓣口面积,>1.0 cm^2 为轻度狭窄,0.75~1.00 cm^2 为中度狭窄,<0.75 cm^2 为重度狭窄。根据压差判断,则平均压差>6.7 kPa(50 mmHg)或峰压差>9.3 kPa(70 mmHg)为重度狭窄。

2.诊断和鉴别诊断

根据病史、主动脉瓣区粗糙而响亮的喷射性收缩期杂音和收缩期震颤,诊断多无困难。应鉴别是风湿性、先天性、老年钙化性 AS 或特发性肥厚型主动脉瓣下狭窄(IHSS)。病史、超声心动图等可助鉴别。

（四）治疗

无症状的 AS 患者并无特殊内科治疗,有症状的 AS 则必须手术。有肺淤血的患者,可慎用利尿药。ACEI 具有血管扩张作用,应慎用于瓣膜狭窄的患者,以免前负荷过度降低致心排血量减少,引起低血压、晕厥等。AS 患者亦应避免应用 β 受体阻滞剂等负性肌力药物。重度 AS 患者应选用瓣膜置换术。经皮主动脉球囊成形术尚不成熟,仅适用于不能手术患者的姑息治疗。

四、主动脉瓣关闭不全

（一）病因和发病机制

主动脉瓣关闭不全(AR)系由主动脉瓣和主动脉根部病变所引起,分急性与慢性两类。慢性 AR 的病因有风湿性、先天性畸形、主动脉瓣脱垂、老年瓣膜病变、主动脉瓣黏液变性、梅毒性 AR、升主动脉粥样硬化与扩张、马方综合征、强直性脊柱炎、特发性升主动脉扩张、严重高血压和/或动脉粥样硬化等,其中2/3的 AR 为风心病引起,单纯风湿性 AR 少见。

急性 AR 的原因:感染性心内膜炎、主动脉根部夹层或动脉瘤、由外伤或其他原因导致的主动脉瓣破裂或急性脱垂、AS 行球囊成形术或瓣膜置换术的并发症。

急性 AR 时,心室舒张期血流从主动脉反流入左心室,左心室同时接受左心房和主动脉反流的血液,左心室急性扩张以适应容量过度负荷的能力有限,故左心室舒张压急剧上升,随之左心房压升高、肺淤血、肺水肿。同时,AR 使心脏前向排血量减少。

慢性 AR 时,常缓慢发展、逐渐加重,故左心室有充足的时间进行代偿;使左心室能够在反流量达心排血量80%左右的情况下,多年不出现严重循环障碍的症状;晚期才出现心室收缩功能降低,左心衰竭。

（二）临床表现

1.症状

急性 AR,轻者可无症状,重者可出现急性左心衰竭和低血压。慢性 AR 可多年(5~10 年)无症状,首发症状可为心悸、胸壁冲撞感、心前区不适、头部强烈搏动感;随着左心功能减退,出现劳累后气急或呼吸困难,左心衰竭逐渐加重后,可随时发生阵发性夜间呼吸困难、肺水肿及端坐呼吸,随后发生右心衰竭。亦可发生心绞痛(较主动脉瓣狭窄少见)和晕厥。在出现左心衰竭后,病情呈进行性恶化,常于 1~2 年内死亡。

2.体征

查体在胸骨左缘第3~4肋间或胸骨右缘第2肋间闻及哈气样递减型舒张期杂音。该杂音沿胸骨左缘向下传导,达心尖部及腋前线,取坐位、前倾、深呼气后屏气最清楚。主动脉瓣区第二心音减弱或消失。脉压升高,有水冲脉,周围血管征常见。

(三)诊断

1.辅助检查

(1)X线胸片:表现为左心室、左心房大,心胸比率增大,左心室段延长及隆突,心尖向下延伸,心腰凹陷,心脏呈主动脉型,主动脉继发性扩张。

(2)心电图:表现为左心室肥厚伴劳损。

(3)超声心动图:可见主动脉增宽,AR时存在裂隙或瓣膜撕裂、穿孔等,二尖瓣前叶舒张期纤细扑动或震颤(为AR的可靠征象,但敏感性只有43%),左心室扩大,室间隔活动增强并向右移动等。

(4)心脏多普勒超声心动图:可显示血液自主动脉反流入左心室。

(5)主动脉根部造影:诊断本病的金标准,若注射造影剂后,造影剂反流到左心室,可确定AR的诊断,若左心室造影剂浓度低于主动脉内造影剂浓度,则提示为轻度AR;若两者浓度相近,则提示中度反流;若左心室浓度高于主动脉浓度,则提示重度反流。

2.诊断要点

如在胸骨左缘或主动脉瓣区有哈气样舒张期杂音,左心室明显增大,并有周围血管征,则AR之诊断不难确立。超声心动图、心脏多普勒超声心动和主动脉根部造影可明确诊断。风湿性AR常与AS并存,同时合并二尖瓣病变。

3.鉴别诊断

风湿性AR需与老年性和梅毒性AR、马方综合征及瓣膜松弛综合征、先天性主动脉瓣异常、细菌性心内膜炎、高血压和动脉粥样硬化性主动脉瓣病变、主动脉夹层、动脉瘤,以及外伤等所致的AR相鉴别。

(四)治疗

有症状的AR患者必须手术治疗,而不是长期内科治疗的对象。血管扩张药(包括ACEI)应用于慢性AR患者,目的是减轻后负荷,增加前向心排血量而减轻反流,但是否能有效降低左心室舒张末容量,增加LVEF尚不肯定。

五、护理措施

注意休息,劳逸结合,避免过重体力活动。但在心功能允许情况下,可进行适量的轻体力活动或轻体力的工作。预防感冒、防止扁桃体炎、牙龈炎等。如果发生感染可选用青霉素治疗。对青霉素过敏者可选用红霉素或林可霉素治疗。心功能不全者应控制水分的摄入,饮食中适量限制钠盐,每天以10g以下为宜,切忌食用盐腌制品。服用利尿剂者应吃些水果,如香蕉、橘子等。房颤的患者不宜做剧烈活动。应定期门诊随访;在适当时期要考虑行外科手术治疗,何时进行应由医师根据具体情况定。如需拔牙或做其他小手术,术前应采用抗生素预防感染。

(王　颖)

第六节　先天性心脏病

　　先天性心脏病简称"先心病"，是胎儿时期心脏血管发育异常而致的畸形，是小儿时期最常见的心脏病。根据左右心腔或大血管间有无直接分流和临床有无青紫，可将先心病分为三大类：①左向右分流型（潜伏青紫型），常见有室间隔缺损、房间隔缺损、动脉导管未闭。②右向左分流型（青紫型），常见有法洛四联症和大动脉错位。③无分流型（无青紫型），常见有主动脉缩窄和肺动脉狭窄。

　　小儿先天性心脏病中最常见的是室间隔缺损、房间隔缺损、动脉导管未闭、肺动脉狭窄、法洛四联症和大动脉错位。

一、临床特点

（一）室间隔缺损

　　室间隔缺损（ventricular septal defect，VSD）为小儿最常见的先天性心脏病，缺损可单独存在，亦可为其他畸形的一部分。按缺损部位可分为室上嵴上方、室上嵴下方、三尖瓣后方、室间隔肌部 4 种类型。临床症状与缺损大小及肺血管阻力有关。大型 VSD（缺损 1～3 cm 者）可继发肺动脉高压，当肺动脉压超过主动脉压时，造成右向左分流而发绀，称为艾森曼格综合征。

　　1.症状

　　小型室间隔缺损可无症状；中型室间隔缺损易患呼吸道感染，或在剧烈运动时发生呼吸急促，生长发育多为正常，偶有心力衰竭；大型室间隔缺损在婴幼儿时期由于缺损较大，左向右分流量多超过肺循环量的 50%，使体循环内血量显著减少，而肺循环内明显充血，可于生后 1～3 个月即发生充血性心力衰竭，平时反复呼吸道感染、肺炎、哭声嘶哑、喂养困难、乏力、多汗等，并有生长发育迟缓。

　　2.体征

　　心前区隆起；胸骨左缘 3～4 肋间可闻及Ⅲ～Ⅳ/6 级全收缩期杂音，在心前区广泛传导；肺动脉第二心音显著增强或亢进。

　　3.辅助检查

　　（1）X 线检查：肺充血，心脏左室或左右室大；肺动脉段突出，主动脉结缩小。

　　（2）心电图：小型室间隔缺损，心电图多数正常；中等大小室间隔缺损示左心室增大或左右心室增大；大型室间隔缺损或有肺动脉高压时，心电图示左右心室增大。

　　（3）超声心动图：室间隔回声中断征象，左右心室增大。

（二）房间隔缺损

　　房间隔缺损（atrial septal defect，ASD）按病理解剖分为继发孔（第二孔）缺损和原发孔（第一孔）缺损，以继发孔缺损为多见。继发孔缺损为较常见的先天性心脏病之一，以女性较多见，缺损位于房间隔中部卵圆窝处，血流动力学特点为右心室舒张期负荷过重。原发孔缺损位于房间隔下端，是心内膜垫发育障碍未能与第一房间隔融合，常合并二尖瓣裂缺。

1.症状

在初生后及婴儿期大多无症状,偶有暂时性青紫。年龄稍大,症状渐渐明显,患儿发育迟缓,体格瘦小,易反复呼吸道感染,活动耐力减低,有劳累后气促、咳嗽等症状。左胸部常隆起,一般无青紫或杵状指(趾)。

2.体征

胸骨左缘第 2～3 肋间闻及柔和的喷射性收缩期杂音,肺动脉瓣区第二心音可增强或亢进、固定分裂。

3.辅助检查

(1)X 线检查:右心房、右心室扩大,主动脉结缩小,肺动脉段突出,肺血管纹理增多,肺门舞蹈。

(2)心电图:电轴右偏,完全性或不完全性右束支传导阻滞,右心房、右心室增大;原发孔 ASD 常见电轴左偏及心室肥大。

(3)超声心动图:右心房右心室增大,右心室流出道增宽,室间隔与左心室后壁呈同向运动。二维切面可显示房间隔缺损的位置及大小。

(三)动脉导管未闭

动脉导管未闭(patent ductus arteriosus,PDA)是临床较常见的先天性心脏病,女性多于男性。开放的动脉导管位于肺总动脉分叉与主动脉之间,有管型、漏斗型和窗型,以漏斗型为多见。

1.症状

导管较细时,临床无症状。导管较粗时临床表现为反复呼吸道感染、肺炎,发育迟缓,早期即可发生心力衰竭。重症病例常有呼吸急促、心悸。临床无青紫,但若合并肺动脉高压,即出现青紫。

2.体征

胸骨左缘第 2 肋间可闻及粗糙、响亮、机器样的连续性杂音,向心前区、颈部及左肩部传导,肺动脉第二音亢进。脉压增宽,出现股动脉枪击音、毛细血管搏动和水冲脉。

3.辅助检查

(1)X 线检查:分流量小者,心影正常;分流量大者,多见左心房、左心室增大,主动脉结增宽,可有漏斗征,肺动脉段突出,肺血增多,重症病例左右心室均肥大。

(2)心电图:左心房、左心室增大或双心室肥大。

(3)超声心动图:左心房、左心室大,肺动脉与降主动脉之间有交通。

(四)法洛四联症

法洛四联症(tetralogy of Fallot,TOF)是临床上最常见的发绀型先天性心脏病,病变包括肺动脉狭窄、室间隔缺损、主动脉骑跨及右心室肥大,其中肺动脉狭窄程度是决定病情严重程度的主要因素。主动脉骑跨及室间隔缺损存在使体循环血液中混有静脉血,临床上出现发绀与缺氧,并代偿性引起红细胞增多现象。

1.症状

发绀是主要症状,它出现的时间早、晚和程度与肺动脉狭窄程度有关,多见于毛细血管丰富的浅表部位,如唇、指(趾)甲床、球结膜等。患儿活动后有气促、易疲劳、蹲踞等;并常有缺氧发作,表现为呼吸加快、加深,烦躁不安,发绀加重,持续数分钟至数小时,严重者可表现为神志不清,惊厥或偏瘫,死亡。发作多在清晨、哭闹、吸乳或用力后诱发,发绀严重者常有鼻出血和咯血。

2.体征

生长发育落后,全身发绀,眼结膜充血,杵状指(趾);多有行走不远自动蹲踞姿势或膝胸位。胸骨左缘第2~4肋间闻及粗糙收缩期杂音;肺动脉第二心音减弱。

3.辅助检查

(1)X线检查:心影呈靴形,上纵隔增宽,肺动脉段凹陷,心尖上翘,肺纹理减少,右心房、右心室肥厚。

(2)心电图:电轴右偏,右心房、右心室肥大。

(3)超声心动图:显示主动脉骑跨及室间隔缺损,右心室流出道、肺动脉狭窄,右心室内径增大,左心室内径缩小。

(4)血常规:血红细胞数增多,一般在$(5.0 \sim 9.0) \times 10^{12}$/L,血红蛋白170~200 g/L,红细胞容积60%~80%。当有相对性贫血时,血红蛋白低于150 g/L。

二、护理评估

(一)健康史

了解母亲妊娠史,在孕期最初3个月内有无病毒感染、放射线接触和服用过影响胎儿发育的药物,孕母是否有代谢性疾病。患儿出生有无缺氧、心脏杂音,出生后各阶段的生长发育状况。是否有下列常见表现:喂养困难,哭声嘶哑,易气促,咳嗽,青紫,蹲踞现象,突发性晕厥。

(二)症状、体征

评估患儿的一般情况,生长发育是否正常,皮肤发绀程度,有无气急、缺氧、杵状指(趾),有无哭声嘶哑,有无蹲踞现象,胸廓有无畸形。听诊心脏杂音位置、性质、程度,尤其要注意肺动脉第二心音的变化。评估有无肺部啰音及心力衰竭的表现。

(三)社会、心理

评估家长对疾病的认知程度和对治疗的信心。

(四)辅助检查

了解并分析X线、心电图、超声心动图、血液等检查结果。较复杂的畸形者还应了解心导管检查和心血管造影的结果。

三、常见护理问题

(一)活动无耐力

活动无耐力与氧的供需失调有关。

(二)有感染的危险

感染与机体免疫力低下有关。

(三)营养失调

低于机体需要量,与缺氧使胃肠功能障碍、喂养困难有关。

(四)焦虑

焦虑与疾病严重,花费大,预后难以估计有关。

(五)合作性问题

脑血栓、脑脓肿、心力衰竭、感染性心内膜炎、晕厥。

四、护理措施

(1)休息:制定适合患儿活动的生活制度,轻症无症状者与正常儿童一样生活,但要避免剧烈活动;有症状患儿应限制活动,避免情绪激动和剧烈哭闹;重症患儿应卧床休息,给予妥善的生活照顾。

(2)饮食护理:给予高蛋白、高热量、高维生素饮食,适当限制食盐摄入,并给予适量的蔬菜类粗纤维食品,以保证大便通畅。重症患儿喂养困难,应有耐心,少量多餐,以免导致呛咳、气促、呼吸困难等,必要时从静脉补充营养。

(3)预防感染:病室空气清新,穿着衣服冷热要适中,防止受凉,应避免与感染性疾病患儿接触。

(4)注意心率、心律、呼吸、血压变化,必要时使用监护仪监测。

(5)防止法洛四联症:患儿因哭闹、进食、活动、排便等引起缺氧发作,一旦发生可立即置于胸膝卧位,吸氧,遵医嘱应用普萘洛尔、吗啡和纠正酸中毒。

(6)青紫型先天性心脏病患儿由于血液黏稠度高,暑天、发热、吐泻时体液量减少,加重血液浓缩,易形成血栓,有造成重要器官栓塞的危险,因此应注意多饮水,必要时静脉输液。

(7)合并贫血者可加重缺氧,导致心力衰竭,须及时纠正。

(8)合并心力衰竭者按心力衰竭护理。

(9)做好心理护理关心患儿,建立良好护患关系,充分理解家长及患儿对检查、治疗、预后的期望心理,介绍疾病的有关知识、诊疗计划、检查过程、病室环境,消除恐惧心理。

(10)健康教育:①向家长讲述疾病的相关护理知识和各种检查的必要性,以取得配合。②指导患儿及家长掌握活动种类和强度。③告知家长如何观察病情变化,一旦发现异常(婴儿哭声无力,呕吐,不肯进食,手脚发软,皮肤出现花纹,较大患儿自诉头晕等),应立即呼叫。④向患儿及家长讲述重要药物如地高辛的作用及注意事项。

五、出院指导

(1)饮食宜高营养、易消化,少量多餐。人工喂养儿用柔软的奶头孔稍大的奶嘴,每次喂奶时间不宜过长。

(2)休息根据耐受力确立适宜的活动,以不出现乏力、气短为度,重者应卧床休息。

(3)避免感染居室空气新鲜,经常通风,不去公共场所、人群集中的地方。注意气候变化及时添减衣服,预防感冒。按时预防接种。

(4)发热、出汗时要给足水分,呕吐、腹泻时应到医院就诊补液,以免血液黏稠而发生脑血栓。

(5)保证休息,避免哭闹,减少外界刺激以预防晕厥的发生。当患儿在吃奶、哭闹或活动后出现气急、青紫加重或年长儿诉头痛、头晕时应立即将患儿取胸膝卧位并送医院。

(王　颖)

第七节 慢性肺源性心脏病

慢性肺源性心脏病简称慢性肺心病,是由肺组织、肺血管或胸廓的慢性病变引起的肺组织结构和功能异常,导致肺血管阻力增加、肺动脉压力增加,右心室扩张、肥大,伴或不伴有右心衰竭的心脏病。

肺心病是我国中老年人的常见病、多发病,患病年龄多在 40 岁以上,随年龄增长患病率增高。我国肺心病的平均患病率约为 0.4%,农村高于城市,吸烟者比不吸烟者明显增多。急性呼吸道感染是肺心病急性发作的主要诱因,常导致肺、心功能衰竭。目前重症肺心病的病死率仍然较高。

一、病因及发病机制

按原发病的不同部位,其病因分为三类。

(一)支气管、肺疾病

支气管、肺疾病以慢性阻塞性肺疾病最为多见,占 80%～90%。其次为支气管哮喘、支气管扩张、重症肺结核、尘肺、慢性弥漫性肺间质纤维化、结节病等。

(二)胸廓运动障碍性疾病

胸廓运动障碍性疾病较少见,如脊椎后凸或侧凸、脊椎结核、类风湿关节炎等引起的严重胸廓或脊柱畸形;神经肌肉疾病,如脊髓灰质炎、多发性神经炎等,引起胸廓活动受限、肺受压、支气管扭曲或变形,肺功能受损。

(三)肺血管疾病

肺血管疾病甚少见,如广泛或反复发生的多发性肺小动脉栓塞及肺小动脉炎,以及原因不明的原发性肺动脉高压等。引起右心室肥大的因素很多,但先决条件是肺的结构和功能的不可逆性改变。气道的反复感染、低氧血症和/或高碳酸血症等一系列体液因子和肺血管的变化,使肺血管阻力增加和肺动脉血管重构、血容量增多和血液黏稠度增加,导致肺动脉高压,而肺动脉高压的形成是肺心病发生的关键因素。

二、临床表现

本病发展缓慢,临床上除原有肺、心疾病的各种症状和体征外,主要是逐步出现的肺、心功能衰竭和其他器官损害的表现。

(一)肺、心功能代偿期

1.症状

咳嗽、咳痰、气促,活动后有心悸、呼吸困难、乏力和活动耐力下降。急性感染可使上述症状加重。少有胸痛或咯血。

2.体征

可有不同程度的发绀和肺气肿体征,偶有干、湿性啰音,心音遥远。肺动脉瓣区第二心音亢进,提示有肺动脉高压。三尖瓣区出现收缩期杂音,或剑突下心脏搏动增强,提示有右心室肥厚。

部分患者因肺气肿胸膜腔内压升高,阻碍腔静脉回流,可见颈静脉充盈。因膈肌下降,有肝界下移。

(二)肺、心功能失代偿期

1.呼吸衰竭

(1)症状:呼吸困难加重,夜间为甚,常有头痛、失眠、食欲下降,但白天嗜睡,甚至表现出表情淡漠、神志恍惚、谵妄等肺性脑病的表现。

(2)体征:明显发绀,球结膜充血、水肿,严重时可有视网膜血管扩张、视盘水肿等颅内压升高的表现。腱反射减弱或消失,出现病理反射。因高碳酸血症可出现周围血管扩张的表现,如皮肤潮红、多汗。

2.右心衰竭

(1)症状:气促更明显,心悸、气急、腹胀、食欲缺乏、恶心、呕吐等。

(2)体征:发绀更明显,颈静脉怒张,心率增快,可出现心律失常,三尖瓣区可闻及收缩期杂音,甚至出现舒张期杂音。肝大伴压痛、肝颈静脉回流征阳性、下肢水肿,严重者有腹水。少数患者可出现肺水肿及全心衰竭的体征。

(三)并发症

由于低氧血症和高碳酸血症,使多个重要脏器受累,出现严重并发症,如肺性脑病、酸碱失衡及电解质紊乱、心律失常、休克、消化道出血、弥散性血管内凝血等。

三、辅助检查

(一)胸部 X 线检查

除原发病的 X 线征象外,尚有肺动脉高压和右心室肥大的征象。

(二)心电图检查

主要为右心室肥大的改变。

(三)血气分析

出现低氧血症、高碳酸血症,当 $PaO_2 < 8.0$ kPa(60 mmHg),$PaCO_2 > 6.6$ kPa(50 mmHg)时,提示呼吸衰竭。

(四)血液检查

红细胞数和血红蛋白含量升高,全血黏度和血浆黏度增加;并发感染时,白细胞总数增高,中性粒细胞增加。部分患者血清学检查有肾功能、肝功能的异常及电解质紊乱。

(五)其他检查

肺功能检查对早期或缓解期肺心病患者有意义。痰细菌学检查对急性加重期肺心病指导抗生素的选用。

四、诊断要点

有慢性支气管、肺、胸疾病的病史,有肺动脉高压、右心室肥大或伴有右心功能不全的表现,结合实验室检查,可做出诊断。但需排除其他心脏病的存在,如冠心病、风心病等。

五、治疗要点

(一)急性加重期

1.控制感染

社区获得性感染以革兰氏阳性菌占多数,医院感染则以革兰氏阴性菌为主。选用两者兼顾的抗生素,如青霉素类、氨基糖苷类、喹诺酮类及头孢菌素类等控制感染。

2.合理用氧

纠正缺氧和二氧化碳潴留,维持呼吸道通畅,改善呼吸功能。

3.控制心力衰竭

慢性肺心病患者一般在积极控制感染,改善呼吸功能后,心力衰竭便能得到改善;对治疗无效的重症患者,适当选用利尿、强心或血管扩张药物控制心力衰竭。

(1)利尿药:以缓慢、小量和间歇用药为原则。常用药物有氢氯噻嗪;尿量多时需加用10%的氯化钾,或选用保钾利尿药,如氨苯喋定。重度或需要快速利尿者,肌内注射或口服呋塞米。

(2)强心剂:宜选用速效、排泄快的制剂,剂量宜小。常用药物有毒毛花苷 K 0.125～0.250 mg,或毛花苷 C 0.2～0.4 mg 加入 10%葡萄糖溶液内缓慢静脉推注。

(3)控制心律失常:一般经过治疗肺心病的感染、缺氧后,心律失常自行消失;如果持续存在,根据心律失常的类型选用药物。

(二)缓解期

以中西医结合的综合措施为原则,防治原发病,去除诱发因素,避免或减少急性发作,提高机体免疫功能,延缓病情的发展。

六、常用护理诊断

(一)气体交换受损

气体交换受损与呼吸道阻塞、呼吸面积减少引起通气和换气功能障碍有关。

(二)清理呼吸道无效

清理呼吸道无效与呼吸道感染、痰液过多而黏稠或咳嗽无力有关。

(三)体液过多

体液过多与右心功能不全、静脉回流障碍、静脉压升高有关。

(四)潜在并发症

肺性脑病。

七、护理措施

(一)一般护理

1.休息与活动

急性发作期,卧床休息,取半卧位,减少机体耗氧量,减轻心脏负担。缓解期,在医护人员指导下根据肺心功能状况适当地进行活动,增强体质,改善心肺功能。

2.合理氧疗

翻身、拍背排出呼吸道分泌物,使呼吸道保持通畅,是改善通气功能的一项有效措施。在此基础上持续低流量、低浓度给氧,氧流量1～2 L/min,浓度在25%～29%,可纠正缺氧,并且防止高浓度吸氧抑制呼吸,加重二氧化碳潴留,导致肺性脑病。

3.饮食护理

摄取低盐、低热量、清淡、易消化和富含维生素及纤维的饮食。限制钠盐摄入,液体摄入量限制在 1.0～1.5 L/d。根据患者饮食习惯,少量多餐。应用排钾利尿剂的患者注意钾的摄入,鼓励患者多吃含钾高的食物和水果,如香蕉、枣子等,保持大便通畅。

4.皮肤护理

对久病卧床、水肿明显者应加强皮肤护理。避免腿部和踝部交叉受压;保持衣服宽大、柔软;在受压部位垫气圈或海面垫,有条件者用气垫床;帮助患者抬高下肢,促进静脉回流;定时变换体位,预防压疮。

(二)病情观察

密切观察病情变化,监测生命体征及血气分析。观察呼吸频率、节律、深度及其变化特点。如患者出现点头、提肩等呼吸,或呼吸由深而慢,转为浅而快等不规则呼吸,提示呼吸衰竭。如果患者出现注意力不集中、好言多动、烦躁不安、昼睡夜醒、神志恍惚等,提示肺性脑病的先兆症状,立即报告医师,并协助抢救。

(三)用药护理

1.利尿剂

尽可能在白天给药,以免因频繁排尿而影响患者夜间睡眠。用药后应观察精神症状、痰液黏稠度、有无腹胀、四肢无力等,准确记录液体出入量。过多应用利尿剂可能导致:①脱水使痰液黏稠不易咳出,加重呼吸衰竭。②低钾、低氯性碱中毒,抑制呼吸中枢,通气量降低,耗氧量增加,加重神经精神症状。③血液浓缩增加循环阻力,且易发生弥散性血管内凝血。

2.强心剂

遵医嘱给药,注意药效并观察毒性反应。由于肺心病患者长期处于缺氧状态,对洋地黄类药物耐受性很低,故疗效差、易中毒,用药前注意纠正缺氧。

3.呼吸兴奋剂

遵医嘱使用呼吸兴奋剂。注意保持呼吸道通畅,适当增加吸入氧浓度。用药过程中如出现恶心、呕吐、震颤,甚至惊厥,提示药物过量,及时通知医师。

(四)心理护理

关爱患者,多与患者交谈,给予患者理解与支持,鼓励患者积极配合治疗与护理,树立信心;教会自我护理,避免各种诱发因素,保护肺、心功能;动员患者的家人与亲友多陪护探视,增强患者的支持系统。

(五)健康教育

1.疾病知识指导

使患者和家属了解疾病发生、发展过程及防止原发病的重要性,减少反复发作的次数。积极防治原发病,避免和防治各种可能导致病情急性加重的诱因。坚持家庭氧疗等。

2.生活指导

加强饮食营养,以保证机体康复的需要。病情缓解期应根据肺、心功能及体力情况进行适当的体育锻炼和呼吸功能锻炼,如散步、气功、太极拳、腹式呼吸、缩唇呼吸等,改善呼吸功能,提高机体免疫功能。

3.用药指导

向患者介绍药物的用法和注意事项,观察疗效及不良反应。

4.自我监测指导

告知患者及家属病情变化的征象,如体温升高、呼吸困难加重、咳嗽剧烈、咳痰不畅、尿量减少、水肿明显或发现患者神志淡漠、嗜睡、躁动、口唇发绀加重等,均提示病情变化或加重,需及时就医诊治。

(王　颖)

第八节　感染性心内膜炎

感染性心内膜炎是指病原微生物经血液直接侵犯心内膜、瓣膜或大动脉内膜而引起的感染性炎症,常伴有赘生物形成。根据病情和病程,分为急性感染性心内膜炎和亚急性感染性心内膜炎,其中亚急性心内膜炎较多见。根据瓣膜类型可分为自体瓣膜心内膜炎、人工瓣膜心内膜炎和静脉药瘾者的心内膜炎。

一、护理评估

(一)致病因素

急性感染性心内膜炎发病机制尚不清楚,主要累及正常瓣膜,病原菌来自皮肤、肌肉、骨骼或肺等部位的活动感染灶;而亚急性病例至少占 2/3 以上,主要发生于器质性心脏病基础上,其中以风湿性心脏瓣膜病的二尖瓣关闭不全和主动脉瓣关闭不全最常见,其次是先天性心脏病的室间隔缺损、法洛四联症等。

1.病原体

亚急性感染性心内膜炎致病菌以草绿色链球菌最常见,而急性感染性心内膜炎则以金黄色葡萄球菌最常见;其他病原微生物有肠球菌、表皮葡萄球菌、溶血性链球菌、大肠埃希菌、真菌及立克次体等。

2.感染途径

可因上呼吸道感染、咽峡炎、扁桃体炎及扁桃体切除术、拔牙、流产、导尿、泌尿道器械检查及心脏手术等途径侵入血流。静脉药瘾者,通过静脉将皮肤致病微生物带入血流而感染心内膜。

3.发病机制

由于心脏瓣膜原有病变或先天性血管畸形的存在,异常的高速血流冲击心脏或大血管内膜,导致内膜损伤,有利于血小板、纤维蛋白及病原微生物在该部位聚集和沉积,形成赘生物和心内膜炎症。

(二)身体状况

1.症状和体征

(1)发热:是最常见的症状。亚急性者多低于 39 ℃,呈弛张热,可有乏力、食欲缺乏、体重减轻等非特异性症状,头痛、背痛和肌肉关节痛常见。急性者有高热寒战,突发心力衰竭者较为常见。

（2）心脏杂音：绝大多数患者可闻及心脏杂音，可由基础心脏病和/或心内膜炎导致瓣膜损害所致。急性者比亚急性更易出现杂音强度和性质的变化，或出现新的杂音。

（3）周围血管体征：细菌性微栓塞和免疫介导系统激活引起的微血管炎所致，多为非特异性。①瘀点以锁骨以上皮肤、口腔黏膜和睑结膜最常见。②指（趾）甲下线状出血。③Osier 结节为指和趾垫出现的豌豆大的红或紫色痛性结节。④Janeway 损害是位于手掌或足底直径1～4 cm无压痛出血红斑。⑤Roth 斑为视网膜的卵圆形出血斑，其中心呈白色。

（4）动脉栓塞：赘生物引起动脉栓塞占 20%～30%，栓塞可发生在机体的任何部位，如脑栓塞、脾栓塞、肾栓塞、肠系膜动脉栓塞、四肢动脉栓塞和肺栓塞等，并出现相应的临床表现。

（5）其他：出现轻、中度贫血，病程超过 6 周者有脾大。

2.并发症

可出现心力衰竭、细菌性动脉瘤、迁移性脓肿、神经系统受累及肾脏受累的表现。

3.急性与亚急性感染性心内膜炎的比较

急性与亚急性感染性心内膜炎的比较见表3-1。

表 3-1　急性与亚急性感染性心内膜炎的比较

表现	急性	亚急性
病原体	金黄色葡萄球菌	草绿色链球菌
中毒症状	明显	轻
病程	进展迅速，数周或数月引起瓣膜破坏	进展缓慢，病程较长
感染迁移	多见	少见

（三）心理社会状况

由于症状逐渐加重，患者烦躁、焦虑；当病情进展且疗效不佳时，往往出现精神紧张、悲观、绝望等心理反应。

（四）实验室及其他检查

1.血液检查

亚急性心内膜炎多呈进行性贫血；白细胞计数正常或升高、血沉增快；50%以上的患者血清类风湿因子阳性。

2.尿液检查

常有镜下血尿和轻度蛋白尿，肉眼血尿提示肾梗死。

3.血培养

是诊断感染性心内膜炎的最重要方法，血培养阳性是诊断本病最直接的证据，药物敏感试验可为治疗提供依据。

4.超声心动图

可探测赘生物，观察瓣叶、瓣环、室间隔及心肌脓肿等。

二、护理诊断及医护合作性问题

（1）体温过高与感染有关。

（2）营养失调，低于机体需要量，与食欲下降、长期发热导致机体消耗过多有关。

（3）焦虑与发热、疗程长或病情反复有关。

（4）潜在并发症：栓塞、心力衰竭。

三、治疗及护理措施

（一）治疗要点

1.抗生素治疗

（1）治疗原则：①早期用药。②选用敏感的杀菌药。③剂量充足，疗程长。④联合用药。⑤以静脉给药为主。

（2）常用药物：首选青霉素。本病大多数致病菌对其敏感，且青霉素毒性小，常用剂量为2 000万～4 000万 U/d，青霉素过敏者可用万古霉素；青霉素与氨基糖苷类抗生素如链霉素、庆大霉素、阿米卡星等联合应用可以增加杀菌能力。也可根据细菌培养结果和药物敏感试验针对性选择抗生素。

（3）治愈标准：①自觉症状消失，体温恢复正常。②脾脏缩小。③未再发生出血点和栓塞。④抗生素治疗结束后的第1、第2、第6周分别做血培养阴性。

2.对症治疗

加强营养，纠正贫血，积极治疗各种并发症等。

3.手术治疗

如对抗生素治疗无效，有严重心内并发症者应考虑手术治疗。

（二）护理措施

1.病情观察

密切观察患者的体温变化情况，每4～6小时测量体温1次并记录；注意观察皮肤瘀点、甲床下出血、Osler结节、Janeway结节等皮肤黏膜病损及消退情况；观察有无脑、肾、脾、肺、冠状动脉、肠系膜动脉及肢体动脉栓塞，一旦发现立即报告医师并协助处理。

2.生活护理

根据患者病情适当调节活动，严重者避免剧烈运动和情绪激动；饮食宜高热量、高蛋白、高维生素、低胆固醇、清淡、易消化的半流食或软食，以补充发热引起的机体消耗；有心力衰竭者按心力衰竭患者饮食进行指导。

3.药物治疗护理

长期、大剂量静脉应用抗生素时，应严格遵医嘱用药，以确保维持有效的血液浓度。注意保护静脉，避免多次穿刺增加患者的痛苦，同时用药过程中，注意观察药物疗效及毒性反应。

4.发热的护理

高热患者给予物理降温如冰袋、温水擦浴等，及时记录体温变化。患者出汗多要及时更换衣服，以增加舒适感，鼓励患者多饮水，同时做好口腔护理。

5.正确采集血培养标本

告知患者暂时停用抗生素和反复多次采集血培养的必要性，以取得患者的理解与配合。

（1）对未经治疗的亚急性患者，应在第1天间隔1小时采血1次，共3次；若次日未见细菌生长，重复采血3次后，开始抗生素治疗。

（2）已用抗生素者，停药2～7天后采血。

（3）急性患者应在入院后立即安排采血，在3小时内每隔1小时采血1次，共取3次血标本后，按医嘱开始治疗。

（4）本病的菌血症为持续性，无须在体温升高时采血。

（5）每次采血 10～20 mL，同时做需氧和厌氧菌培养。

6.心理护理

关心患者，耐心解释治疗目的与意义，避免精神紧张，积极配合治疗与护理。

7.健康指导

嘱患者平时注意保暖、避免感冒、增强机体抵抗力；避免挤压痤疮等感染病灶，减少病原体入侵的机会；教会患者自我监测病情变化，如有异常及时就医。

（王　颖）

第九节　心　肌　炎

心肌炎常是全身性疾病在心肌上的炎症性表现，由于心肌病变范围大小及病变程度的不同，轻者可无临床症状，严重可致猝死，诊断及时并经适当治疗者，可完全治愈，迁延不愈者，可形成慢性心肌炎或导致心肌病。

一、病因病机

（一）病因

细菌如白喉杆菌、溶血性链球菌、肺炎双球菌、伤寒杆菌等，病毒如柯萨奇病毒、艾柯病毒、肝炎病毒、流行性出血热病毒、流感病毒、腺病毒等，其他如真菌、原虫等均可致心肌炎。但目前以病毒性心肌炎较常见。

致病条件因素有以下几种。①过度运动：运动可致病毒在心肌内繁殖复制加剧，加重心肌炎症和坏死。②细菌感染：细菌和病毒混合感染时，可能起协同致病作用。③妊娠：妊娠可以增强病毒在心肌内的繁殖，所谓围产期心肌病可能是病毒感染所致。④其他：营养不良、高热寒冷、缺氧、过度饮酒等，均可诱发病毒性心肌炎。

（二）发病机制

从动物实验、临床与病毒学、病理观察，发现有以下 2 种机制。

1.病毒直接作用

实验中将病毒注入血循环后可致心肌炎。以在急性期，主要在起病 9 天以内，患者或动物的心肌中可分离出病毒，病毒荧光抗体检查结果阳性，或在电镜检查时发现病毒颗粒。病毒感染心肌细胞后产生溶细胞物质，使细胞溶解。

2.免疫反应

病毒性心肌炎起病 9 天后心肌内已不能再找到病毒，但心肌炎病变仍继续；有些患者病毒感染的其他症状轻微而心肌炎表现颇为严重；还有些患者心肌炎的症状在病毒感染其他症状开始一段时间以后方出现；有些患者的心肌中可能发现抗原抗体复合体。以上都提示免疫机制的存在。

（三）病理改变

病变范围大小不一，可为弥漫性或局限性。随病程发展可为急性或慢性。病变较重者肉眼见心肌非常松弛,呈灰色或黄色,心腔扩大。病变较轻者在大体检查时无发现,仅在显微镜下有所发现而赖以诊断,而病理学检查必须在多个部位切片,方使病变免于遗漏。在显微镜下,心肌纤维之间与血管四周的结缔组织中可发现细胞浸润,以单核细胞为主。心肌细胞可有变性、溶解或坏死。病变如在心包下区则可合并心包炎,成为病毒性心包心肌炎。病变可涉及心肌与间质,也可涉及心脏的起搏与传导系统如窦房结、房室结、房室束和束支,成为心律失常的发病基础。病毒的毒力越强,病变范围越广。在实验性心肌炎中,可见到心肌坏死之后由纤维组织替代。

二、临床表现

取决于病变的广泛程度与部位。重者可致猝死,轻者几无症状。老幼均可发病,但以年轻人较易发病。男多于女。

(一)症状

心肌炎的症状可能出现于原发的症状期或恢复期。如在原发病的症状期出现,其表现可被原发病掩盖。多数患者在发病前有发热、全身酸痛、咽痛、腹泻等症状,反映全身性病毒感染,但也有部分患者原发病症状轻而不显著,须仔细追问方被注意到,而心肌炎症状则比较显著。心肌炎患者常诉胸闷、心前区隐痛、心悸、乏力、恶心、头晕。临床上诊断的心肌炎中,90%左右以心律失常为主诉或首见症状,其中少数患者可由此而发生昏厥或阿-斯综合征。极少数患者起病后发展迅速,出现心力衰竭或心源性休克。

(二)体征

1.心脏扩大

轻者心脏不扩大,一般有暂时性扩大,不久即恢复。心脏扩大显著反映心肌炎广泛而严重。

2.心率改变

心率增速与体温不相称,或心率异常缓慢,均为心肌炎的可疑征象。

3.心音改变

心尖区第一音可减低或分裂。心音可呈胎心样。心包摩擦音的出现反映有心包炎存在。

4.杂音

心尖区可能有收缩期吹风样杂音或舒张期杂音,前者为发热、贫血、心腔扩大所致,后者因左室扩大造成的相对性左房室瓣狭窄。杂音响度都不超过三级。心肌炎好转后即消失。

5.心律失常

心律失常极常见,各种心律失常都可出现,以房性与室性期前收缩最常见,其次为房室传导阻滞,此外,心房颤动、病态窦房结综合征均可出现。心律失常是造成猝死的原因之一。

6.心力衰竭

重症弥漫性心肌炎患者可出现急性心力衰竭,属于心肌泵血功能衰竭,左右心同时发生衰竭,引起心排血量过低,故除一般心力衰竭表现外,易合并心源性休克。

三、辅助检查

(一)心电图

心电图异常的阳性率高,且为诊断的重要依据,起病后心电图由正常可突然变为异常,随感染的消退而消失。主要表现有 ST 段下移,T 波低平或倒置。

(二)X 线检查

由于病变范围及病变严重程度不同,放射线检查亦有较大差别,大约 1/3～1/2 心脏扩大,多为轻中度扩大,明显扩大者多伴有心包积液,心影呈球形或烧瓶状,心搏动减弱,局限性心肌炎或病变较轻者,心界可完全正常。

(三)血液检查

白细胞计数在病毒性心肌炎可正常,偏高或降低,血沉大多正常,亦可稍增快,C 反应蛋白大多正常,GOT、GPT、LDH、CPK 正常或升高,慢性心肌炎多在正常范围。有条件者可做病毒分离或抗体测定。

四、诊断

病毒性心肌炎的诊断必须建立在有心肌炎的证据和病毒感染的证据基础上。胸闷、心悸常可提示心脏波及,心脏扩大、心律失常或心力衰竭为心脏明显受损的表现,心电图上 ST-T 改变与异位心律或传导障碍反映心肌病变的存在。病毒感染的证据有以下各点:①有发热、腹泻或流感症状,发生后不久出现心脏症状或心电图变化。②血清病毒中和抗体测定阳性结果,由于柯萨奇 B 病毒最为常见,通常检测此组病毒的中和抗体,一在起病早期和 2～4 周各取血标本 1 次,如 2 次抗体效价示 4 倍上升或其中 1 次≥1：640,可作为近期感染该病毒的依据。③咽、肛拭病毒分离,如阳性有辅助意义,有些正常人也可阳性,其意义须与阳性中和抗体测定结果相结合。④用聚合酶链反应法从粪便、血清或心肌组织中检出病毒 RNA。⑤心肌活检,从取得的活组织做病毒检测,病毒学检查对心肌炎的诊断有帮助。

五、治疗

应卧床休息,以减轻组织损伤,病变加速恢复。伴有心律失常,应卧床休息 2～4 周,然后逐渐增加活动量,严重心肌炎伴有心脏扩大者,应休息 6 个月 1 年,直到临床症状完全消失,心脏大小恢复正常。应用免疫抑制剂,激素的应用尚有争论,但重症心肌炎伴有房室传导阻滞,心源性休克心功能不全者均可应用激素。常用泼的松 40～60 mg/d,病情好转后逐渐减量,6 周 1 个疗程。必要时亦可用氢化可的松或地塞米松,静脉给药。心力衰竭者可用强心、利尿、血管扩张剂。心律失常者同一般心律失常的治疗。

六、病情观察

(1)定时测量体温、脉搏,其体温与脉率增速不成正比。

(2)密切观察患者呼吸频率、节律的变化,及早发现是否心功能不全。

(3)定时测量血压,观察记录尿量,以及早判断有无心源性休克的发生。

(4)密切观察心率与心律,及早发现有无心律失常,如室性期前收缩、不同程度的房室传导阻滞等,严重者可出现急性心力衰竭、心律失常等表现。

七、对症护理

(一)心悸、胸闷

保证患者休息,急性期卧床。按医嘱及时使用改善心肌营养与代谢的药物。

(二)心律失常

当急性病毒性心肌炎患者引起四度房室传导阻滞或窦房结病变引起窦房传导阻滞、窦房停搏而致阿-斯综合征者,应就地进行心肺复苏,并积极配合医师进行药物治疗或紧急做临时心脏起搏处理。

(三)心力衰竭

按心力衰竭护理常规。

八、护理措施

(1)遵医嘱给予氧气吸入,给予药物治疗。注意心肌炎时心肌细胞对洋地黄的耐受性较差,应用洋地黄时应特别注意其毒性反应。

(2)休息与活动:反复向患者解释急性期卧床休息可减轻心脏负荷,减少心肌耗氧量,有利于心功能的恢复,防止病情恶化或转为慢性病程。患者常需卧床2~3周,待症状、体征和实验室检查恢复后,方可逐渐增加活动量。

(3)心理护理:告诉患者体力恢复需要一段时间,不要急于求成。当活动耐力有所增加时,应及时给予鼓励。对不愿意活动或害怕活动的患者,应给予心理疏导,督促患者完成范围内的活动量。

(4)病情观察:急性期严密监测患者的体温、心率、心律、血压的变化,发现心率突然变慢、血压偏低、频发期前收缩、房室传导阻滞及时报告。观察患者有无脉速、易疲劳、呼吸困难、烦躁及肺水肿的表现。

(5)活动中监测:病情稳定后,与患者及家属一起制订并实施每天活动计划,严密监测活动时心率、心律、血压变化,若活动后出现胸闷、心悸、呼吸困难、心律失常等,应停止活动,以此作为限制最大活动量的指征。

九、健康教育

(1)讲解充分休息的必要性及心肌营养药物的作用。指导患者进食高蛋白、高维生素、易消化饮食,尤其是补充富含维生素C的食物如新鲜蔬菜、水果,以促进心肌代谢与修复,戒烟酒。

(2)告诉患者经积极治疗后多数可以痊愈,少数可留有心律失常后遗症,极少数患者在急性期因严重心律失常、急性心力衰竭和心源性休克而死亡,有部分患者演变成慢性心肌炎。

(3)积极预防感冒,避免受凉及接触传染源,恢复期每天有一定时间的户外活动,以适应环境,增强体质。

(4)积极治疗和消除细菌感染灶,如慢性扁桃体炎、慢性鼻窦炎、中耳炎等。

(5)遵医嘱按时服药,定期复查。

(6)教会患者及家属测脉搏、节律,发现异常或有胸闷、心悸等不适应及时复诊。

(王　颖)

第十节　心源性猝死

一、疾病概述

(一)概念和特点

心源性猝死(sudden cardiac death,SCD)是指由心脏原因引起的急性症状发作后以意识突然丧失为特征的、自然死亡。世界卫生组织将发病后立即或24小时以内的死亡定为猝死,2007年美国ACC会议上将发病1小时内死亡定为猝死。

据统计,全世界每年有数百万人因心源性猝死丧生,占死亡人数的15%～20%。美国每年有约30万人发生心源性猝死,占全部心血管病死亡人数的50%以上,而且是20～60岁男性的首位死因。在我国,心源性猝死也居死亡原因的首位,虽然没有大规模的临床流生病学资料报道,但心源性猝死比例在逐年增高,且随年龄增加发病率也逐渐增高,老年人心源性猝死的概率高达80%～90%。

心源性猝死的发病率男性较女性高,美国Framingham 20年随访冠心病猝死发病率男性为女性的3.8倍;北京市的流行病学资料显示,心源性猝死的男性年平均发病率为10.5/10万,女性为3.6/10万。

(二)相关病理生理

冠状动脉粥样硬化是最常见的病理表现,病理研究显示心源性猝死患者急性冠状动脉内血栓形成的发生率为15%～64%。陈旧性心梗也是心源性猝死的病理表现,这类患者也可见心肌肥厚、冠状动脉痉挛、心电不稳与传导障碍等病理改变。

心律失常是导致心源性猝死的重要原因,通常包括致命性快速心律失常、严重缓慢性心律失常和心室停顿。致命性快速心律失常导致冠状动脉血管事件、心肌损伤、心肌代谢异常和/或自主神经张力改变等因素相互作用,从而引起的一系列病理生理变化,引发心源性猝死,但其最终作用机制仍无定论。严重缓慢性心律失常和心室停顿的电生理机制是当窦房结和/或房室结功能异常时,次级自律细胞不能承担起心脏的起搏功能,常见于病变弥漫累及心内膜下浦肯野纤维的严重心脏疾病。

非心律失常导致的心源性猝死较少,常由心脏破裂、心脏流入和流出道的急性阻塞、急性心脏压塞等原因导致。心肌电机械分离是指心肌细胞有电兴奋的节律活动,而无心肌细胞的机械收缩,是心源性猝死较少见的原因之一。

(三)病因与危险因素

1.基本病因

绝大多数心源性猝死发生在有器质性心脏病的患者。Braunward认为心源性猝死的病因有十大类:①冠状动脉疾病;②心肌肥厚;③心肌病和心力衰竭;④心肌炎症、浸润、肿瘤及退行性变;⑤瓣膜疾病;⑥先天性心脏病;⑦心电生理异常;⑧中枢神经及神经体液影响的心电不稳;⑨婴儿猝死综合征及儿童猝死;⑩其他。

(1)冠状动脉疾病主要包括冠心病及其引起的冠状动脉栓塞或痉挛等。而另一些较少见的,如先天性冠状动脉异常、冠状动脉栓塞、冠状动脉炎、冠状动脉机械性阻塞等都是引起心源性猝死的原因。

（2）心肌问题和心力衰竭：心肌的问题引起的心源性猝死常在剧烈运动时发生，其机制认为是心肌电生理异常的作用。慢性心力衰竭患者由于其射血分数较低常常引发猝死。

（3）瓣膜疾病：在瓣膜病中最易引发猝死的是主动脉瓣狭窄，瓣膜狭窄引起心肌突发性、大面积的缺血而导致猝死。梅毒性主动脉炎、主动脉扩张引起主动脉瓣关闭不全时引起的猝死也不少见。

（4）电生理异常及传导系统的障碍：心传导系统异常、Q-T 间期延长综合征、不明或未确定原因的室颤等都是引起心源性猝死的病因。

2.主要危险因素

（1）年龄：从年龄关系而言，心源性猝死有两个高峰期，即出生后至 6 个月内及 45～75 岁之间。成年人心源性猝死的发病率随着年龄增长而增长，而老年人是成年人心源性猝死的主要人群。随着年龄的增长，高血压、高血脂、心律失常、糖尿病、冠心病和肥胖的发生率增加，这些危险因素促进了心源性猝死的发生率。

（2）冠心病和高血压：在西方国家，心源性猝死约 80% 是由冠心病及其并发症引起。冠心病患者发生心肌梗死后，左室射血分数降低是心源性猝死的主要因素。高血压是冠心病的主要危险因素，且在临床上两种疾病常常并存。高血压患者左室肥厚、维持血压应激能力受损，交感神经控制能力下降易出现快速心律失常而导致猝死。

（3）急性心功能不全和心律失常：急性心功能不全患者心脏机械功能恶化时，可出现心肌电活动紊乱，引发心力衰竭患者发生猝死。临床上多种心脏病理类型几乎都是由心律失常恶化引发心源性猝死的。

（4）抑郁：其机制可能是抑郁患者交感或副交感神经调节失衡，导致心脏的电调节失调所致。

（5）时间：美国 Framingham 38 年随访资料显示，猝死发生以 7～10 时和 16～20 时为两个高峰期，这可能与此时生活、工作紧张，交感神经兴奋，诱发冠状动脉痉挛，导致心律失常有关。

（四）临床表现

心源性猝死可分为 4 个临床时期：前驱期、终末事件期、心搏骤停期与生物学死亡期。

1.前驱期

前驱症状表现形式多样，具有突发性和不可测性，如在猝死前数天或数月，有些患者可出现胸痛、气促、疲乏、心悸等非特异性症状，但也可无任何前驱症状，瞬间发生心脏骤停。

2.终末事件期

终末事件期是指心血管状态出现急剧变化到心搏骤停发生前的一段时间，时间从瞬间到 1 小时不等。心源性猝死所定义时间多指该时期持续的时间。其典型表现包括严重胸痛、急性呼吸困难、突发心悸或眩晕等。在猝死前常有心电活动改变，其中以致命性快速心律失常和室性异位搏动为主因室颤猝死者，常先有室性心动过速，少部分以循环衰竭为死亡原因。

3.心脏骤停期

心搏骤停后脑血流急剧减少，患者出现意识丧失，伴有局部或全身的抽搐。心搏骤停刚发生时可出现叹息样或短促痉挛性呼吸，随后呼吸停止伴发绀，皮肤苍白或发绀，瞳孔散大，脉搏消失二便失禁。

4.生物学死亡期

从心搏骤停至生物学死亡的时间长短取决于原发病的性质和复苏开始时间。心搏骤停后4～6分钟脑部出现不可逆性损害,随后经数分钟发展至生物学死亡。心搏骤停后立即实施心肺复苏和除颤是避免发生生物学死亡的关键。

(五)急救方法

1.识别心搏骤停

在最短时间内判断患者是否发生心搏骤停。

2.呼救

在不影响实施救治的同时,设法通知急救医疗系统。

3.初级心肺复苏

初级心肺复苏即基础生命活动支持,包括人工胸外按压、开放气道和人工呼吸,被简称 CBA 三部曲。如果具备 AED 自动电除颤仪,应联合应用心肺复苏和电除颤。

4.高级心肺复苏

高级心肺复苏即高级生命支持,是在基础生命支持的基础上,应用辅助设备、特殊技术等建立更为有效的通气和血运循环,主要措施包括气管插管、电除颤转复心律、建立静脉通道并给药维护循环等。在这一救治阶段应给予心电、血压、血氧饱和度及呼气末二氧化碳分压监测,必要时还需进行有创血流动力学监测,如动脉血气分析、动脉压、中心动脉压、肺动脉压、肺动脉楔压等。早期电除颤对于救治心搏骤停至关重要,如有条件越早进行越好。心肺复苏的首选药物是肾上腺素,每 3～5 分钟重复静脉推注 1 mg,可逐渐增加剂量到 5 mg。低血压时可使用去甲肾上腺素、多巴胺、多巴酚丁胺等,抗心律失常药物常用胺碘酮、利多卡因、β受体阻滞剂等。

5.复苏后处理

处理原则是维护有效循环和呼吸功能,特别是维持脑灌注,预防再次发生心搏骤停,维护水电解质和酸碱平衡,防治脑水肿、急性肾衰竭和继发感染等,其中重点是脑复苏提高营养补充。

(六)预防

1.识别高危人群、采用相应预防措施

对高危人群,针对其心脏基础疾病采用相应的预防措施能减少心源性猝死的发生率,如对冠心病患者采用减轻心肌缺血、预防心梗或缩小梗死范围等措施;对急性心梗、心梗后充血性心力衰竭的患者应用β受体阻滞剂;对充血性心力衰竭患者应用血管紧张素转换酶抑制剂。

2.抗心律失常

胺碘酮在心源性猝死的二级预防中优于传统的Ⅰ类抗心律失常药物。抗心律失常的外科手术治疗对部分药物治疗效果欠佳的患者有一定的预防心源性猝死的作用。近年研究证明,埋藏式心脏复律除颤器(implantable cardioverter defibrillator,ICD)能改善一些高危患者的预后。

3.健康知识和心肺复苏技能的普及

高危人群尽量避免独居,对其及家属进行相关健康知识和心肺复苏技能普及。

二、护理评估

(一)一般评估

(1)识别心搏骤停:当发现无反应或突然倒地的患者时,首先观察其对刺激的反应,并判断有无呼吸和大动脉搏动。判断心搏骤停的指标包括意识突然丧失或伴有短阵抽搐;呼吸断续,喘息,随后呼吸停止;皮肤苍白或明显发绀;瞳孔散大,大小便失禁;颈、股动脉搏动消失;心音消失。

(2)患者主诉:胸痛、气促、疲乏、心悸等前驱症状。

(3)相关记录:记录心搏骤停和复苏成功的时间。

(4)复苏过程中须持续监测血压、血氧饱和度,必要时进行有创血流动力学监测。

(二)身体评估

1.头颈部

轻拍肩部呼叫,观察患者反应、瞳孔变化情况,气道内是否有异物。手指于胸锁乳突肌内侧沟中检测颈总动脉搏动(耗时不超过 10 秒)。

2.胸部

视诊患者胸廓起伏,感受呼吸情况,听诊呼吸音判断自主呼吸恢复情况。

3.其他

观察全身皮肤颜色及肢体活动情况,触诊全身皮肤温湿度等。

(三)心理-社会评估

复苏后应评估患者的心理反应与需求,家庭及社会支持情况,引导患者正确配合疾病的治疗与护理。

(四)辅助检查结果评估

(1)心电图:显示心室颤动或心电停止。

(2)各项生化检查情况和动脉血气分析结果。

(五)常用药物治疗效果的评估

1.血管升压药的评估要点

(1)用药剂量和速度、用药的方法(静脉滴注、注射泵/输液泵泵入)的评估与记录。

(2)血压的评估:患者意识是否恢复,血压是否上升到目标值,尿量、肤色和肢端温度的改变等。

2.抗心律失常药的评估要点

(1)持续监测心电,观察心律和心率的变化,评估药物疗效。

(2)不良反应的评估:应观察用药后不良反应是否发生,如使用胺碘酮可能引起窦性心动过缓、低血压等现象,使用利多卡因可能引起感觉异常、窦房结抑制、房室传导阻滞等。

三、主要护理诊断/问题

(一)循环障碍

循环障碍与心脏收缩障碍有关。

(二)清理呼吸道无效

清理呼吸道无效与微循环障碍、缺氧和呼吸形态改变有关。

(三)潜在并发症

脑水肿、感染、胸骨骨折等。

四、护理措施

(一)快速识别心搏骤停,正确及时进行心肺复苏和除颤

心源性猝死抢救成功的关键是快速识别心搏骤停和启动急救系统,尽早进行心肺复苏和复律治疗。快速识别是进行心肺复苏的基础,而及时行心肺复苏和尽早除颤是避免发生生物学死亡的关键。

(二)合理饮食

多摄入水果、蔬菜和黑鱼等易消化的清淡食物,可通过改善心律变异性预防心源性猝死。

(三)用药护理

应严格按医嘱用药,并注意观察常用药的疗效和毒不良反应,发现问题及时处理等。

(四)心理护理

复苏后部分患者会对曾发生的猝死产生明显的恐惧和焦虑心情,应帮助患者正确评估所面对情况,鼓励患者和积极参与治疗和护理计划的制订,使之了解心源性猝死的高危因素和救治方法。帮助患者建立良好有效的社会支持系统,帮助患者克服恐惧和焦虑的情绪。

(五)健康教育

1.高危人群

对高危人群,如冠心病患者应教会患者及家属了解心源性猝死早期出现的症状和体征,做到早发现、早诊断、早干预。教会家属基本救治方法和技能,患者外出时随身携带急救物品和救助电话,以方便得到及时救助。

2.用药原则

按时、正确服用相关药物,让患者了解常用药物不良反应及自我观察要点。

五、急救效果的评估

(1)患者意识清醒。

(2)患者恢复自主呼吸和心跳。

(3)患者瞳孔缩小。

(4)患者大动脉搏动恢复。

(胡　欣)

第十一节　心　肌　病

心肌病是指由多种原因(遗传病因较多见)引起的以心肌结构及功能异常为主的一组心肌疾病。根据病理生理特点将心肌病分为扩张型心肌病、肥厚型心肌病、限制型心肌病、致心律失常性右心室心肌病和未分类心肌病。其中以扩张型心肌病的发病率最高,其次为肥厚型心肌病。据统计,住院的心血管病患者中,心肌病患者可占 $0.6\%\sim4.3\%$。本节重点阐述扩张型心肌病、肥厚型心肌病。

一、扩张型心肌病

扩张型心肌病以一侧或双侧心腔扩大,心肌收缩功能减退为主要特征,本病常伴有心律失常、充血性心力衰竭。近年来,发病率呈上升趋势,病死率较高,男性多于女性(2.5∶1),是临床心肌病最常见的一种类型。

(一)病因

病因迄今未明,除特发性、家族遗传因素外,近年来认为持续病毒感染是其重要原因。病毒对心肌的直接损伤或体液细胞免疫反应所致心肌炎均可导致和诱发扩张型心肌病。此外,酒精中毒、抗癌药物、系统性红斑狼疮、嗜铬细胞瘤等因素亦可引起本病。

(二)临床表现

起病缓慢,早期患者可有心脏轻度扩大而无明显症状。此后出现的临床表现以充血性心力衰竭的症状和体征为主,如活动后心悸、气短、胸闷、乏力、夜间阵发性呼吸困难、水肿、肝大等。主要体征有心浊音界向两侧扩大,常可闻及第三或第四心音,心率快时呈奔马律。多数患者合并各种类型的心律失常,部分患者可发生猝死或栓塞。

(三)辅助检查

1.X 线检查

X 线检查可见心影明显增大,心胸比＞50％,肺淤血征。

2.心电图检查

心电图检查可见多种心律失常如室性心律失常、心房颤动、传导阻滞等。此外尚有 ST-T 改变,低电压,少数可见病理性 Q 波。

3.超声心动图检查

心脏各腔均扩大,以左心室扩大早而显著,室壁运动减弱,提示心肌收缩力下降。

4.其他检查

心导管检查和心血管造影、心脏放射性核素检查、心内膜心肌活检等。

(四)处理原则及治疗要点

因本病原因未明,尚无特殊治疗方法。目前治疗原则主要针对心力衰竭和各类心律失常。一般是限制体力活动,卧床休息,低盐饮食,应用洋地黄和利尿药等,但需注意患者容易发生洋地黄中毒,故应慎用。近年来,发现合理选用 β 受体阻滞剂,从小剂量开始,根据症状、体征调整用量,长期口服不但能控制心力衰竭而且还能延缓病情进展,对提高患者生存率有益。中药黄芪、生脉散等有抗病毒、调节免疫、改善心功能等作用,对改善症状及预后有一定作用。

二、肥厚型心肌病

肥厚型心肌病是一类由常染色体显性遗传造成的原发性心肌病,以心室壁非对称性肥厚、心室腔变小、左心室血液充盈受限、舒张期顺应性下降为特征的心肌病。临床上,根据有无左心室流出道梗阻分为梗阻型和非梗阻型。本病为青年猝死的常见原因。

(一)病因

病因未明,本病常有明显家族史或有明显的家族聚集倾向,目前认为家族性常染色体显性遗传是主要病因。

(二)临床表现

1.症状

起病缓慢,部分患者可无自觉症状,因猝死或体检时才被发现。许多患者有心悸、胸痛、劳力性呼吸困难,伴有流出道梗阻的患者由于左心室舒张充盈不足,心排血量减低可在起立或运动时出现眩晕,甚至神志丧失等。

2.体征

心脏轻度增大,心脏冲动向左下移位,能听到第四心音。梗阻性肥厚型心肌病患者可在胸骨左缘第3～4肋间听到较粗糙的喷射性收缩期杂音,心尖部也常可闻及吹风样收缩期杂音。凡能影响心肌收缩力,改变左心室容量及射血速度的因素,均可使杂音的响度有明显变化。

(三)辅助检查

1.X线检查

心影增大多不明显,如有心力衰竭则心影明显增大。

2.心电图检查

最常见的表现为左心室肥大,可有 ST-T 改变、深而不宽的病理性 Q 波。此外,室内传导阻滞和期前收缩亦常见。

3.超声心动图检查

超声心动图检查是主要的诊断手段。检查可显示室间隔的非对称性肥厚,舒张期室间隔厚度与左心室后壁厚度之比≥1.3,间隔运动低下。

4.心导管检查和心血管造影检查

左心室舒张末期压上升。心室造影显示左心室腔变小、心壁增厚。冠状动脉造影多无异常。

5.其他检查

磁共振成像检查对诊断有重要意义;心内膜心肌活检显示心肌细胞畸形肥大,排列紊乱。

(四)处理原则及治疗要点

目前主张应用 β 受体阻滞剂及钙通道阻滞剂治疗,以减慢心率、降低心肌收缩力,减轻流出道梗阻。常用药物有普萘洛尔、美托洛尔和维拉帕米等。避免使用增强心肌收缩力和减少心脏容量负荷的药物,如洋地黄、硝酸类制剂等。有些肥厚型心肌病患者,随着病情进展,逐渐呈现扩张型心肌病的症状与体征,对此类患者可采用扩张型心肌病伴有心力衰竭时的治疗措施进行治疗。对药物治疗效果不佳的重症梗阻性患者可考虑采用介入或外科手术治疗,植入 DDD 型起搏器、消融或切除最肥厚部分的心肌。

三、护理评估

(一)病史

询问患者首次发病的症状及时间,是否有呼吸困难、胸闷、心悸、乏力、头晕的症状;评估患者发生心律失常时的类型和采取的治疗措施及疗效;做过的相关检查及结果等。询问患者相关疾病的家族史及遗传史;有无明确诊断的其他心血管相关疾病或与心血管相关的疾病,以及进行的相关治疗及疗效。

(二)身体状况

评估患者目前主要不适、诱发因素及加重情况,评估是否有呼吸困难、胸闷心悸、乏力、头晕的症状,评估患者的心功能情况、目前的活动量、耐受能力和自理能力,评估心脏增大程度、心脏杂音、心脏冲动位置、双肺是否闻及水泡音或哮鸣音。

(三)心理-社会状况

评估患者职业、文化程度、对疾病相关知识的了解程度。评估患者的心理状态及社会支持情况。

四、护理措施

(一)生活护理

保持病室安静、通风、温湿度适宜。减少探视,避免不良刺激。心肌病患者应限制体力活动,可减轻心脏负荷,增加心肌收缩力,改善心功能。有心力衰竭症状者应绝对卧床休息,注意照顾其饮食起居。肥厚型心肌病患者活动后有晕厥和猝死的危险,故应避免持重、屏气及剧烈的运动如跑步、球类比赛等。有晕厥史者避免独自外出活动,以免发生意外。

(二)饮食护理

宜给予低脂、低盐、高蛋白和高维生素的易消化饮食,避免进食刺激性食物。多食新鲜蔬菜和水果,少量多餐及增加粗纤维食物,防止便秘。心力衰竭时低盐饮食,限制进食含钠量高的食物。

(三)病情观察

观察胸痛的部位、性质、程度、持续时间、诱因及缓解方式,注意血压、心率、心律及心电图变化。如疼痛加重或伴有冷汗、恶心、呕吐时,应及时与医师联系。对已有严重心律失常、心绞痛及晕厥症状的患者,加强心电监护;密切观察有无脑、肺和肾等器官及周围动脉栓塞的征象。对于长期慢性心力衰竭的患者重点观察肢体的温度、色泽、感觉和运动障碍,皮肤瘀点、瘀斑及有无突发胸痛、剧烈咳嗽、咯血等;注意有无心排血量减少导致的心、脑供血不足表现。

(四)给药护理

遵医嘱用药,观察疗效及不良反应。扩张型心肌病患者对洋地黄耐受性较差,使用时应密切观察,警惕发生中毒;应用利尿药时,注意电解质紊乱,尤其是低血钾;应用 β 受体阻滞剂和钙通道阻滞剂时,注意有无心动过缓等不良反应。肥厚型心肌病患者出现心绞痛时不宜用硝酸酯类药物。

(五)对症护理

1.胸痛

嘱患者立即停止活动,卧床休息。应安慰患者,解除紧张情绪。遵医嘱使用药物,持续吸氧。嘱其避免剧烈运动、屏气、持重、情绪激动、饱餐、寒冷等诱发因素,戒烟酒。

2.心悸、呼吸困难

停止活动,嘱患者卧床休息,以减少心肌耗氧量,休息时采用半卧位。必要时予以吸氧,根据缺氧程度、心功能状态调节氧流量。

3.晕厥

立即让患者平躺于空气流通处,将头部位置放低;松开衣领、腰带;注意肢体保暖;吸氧;做好急救准备。

(六)心理护理

应经常与患者沟通、交流,了解其心理特点,多关心体贴患者,常予以鼓励和安慰,耐心地向患者介绍有关疾病的知识、治疗方案及心理调节与康复的关系,帮助其解除顾虑,消除悲观情绪,增强治疗信心,积极配合治疗。

五、健康指导

(一)疾病知识指导

避免诱因,防寒保暖,预防发生上呼吸道感染。对无明显症状的早期患者,可从事轻体力工作,但要避免劳累。戒烟戒酒,给予高蛋白、高维生素、易消化食物,心力衰竭时给予低盐饮食。

(二)用药与随访

坚持服用抗心力衰竭、抗心律失常的药物,以延长存活年限。说明药物的名称、剂量、用法,指导患者及家属观察药物产生的疗效及不良反应。嘱患者定期门诊随访,症状加重时立即就诊,防止病情进一步发展,甚至恶化。

(胡　欣)

第十二节　主动脉夹层动脉瘤

主动脉夹层动脉瘤(dissecting aortic aneurysm,DAA)又叫主动脉夹层血肿(简称主动脉夹层),是主动脉内膜撕裂、血液进入动脉壁中层所形成的血肿或血流旁路,男性发病是女性的2~3倍。DAA如未得到及时有效的治疗,死亡率极高,有58%的患者于24小时以内死亡,仅30%~35%的患者可过渡为慢性。

一、病因与发病机制

任何破坏中层弹性或肌肉成分完整性的疾病都可使主动脉易患夹层分离。中层胶原及弹性硬蛋白变性所致的中层退行性变是首要的易患因素。囊性中层退行病变是多种遗传性结缔组织缺陷(马凡和Ehlers Danlos综合征)的内在特点。年龄增长和高血压可能是中层退行病变两个重要因素。主动脉夹层的好发年龄为60~70岁,男性为女性发病率的2倍。某些其他先天性心血管畸形,如主动脉瓣单瓣畸形和主动脉缩窄也易并发主动脉夹层。另外,动脉内导管术及主动脉球囊反搏等诊疗操作也可能引起主动脉夹层。

主动脉夹层开始于主动脉内膜撕裂,血液穿透病变中层,将中层平面一分为二,主动脉壁即出现夹层。由于管腔压力不断推动,分离过程沿主动脉壁推进,典型的为顺行推进,即被主动脉血流向前的力推动,有时也可见从内膜撕裂处逆向推进。主动脉壁分离层之间被血液充盈的空间成为一个假腔,剪切力可能导致内膜进一步撕裂,为假腔内的血流提供出口或额外的进口。假腔可由于血液充盈而扩张,引起内膜突入真腔内,使血管腔狭窄变形。

二、分类

绝大多数主动脉夹层起源于升主动脉和/或降主动脉。主动脉夹层有三种主要的分类方法,对累及的主动脉的部位及范围进行定义(表3-2,图3-19)。考虑预后及治疗的不同,所有这三种分类方法都是基于主动脉夹层是否累及升主动脉而定。一般而言,夹层分离累及升主动脉有外科手术指征,而对那些未累及升主动脉的夹层分离可考虑药物保留治疗。

表 3-2　常用的主动脉夹层分类方法

分类	起源和累及的主动脉范围
DeBakey 分类法	
Ⅰ型	起源于升主动脉,扩展至主动脉弓或其远端
Ⅱ型	起源并局限于升主动脉
Ⅲ型	起源于降主动脉沿主动脉向远端扩展
Stanford 分类法	
A 型	所有累及升主动脉的夹层分离
B 型	所有不累及升主动脉的夹层分离
解剖描述分类法	
近端	包括 DeBakey Ⅰ 型和Ⅱ型,Stanford 法 A 型
远端	包括 DeBakeyⅢ型,Stanford 法 B 型

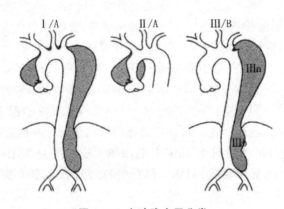

图 3-19　主动脉夹层分类

Ⅰ/A:DeBakeyⅠ型/StanfordA 型;Ⅱ/A:DeBakeyⅡ型/StanfordA 型;Ⅲ/B:DeBakeyⅢ型/StanfordB 型

三、诊断

(一)临床表现特点

1.症状

急性主动脉夹层最常见的症状是剧烈疼痛,而慢性夹层分离多数可能并无疼痛。典型的疼痛突然发生,开始时即为剧痛。患者主诉疼痛呈撕裂、撕扯或刀刺样。当夹层分离沿主动脉伸展时,疼痛可沿着夹层分离的走向逐步向其他部位转移。疼痛部位对判断主动脉夹层的部位有帮助,因为局部的症状通常反应累及的主动脉。如胸痛只在前胸部或最痛之处在前胸部,提示夹层绝大多数累及升主动脉。如胸痛只在肩胛之间或最痛之处在肩胛之间,则绝大部分累及降主动脉。颈、喉、颌、面部的疼痛强烈提示夹层累及升主动脉。另外,疼痛在背部的任何部位,或腹部和下肢,强烈提示累及降主动脉。

其他一些不常见情况包括充血性心力衰竭、晕厥、脑血管意外、缺血性周围神经病变、截瘫、猝死等。急性充血性心力衰竭几乎均由近端主动脉夹层所致的严重主动脉瓣反流引起。无神经定位体征的晕厥占主动脉夹层的 4％～5％,一般需紧急外科手术。

2.体征

在一些患者中,单纯的体检结果就足以提示诊断,而在另外一些情况下,即使存在广泛的主动脉夹层,相应的体征也不明显。远端主动脉夹层患者 80％～90％存在高血压,但在近端主动脉夹层患者中高血压较少见。近端主动脉夹层患者与远端主动脉夹层患者相比更易发生低血压。低血压通常是由于心脏压塞、胸腔或腹腔内动脉破裂所致。与主动脉夹层相关的最典型体征如脉搏短缺、主动脉反流杂音、神经系统表现更多见于近端夹层分离。急性胸痛伴脉搏短缺(减弱或缺如)强烈提示主动脉夹层。近端主动脉夹层分离中的 50％有脉搏短缺,而远端主动脉夹层中只占 15％。

主动脉瓣反流是近端主动脉夹层的重要并发症,一些患者可听到主动脉瓣反流杂音。与近端主动脉夹层相关的主动脉瓣膜反流杂音常呈乐音样,胸骨右缘比胸骨左缘听诊更清晰。根据反流的严重程度不同,可能存在其他主动脉瓣关闭不全的周围血管征象,如水冲脉和脉压增宽。

许多疾病的表现可酷似主动脉夹层,包括急性心肌梗死或严重心肌缺血,非主动脉夹层引起的急性主动脉反流,非夹层分离引起的胸主动脉瘤、腹主动脉瘤、心包炎、肌肉骨骼痛或纵隔肿瘤。

(二)实验室和其他辅助检查特点

临床上,一旦诊断已怀疑主动脉夹层,必须迅速并准确地确定诊断。目前可用的诊断方法包括主动脉造影、造影增强 CT 扫描、磁共振成像(MRI)、经胸或经食管的心脏超声。

1.胸片

最常见的异常是主动脉影变宽,占患者的 80％～90％,局限性的膨出往往出现于病变起源部位。一些患者可出现上纵隔影变宽。如见主动脉内膜钙化影,则可估测主动脉壁的厚度,正常为 2～3 mm,如主动脉壁厚度增加到 10 mm 以上,高度提示主动脉夹层(图 3-20)。虽然绝大多数患者有一种或多种胸片的异常表现,但相当部分患者胸片改变不明显。因此,正常的 X 线胸片绝不能排除主动脉夹层。

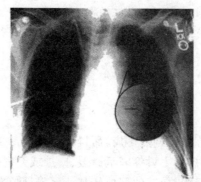

图 3-20　主动脉夹层,胸片可见主动脉内膜
钙化影与主动脉影外侧缘相距 10 mm 以上

2.主动脉造影

逆行主动脉造影是主动脉夹层的最可靠诊断技术,如考虑行手术治疗或血管内支架治疗,术前须行主动脉造影。血管造影诊断主动脉夹层的直接征象包括主动脉双腔或分离内膜片,提示夹层分离的间接征象包括主动脉腔变形、主动脉壁变厚、分支血管异常,以及主动脉瓣反流。主动脉造影的主要优点在于能明确主动脉夹层和累及的分支血管范围,也能显示主动脉夹层的一些主要并发症,如假腔内血栓和主动脉瓣反流。

3.计算机体层摄影(CT)

增强CT扫描时,如发现内膜片分割或以造影剂密度差来区分的两个明显的主动脉腔时即可诊断为主动脉夹层。与主动脉造影不同,CT扫描的优点在于它是无创的,但需要使用静脉内造影剂。CT还有助于识别假腔内的血栓,发现心包积液。但CT扫描不能可靠地发现有无主动脉瓣反流和分支血管病变。

4.磁共振成像(MRI)

MRI特别适用于诊断主动脉夹层,能显示主动脉夹层的真假腔、内膜的撕裂位置、剥离的内膜片和可能存在的血栓等。MRI是无创性检查,也不需使用静脉内造影剂从而避免了离子辐射。虽然MRI以其高度的准确性成为目前无创性诊断主动脉夹层的主要标准,但它存在一些缺点,如对已植入起搏器、血管夹、人工金属心脏瓣膜和人工关节患者禁忌。MRI也仅提供有限的分支血管图像,不能可靠地识别主动脉瓣反流的存在。另外,由于显影所需时间较长,急性主动脉夹层患者行MRI有风险。

5.超声心动图(UCG)

UCG对诊断升主动脉夹层具有重要意义,且易识别并发症(如心包积血、主动脉瓣关闭不全和胸腔积血等)。在M型超声中可见主动脉根部扩大,夹层分离处主动脉壁由正常的单条回声带变成两条分离的回声带。在二维超声中可见主动内分离的内膜片呈内膜摆动征,主动脉夹层形成主动脉真假双腔征。有时可见心包或胸腔积液。多普勒超声不仅能检出主动脉夹层管壁双重回声之间的异常血流,而且对主动脉夹层的分型、破口定位及主动脉瓣反流的定量分析都具有重要的诊断价值。经食管超声心动图(TEE)克服了经胸廓UCG的一些局限性。它可以采用更高频率的超声检查,从而提供更好的解剖细节。

几种影像方法都各有其特定的优缺点。在选择时,必须考虑各种检查的准确性、安全性和可行性(表3-3)。

表 3-3 几种影像学方法诊断主动脉夹层的性能

诊断性能	ANGIO	CT	MRI	TEE
敏感性	++	++	+++	+++
特异性	+++	+++	+++	++/+++
内膜撕裂部位	++	+	+++	+
有无血栓	+++	++	+++	+
有无主动脉关闭不全	+++	−	+	+++
心包积液	−	++	+++	+++
分支血管累积	+++	+	++	
冠状动脉累及	++	−	−	++

注:+++极好,++好,+一般,−无法检测。ANGIO,主动脉造影;CT,计算机体层摄影;MRI,磁共振成像;TEE,经食管超声心动图。

四、治疗

治疗主动脉夹层的主要目的在于阻止夹层分离的进展。那些致命的并发症并不是内膜撕裂本身,而是随之而来的主动脉夹层的并发症,如分离主动脉破裂、急性主动脉瓣关闭不全、急性心包压塞等。如果不进行及时、适当的治疗,主动脉夹层有很高的死亡率。

(一)紧急内科处理

所有高度怀疑有急性主动脉夹层的患者必须予以监护。首要的治疗目的在于解除疼痛并将收缩压降至 13.3～14.7 kPa(100～110 mmHg)[平均动脉压为 8.0～9.3 kPa(60～70 mmHg)]。无论是否存在疼痛和高血压,均应使用 β 受体阻滞剂以降低 dp/dt。对可能要进行手术的患者要避免使用长效降压药物,以免使术中血压控制变得复杂。疼痛本身可以加重高血压和心动过速,可静脉注射吗啡以缓解疼痛。

硝普钠对紧急降低动脉血压十分有效。开始滴速 20 μg/min,然后根据血压反应调整滴速,最高可达 800 μg/min。当单独使用时,硝普钠可能升高 dp/dt,这一作用可能潜在地促进夹层分离的扩展。因此,同时使用足够剂量的 β 受体阻滞剂十分必要。

为了迅速降低 dp/dt,应静脉内剂量递增地使用 β 受体阻滞剂,直至出现满意的 β 受体阻滞效应(心率 60～70 次/分)。超短效 β 受体阻滞剂艾司洛尔对动脉血压不稳定准备行手术治疗的患者十分有用,因为如果需要可随时停用。当存在使用 β 受体阻滞剂的禁忌证,如窦缓、二度或三度房室传导阻滞、充血性心力衰竭、气管痉挛,应当考虑使用其他降低动脉压和 dp/dt 的药物,如钙通道阻滞剂。

当分离的内膜片损害一侧或双侧肾动脉时,可引起肾素大量释放,导致顽固性高血压。在这种情况下可静脉内注射血管紧张素转化酶(ACE)抑制剂。

如果患者血压正常而非高血压,可单独使用 β 受体阻滞剂降低 dp/dt,如果存在禁忌证,可选择使用非二氢吡啶类钙阻滞剂,如地尔硫䓬或维拉帕米。

如果可疑主动脉夹层的患者表现为严重低血压,提示可能存在心脏压塞或主动脉破裂,应快速扩容。如果迫切需要升压药治疗顽固性低血压,可使用去甲肾上腺素。

治疗后一旦患者情况稳定,应立即进行诊断检查。如果病情不稳定,优先使用 TEE,因为它能在急诊室或重症监护病房床边操作而不需停止监护和治疗。如果一个高度可疑夹层分离的患者病情变得极不稳定,很可能发生了主动脉破裂或心脏压塞,患者应立即送往手术室而不是进行影像学诊断。在这种情况下可使用术中 TEE 确定诊断,同时指导手术修补。

(二)心脏压塞的处理

急性近端主动脉夹层经常伴有心脏压塞,这是患者死亡的最常见原因之一。心脏压塞往往是主动脉夹层患者低血压的常见原因。在这种情况下,在等待外科手术修补时通常应进行心包穿刺以稳定病情。

(三)外科手术治疗

主动脉夹层的手术指征见表 3-4。应该尽可能在患者就诊之初决定是否手术,因为这将帮助选择何种诊断检查方法。手术目的包括切除最严重的主动脉病变节段,切除内膜撕裂部分,通过缝合夹层分离动脉的近端和远端以闭塞假腔的入口。下列因素增加患者的手术风险:高龄、伴随其他严重疾病(特别是肺气肿)、动脉瘤破裂、心脏压塞、休克、心肌梗死、脑血管意外等。

(四)血管内支架技术

使用血管内介入技术可治疗主动脉夹层的高危患者。如夹层分离累及肾动脉或内脏动脉时手术死亡率超过 50%,血管内支架置入可降低死亡率。带膜支架植入血管隔绝术主要适用于 stanfordB 型夹层。

表 3-4 主动脉夹层外科手术和药物治疗的指征

手术指征	药物治疗指征
1.急性近端夹层分离	1.无并发症的远端夹层分离
2.急性远端夹层分离伴下列情况之一	2.稳定的孤立的主动脉弓夹层分离
·重要脏器进行性损害	3.稳定的慢性夹层分离
·主动脉破裂或接近破裂	
·主动脉瓣反流	
·夹层逆行进展至升主动脉	
·马方综合征并发夹层分离	

五、急救护理

(一)护理目标

(1)密切注意病情变化,维持生命体征稳定性。

(2)协助患者迅速进入诊疗程序,适应监护室环境,挽救患者生命。

(3)做好各项基础护理,增加患者舒适感。

(4)加强心理护理,增强患者战胜疾病的信心。

(5)加强术后监护,提高患者生存质量。

(6)帮助患者及家庭了解疾病,掌握自护知识。

(二)护理措施

1.密切注意病情变化

严密监测患者呼吸、血压、脉搏的变化及颈静脉充盈度、末梢循环情况,持续心电图监护,观察患者心电图、心率、心律的变化。严格记录出入量,备好抢救药品、物品等,做好心肺复苏等应急准备。

(1)休克的观察和护理:注意休克的特殊性。在急性发病期约有 1/3 的患者出现面色苍白、出汗、四肢皮肤湿冷、脉搏快而弱和呼吸急促等休克现象。休克早期患者血压反而升高,这种情况下有效地降压、止痛是治疗休克的关键。

(2)血肿压迫症状的观察:夹层动脉瘤可向近段扩展,影响主动脉瓣的功能和冠状动脉血流,导致急性左心衰竭、急性心肌缺血甚至急性心肌梗死。因此要经常听诊心脏杂音,严密监测心电图,观察有无 P 波和 ST 段改变,及早发现冠状动脉供血不足和缺血征象。

(3)神经系统的观察:夹层动脉瘤向远段扩展,影响主动脉弓的三大分支。任何一支发生狭窄,均可引起脑部或上肢供血不足,出现偏瘫甚至昏迷。注意观察患者意识、肢体活动情况。

(4)泌尿系统和胃肠道的观察:夹层动脉瘤向远段发展,可延及腹主动脉下端,累及肠系膜上动脉或肾动脉,引起器官供血不足和缺血症状。每 1～2 小时观察 1 次尿量、尿色、性状,准确记录 24 小时出入量,并观察有无便秘、便血、呕血、腹痛。

(5)下肢及脏器功能观察:部分主动脉夹层动脉瘤患者因夹层隔膜阻塞主动脉分支开口,往往会引起肢体及重要器官急性缺血,必须密切观察肢体的皮温、皮色、动脉搏动情况,有无腹痛、腹胀情况,密切观察患者的肌酐、尿素氮及尿量变化。

(6)周围血管搏动观察:本病发病后数小时常出现周围动脉阻塞现象,经常检查四肢动脉

(桡、股、足背动脉)和颈动脉搏动情况,观察搏动是否有消失现象或双侧足背动脉是否对称。

2.协助患者迅速进入诊疗程序,适应监护室环境,挽救患者生命

(1)确诊为夹层动脉瘤的患者即入急诊监护室,绝对卧床休息,镇痛,吸氧,进行心电监护及血压监测,迅速建立静脉通道,确保静脉降压药物的使用。

(2)疼痛的护理:剧烈的疼痛为 DAA 发病时最明显的症状,注意疼痛的性质、部位、时间及程度。DAA 疼痛的高峰时间一般较急性心肌梗死早,并为持续性、撕裂样尖锐疼痛或跳痛,有窒息甚至伴濒死感。动脉夹层撕裂部位不同,疼痛的部位及放射方向各异。疼痛一般是沿着血管夹层分离的走向放射至头颈、胸腹、背部等引起疼痛。疼痛缓解是夹层血肿停止扩展和治疗显效的重要指标,如果疼痛减轻后又再出现,提示夹层动脉瘤继续扩展;疼痛突然加重则提示血肿有破裂趋势;血肿溃入血管腔,疼痛可骤然减轻。因此,疼痛性质及部位的改变都是病情变化的重要标志。护士一旦发现立即测量生命体征,同时报告医师处理。本病引起的疼痛用一般镇痛药效果较差,可遵医嘱给予吗啡 5～10 mg,哌替啶50～100 mg,肌内注射,同时嘱患者疼痛处忌拍打、按压、热敷。使用吗啡等镇痛药物,注意观察呼吸、血压,呕吐时防止窒息、误吸。

(3)严密监测血压,避免其过高或过低。迅速建立静脉液路,同时每 5～10 分钟测量血压,血压明显升高可增加主动脉管壁压力,易导致血管瘤破裂。护士遵医嘱及时、准确地给予静脉降压药物,根据血压调整给药量。病情平稳后继续遵医嘱给予硝普钠等药物,每 30～60 分钟测量 1 次血压。同时积极予以镇痛治疗,提供舒适的环境,保证患者能够得到充分的休息和稳定的心理状态,从而减少诱发血压升高的因素。另外,夹层动脉瘤影响主动脉弓的三大分支,导致上肢供血不足,可出现受累侧上肢脉搏减弱,血压降低。因此测量血压应该双侧对比,避免提供错误信息。

(4)安全护送患者病情稳定时,应及时遵医嘱送患者做必要的检查(如 CT、MRI)以进一步确诊,或及时送患者入 CCU 室继续治疗,而主动脉夹层患者在运送途中常因路上车床推动引起的振动会发生病情突变,因此在运送患者前,应做好充分的准备。

3.加强基础护理

(1)患者应绝对卧床休息,避免情绪激动,以免交感神经兴奋,导致心率加快、血压升高,加重血肿形成。床上用餐、大小便。避免体位突然改变,避免引起腹压升高的因素如震动性咳嗽、屏气等。

(2)饮食以粗纤维、低脂、易消化、营养丰富的流质、半质饮食或软食为主,少量多餐,每餐不宜过饱。

(3)保持大便通畅,预防便秘。主动脉夹层动脉瘤患者发病急性期常常是绝对卧床休息,大部分患者由于活动减少或不习惯床上大小便而引起便秘。便秘时,由于用力排便使腹压增加导致血压增高易引起夹层动脉血肿的破裂,所以在急性期常采用如下的护理措施:指导患者养成按时排便的习惯;理调节饮食,每天补充足够的水分,多食新鲜的水果、蔬菜及粗纤维食物;按摩、热敷下腹部,促进肠蠕动。常规给予缓泻剂,如酚酞等口服,以保证每天排便 1 次。

(4)病室整洁、安静通风,保持合适温湿度,限制探视。

4.心理护理

剧烈疼痛感受及该病起病突然,进展迅速、病情凶险,特殊的住院监护环境、绝对卧床的限制,使患者紧张、无助,易产生恐惧、焦虑心理。护理人员要避免只忙于抢救而忽略患者的感受。对于意识清楚的患者,用和蔼的语言安慰、体贴患者,消除患者的紧张、恐惧情绪,增强患者的信

任和安全感,树立战胜疾病的信心。可将 Orem 护理系统理论中的支持教育、部分补偿性护理,用于主动脉夹层动脉瘤患者的护理,给患者提供情感支持,以启发患者乐观期待,淡化对预后的忧虑。同时,给予患者信息支持,使他们获得疾病治疗及护理知识,从被动接受治疗、护理转为主动参与治疗、护理,帮助他们形成新的生活方式,为回归家庭、社会及提高生存质量打下良好的基础。

5.加强术后监护,提高患者生存质量

(1)术后出血的观察:因为转机时间长,凝血功能破坏,吻合口张力过大,主动脉压力过高而发生手术创面及人造血管吻合口渗血或裂开,如不及时处理可导致休克、缺血性肾衰竭、心律失常等。术后应派专人护理,持续心电、血压监测,常规使用止血药,随时观察引流液的量、颜色、性质,定时挤压胸管,保持引流管在位通畅。如引流液超过 100 mL/h,连续 2 小时或短期内引流出大量鲜红色血液,要警惕活动性出血的可能并及时向医师报告病情的变化。值班护士必须严格记录液体出入量,保持液体出入量平衡,特别是尿量的观察。

(2)循环系统的观察与护理:术中失血、心肌创伤都会导致术后患者血容量不足、心肌收缩无力、血管扩张改变,植入的人造血管渗血及大量利尿剂的使用均使血容量更加不足,因此要尽快补充血容量,以提高心室充盈度,增加心排量。值班护士必须严格记录出入量,保持出入量平衡,特别是尿量的观察。动脉瘤患者术后大部分表现为高动力状态,心率快,血压高,术后尽早使用血管扩张剂减轻血管阻力,首选药物硝普钠,使动脉平均压维持正常较低水平,以防止高血压所致的吻合口出血或破裂。同时适量应用正性肌力药物如多巴胺或毛花苷 C 强心,用药期间严密观察血压。

(3)神经系统的观察:手术经股动脉插管逆行转机,阻断主动脉时间较长,术后吻合口及移植血管内血栓形成易导致脑组织缺血,也可因血供恢复后引起脑组织缺血、再灌注损伤等引起神志异常和肢体功能障碍,出现昏迷、抽搐、偏瘫等,因此,护理方面要特别注意患者术后神志是否清醒,瞳孔大小,双侧是否对称,对光反射及有无病理反射;肢体的感觉、运动功能有无障碍。

(4)呼吸道的护理:术后常规应用呼吸机辅助呼吸,由于术后早期需充分镇静,故辅助时间应适当延长。每 30 分钟听肺部呼吸音 1 次,如有痰鸣音,及时吸痰。定时监测血气,根据血气结果,调整呼吸机参数。严禁使用呼气末正压(PEEP),以减少胸腔内压力,使吻合口承受最小压力。拔除气管插管后,给予面罩吸氧,鼓励咳嗽、排痰,无肺部并发症。咳嗽时不宜过于剧烈,以免增加吻合口张力。

(5)消化系统的观察:夹层动脉瘤或腹部主动脉手术可累及腹腔动脉、肠系膜动脉,引起消化道出血、坏死。临床表现为便血、肠梗阻、腹痛等症状。故应注意有无发热、恶心、食欲下降、黄疸等症状。还应注意胃液的颜色、量和性状,听诊肠鸣音,监测腹围的变化。

(6)预防感染:术后遵医嘱进行抗菌治疗,预防感染,伤口敷料遵循外科换药原则,严格无菌操作,监测体温变化,如有异常及时向医师汇报。病情稳定后,尽早拔除体内各种管道,减少异物感染机会。另一方面,给予患者高热量、高蛋白饮食,以促进吻合口愈合。

6.介入手术后的护理

(1)术后患者返回 CCU 室,严密监测生命体征的变化,特别是血压、心率、血氧饱和度、尿量等。

(2)术后护理同时应注意切口护理,由于术中应用抗凝剂,术后应严密观察切口出血、渗血情况,动脉穿刺口加压包扎止血,用 1 kg 沙袋放在右侧股动脉处压迫止血 8 小时。观察伤口有无血肿、瘀斑或感染。若发现敷料浸润,要及时更换敷料。术后 3 周内避免剧烈活动,以利于血管内、外膜的生长。

(3)肢体血供的观察及护理。术中在支架释放后有可能将左锁骨下动脉封堵,导致左上肢缺血。带膜支架也可能封堵脊椎动脉,影响脊髓供血导致截瘫。因此,应密切注意监测患者上下肢的血压、动脉搏动(桡动脉、足背动脉)、皮肤颜色及温度,同时注意患者的肢体感觉、运动及排便情况。

(三)健康教育

1.宣传、教育

在疾病的不同阶段根据患者的文化程度做好有关知识的宣传和教育,讲解急性期绝对卧床休息的意义和必要性,让患者知晓需控制血压骤升,警惕瘤体破裂,若出现突发胸、背、腰、腹剧烈疼痛应及时报告,以便医务人员立即采取有效降压止痛措施。

2.活动和休息

本病急性期应严格卧床休息。提供舒适安静的环境以利于患者休息,指导患者平卧位休息,预防体位改变的血压变化对动脉瘤的不利压力,不可活动过度,最重要的是防止跌倒。由于跌倒可致动脉瘤破裂,所以降低环境中跌倒的潜在危险因素很重要。恢复期患者生命体征稳定后可逐步开展床上、床边活动,并嘱避免剧烈咳嗽、活动过度和情绪波动等。

3.用药

嘱患者严格按医嘱用药,按时服药,不要随意增减药物剂量及种类。行主动脉瓣置换术者需终身服用华法林。服药过程中,需定期抽血监测凝血酶,以指导用药剂量。

4.观察病情

教育患者自己观察病情变化,如有背痛、胸痛、肢体活动障碍时,及时报告医护人员。密切观察血压变化,保持血压的稳定状态,并指导患者掌握自测血压的方法。另外需密切观察有无出血倾向,如牙龈出血、血尿、皮肤瘀斑等,如有不适随时就诊。

5.饮食

由于夹层动脉瘤的患者多与动脉硬化有关,因此饮食治疗是必要的。嘱患者采用低盐、低脂、低胆固醇饮食,不宜过饱,并戒烟、酒,多食新鲜水果、蔬菜及富含粗纤维的食物,以保持大便通畅。

6.预防感冒

及时增减衣服,冬春季节尽量避免到人群集中的场所。

7.心理护理

不管患者是否接受外科手术治疗,多会害怕和恐惧夹层动脉瘤的破裂及其可能死亡的后果。护士评估患者对其潜在危险性的理解程度,鼓励患者改变高危行为,密切配合医护人员,避免动脉瘤的破裂。评估患者的焦虑程度,向患者解释治疗原则,因焦虑可导致血流动力学改变,必要时可遵医嘱使用镇静剂。指导患者学会自我调整心理状态,调控不良情绪。

8.出院指导

指导患者出院后仍以休息为主,活动量要循序渐进。

9.复查

出院后 1 个月内来院复查 1～2 次,出现情况随时来院复查。

(胡　欣)

第十三节 原发性高血压

原发性高血压的病因复杂,不是单个因素引起,与遗传有密切关系,是环境因素与遗传相互作用的结果。要诊断高血压,必须根据患者与血压对照规定的高血压标准,在未服降压药的情况下,测两次或两次以上非同日多次重复的血压所得的平均值为依据,偶然测得一次血压增高不能诊断为高血压,必须重复测得和进一步观察。测得高血压时。要做相应的检查以排除继发性高血压,若患者是继发性高血压,未明确病因即当成原发性高血压而长期给予降压治疗,不但疗效差,而且原发性疾病严重发作常可危及生命。

一、一般表现

原发性高血压通常起病缓慢,早期常无症状,可以多年自觉良好而偶于体格检查时发现血压升高,少数患者则在发生心、脑、肾等并发症后才被发现。高血压患者可有头痛、眩晕、气急、疲劳、心悸、耳鸣等症状,但并不一定与血压水平呈正比。往往是在患者得知患有高血压后才注意到。

高血压病初期只是在精神紧张、情绪波动后血压暂时升高,随后可恢复正常,以后血压升高逐渐趋于明显而持久,但一天之内白昼与夜间血压水平仍可有明显的差异。

高血压病后期的临床表现常与心、脑、肾功能不全或器官并发症有关。

二、实验室检查

(1)为了原发性高血压的诊断、了解靶器官(主要指心、脑、肾、血管)的功能状态并指导正确选择药物治疗,必须进行下列实验室检查:血、尿常规、肾功能、血尿酸、脂质、糖、电解质、心电图、胸部 X 线和眼底检查。早期患者上述检查可无特殊异常,后期高血压患者可出现尿蛋白增多及尿常规异常,肾功能减退,胸部 X 线可见主动脉弓迂曲延长、左室增大,心电图可见左心室肥大劳损。部分患者可伴有血清总胆固醇、甘油三酯、低密度脂蛋白胆固醇的增高和高密度脂蛋白胆固醇的降低,亦常有血糖或尿酸水平增高。目前认为,上述生化异常可能与原发性高血压的发病机制有一定的内在联系。

(2)眼底检查有助于对高血压严重程度的了解,眼底分级法标准如下:Ⅰ级,视网膜动脉变细、反光增强;Ⅱ级,视网膜动脉狭窄、动静脉交叉压迫;Ⅲ级,上述血管病变基础上有眼底出血、棉絮状渗出;Ⅳ级,上述基础上出现视神经盘水肿。大多数患者仅为Ⅰ、Ⅱ级变化。

(3)动态血压监测(ABPM)与通常血压测量不同,动态血压监测是由仪器自动定时测量血压,可每隔 15～30 分钟自动测压(时间间隔可调节),连续 24 小时或更长。可测定白昼与夜间各时间段血压的平均值和离散度,能较敏感、客观地反映实际血压水平。

正常人血压呈明显的昼夜波动,动态血压曲线呈双峰一谷,即夜间血压最低,清晨起床活动后血压迅速升高,在上午 6～10 时及下午 4～8 时各有一高峰,继之缓慢下降。中、轻度高血压患者血压昼夜波动曲线与正常类似,但血压水平较高。早晨血压升高可伴有血儿茶酚胺浓度升高,血小板聚集增加及纤溶活性增高会变化,可能与早晨较多发生心脑血管急性事件有关。

血压变异性和血压昼夜节律与靶器官损害及预后有较密切的关系,即伴明显靶器官损害或严重高血压患者其血压的昼夜节律可消失。

目前尚无统一的动态血压正常值,但可参照采用以下正常上限标准:24 小时平均血压值<17.33/10.66 kPa,白昼均值<18/11.33 kPa,夜间<16.66/10 kPa。夜间血压均值比白昼降低>10%,如降低不及 10%,可认为血压昼夜节律消失。

动态血压监测可用于诊断"白大衣性高血压",即在诊所内血压升高,而诊所外血压正常;判断高血压的严重程度,了解其血压变异性和血压昼夜节律;指导降压治疗和评价降压药物疗效;诊断发作性高血压或低血压。

三、原发性高血压危险度的分层

原发性高血压的严重程度并不单纯与血压升高的水平有关,必须结合患者总的心血管疾病危险因素及合并的靶器官损害作全面的评价,治疗目标及预后判断也必须以此为基础。心血管疾病危险因素包括吸烟、高脂血症、糖尿病、年龄>60 岁、男性或绝经后女性、心血管疾病家族史(发病年龄女性<65 岁,男性<55 岁)。靶器官损害及合并的临床疾病包括心脏疾病(左心室肥大、心绞痛、心肌梗死、既往曾接受冠状动脉旁路手术、心力衰竭),脑血管疾病(脑卒中或短暂性脑缺血发作),肾脏疾病(蛋白尿或血肌酐升高),周围动脉疾病,高血压视网膜病变(大于等于Ⅲ级)。危险度的分层是把血压水平及危险因素及合并的器官受损情况相结合分为低、中、高和极高危险组。治疗时不仅要考虑降压,还要考虑危险因素及靶器官损害的预防及逆转。

低度危险组:高血压 1 级,不伴有上列危险因素,治疗以改善生活方式为主,如 6 个月后无效,再给药物治疗。

中度危险组:高血压 1 级伴 12 个危险因素或高血压 2 级不伴有或伴有不超过 2 个危险因素者。治疗除改善生活方式外,给予药物治疗。

高度危险组:高血压 1~2 级伴至少 3 个危险因素者,必须药物治疗。

极高危险组:高血压 3 级或高血压 1~2 级伴靶器官损害及相关的临床疾病者(包括糖尿病),必须尽快给予强化治疗。

四、临床类型

原发性高血压大多起病及进展均缓慢,病程可长达十余年至数十年,症状轻微,逐渐导致靶器官损害。但少数患者可表现为急进重危,或具特殊表现而构成不同的临床类型。

(一)高血压急症

高血压急症是指高血压患者血压显著的或急剧的升高[收缩压>26.7 kPa(200 mmHg),舒张压>17.3 kPa(130 mmHg)],常同时伴有心、脑、肾及视网膜等靶器官功能损害的一种严重危及生命的临床综合征,其舒张压>18.67~20.0 kPa 和/或收缩压>29.33 kPa,无论有无症状,也应视为高血压急症。高血压急症包括高血压脑病、高血压危象、急进型高血压、恶性高血压,高血压合并颅内出血、急性冠状动脉功能不全、急性左心衰竭、主动脉夹层血肿,以及子痫、嗜铬细胞瘤危象等。

(二)恶性高血压

1%~5%的中、重度高血压患者可发展为恶性高血压,其发病机制尚不清楚,可能与不及时治疗或治疗不当有关。病理上以肾小动脉纤维样坏死为突出特征。临床特点:①发病较急骤,多见于中、青年。②血压显著升高,舒张压持续＞17.33 kPa。③头痛、视力模糊、眼底出血、渗出和乳头水肿。④肾脏损害突出,表现为持续蛋白尿、血尿及管型尿,并可伴肾功能不全。⑤进展迅速,如不给予及时治疗,预后不佳,可死于肾衰竭、脑卒中或心力衰竭。

(三)高血压危重症

1.高血压危象

在高血压病程中,由于周围血管阻力的突然上升,血压明显升高,出现头痛、烦躁、眩晕、恶心、呕吐、心悸、气急及视力模糊等症状。伴靶器官病变者可出现心绞痛、肺水肿或高血压脑病。血压以收缩压显著升高为主,也可伴舒张压升高。发作一般历时短暂、控制血压后病情可迅速好转,但易复发。危象发作时交感神经活动亢进,血中儿茶酚胺升高。

2.高血压脑病

高血压脑病是指在高血压病程中发生急性脑血液循环障碍,引起脑水肿和颅内压增高而产生的临床征象。发生机制可能为过高的血压突破了脑血管的自身调节机制,导致脑灌注过多,液体渗入脑血管周围组织,引起脑水肿。临床表现有严重头痛、呕吐、神志改变,较轻者可仅有烦躁、意识模糊,严重者可发生抽搐、昏迷。

(四)急进型高血压

约占高血压患者中1％～8％,多见于年轻人,男性居多。临床特点:①收缩压,舒张压均持续升高,舒张压常持续≥17.3 kPa(130 mmHg),很少有波动。②症状多而明显进行性加重,有一些患者高血压是缓慢病程,但后突然迅速发展,血压显著升高。③出现严重的内脏器官的损害,常在1～2年内发生心、脑、肾损害和视网膜病变,出现脑卒中、心肌梗死、心力衰竭、尿毒症及视网膜病变(眼底Ⅲ级以上改变)。

(五)缓进型高血压

这种类型占95％以上,临床上又称之为良性高血压。因其起病隐匿,病情发展缓慢,病程较长,可达数十年,多见于中老年人。临床表现:①早期可无任何明显症状,仅有轻度头痛或不适,休息之后可自行缓解。偶测血压时才发现高血压。②逐渐发展,患者表现为头痛、头晕、失眠、乏力、记忆力减退症状,血压也随着病情发展是逐步升高并趋向持续性,波动幅度也随之减小并伴随着心、脑、肾等器官的器质性损害。

此型高血压病由于病程长,早期症状不明显所以患者容易忽视其治疗,思想上不重视,不能坚持服药,最终造成不可逆的器官损害,危及生命。

(六)老年人高血压

年龄超过60岁达高血压诊断标准者即为老年人高血压。临床特点:①半数以上以收缩压为主;即单纯收缩期高血压(收缩压＞18.66 kPa;舒张压＜12 kPa),此与老年人大动脉弹性减退、顺应性下降有关,使脉压增大。流行病资料显示,单纯收缩压的升高也是心血管病致死的重要危险因素。②部分老年人高血压是由中年原发性高血压延续而来,属收缩压和舒张压均增高的混合型。③老年人高血压患者心、脑、肾器官常有不同程度损害,靶器官并发症如脑卒中、心力衰竭、心肌梗死和肾功能不全较为常见。④老年人压力感受器敏感性减退;对血压的调节功能降低、易造成血压波动及直立性低血压,尤其在使用降压药物治疗时要密切观察。老年人选用高血压药物时宜选用平和、缓慢的制剂,如利尿剂和长效钙通道阻滞剂及 ACEI 等;常规给予抗凝剂治疗;定期测量血压以予调整剂量。

(七)难治性高血压

难治性高血压又称顽固性或有抵抗性的高血压。临床特点：①治疗前血压≥24/15.32 kPa，经过充分的、合理的、联合应用 3 种药物（包括利尿剂），血压仍不能降至 21.33/7.5 kPa 以下。②治疗前血压<24/15.33 kPa，而适当的三联药物治疗仍不能达到<18.66/12 kPa，则被认为是难治性高血压。③对于老年单纯收缩期高血压，如治疗前收缩压>26.66 kPa，经三联治疗，收缩压不能降至 22.66 kPa 以下，或治疗前收缩压 21.33～26.66 kPa，而治疗后不能降至21.33 kPa 以下及至少低 1.33 kPa，亦称为难治性高血压。充分的合理的治疗应包括至少 3 种不同药理作用的药物，包括利尿剂并加之以下两种——β 受体阻滞剂，直接的血管扩张药，钙通道阻滞剂或血管紧张素转化酶抑制剂。应当说明的是，并不是所有严重的高血压都是难治性高血压，也不是难治性高血压都是严重高血压。

诊断难治性高血压应排除假性高血压及白大衣高血压，并排除继发性高血压，如嗜铬细胞瘤、原发性醛固酮增多症、肾血管性高血压等；中年或老年患者过去有效的治疗以后变得无效，则强烈提示肾动脉硬化及狭窄，肾动脉造影可确定诊断肾血管再建术可能是降低血压的唯一有效方法。

难治性高血压的主要原因可能有以下几种：①患者的依从性不好即患者没有按医师的医嘱服药，这可能是最主要的原因。依从性不好的原因可能药物方案复杂或服药次数频繁，患者未认识到控制好血压的重要性，药物费用及不良反应等。②患者食盐量过高（>5 g/d），或继续饮酒，体重控制不理想。应特别注意来自加工食品中的盐，如咸菜、罐头、腊肉、香肠、酱油、酱制品、咸鱼、成豆制品等，应劝说患者戒烟、减肥，肥胖者减少热量摄入量。③医师不愿使用利尿药或使用多种作用机制相同的药物。④药物相互作用，如阿司匹林或非甾体抗炎药因抑制前列腺素合成而干扰高血压的控制，拟交感胺类可使血压升高，麻黄素、口服避孕药、雄性激素、过多的甲状腺素、糖皮质激素等可使血压升高或加剧原先的高血压；考来烯胺可妨碍抗高血压药物的经肠道吸收。三环类抗忧郁药，苯异丙胺、抗组织胺、单胺氧化酶抑制剂及可卡因干扰胍乙啶的药理作用。

(八)儿童高血压

关于儿童高血压的诊断标准尚未统一。如 WHO 规定：13 岁以上正常上限为18.7/12.0 kPa，13 岁以下则为 18.0/11.3 kPa。《实用儿科学》中规定：8 岁以下舒张压>10.7 kPa，8 岁以上>12.0 kPa；或收缩压>16.0 kPa 与舒张压>10.7 kPa 为高血压。儿童血压测量方法与成年人有所不同：①舒张压以 Korotloff 第四音为难。②根据美国心脏病协会规定，使用袖带的宽度为 1 岁以下为 2.5，1～4 岁 5～6，5～8 岁8～9，成人 12.5，否则将会低估或高估血压的高度。诊断儿童高血压应十分慎重，特别是轻度高血压者应加强随访。一经确诊为儿童高血压后，首先除外继发性高血压。继发性高血压中最常见的病因是肾脏疾病，其次是肾动脉血栓、肾动脉狭窄、先天性肾动脉异常、主动脉缩窄、嗜铬细胞瘤等。

临床特点：①5%的患者有高血压的家族史。②早期一般无明显症状，部分患者可有头痛，尤在剧烈运动时易发生。③超体重肥胖者达 50%。④平素心动过速，心前区搏动明显，呈现高动力循环状态。⑤尿儿茶酚胺水平升高，尿缓激肽水平降低，血浆肾素活性轻度升高，交感神经活性增高。⑥对高血压的耐受力强，一般不引起心、肾、脑及眼底的损害。

(九)青少年高血压

青少年时期高血压的研究已越来越被人们重视。大量调查发现，青少年原发性高血压起源于儿童期,并认为青少年高血压与成人高血压及并发症有密切关系,同儿童期高血压病因相似,常见于继发性高血压,在青春期继发性高血压病例中,肾脏疾病仍然是主要的病因。大量的调查发现青少年血压与年龄有直接相关,青少年高血压诊断标准在不同时间(每次间隔3个月以上)3次测量坐位血压,收缩压和/或舒张压高于95百分位以上可诊断为高血压。见表3-5。

表 3-5　我国青少年年龄血压百分位值表

年龄	男性/P95	女性/P95
1～12	128/81	119/82
13～15	133/84	124/81
16～18	136/89	127/82

(十)精神紧张性高血压

交感神经系统在发病中起着重要作用。交感神经系统活性增强可导致:①血浆容量减少,血小板聚集,因而易诱发血栓形成。②激活肾素-血管紧张素系统,再加上儿茶酚胺的作用,引起左室肥厚的血管肥厚,肥厚的血管更易引起血管痉挛。③副交感神经系统活性较低和交感神经系统活性增强,是易引起心律失常,心动过速的因素。④降低骨骼肌对胰岛素的敏感性,其主要机制为在紧急情况下,交感神经系统活性增高引起血管收缩,导致运输至肌肉的葡萄糖减少;去甲肾上腺素刺激 β 受体也可引起胰岛素耐受,持续的交感神经系统还可以造成肌肉纤维类型由胰岛素耐受性慢收缩纤维转变成胰岛素耐受性快收缩纤维,这些变化可致血浆胰岛素浓度水平升高,并促进动脉粥样硬化。

(十一)白大衣性高血压

白大衣性高血压(WCH)是指在诊疗单位内血压升高,但在诊疗单位外血压正常。有人估计,在高血压患者中,约有20%为白大衣高血压,故近年来提出患者自我血压监测(HBPM)。HBPM 有下列好处:①能更全面更准确地反应患者的血压。②没有"白大衣效应"。③提高患者服药治疗和改变生活方式的顺从性。④无观察者的偏倚现象。自测血压可使用水银柱血压计,亦可使用动态血压监测(ABPM)的方法进行判断。有人认为"白大衣高血压"也应予以重视,它可能是早期高血压的表现之一。我国目前的参考诊断标难为 WCH 患者诊室收缩压>21.33 kPa和/或舒张压>12 kPa并且白昼动态血压收缩压<18 kPa,舒张压<10.66 kPa,这还需要经过临床的验证和评价。

"白大衣性高血压"多见于女性、年轻人、体型瘦及诊所血压升高、病程较短者。在这类患者中,规律性的反复出现的应激方式,例如,上班工作,不会引起血压升高。ABPM 有助于诊断"白大衣性高血压"。其确切的自然史与预后还不很清楚。

(十二)应激状态

偏快的心率是处于应激状态的一个标志,心动过速是交感神经活性增高的一个可靠指标,同时也是心血管病死亡率的一个独立危险因素。心率增快与血压升高、胆固醇升高、甘油三酯升高、血球压积升高、体重指数升高、胰岛素抵抗、血糖升高、高密度脂蛋白-胆固醇降低等密切相关。

(十三)夜间高血压

24 小时动态血压监测发现部分患者的血压正常节律消失,夜间收缩压或舒张压的降低小于日间血压平均值的 10%，甚至夜间血压反高于日间血压。夜间高血压常见于某些继发性高血压（如嗜铬细胞瘤、原发性醛固酮增多症、肾性高血压）、恶性高血压和合并心肌梗死、脑卒中的原发性高血压。夜间高血压的产生机制与神经内分泌正常节律障碍、夜间上呼吸道阻塞、换气过低和睡眠觉醒有关，其主要症状是响而不规则的大鼾、夜间呼吸暂停及日间疲乏和嗜睡。这种患者常伴有超重、易发生脑卒中、心肌梗死、心律失常和猝死。

（十四）肥胖型高血压

肥胖者易患高血压，其发病因素是多方面的，伴随的危险因素越多，则预后越差。本型高血压患者心、肾、脑、肺功能均较无肥胖者更易受损害，且合并糖尿病、高脂血症、高尿酸血症者多，患冠心病、心力衰竭、肾功能障碍者明显增加。

（十五）夜间低血压性高血压

夜间低血压性高血压是指日间为高血压（特别是老年收缩期性高血压），夜间血压过度降低，即夜间较日间血压低超过 20%。其发病机制与血压调节异常、血压节律改变有关。该型高血压易发生腔隙性脑梗死，可能与夜间脑供血不足、高凝状态有关。治疗应注意避免睡前使用降压药（尤其是能使夜间血压明显降低的药物）。

（十六）顽固性高血压

顽固性高血压是指高血压患者服用 3 种以上的不同作用机制的全剂量降压药物，测量血压仍不能控制在 18.66/12.66 kPa 以下或舒张压（DBP）≥13.33 kPa，老年患者血压仍＞21.33/12 kPa，或收缩压（SBP）不能降至 18.66 kPa 以下。顽固性高血压的原因：①治疗不当。应采用不同机制的降压药物联合应用。②对药物的不能耐受。由于降压药物引起不良反应；而中断用药，常不服药或间断服药，造成顺应性差。③继发性高血压。当患者血压明显升高并对多种治疗药物呈抵抗状态的，应考虑排除继发因素。常见肾动脉狭窄、肾动脉粥样斑块形成、肾上腺疾病等。④精神因素。工作繁忙造成白天血压升高，夜间睡眠时血压正常。⑤过度摄钠。尤其对高血压人群中，约占 50% 的盐敏感性高血压，例如，老年患者和肾功能减退者，盐摄入量过高更易发生顽固性高血压，而低钠饮食可改善其对药物的抵抗性。

五、护理评估

（一）病史

应注意询问患者有无高血压家族史，个性特征、职业、人际关系、环境中有无引发本病的应激因素，生活与饮食习惯、烟酒嗜好，有无肥胖、心脏病、肾脏病、糖尿病、高脂血症、痛风、支气管哮喘等病史及用药情况。

（二）身体状况

高血压病根据起病和病情进展缓急分为缓进型和急进型两类，前者多见，后者占高血压病的 1%～5%。

1.一般表现

缓进型原发性高血压起病隐匿，病程进展缓慢，早期多无症状，偶在体格检查时发现血压升高，少数患者在发生心、脑、肾等并发症后才被发现。高血压患者可在精神紧张、情绪激动或劳累后有头晕、头痛、眼花、耳鸣、失眠、乏力、注意力不集中等症状，但症状与血压增高程度并不一定一致。

患者血压随季节、昼夜、情绪等因素有较大波动，表现为冬季较夏季高、清晨较夜间高、激动时较平静时高等特点。体检时可听到主动脉瓣区第二心音亢进、主动脉瓣区收缩期杂音,少数患者在颈部或腹部可听到血管杂音。长期持续高血压可有左心室肥厚。

高血压病早期血压仅暂时升高,去除原因和休息后可恢复,称为波动性高血压阶段。随病情进展,血压呈持久增高,并有脏器受损表现。

2.并发症

主要表现心、脑、肾等重要器官发生器质性损害和功能性障碍。

(1)心脏:血压长期升高,增加了左心室的负担。左室因代偿而心肌肥厚,继而扩张,形成高血压性心脏病。在心功能代偿期,除有劳累性心悸外,其他症状不明显。心功能失代偿时,则表现为心力衰竭。由于高血压后期可并发动脉粥样硬化,故部分患者可并发冠心病,发生心绞痛、心肌梗死。

(2)脑:重要的脑血管病变表现有,一时性(间歇性)脑血管痉挛:可使脑组织缺血,产生头痛、一时性失语、失明、肢体活动不灵或偏瘫。可持续数分钟至数天,一般在 24 小时内恢复。脑出血一般在紧张的体力或脑力劳动时容易发生,如情绪激动、搬重物等时突然发生。其临床表现因出血部位不同而异,最常见的部位在脑基底节豆状核,故常损及内囊,又称内囊出血。其主要表现为突然摔倒,迅速昏迷,头、眼转向出血病灶的同侧,出血病灶对侧的"三偏"症状,即偏瘫、偏身感觉障碍和同侧偏盲。呼吸深沉而有鼾声,大小便失禁。瘫痪肢体开始完全弛缓,腱反射常引不出。数天后瘫痪肢体肌张力增高,反射亢进,出现病理反射。脑动脉血栓形成:多在休息睡眠时发生,常先有头晕、失语、肢体麻木等症状,然后逐渐发生偏瘫,一般无昏迷。随病情进展,可发生昏迷甚至死亡。上述脑血管病变的表现,祖国医学统称为"中风"或"卒中",现代医学统称为"脑血管意外"。高血压脑病是指脑小动脉发生持久而严重的痉挛、脑循环发生急性障碍,导致脑水肿和颅内压增高,可发生于急进型或严重的缓进型高血压病患者。表现血压持续升高,常超过 26.7/16.0 kPa(200/120 mmHg),剧烈头痛、恶心、呕吐、眩晕、抽搐、视力模糊、意识障碍直至昏迷。发作可短至数分钟,长者可达数小时或数天。

(3)肾的表现:长期高血压可致肾小动脉硬化,当肾功能代偿时,临床上无明显肾功能不全表现。当肾功能转入失代偿期时,可出现多尿、夜尿增多、口渴、多饮,提示肾浓缩功能减低,尿比重固定在 1.010 左右,称为等渗尿。当肾功能衰退时,可发展为尿毒症,血中肌酐、尿素氮增高。

(4)眼底视网膜血管改变:目前我国采用 Keith-Wegener4 级眼底分级法。Ⅰ级,视网膜动脉变细;Ⅱ级,视网膜动脉狭窄,动脉交叉压迫;Ⅲ级,眼底出血或棉絮状渗出;Ⅳ级,视神经盘水肿。眼底的改变可反映高血压的严重程度。

3.急进型高血压病

急进型高血压占高血压病的 1% 左右,可由缓进型突然转变而来,也可起病即为急进型。多见于青年和中年。基本的临床表现与缓进型高血压病相似,但各种症状更为突出,具有病情严重、发展迅速、肾功能急剧恶化和视网膜病变(眼底出血、渗出、乳头水肿)等特点。血压显著增高,舒张压持续在 17.3~18.6 kPa(130~140 mmHg)或更高,常于数月或 1~2 年内出现严重的心、脑、肾损害,最后常为尿毒症死亡,也可死于急性脑血管疾病或心力衰竭。经治疗后,少数病情亦可转稳定。

高血压危象是指短期内血压急剧升高的严重临床表现。它是在高血压的基础上,交感神经亢进致周围小动脉强烈痉挛,这是血压进一步升高的结果,常表现为剧烈头痛、神志改变、恶心、呕吐、心悸、呼吸困难等。收缩压可高达 34.7 kPa(260 mmHg),舒张压 16.0 kPa(120 mmHg)

以上。

（三）实验室及其他检查

1.尿常规检查

尿常规检查可阴性或有少量蛋白和红细胞,急进型高血压患者尿中常有大量蛋白、红细胞和管型,肾功能减退时尿比重降低,尿浓缩和稀释功能减退,血中肌酐和尿素氮增高。

2.X线检查

轻者主动脉迂曲延长或扩张、并发高血压性心脏病时,左心室增大,心脏至靴形样改变。

3.超声波检查

心脏受累时,二维超声显示早期左室壁搏动增强,第Ⅱ期多见室间隔肥厚,继则左心室后型肥厚;左心房轻度扩大;超声多普勒于二尖瓣上可测出舒张期血流速度减慢,舒张末期速度增快。

4.心电图和心向量图检查

心脏受累的患者又可见左心室增厚或兼有劳损,P波可增宽或有切凹,P环振幅增大,特别终末向后电力更为明显。偶有心房颤动或其他心律失常。

5.血浆肾素活性和血管紧张素Ⅱ浓度测定

二者可增高,正常或降低。

6.血浆心钠素浓度测定

心钠素浓度降低。

六、护理目标

(1)头痛减轻或消失。

(2)焦虑减轻或消失。

(3)血压维持在正常水平,未发生意外伤害。

(4)能建立良好的生活方式,合理膳食。

七、护理措施

（一）一般护理

(1)头痛、眩晕、视力模糊的患者应卧床休息,抬高床头,保证充足的睡眠。指导患者使用放松技术,如缓慢呼吸、心理训练、音乐治疗等,避免精神紧张、情绪激动和焦虑,保持情绪平稳。保持病室安静,减少声光刺激和探视,护理操作动作要轻巧并集中进行,少打扰患者。对因焦虑而影响睡眠的患者遵医嘱应用镇静剂。

(2)有氧运动可降压减肥、改善脏器功能、提高活动耐力、减轻胰岛素抵抗,指导轻症患者选择适当的运动,如慢跑、健身操、骑自行车、游泳等(避免竞技性、力量型的运动),一般每周3～5次,每次30～40分钟,出现头晕、心慌、气短、极度疲乏等症状时应立即停止运动。

(3)合理膳食,每天摄钠量不超过6 g,减少热量、胆固醇、脂肪摄入,适当增加蛋白质,多吃蔬菜、水果,摄入足量的钾、镁、钙,避免过饱,戒烟酒及刺激性的饮料,可以降低血压,减轻体重,防止高血脂和动脉硬化,防止便秘,减轻心脏负荷。

（二）病情观察与护理

(1)注意神志、血压、心率、尿量、呼吸频率等生命体征的变化,每天定时测量并记录血压。血压有持续升高时,密切注意有无剧烈头痛、呕吐、心动过速、抽搐等高血压脑病和高血压危象的征象。出现上述现象时应给予氧气吸入,建立静脉通路,通知病危,准备各种抢救物品及急救药物,详细书写特别护理记录单;配合医师采取紧急抢救措施,加快速降压、制止抽搐,以防脑血管疾病的发生。

(2)注意用药及观察:高血压患者服药后应注意观察服药反应,并根据病情轻重、血压的变化决定用药剂量与次数,详细做好记录。若有心、脑、肾严重并发症,则药物降压不宜过快,否则供血不足易发生危险。血压变化大时,要立即报告医师予以及时处理。要告诉患者按时服药及观察,忌乱用药或随意增减剂量与擅自停药。用降压药期间要经常测量血压并做好记录,以提供治疗参考,注意起床动作要缓慢,防止直立性低血压引起摔倒。用利尿剂降压时注意记液体出入量,排尿多的患者应注意补充含钾高的食物和饮料,如玉米面、海带、蘑菇、枣、桃、香蕉、橘子汁等。用普萘洛尔要逐渐减量、停药,避免突然停用引起心绞痛发作。

(3)患者如出现肢体麻木,活动欠灵,或言语含糊不清时,应警惕高血压并发脑血管疾病。对已有高血压心脏病者,要注意有无呼吸困难、水肿等心力衰竭表现;同时检查心率、心律有无心律失常的发生。观察尿量及尿的化验变化,以发现肾脏是否受累。发现上述并发症时,要协助医师相应的治疗及做好护理工作。

(4)高血压急症时,应迅速准确按医嘱给予降压药、脱水剂及镇痉药物,注意观察药物疗效及不良反应,严格按药物剂量调节滴速,以免血压骤降引起意外。

(5)出现脑血管意外、心力衰竭、肾衰竭者,给予相应抢救配合。

八、健康教育

(1)向患者提供有关本病的治疗知识,注意休息和睡眠,避免劳累。

(2)同患者共同讨论改变生活方式的重要性,低盐、低脂、低胆固醇、低热量饮食,禁烟、酒及刺激性饮料。肥胖者节制饮食。

(3)教会患者进行自我心理平衡调整,自我控制活动量,保持良好的情绪,掌握劳逸适度,懂得愤怒会使舒张压升高,恐惧焦虑会使收缩压升高的道理,并竭力避免之。

(4)定期、准确、及时服药,定期复查。

(5)保持排便通畅,规律的性生活,避免婚外性行为。

(6)教会患者怎样测量血压及记录。让患者掌握药物的作用及不良反应,告诉患者不能突然停药。

(7)指导患者适当地进行运动,可增加患者的健康感觉和松弛紧张的情绪,增高 HDL-C。推荐作渐进式的有氧运动,如散步、慢跑;也可打太极拳、练气功;避免举高重物及作等长运动(如举重、哑铃)。

九、高血压合并常见病的护理

(一)高血压合并脑卒中的护理要点

1.生活起居护理

(1)外感风寒者,病室宜温暖,汗出时忌当风,恶风严重时,头部可用毛巾包裹或戴帽,以免复感外邪。

(2)阴虚阳亢者病室宜凉润通风,阳虚者病室宜温暖、阳光充足。

(3)眩晕发作时卧床休息,闭目养神,起坐下床动作要缓慢,尽量减少头部的活动,防止跌仆,协助其生活护理。座椅、床铺避免晃动、摇动。

(4)神昏或脑卒中患者加强口腔、眼睛、皮肤及会阴的护理,用盐水或中药漱口液清洗口腔;眼睑不能闭合者,覆盖生理盐水湿纱布,并按医嘱滴眼药水或眼药膏;保持床单位清洁,定时为患者翻身拍背;尿失禁患者给予留置导尿。

2.情志护理

(1)脑卒中患者多心肝火盛,易心烦易怒,可安抚鼓励患者,使其舒神开心,指导患者适当看一些哀伤电影、小说和怡心悦目的金色、杏色或白色的五行图片,听大自然的轻音乐,对应中医学的音乐疗法,五音调试可选角调,如《碧叶烟云》,其音韵可清肝泻火、平肝清阳,可缓解头晕胀痛、烦躁易怒、失眠多梦等。

(2)合并郁证患者可用"喜疗法",所谓"喜则气和志达,营卫通利"。指导患者看笑话集、喜剧及红色、紫色、绿色等色彩鲜艳的五行图片,多交友谈心,听一些喜庆的音乐,如徵调《雨后彩虹》、角调的《春江花月夜》与宫调的《青花瓷》。还可运用中医学芳香治疗法,如选择柠檬可以轻度兴奋,缓解压力,减轻消沉和抑郁。

3.饮食护理

(1)宜清淡、低盐低脂饮食,忌辛辣、肥甘厚味、咸食等,禁烟、浓茶、咖啡等。

(2)吞咽困难、饮水呛咳者,指导患者取平卧位喂食流质食物,取坐位或半卧位进食半流或固体食物。

(3)风痰上扰证应多食雪梨、橘子、杏仁、冰糖、萝卜等,忌食肥腻、公鸡肉等助痰生风的食物。

(4)肝阳上亢证宜食山楂、淡菜、紫菜、甲鱼、芹菜、海蜇、香菇等。

(5)痰湿中阻证可多食薏苡仁、红小豆、西瓜、冬瓜、玉米、竹笋等清热利湿的食物。

(6)气血两亏者应着重补益,如黑芝麻、胡桃肉、红枣、怀山药、羊肝、猪肾等。

4.用药护理

(1)外感风寒者,中药宜热服,服药后可饮热粥或热汤以助药力。其他中药宜温服。恶心呕吐较重者,可少量多次频服,或舌上滴姜汁数滴。

(2)长期服药者,不可擅自骤然停药,以免引起病情反复。若停药一定要遵医嘱缓慢逐步减量,直至停药。注意观察药物引起的不良反应。

(3)服降压药、利尿脱水药时,应观察血压变化,防止头晕,注意安全。

5.病情观察

(1)严密观察神志、瞳孔、生命体征、汗出、肢体活动、大小便失禁、出入量等,防止脑疝及脱证的发生。

(2)观察疾病发作的时间、性质、程度、伴随症状、诱发因素等,做好实时记录。

6.脑卒中的急症处理

(1)应就地处理,予吸氧,针刺人中、十宣、涌泉穴等紧急救治,遵医嘱使用降压药、脱水药或镇静药。

(2)脑卒中患者取头高脚低位,尽量避免搬动。保持呼吸道通畅,头转向一侧,除去义齿,清除口咽部分泌物,解开其衣领、衣扣、腰带,及时吸痰。使用压舌板、舌钳和牙垫防止舌后坠、舌咬伤、颊部咬伤。

(3)严重者应专人守护,注意安全,卧床设床栏,防止坠床,必要时使用保护性约束,防止意外伤害。抽搐时切忌强拉、捆绑患者拘急挛缩的肢体,以免造成骨折。床旁备气管切开包、气管插管、呼吸机等急救用物。

(4)做好鼻饲、导尿的护理。

7.健康指导

(1)起居有常,劳逸有节,适寒温,防外感,保证充足睡眠,避免用脑过度,不宜长时间看书学习等。

(2)饮食:辨证施食。可多食健脑的食物,如灵芝、桂圆、核桃、蚕豆、动物的骨髓等。忌辛辣、肥甘厚味、咸食等,禁烟、浓茶、咖啡等。

(3)情志:顺其自然,为所能为。

(4)用药:遵医嘱用药,不可擅自停药和减量。

(5)康复:脑卒中患者常有肢体瘫痪、语言不利、吞咽困难等功能障碍。应根据患者的具体情况,指导其做被动或主动的肢体功能活动、语言训练及吞咽功能训练。运用针灸、推拿、按摩、理疗等治疗方法,帮助患者恢复功能。预防或减少失用性萎缩、失语等并发症的发生。注意患肢保暖防寒,保持肢体功能位置。

(6)强身:散步、打太极拳、做脑或颈保健操,以疏通经脉,调畅气血,濡养脑髓。

(7)定期复查,不适随诊。

(二)高血压合并糖尿病的护理要点

1.生活起居护理

(1)病室要保持整洁安静、光线柔和,室温在18~22 ℃,相对湿度50%~70%为宜。

(2)根据患者具体情况选择运动疗法,如快步走、打太极拳、练八段锦、骑自行车等。时间安排在饭后1小时开始,每次持续20~30分钟。以运动后脉搏在120次/分左右、不感到疲劳为宜。外出时携带糖果、饼干和水,以预防低血糖。

(3)指导患者注意个人卫生,保持全身和局部清洁,加强口腔、皮肤和阴部的清洁,做到勤换内衣。

(4)衣服鞋袜穿着要宽松,寒冷季节要注意四肢关节末端保暖。肢痛、肢麻者应避免局部刺激,可用乳香、当归、红花煎水熏洗,要注意温度,以免烫伤。

(5)注意保护足部,鞋袜不宜过紧,保持趾间干燥、清洁。经常检查有无外伤、鸡眼、水泡、趾甲异常等,并及时处理。剪趾甲时注意剪平,不要修剪过短。

(6)出现视物模糊者,应减少活动和外出时需有专人陪同。

2.情志护理

(1)消渴患者多为肝失调畅,气机紊乱,应多与患者沟通,正确对待疾病,针对每个患者的病情和心理、性格特点,循循善诱,耐心开导,让患者保持乐观情绪,积极配合治疗。

(2)源于《黄帝内经》"形神合一""天人合一""悲哀愁忧则心动,心动则五脏六腑皆摇"。用五行音乐疗法,根据病情辨证施治。①上消:肺热津伤型用金调音带。②中消:胃热炽盛型用宫调音带。③下消:肾虚型用羽调音带。

(3)嘱患者选用情调悠然、节奏徐缓、旋律清逸高雅、风格隽秀的古典乐曲与轻音乐,如《烛影摇红》《平湖秋月》《春江花月夜》《江南好》及平静舒缓、朴实自然的牧曲等,优美悦耳的音乐可改善糖尿病患者孤独、忧郁、烦恼、沮丧等不良情绪。

(4)嘱患者在室外可选择花园、湖畔及依山傍水、绿树成荫之处。选择的环境使人精神愉快,情绪稳定从而加强治疗的效果。

3.饮食护理

(1)计算标准体重,控制总热量。严格定时定量进餐,饮食搭配均匀。

(2)碳水化合物、蛋白质、脂肪分配比例占总热量的55%～65%,10%～15%,20%～25%。

(3)宜选用的食物如粗、杂粮,燕麦,玉米面和黄豆及其制品,新鲜蔬菜等;少吃的食物如奶油、动物油及内脏、芋头、莲藕、葵花籽等。

(4)禁食糖、烟酒和高淀粉的食物,如薯类、香蕉等,少食煎炸食品。可适当增加蛋白质如瘦肉、鱼、牛奶、豆制品等。可食用洋葱、黄瓜、南瓜、茭白、怀山药等有治疗作用的蔬菜。按规定进食仍感饥饿者,应以增加水煮蔬菜充饥。

(5)在血糖和尿糖控制平稳后,可在两餐间限量吃一些梨、西瓜、橙子等。

4.用药护理

(1)中药宜饭后温服。

(2)了解各类降糖药物的作用、剂量、用法、掌握药物的不良反应和注意事项,指导患者正确服用,及时纠正不良反应。

(3)观察患者的血糖、尿糖、尿量和体重变化,评价药物疗效。

5.病情观察

(1)询问既往饮食习惯,饮食结构和进食情况及生活方式、休息状况、排泄状况、有无特殊嗜好、有无糖尿病家族史、有无泌尿道和皮肤等感染、有糖尿病慢性并发症的患者,注意观察有无血管、神经系统异常。

(2)定期检查空腹和饭后2小时的血糖变化。

(3)准确记录24小时出入量,每周定时测体重。

(4)观察患者饮水、进食量,尿量及尿的颜色和气味。观察患者的神志、视力、血压、舌象、脉象和皮肤情况,做好记录。如观察到以下情况应立即报告医师,医护协作处理:①患者突然心慌头晕、出虚汗、软弱无力等低血糖现象时。应该马上检查血糖情况,如果是低血糖,应按低血糖处理。②头痛头晕、食欲缺乏、恶心呕吐、烦躁不安,甚至呼吸有烂苹果气味的酮症酸中毒时。③出现神昏、呼吸深快、血压下降、肢冷脉微欲绝等症状。

6.健康指导

(1)饮食护理:①定时定量进餐,避免进食时间延迟或提早,没有低血糖时避免吃糖。②避免吃浓缩的碳水化合物,避免饮用酒精饮料,避免食用高胆固醇、高脂肪食物。

(2)胰岛素使用:①向患者解释所使用胰岛素的作用时间及注意事项。②指导低血糖反应的表现和紧急处理措施。

(3)测血糖:指导患者掌握正确的血糖测试方法。

(4)足部护理:①定期检查足部皮肤,以早期发现病变。②促进足部血液循环,以温水浸泡双脚,时间不可过长,5分钟左右,冬季应注意保暖,避免长时间暴露于冷空气中。③以润滑剂按摩足部,避免穿过紧的长裤、袜、鞋。④避免穿拖鞋、凉鞋、赤脚走路,禁用暖水袋,以免因感觉迟钝而造成踢伤、烫伤。

(5)注意个人卫生:①勤洗澡,不可用过热的水,以免烫伤。②女患者阴部用温水清洗,以减轻不适。③阴部及脚趾皮肤避免潮湿,应随时保持干燥。

(6)休息:适当的休息,睡眠时间以能够恢复精神为原则。

（7）运动：运动可减少身体对胰岛素的需要量，依患者喜好和能力，共同计划规律运动，鼓励肥胖患者多运动。

（8）其他：保持情绪稳定，生活规律。按医嘱服用降糖药，定期复查，如有不适，随时就诊。

（三）高血压合并心力衰竭的护理要点

1.生活起居护理

（1）创造安静舒适的环境是本证护理工作的关键，避免一切不良刺激，特别要避免突然而来的噪声、高音。病室空气要清新，经常通气换气，温湿度适宜。注意保暖、避风寒、防外感，保证充足的睡眠。

（2）久病体弱、动则心悸怔忡、饮停心下、水邪泛滥水肿及重症卧床患者，一切活动应由护理人员协助，加强生活护理，预防压疮等并发症发生；取半卧位，两腿下垂，配合吸氧、强心、利尿等不同的治疗。

（3）指导患者排便时勿过于用力，养成每天定时排便习惯，平时饮食中可增加粗纤维食物或蜂蜜等润肠之物。便秘者适当应用缓泻剂。

（4）病症轻者适当进行锻炼：打太极拳、八段锦、气功等，以利脏腑气血的功能调节；但久病怔忡或心阳不足的患者应卧床休息为宜，以免劳力耗伤心气加重病情。

2.饮食护理

（1）本证以虚证多见，需注意加强营养补益气血：多用莲子、桂圆、大枣、怀山药、甲鱼等；水肿者要限制水盐的摄入，忌食肥甘厚味、生冷、辛辣、烈酒、烟、浓茶、咖啡等刺激性物品。

（2）体虚者可配以养血安神八宝粥（原料：芡实、薏苡仁、白扁豆、莲肉、怀山药、红枣、桂圆、百合各 6 g，粳米 150 g）。实证者则多配用重镇安神之物如朱砂安神丸（朱砂、黄连、生地黄、当归、甘草）。

（3）饮食宜有节制，定时定量、少食多餐、不宜过饱。

（4）适当饮用低度红酒有温阳散寒，活血通痹的作用，可少量饮用。

（5）适当控制钠盐及液体摄入量，保持热量供应的正常，进食蛋白质含量多的食物，如：瘦肉、鸡蛋、鱼、蛋白质等。

3.用药护理

（1）补益药宜早晚温服；使用中成药或西药者，要严格按照医嘱的剂量和时间给药，不应发给患者自行掌握服用。

（2）服用洋地黄类药、扩冠药及抗心律失常药物等抢救药物时要注意观察药物不良反应。附子过量后出现乌头碱中毒表现如心律失常，久煎 1~2 小时可减毒；洋地黄中毒可出现心率减慢、恶心呕吐、头痛、黄视、绿视等毒性反应。

（3）安神定志药物宜在睡前 0.5~1 小时服用。

4.情志护理

（1）情志不遂是诱发本病的重要因素。故应做好情志护理，注重消除患者紧张、惧怕、焦虑等不良情绪，要使患者怡情悦志，避免思虑过度伤脾。

（2）当病症发作时，患者常自觉六神无主、心慌不宁、恐惧，此时应在旁守护患者以稳定情绪，使其感到放心，同时进行救治。

5.病情观察

（1）本病症常在夜间发作及加重，故夜间应加强巡视及观察。

（2）若见脉结代、呼吸不畅、面色苍白等心气衰微表现时，立即予吸氧，通知医师，可予口服红参粉或按医嘱给服救心丸、丹参滴丸同时针刺心俞、内关、神门、三阴交或耳针心、肾、副交感等穴。

（3）对阵发性心悸的患者，发作时脉搏明显加速而并无结代者，可试用憋气法、引吐法、压迫眼球法、压迫颈动脉窦法来控制心悸。

（4）中医适宜技术：根据不同辨证分型可给予中药泡脚、熏蒸、中频脉冲电刺激、穴位敷贴、耳穴埋豆、拔火罐、艾灸等方法进行辅助治疗。

6.健康指导

（1）起居有序，居住环境安静，避免恶性刺激及突发而来的高音、噪声，忌恼怒、紧张。

（2）饮食有节，食勿过饱，勿食肥甘厚味，戒烟慎酒，忌浓茶、咖啡及烈性酒；限制钠盐摄入。保持二便通畅，忌用力过大。

（3）情志：重视自我调节情志，保持乐观开朗的情绪，丰富生活内容，怡情悦志，使气机条达，心气和顺。

（4）用药：积极防治有关的疾病，如痰饮、肺胀、喘证、消渴等症。

（5）强身：注意锻炼身体，以增强心脏、肺脏的功能，预防外邪的侵袭，保持充足的睡眠。

（6）器质性心脏病的妇女不宜胎产，怀孕时应予终止妊娠。

（7）定期复查：指导患者按照医嘱定时服药，定时复诊，随身携带急救药如硝酸甘油、硝酸异山梨酯、速效救心丸等，以便发作时服用，及时缓解症状。

（四）高血压患者自我调护要点

自我调护与高血压的发生、发展及预后有密切的关系。正确的自我调护可以改善血压。

1.养成良好的生活习惯

如坚持起床三部曲：醒来睁开眼睛后，继续平卧半分钟，再在床上坐半分钟，然后双腿下垂床沿半分钟，最后才下地活动。

2.穿衣宜松

高血压患者穿衣宜松不宜紧，保持三松（衣领宜松、腰带宜松、穿鞋宜松）。

3.居住环境宜舒适

环境应保持舒适、安静、整洁，室内保持良好的通风。

4.正确洗漱

每天早晚坚持温水洗漱、漱口最为适宜，因水过热、过凉都会刺激皮肤感受器，引起周围血管的舒缩，影响血压；洗澡时间不能过长，特别要注意安全，防止跌倒。

5.正确作息

坚持午休30～60分钟/天，如无条件，可闭目养神或静坐，有利于降压。夜间睡前，可用温水浸泡双足或按摩脚底穴位，可促进血液循环，提高睡眠质量。老年人每天睡眠时间为6～8小时即可。

6.其他

（1）戒烟限酒，控制体重。

（2）预防便秘：增加粗纤维食物摄入、腹部穴位按摩促进肠蠕动，或晨起空腹喝一大杯白开水，必要时可在医师指导下予药物辅助通便。

（3）掌握血压监测的方法、预防和处理直立性低血压。

（4）自行进行耳穴、体穴按压，用指尖或指节按压所选的穴位，每次按压5～10分钟，以有酸胀感觉为宜，14天1个疗程。

（5）自行足疗法：双足浸泡，尽量让水浸没过足踝（有足浴桶者可至膝以下），水温保持在40℃，每天可进行2次，下午与晚间各1次，每次30～40分钟。

随着医学的不断发展，人们已开始日益重视高血压的危害，护理人员及家庭应不断更新调护观念，拓宽知识面，学习心理学、教育学等其他学科知识，把握教学技巧，不断提高整体素质，为患者提供最佳的服务，最终达到降低高血压人群心脑血管病的目标。

（五）预防和处理直立性低血压

1.直立性低血压的表现

乏力、头晕、心悸、出汗、恶心、呕吐等临床表现，在联合用药、服首剂药物或加量时应特别注意。

2.指导患者预防直立性低血压的方法

（1）避免长时间站立，尤其在服药后最初几个小时。

（2）改变姿势，特别是从卧、坐位起立时动作宜缓慢。

（3）服药时间可选在平静休息时，服药后继续休息一段时间再下床活动，如在睡前服药，夜间起床排尿时应注意。

（4）避免用太热的水洗澡或蒸汽浴，更不宜大量饮酒。

（5）指导患者在直立性低血压发生时采取下肢抬高平卧，以促进下肢血液回流。

（胡　欣）

第十四节　高血压急症

高血压急症是指短时间内（数小时或数天）血压明显升高，舒张压＞16.0 kPa（120 mmHg）和/或收缩压＞24.0 kPa（180 mmHg），伴有重要器官组织，如心脏、脑、肾、眼底、大动脉的严重功能障碍或不可逆性损害。高血压急症可以发生在高血压患者，表现为高血压危象或高血压脑病；也可发生在其他许多疾病过程中，主要在心、脑血管病急性阶段，如脑出血、蛛网膜下腔出血、缺血性脑卒中、急性左心衰竭伴肺水肿、不稳定型心绞痛、急性主动脉夹层和急、慢性肾衰竭等情况时。

单纯的血压升高并不构成高血压急症，血压的高低也不代表患者的危重程度；是否出现靶器官损害，以及哪个靶器官受累不仅是高血压急症诊断的关键，也直接决定治疗方案的选择。及时正确处理高血压急症，可在短时间内使病情缓解，预防进行性或不可逆性靶器官损害，降低死亡率。根据降压治疗的紧迫程度，高血压急症可分为紧急和次急两类。前者需要采用静脉途径给药，在几分钟到1小时内迅速降低血压；后者需要在几小时到24小时内降低血压，可使用快速起效的口服降压药。

一、发病机制

长期高血压及伴随的危险因素引起小动脉中层平滑肌细胞增生和纤维化，中动脉、大动脉粥样硬化,管壁增厚和管腔狭窄,导致重要靶器官,如心、脑、肾缺血。在此基础上或在其他许多疾病过程中,因紧张、疲劳、情绪激动、突然停服降压药、嗜铬细胞瘤阵发性高血压发作等诱因,小动脉发生强烈痉挛,血压急剧上升,使重要靶器官缺血加重而产生严重功能障碍或不可逆性损害或由于过高的血压突破了脑血流自动调节范围,脑组织血流灌注过多引起脑水肿、脑功能障碍。

妊娠时子宫胎盘血流灌注减少,使前列腺素在子宫合成减少,从而促使肾素分泌增加,通过血管紧张素系统使血压升高。

二、临床表现

(一)高血压脑病

高血压脑病常见于急性肾小球肾炎,亦可见于其他原因高血压,但在醛固酮增多症和嗜铬细胞瘤者少见。常表现为剧烈头痛、烦躁、恶心、呕吐、抽搐、昏迷、暂时局部神经体征。舒张压常≥18.7 kPa(130 mmHg),眼底几乎均能见到视网膜动脉强烈痉挛,脑脊液压力可高达 4.0 kPa(400 mmH$_2$O),蛋白增加。经有效的降压治疗,症状可迅速缓解,否则将导致不可逆脑损害。

(二)急进型或恶性高血压

此类多见于中青年,血压显著升高,舒张压持续≥18.7 kPa(130 mmHg),并有头痛、视力减退、眼底出血、渗出和视盘水肿;肾损害突出,持续蛋白尿、血尿与管型尿;若不积极降压治疗,预后很差,常死于肾衰竭、脑卒中、心力衰竭。病理上以肾小球纤维样坏死为特征。

(三)急性脑血管病

急性脑血管病包括脑出血、脑血栓形成和蛛网膜下腔出血。

(四)慢性肾疾病合并严重高血压

原发性高血压可以导致肾小球硬化,肾功能损害,在各种原发或继发性肾实质疾病中,包括各种肾小球肾炎、糖尿病肾病、红斑狼疮肾炎、梗阻性肾病等,出现肾性高血压者可达 80%～90%,是继发性高血压的主要原因。随着肾功能损害加重,高血压的出现率、严重程度和难治程度也加重。

(五)急性左心衰竭

高血压是急性心力衰竭最常见的原因之一。

(六)急性冠脉综合征(ACS)

血压升高引起内膜受损而诱发血栓形成致 ACS。

(七)主动脉夹层

主动脉内的血液经内膜撕裂口流入囊样变性的中层,形成血肿,随血流压力的驱动,逐渐在主动脉中层内扩展。临床特点为急性起病,突发剧烈胸、背部疼痛、休克和血肿压迫相应的主动脉分支血管时出现的脏器缺血症状。多见于中老年患者,约 3/4 的患者有高血压。超高速 CT 和 MRI 能明确诊断,必要时主动脉造影。一旦诊断明确,立即进行解除疼痛、降低血压、减慢心率的治疗。

(八)子痫

先兆子痫是指以下三项中有两项者:血压＞21.3/14.7 kPa(160/110 mmHg);尿蛋白≥3 g/24 h;伴水肿、头痛、头晕、视物不清、恶心、呕吐等自觉症状。子痫指妊娠高血压综合征的孕产妇发生抽搐。辅助检查:血液浓缩、血黏度升高、重者肌酐升高、凝血机制异常,眼底可见视网膜痉挛、水肿、出血。

(九)嗜铬细胞瘤

嗜铬细胞瘤可产生和释放大量去甲肾上腺素和肾上腺素,常见的肿瘤部位在肾上腺髓质,也可在其他具有嗜铬组织的部位,如主动脉分叉、胸腹部交感神经节等。临床表现为血压急剧升高,伴心动过速、头痛、苍白、大汗、麻木、手足发冷。发作持续数分钟至数小时。通过发作时尿儿茶酚胺代谢产物香草基杏仁酸(VMA)和血儿茶酚胺的测定可以确诊。

高血压次急症也称为高血压紧迫状态,指血压急剧升高而尚无靶器官损害。允许在数小时内将血压降低,不一定需要静脉用药。包括急进型或恶性高血压无心、肾和眼底损害,先兆子痫,围手术期高血压等。

三、诊断与评估

(一)诊断依据

(1)原发性高血压病史。

(2)血压突然急剧升高。

(3)伴有心功能不全、高血压脑病、肾功能不全、视盘水肿、渗出、出血等靶器官严重损害。

(二)评估

发生高血压急症的患者基础条件不同,临床表现形式各异,要决定合适的治疗方案,有必要早期对患者进行评估,做出危险分层,针对患者的具体情况制订个体化的血压控制目标和用药方案。

在病情诊断及评估中,简洁但完整的病史收集有助于了解高血压的持续时间和严重性、并发症情况及药物使用情况;需要明确患者是否有心血管、肾、神经系统疾病病史,检查是否有靶器官损害的相关征象;进行必要的辅助检查:血电解质、尿常规、ECG、检眼镜等。根据早期评估选择适当的急诊检查,如X线胸部平片、脑CT等。一旦发现患者有靶器官急性受损的迹象,就应该进行紧急治疗,绝不能一味等待检查结果。

四、治疗原则

(一)迅速降低血压

选择适宜有效的降压药物静脉滴注,在监测下将血压迅速降至安全水平,以预防进行性或不可逆性靶器官损害,避免使血压下降过快或过低,导致局部或全身灌注不足。

(二)降压目标

高血压急症降压治疗的第一个目标是在30~60分钟将血压降到一个安全水平。由于患者基础血压水平各异,合并的靶器官损害不一,这一安全水平必须根据患者的具体情况决定。指南建议:①1小时内使平均动脉血压迅速下降但不超过25%。一般掌握在近期血压升高值的2/3左右。但注意对于临床的一些特殊情况,如主动脉夹层和急性脑血管病患者等,血压控制另有要求。②在达到第一个目标后,应放慢降压速度,加用口服降压药,逐步减慢静脉给药的速度,逐渐将血压降低到第二个目标。在以后的2~6小时将血压降至21.3/13.3~14.7 kPa(160/100~110 mmHg),根据患者的具体病情适当调整。③如果这样的血压水平可耐受和临床情况稳定,在以后24~48小时逐步降低血压达到正常水平,即高血压急症血压控制的第三步。

五、常见高血压急症的急诊处理

(一)高血压脑病

高血压脑病临床处理的关键一方面要考虑将血压降低到目标范围内，另一方面要保证脑血流灌注，尽量减少颅内压的波动。脑动脉阻力在一定范围内直接随血压变化而变化，慢性高血压时，该设定点也相应升高，迅速、过度降低血压可能降低脑血流量，造成不利影响。因而降压治疗以静脉给药为主，1小时内将收缩压降低20%～25%，血压下降幅度不可超过50%，舒张压一般不低于14.7 kPa(110 mmHg)。在治疗时要同时兼顾减轻脑水肿、降颅压，避免使用降低脑血流量的药物。迅速降压过去首选硝普钠，起始量为20 μg/min，视血压和病情可逐渐增至200～300 μg/min。但硝普钠可能引起颅内压增高，并影响脑血流灌注，以及可能产生蓄积中毒，在用药时需对患者进行密切监护。现多用尼卡地平、拉贝洛尔等。其中尼卡地平不仅能够安全平稳地控制血压，同时还能较好的保证脑部、心脏、肾等重要脏器的血供。尼卡地平急诊应用于高血压急症时，以静脉泵入为主，剂量为每分钟0.5～6.0 μg/kg，起始量每分钟0.5 μg/kg，达到目标血压后，根据血压调节点滴速度。拉贝洛尔50 mg缓慢静脉注射，以后每隔15分钟重复注射，总剂量不超过300 mg，或给初始量后以0.5～2.0 mg/min的速度静脉点滴。对合并有冠心病、心功能不全者可选用硝酸甘油。颅压明显升高者应加用甘露醇、利尿药。一般禁用单纯受体阻断剂、可乐定和甲基多巴等。二氮嗪可反射性地使心率增快，并可增加心搏量和升高血糖，故有冠心病、心绞痛、糖尿病者慎用。

(二)急性脑血管病

高血压患者在出现急性脑血管病时，脑部血流的调节机制进一步紊乱，特别是急性缺血性脑卒中患者，几乎完全依靠平均动脉血压的增高来维持脑组织的血液灌注。因而在严重高血压合并急性脑血管病的治疗中，需首先把握的一个原则就是"无害原则"，避免血流灌注不足。急性卒中期间迅速降低血压的风险和好处并不清楚，因此，一般不主张对急性脑卒中患者采用积极的降压治疗，在病情尚未稳定或改善的情况下，宜将血压控制在中等水平[21.3/13.3 kPa(160/100 mmHg)]，血压下降不要超过20%。治疗时避免使用减少脑血流灌注的药物，可选用尼卡地平、拉贝洛尔、卡托普利等。联合使用血管紧张素转换酶抑制药(ACEI)和噻嗪类利尿药有利于减少卒中发生率。

1.脑梗死

许多脑梗死患者在发病早期，其血压均有不同程度的升高，且其升高的程度与脑梗死病灶大小及是否患有高血压有关。脑梗死早期的高血压处理取决于血压升高的程度及患者的整体情况和基础血压来定。如收缩压在24.0～29.3 kPa(180～220 mmHg)或舒张压在14.7～16.0 kPa(110～120 mmHg)，一般不急于降压治疗，但应严密观察血压变化；如血压＞29.3/16.0 kPa(220/120 mmHg)，或伴有心肌缺血、心力衰竭、肾功能不全及主动脉夹层等，或考虑溶栓治疗的患者，则应给予降压治疗。根据患者的具体情况选择合适的药物及合适剂量。如尼卡地平5 mg/h作为起始量静脉点滴，每5分钟增加2.5 mg/h至满意效果，最大剂量为15 mg/h。拉贝洛尔50 mg缓慢静脉注射，以后每隔15分钟重复注射，总剂量不超过300 mg，或给初始量后以0.5～2 mg/min的速度静脉点滴。效果不满意者可谨慎使用硝普钠。β受体阻断剂可使脑血流量降低，急性期不宜用。

2.脑出血

脑出血时血压升高是颅内压增高情况下保持正常脑血流的脑血管自动调节机制,脑出血患者合并严重高血压的治疗方案目前仍有争论,降压可能影响脑血流量,导致低灌注或脑梗死,但持续高血压可使脑水肿恶化。一般认为,在保持呼吸道通畅,纠正缺氧,降低颅内压后,如血压≥26.7/14.7 kPa(200/110 mmHg)时,才考虑在严密血压监测下使用经静脉降压药物进行治疗,使血压维持在略高于发病前水平或 24.0/14.0 kPa(180/105 mmHg)左右;收缩压在 22.7～26.7 kPa(170～200 mmHg)或舒张压在 13.3～14.7 kPa(100～110 mmHg),暂不必使用降压药,先脱水降颅压,并严密观察血压情况,必要时再用降压药。可选择 ACEI、利尿药、拉贝洛尔等。钙通道阻滞剂能扩张脑血管、增加脑血流,但可能增高颅内压,应慎重使用。α受体阻断剂往往出现明显的降压作用及明显的直立性低血压,应避免使用。在调整血压的同时,防止继续出血、保护脑组织、防治并发症,需要时采取手术治疗。

(三)急性冠脉综合征

急性冠脉综合征包括不稳定性心绞痛和心肌梗死,其治疗目标在于降低血压、减少心肌耗氧量,但不可影响到冠脉灌注压,从而减少冠脉血流量。血压控制的目标是使其收缩压下降10%～15%。治疗时首选硝酸酯类药物,如硝酸甘油,开始时以 5～10 μg/min 速率静脉滴注,逐渐增加剂量,每 5～10 分钟增加5～10 μg/min。早期联合使用其他降血压药物治疗,如β受体阻断剂、ACEI、α_1 受体阻断剂,必要时还可配合使用利尿药和钙通道阻滞剂。另外,配合使用镇痛、镇静药等。特别是尼卡地平能增加冠状动脉血流、保护缺血心肌,静脉点滴能发挥降压和保护心脏的双重效果。拉贝洛尔能同时阻断 α_1 和β受体,在降压的同时能减少心肌耗氧量,也可选用。心肌梗死后的患者可选用 ACEI、β受体阻断剂和醛固酮拮抗药。此外,原发病的治疗如溶栓、抗凝、血管再通等也非常重要,对 ST 段抬高的患者溶栓前应将血压控制在 20.0/12.0 kPa(150/90 mmHg)以下。

(四)急性左心衰竭

急性左心衰竭主要是由收缩期高血压和缺血性心脏病导致的。严重高血压伴急性左心衰竭治疗的主要手段是通过静脉用药,迅速降低心脏的前后负荷。在应用血管扩张药迅速降低血压的同时,配合使用强效利尿药,尽快缓解患者的缺氧和高度呼吸困难。就心脏功能而言,应力求将血压降到正常水平。血压被控制的同时,心力衰竭亦常得到控制。血管扩张药可选用硝普钠、硝酸甘油、酚妥拉明等,广泛心肌缺血引起的急性左心衰竭,首选硝酸甘油。在降压的同时以吗啡 3～5 mg 静脉缓注,必要时每隔 15 分钟重复 1 次,共 2～3 次,老年患者酌减剂量或改为肌内注射;呋塞米 20～40 mg 静脉注射,2 分钟内推完,4 小时后可重复 1 次;并予吸氧、氨茶碱等。洋地黄仅在心脏扩大或心房颤动伴快速心室率时应用。

(五)急性主动脉夹层

3/4 的主动脉夹层患者有高血压,血压增高是病情进展的重要诱因。治疗目标为通过扩张血管、减缓心动过速、抑制心脏收缩、降低血压及左心室射血速度、降低血流对动脉的剪切力,从而阻止夹层血肿的扩展。主动脉夹层在升主动脉及有并发症者尽快手术治疗;主动脉夹层病变局限在降主动脉者应积极内科治疗。患者应绝对卧床休息,严密监测生命体征和血管受累征象,给予有效止痛、迅速降压、镇静和吸氧,忌用抗凝或溶栓治疗。疼痛剧烈患者立即静脉使用较大剂量的吗啡或哌替啶。不论患者有无收缩期高血压,都应首先静脉应用β受体阻断剂来减弱心肌收缩力,减慢心率,降低左心室射血速度。如普萘洛尔0.5 mg 静脉注射,随后每 3～5 分钟注射

1～2 mg，直至心率降至60～70次/分。心率控制后，如血压仍然很高，应加用血管扩张药。降压的原则是在保证脏器足够灌注的前提下，迅速将血压降低并维持在尽可能低的水平。一般要求在30分钟内将收缩降至13.3 kPa（100 mmHg）左右。如果患者不能耐受或有心、脑、肾缺血情况，也应尽量将血压维持在16.0/10.7 kPa（120/80 mmHg）以下。治疗首选硝普钠或尼卡地平静脉点滴。其他常用药物有乌拉地尔、艾司洛尔、拉贝洛尔等。必要时加用血管紧张素Ⅱ受体拮抗药、ACEI、或小剂量利尿药，但要注意ACEI类药物可引起刺激性咳嗽，可能加重病情。肼苯达嗪和二氮嗪因有反射性增快心率，增加心排血量作用，不宜应用。主动脉大分支阻塞患者，因降压后使缺血加重，不宜采用降压治疗。

（六）子痫和先兆子痫

妊娠急诊患者的处理需非常小心，因为要同时顾及母亲和胎儿的安全。在加强母儿监测的同时，治疗时需把握三项原则：镇静防抽搐、止抽搐；积极降压；终止妊娠。①镇静防抽搐、止抽搐。常用药物为硫酸镁，肌内注射或静脉给药，用药时监测患者血压、尿量、腱反射、呼吸，避免发生中毒反应。镇静药可选用冬眠1号或地西泮。②积极降压。当血压升高＞22.7/14.7 kPa（170/110 mmHg）时，宜静脉给予降压药物，控制血压，以防脑卒中及子痫发生。究竟血压应降至多少合适，目前尚无一致意见。注意避免血压下降过快、幅度过大，影响胎儿血供。保证分娩前舒张压在12.0 kPa（90 mmHg）以上，否则会增加胎儿死亡风险。紧急降压时可静脉滴注尼卡地平、拉贝洛尔或肼苯达嗪。尼卡地平是欧洲妊娠血压综合征治疗的首选药，它的胎盘转移率低，长时间使用对胎儿也无不良影响，能在有效降压的同时，延长妊娠，有利于改善胎儿结局，尤其适用于先兆子痫患者使用。另外，尼卡地平有针剂和口服两种剂型，适合孕产妇灵活应用。但应注意其可能抑制子宫收缩而影响分娩，在与硫酸镁合用时应小心产生协同作用。肼苯达嗪常用剂量为40 mg加于5％葡萄糖溶液500 mL静脉滴注，0.5～10.0 mg/h。血压稳定后改为口服药物维持。ACEI、血管紧张素Ⅱ受体拮抗药可能对胎儿产生不利影响，禁用；利尿药可进一步减少血容量，加重胎儿缺氧，除非存在少尿情况，否则不宜使用利尿药；硝普钠可致胎儿氰化物中毒亦为禁忌。③结合患者病情和产科情况，适时终止妊娠。

（七）特殊人群高血压急症的处理

1.老年性高血压急症

老年人患高血压比例较高，容易出现靶器官损害，甚至是多个靶器官损害，高血压急症的发展速度较快，危险度更高。降压治疗可减少老年患者的心脑血管病及死亡率。但是老年高血压患者血压波动大，控制效果差。另外，老年患者多有危险因素和复杂的基础疾病，因而在遵循一般处理原则的同时，需格外注意以下几点：①降压不要太快，尤其是对于体质较弱者。②脏器的低灌注对老年患者的危害更大，建议血压控制目标为收缩压降至20.0 kPa（150 mmHg），如能耐受可进一步降低。舒张压若＜9.3 kPa（70 mmHg）可能产生不利影响。③大多数患者的药物初始剂量宜降低，注意药物不良反应。④常需要两种或更多药物控制血压。由于尼卡地平具有脏器保护功能的优势，对于老年人高血压急症，建议优先使用。⑤注意原有的和药物治疗后出现的直立性低血压。

2.肾功能不全患者

治疗原则为在强效控制血压的同时，避免对肾功能的进一步损害，通常需要联合用药，根据患者的具体情况选择合适的降压药物。血压一般以降至20.0～21.3/12.0～13.3 kPa（150～160/90～100 mmHg）为宜，第1小时使平均动脉压下降10％，第2小时下降10％～15％，在

12 小时内使平均动脉压下降约 25%。选用增加或不减少肾血流量的降压药,首选 ACEI 和血管紧张素Ⅱ受体拮抗药,常与钙通道阻滞剂、小剂量利尿药、β 受体阻断剂联合应用;避免使用有肾毒性的药物;经肾排泄或代谢的降压药,剂量应控制在常规用量的 1/3～1/2。病情稳定后建议长期联合使用降压药,将血压控制在 <17.3/10.7 kPa(130/80 mmHg)。

六、常用于高血压急症的药物评价

高血压急症的降压治疗除了选择起效迅速、作用持续时间短、停药后作用消失较快、不良反应小的静脉用药外,为增强降压作用、减少不良反应、保护重要脏器血流,以及出于特殊人群的需要,常需联合使用口服降压药,并且在血压控制后逐步减少静脉用药,转而用口服降压药物长期维持治疗。选择药物时应充分权衡血压与组织灌注、心脏负荷、血管损害、出凝血等的关系,合理控制降压的幅度与速度,考虑各种降压药物的作用和不良反应。

临床上用于降低血压的药物主要分为钙通道阻滞剂、ACEI、血管紧张素Ⅱ受体拮抗药、α 受体阻断剂、β 受体阻断剂、利尿药及其他降压药 7 类,其中,常用于高血压急症的静脉注射药物为硝普钠、尼卡地平、乌拉地尔、二氮嗪、肼苯达嗪、拉贝洛尔、艾司洛尔、酚妥拉明等。其他药物则根据患者的具体情况酌情配合使用,如紧急处理时可选用硝酸甘油、卡托普利等舌下含服;ACEI、血管紧张素Ⅱ受体拮抗药对肾功能不全的患者有很好的肾保护作用;α 受体阻断剂可用于前列腺增生的患者;在预防卒中和改善左心室肥厚方面,血管紧张素Ⅱ受体拮抗药均优于 β 受体阻断剂;心力衰竭时需采用利尿药联合使用 ACEI、β 受体阻断剂、血管紧张素Ⅱ受体拮抗药等药物。

部分常用药物比较如下。

(一)硝普钠

硝普钠能直接扩张动脉和静脉,降压作用迅速,停药后效果持续时间短,可用于各种高血压急症。但是由于快速降低血压的同时也带来一系列不良反应,从而使硝普钠在临床的应用具有一定的局限性。如其控制血压呈剂量依赖性,同时还可以降低脑血流量,增加颅内压;对心肌供血的影响可引起冠脉缺血,增加急性心肌梗死早期的死亡率。静脉滴注时需密切观察血压,以免过度降压,造成器官组织血流灌注不足。长期或大剂量应用时可导致血中氰化物蓄积中毒,引起急性精神病和甲状腺功能低下等。小儿、冠状动脉或脑血管供血不足、肝肾或甲状腺功能不全者禁用,代偿性高血压、动静脉并联、主动脉狭窄和孕妇禁用。高血压急症伴急性冠状动脉综合征、高血压脑病、急性脑血管病或严重肾功能不全者使用时应谨慎。

(二)尼卡地平

尼卡地平为二氢吡啶类钙通道阻滞剂,是世界上第一个取得抗高血压适应证的钙通道阻滞剂。尼卡地平主要扩张动脉,降低心脏后负荷,对椎动脉、冠状动脉、肾动脉和末梢小动脉的选择性远高于心肌,在降低血压的同时,能改善脑、心脏、肾的血流量,并对缺血心肌具有保护作用。另外,它还具有利尿作用,也不影响肺部的气体交换。基于以上机制,尼卡地平在治疗高血压急症时具有以下特点:降压作用起效迅速、效果显著、血压控制过程平稳、血压波动性小;能有效保护靶器官;不易引起血压的过度降低,用量调节简单、方便;不良反应少且症状轻微,停药后不易出现反跳,长期用药也不会产生耐药性,安全性很好。与硝普钠相比降压效果上近似,而其安全性及对靶器官的保护作用明显优于硝普钠,因而尼卡地平不仅是治疗高血压的一线药物,也是急诊科在处理大多数高血压急症的理想选择。

(三)乌拉地尔

乌拉地尔为选择性 α_1 受体阻断剂,具有外周和中枢双重降压作用,起效快,效果显著,不影响心率,无反跳现象,对嗜铬细胞瘤引起的高血压危象有特效。暂不提倡与 ACEI 类药物合用;主动脉峡部狭窄、哺乳期妇女禁用;妊娠妇女仅在绝对必要的情况下方可使用;老年患者需慎用,初始剂量宜小,在脏器供血维持方面欠佳。

(四)拉贝洛尔

拉贝洛尔对 α_1 和 β 受体均有阻断作用,能减慢心率,减少心排血量,减小外周血管阻力。其降压作用温和,效果持续时间较长。特别适用于妊娠高血压。充血性心力衰竭、房室传导阻滞、心率过缓或心源性休克、肺气肿、支气管哮喘、脑出血禁用,肝、肾功能不全、甲状腺功能低下等慎用。

(五)艾司洛尔

艾司洛尔选择性 β_1 受体阻断剂,起效快,作用时间短。能减慢心率,减少心排血量,降低血压,特别是收缩压。支气管哮喘、严重慢性阻塞性肺病、窦性心动过缓、二至三度房室传导阻滞、难治性心功能不全、心源性休克及对本品过敏者禁用。

七、急救护理

(一)保持安静

绝对卧床休息,半卧位。减少患者搬动,教会患者缓慢改变体位。避免一切不良刺激和不必要的活动。消除紧张恐惧心理、稳定情绪,必要时按医嘱使用镇静药。

(二)保持呼吸道通畅

吸氧 $4\sim5$ L/min,如呼吸道分泌物较多,患者呼吸功能较差,应用吸引器吸出。呕吐时头偏向一侧,防止误吸导致窒息。

(三)建立有效静脉通路

立即建立静脉通路,迅速按医嘱使用降压药及时降低血压。降低血管阻力,解除血管的痉挛状态。一般首选硝普钠,应避光静脉注射,以微量泵控制注入速度,缓慢降压。$4\sim6$ 小时更换 1 次,持续静脉注射一般不超过 72 小时,以免发生硫氰酸盐中毒,严重肝、肾疾病患者应慎用。

(四)密切监测病情变化

严密观察血压变化,尤其在更换药物或改变给药速度时,降压不宜过快或过低,应在短时间内把血压降至安全范围,并不要将血压降至完全正常水平,以免造成脑供血不足和肾血流量下降,如出现出汗、不安、头痛、心悸、胸骨后疼痛等血管过度扩张现象,应立即停止用药。也可选用硝酸甘油、硝苯地平舌下含服;制止抽搐用地西泮肌内注射或静脉注射;降低颅内压、减轻脑水肿用呋塞米或甘露醇快速静脉滴注。

严密观察脉搏、呼吸、心率、血压、神志、瞳孔、尿量变化,如发现异常,随时与医师联系。准确记录24 小时出入量。

(五)提供保护性护理

患者意识不清时应加床栏以防止坠床;发生抽搐时用牙垫置于上、下磨牙间防止唇舌咬伤;避免屏气用力呼气或用力排便;保持周围安静,减少噪声的刺激。

(六)饮食护理

合理饮食,给予低盐、低脂、低胆固醇、清淡饮食,少量多餐,避免过饱及刺激性食物。适当控制能量,多食含维生素和蛋白质食物,增加蔬菜、水果、高膳食纤维食物的摄入,限烟酒,达到减轻心脏负荷、防止水钠潴留、预防便秘、降低血压的效果。

(七)心理护理

长期的抑郁或情绪激动、急剧而强烈的精神创伤可使交感-肾上腺素活性增强,血压升高,因此,保持良好的心理状态非常重要。可通过了解患者性格特征及有关社会心理因素进行心理疏导,说明本病需长期甚至终身治疗,取得患者的充分理解和配合,教会患者训练自我控制能力,消除紧张恐惧心理、安定情绪,保持最佳的心理状态。

(八)康复护理

指导并鼓励患者坚持非药物治疗,如给予低盐、低脂、低胆固醇和富含维生素食物,少量多餐,适当控制总热量;减肥、控制体重;合理安排休息和活动,保证充足的睡眠,参加适当的体育锻炼和劳动,避免重体力劳动,精神过度紧张和情绪激动等诱发因素。帮助患者建立长期治疗的思想准备,按时遵医嘱服药。定期门诊随访,教会患者及家属测量血压,病情变化时随时就医。

(胡　欣)

第四章

消化内科护理

第一节 反流性食管炎

反流性食管炎(reflux esophagitis,RE)是指胃、十二指肠内容物反流入食管所引起的食管黏膜炎症、糜烂、溃疡和纤维化等病变,甚至引起咽喉、气道等食管以外的组织损害。其发病男性多于女性,男女比例为(2~3)∶1,发病率为 1.92%。随着年龄的增长,食管下段括约肌收缩力的下降,胃、十二指肠内容物自发性反流,而使老年人反流性食管炎的发病率有所增加。

一、病因与发病机制

(一)抗反流屏障削弱

食管下括约肌是指食管末端 3~4 cm 长的环形肌束。正常人静息时压力为 1.3~4.0 kPa(10~30 mmHg),为一高压带,防止胃内容物反流入食管。由于年龄的增长,机体老化导致食管下括约肌的收缩力下降引起食物反流。一过性食管下括约肌松弛也是反流性食管炎的主要发病机制。

(二)食管清除作用减弱

正常情况下,一旦发生食物的反流,大部分反流物通过 1~2 次食管自发和继发性的蠕动性收缩将食管内容物排入胃内,即容量清除,剩余的部分则由唾液缓慢地中和。老年人食管蠕动缓慢和唾液产生减少,影响了食管的清除作用。

(三)食管黏膜屏障作用下降

反流物进入食管后,可以凭借食管上皮表面黏液、不移动水层和表面 HCO_3^-、复层鳞状上皮等构成上皮屏障,以及黏膜下丰富的血液供应构成的后上皮屏障,发挥其抗反流物对食管黏膜损伤的作用。随着机体老化,食管黏膜逐渐萎缩,黏膜屏障作用下降。

二、护理评估

(一)健康史

询问患者的饮食结构及习惯、有无长期服用药物史。

（二）身体评估

1.反流症状

反酸、反食、反胃（指胃内容物在无恶心和不用力的情况下涌入口腔）、嗳气等，多在餐后明显或加重，平卧或躯体前屈时易出现。

2.反流物引起的刺激症状

胸骨后或剑突下烧灼感、胸痛、吞咽困难等。常由胸骨下段向上伸延，常在餐后 1 小时出现，平卧、弯腰或腹压增高时可加重。反流物刺激食管痉挛导致胸痛，常发生在胸骨后或剑突下。严重时可为剧烈刺痛，可放射到后背、胸部、肩部、颈部、耳后，有的酷似心绞痛的特点。

3.其他症状

咽部不适，有异物感、棉团感或堵塞感，可能与酸反流引起食管上段括约肌压力升高有关。

4.并发症

（1）上消化道出血：因食管黏膜炎症、糜烂及溃疡可以导致上消化道出血。

（2）食管狭窄：食管炎反复发作致使纤维组织增生，最终导致瘢痕性狭窄。

（3）Barrett 食管：在食管黏膜的修复过程中，食管-贲门交界处 2 cm 以上的食管鳞状上皮被特殊的柱状上皮取代，称之为 Barrett 食管。Barrett 食管发生溃疡时，又称 Barrett 溃疡。Barrett食管是食管癌的主要癌前病变，其腺癌的发生率较正常人高 30～50 倍。

（三）辅助检查

1.内镜检查

内镜检查是反流性食管炎最准确、最可靠的诊断方法，能判断其严重程度和有无并发症，结合活检可与其他疾病相鉴别。

2.24 小时食管 pH 监测

应用便携式 pH 记录仪在生理状态下对患者进行 24 小时食管 pH 连续监测，可提供食管是否存在过度酸反流的客观依据。在进行该项检查前 3 天，应停用抑酸药与促胃肠动力的药物。

3.食管吞钡 X 线检查

对不愿意接受或不能耐受内镜检查者行该检查，严重患者可发现阳性 X 线征。

（四）心理-社会状况

反流性食管炎长期持续存在，病情反复、病程迁延，因此患者会出现食欲缺乏，体重下降，导致患者心情烦躁、焦虑；合并消化道出血时会使患者紧张、恐惧。应注意评估患者的情绪状态及对本病的认知程度。

三、常见护理诊断及问题

（一）疼痛

胸痛与胃食管黏膜炎性病变有关。

（二）营养失调

低于机体需要量与害怕进食、消化吸收不良等有关。

（三）有体液不足的危险

体液不足的危险与合并消化道出血引起活动性体液丢失、呕吐及液体摄入量不足有关。

（四）焦虑

焦虑与病情反复、病程迁延有关。

（五）知识缺乏

缺乏对反流性食管炎病因和预防知识的了解。

四、诊断要点与治疗原则

（一）诊断要点

临床上有明显的反流症状；内镜下有反流性食管炎的表现，食管过度酸反流的客观依据即可做出诊断。

（二）治疗原则

以药物治疗为主，对药物治疗无效或发生并发症者可做手术治疗。

1.药物治疗

目前多主张采用递减法，即开始使用质子泵抑制剂加促胃肠动力剂，迅速控制症状，待症状控制后再减量维持。

（1）促胃肠动力药：目前主要常用的药物是西沙必利。常用量为每次 5～15 mg，每天 3～4 次，疗程8～12周。

（2）抑酸药。①H_2 受体拮抗剂（H_2RA）：西咪替丁 400 mg、雷尼替丁 150 mg、法莫替丁 20 mg，每天2 次，疗程 8～12 周；②质子泵抑制剂（PPI）：奥美拉唑 20 mg、兰索拉唑 30 mg、泮托拉唑 40 mg、雷贝拉唑 10 mg 和埃索美拉唑 20 mg，每天 1 次，疗程 4～8 周；③抗酸药：仅用于症状轻、间歇发作的患者作为临时缓解症状用。反流性食管炎有并发症或停药后很快复发者，需要长期维持治疗。H_2RA、西沙必利、PPI 均可用于维持治疗，其中以 PPI 效果最好。维持治疗的剂量因患者而异，以调整至患者无症状的最低剂量为合适剂量。

2.手术治疗

手术为不同术式的胃底折叠术。手术指征：①严格内科治疗无效；②虽经内科治疗有效，但患者不能忍受长期服药；③经反复扩张治疗后仍反复发作的食管狭窄；④确证由反流性食管炎引起的严重呼吸道疾病。

3.并发症的治疗

（1）食管狭窄：大部分狭窄可行内镜下食管扩张术治疗。扩张后予以长程 PPI 维持治疗可防止狭窄复发。少数严重瘢痕性狭窄需行手术切除。

（2）Barrett 食管：药物治疗是预防 Barrett 食管发生和发展的重要措施，必须使用 PPI 治疗及长期维持。

五、护理措施

（一）一般护理

为减少平卧时及夜间反流可将床头抬高 15～20 cm。避免睡前 2 小时内进食，白天进餐后亦不宜立即卧床。应避免食用使食管下括约肌压力降低的食物和药物，如高脂肪、巧克力、咖啡、浓茶及硝酸甘油、钙通道阻滞剂等。应戒烟及禁酒。减少一切影响腹压增高的因素，如肥胖、便秘、紧束腰带等。

（二）用药护理

遵医嘱给予药物治疗，注意观察药物的疗效及不良反应。

1.H₂ 受体拮抗剂

药物应在餐中或餐后即刻服用,若需同时服用抗酸药,则两药应间隔 1 小时以上。若静脉给药应注意控制速度,过快可引起低血压和心律失常。西咪替丁对雄性激素受体有亲和力,可导致男性乳腺发育、阳痿及性功能紊乱,应做好解释工作。该药物主要通过肾排泄,用药期间应监测肾功能。

2.质子泵抑制剂

奥美拉唑可引起头晕,应嘱患者用药期间避免开车或做其他必须高度集中注意力的工作。兰索拉唑的不良反应包括荨麻疹、皮疹、瘙痒、头痛、口苦、肝功能异常等,轻度不良反应不影响继续用药,较严重时应及时停药。泮托拉唑的不良反应较少,偶可引起头痛和腹泻。

3.抗酸药

该药在饭后 1 小时和睡前服用。服用片剂时应嚼服,乳剂给药前应充分摇匀。抗酸药应避免与奶制品、酸性饮料及食物同时服用。

(三)饮食护理

(1)指导患者有规律地定时进餐,饮食不宜过饱,选择营养丰富、易消化的食物。避免摄入过咸、过甜、过辣的刺激性食物。

(2)制订饮食计划:与患者共同制定饮食计划,指导患者及家属改进烹饪技巧,增加食物的色、香、味,刺激患者食欲。

(3)观察并记录患者每天进餐次数、量、种类,以了解其摄入营养素的情况。

六、健康指导

(一)疾病知识的指导

向患者及家属介绍本病的有关病因,避免诱发因素。保持良好的心理状态,平时生活要有规律,合理安排工作和休息时间,注意劳逸结合,积极配合治疗。

(二)饮食指导

指导患者加强饮食卫生和饮食营养,养成有规律的饮食习惯;避免过冷、过热、辛辣等刺激性食物及浓茶、咖啡等饮料;嗜酒者应戒酒。

(三)用药指导

根据病因及病情进行指导,嘱患者长期维持治疗,介绍药物的不良反应,如有异常及时复诊。

(黄　霞)

第二节　上消化道大出血

一、疾病概述

(一)概念和特点

上消化道出血是指屈氏韧带以上的消化道,包括食管、胃、十二指肠、胰腺、胆管等病变引起的出血,以及胃空肠吻合术的空肠病变引起的出血。上消化道大出血是指数小时内失血量超过

1 000 mL 或循环血容量的 20％,主要表现为呕血和/或黑便,常伴有血容量减少而引起急性周围循环衰竭,是临床的急症,严重者可导致失血性休克而危及生命。

近年来,本病的诊断和治疗水平有很大的提高,临床资料统计显示,80％～85％急性上消化道大出血患者短期内能自行停止,仅 15％～20％患者出血不止或反复出血,最终死于出血并发症,其中急性非静脉曲张性上消化道出血的发病率在我国仍居高不下,严重威胁人民的生命健康。

(二)相关病理生理

上消化道出血多起因于消化性溃疡侵蚀胃基底血管导致其破裂而引发出血。出血后逐渐影响周围血液循环量,如因出血量多引起有效循环血量减少,进而引发血液循环系统代偿,以致血压降低,心悸、出汗,这需急即刻处理。出血处可能因血块形成而自动止血,但也可能再次出血。

(三)上消化道出血的病因

上消化道出血的病因包括溃疡性疾病、炎症、门脉高压、肿瘤、全身性疾病等。临床上最常见的病因是消化性溃疡,其他依次为急性糜烂出血性胃炎、食管胃底静脉曲张破裂和胃癌。现将病因归纳列述如下。

1.上消化道疾病

(1)食管疾病、食管物理性损伤、食管化学性损伤。

(2)胃、十二指肠疾病:消化性溃疡、Zollinger-Ellison 综合征、胃癌等。

(3)空肠疾病:胃肠吻合术后空肠溃疡、空肠克罗恩病。

2.门静脉高压引起的食管胃底静脉曲张破裂出血

(1)各种病因引起的肝硬化。

(2)门静脉阻塞:门静脉炎、门静脉血栓形成、门静脉受邻近肿块压迫。

(3)肝静脉阻塞:如 Budd-Chiari 综合征。

3.上消化道邻近器官或组织的疾病

(1)胆管出血:胆囊或胆管结石、胆管蛔虫、胆管癌、肝癌、肝脓肿或肝血管瘤破入胆管等。

(2)胰腺疾病:急慢性胰腺炎、胰腺癌、胰腺假性囊肿、胰腺脓肿等。

(3)其他:纵隔肿瘤或囊肿破入食管、主动脉瘤、肝或脾动脉瘤破入食管等。

4.全身性疾病

(1)血液病:白血病、血友病、再生障碍性贫血、DIC 等。

(2)急性感染:脓毒症、肾综合征出血热、钩端螺旋体病、重症肝炎等。

(3)脏器衰竭:尿毒症、呼吸衰竭、肝衰竭等。

(4)结缔组织病:系统性红斑狼疮、结节性多动脉炎、皮肌炎等。

5.诱因

(1)服用水杨酸类或其他非甾体抗炎药或大量饮酒。

(2)应激相关胃黏膜损伤:严重感染、休克、大面积烧伤、大手术、脑血管意外等应激状态下,会引起应激相关胃黏膜损伤。应激性溃疡可引起大出血。

(四)临床表现

上消化道大量出血的临床表现主要取决于出血量及出血速度。

1.呕血与黑便

呕血与黑便是上消化道出血的特征性表现。上消化道出血之后,均有黑粪。出血部位在幽门以上者常有呕血。若出血量较少、速度慢亦可无呕血。反之,幽门以下出血如出血量大,速度快,可因血反流入胃腔引起恶心、呕吐而表现为呕血。

呕血多棕褐色呈咖啡渣样,如出血量大,未经胃酸充分混合即呕出,则为鲜红色或有血块。黑粪呈柏油样,黏稠而发亮,当出血量大,血液在肠内推进快,粪便可呈暗红甚至鲜红色。

2.失血性周围循环衰竭

急性大量失血由于循环血容量迅速减少而导致周围循环衰竭。一般表现为头昏、心慌、乏力,突然起立发生晕厥、肢体冷感、心率加快、血压偏低等。严重者呈休克状态。

3.发热

大量出血后,多数患者在 24 小时内出现低热,持续 3～5 天后降至正常。发热原因可能与循环血量减少和周围循环衰竭导致体温调节中枢功能紊乱等因素有关。

4.氮质血症

上消化道大量出血后,由于大量血液蛋白质的消化产物在肠道被吸收,血中尿素氮浓度可暂时增高,称为肠源性氮质血症。一般于一次出血后数小时血尿素氮开始上升,24～48 小时达到高峰,一般不超过 14.3 mmol/L(40 mg/dL),3～4 天后降至正常。

5.贫血和血象

急性大量出血后均有失血性贫血。但在出血的早期,血红蛋白浓度、红细胞计数与血细胞比容可无明显变化。在出血后,组织液渗入血管内,使血液稀释,一般经 3～4 小时以上才出现贫血,出血后 24～72 小时血液稀释到最大限度。贫血程度取决于失血量外,还和出血前有无贫血、出血后液体平衡状态等因素相关。

急性出血患者为正细胞正色素性贫血,在出血后骨髓有明显代偿性增生,可暂时出现大细胞性贫血,慢性失血则呈小细胞低色素性贫血。出血 24 小时内网织红细胞即见增高,出血停止后逐渐降至正常。白细胞计数在出血后 2～5 小时轻至中度升高,血止后 2～3 天才恢复正常。但在肝硬化患者中,如同时有脾功能亢进,则白细胞计数可不升高。

(五)辅助检查

1.实验室检查

测定红细胞、白细胞和血小板计数,血红蛋白浓度,血细胞比容,肝肾功能,大便隐血检查等以了解其病因、诱因及潜在的护理问题。

2.内镜检查

出血后 24～48 小时内行急诊内镜检查,可以直接观察出血部位,明确出血的病因,同时对出血灶进行止血治疗是上消化道出血病因诊断的首选检查方法。

3.X 线钡餐检查

X 线钡餐检查对明确病因亦有价值。主要适用于不宜或不愿进行内镜检查者或胃镜检查未能发现出血原因,需排除十二指肠降段以下的小肠段有无出血病灶者。

4.其他检查

放射性核素扫描或选择性动脉造影如腹腔动脉、肠系膜上动脉造影帮助确定出血部位,适用于内镜及 X 线钡剂造影未能确诊而又反复出血者。不能耐受 X 线、内镜或动脉造影检查的患者,可作吞线试验,根据棉线有无沾染血迹及其部位,可以估计活动性出血部位。

(六)治疗原则

上消化道大量出血为临床急症,应采取积极措施进行抢救。迅速补充血容量,纠正水电解质失衡,预防和治疗失血性休克,给予止血治疗,同时积极进行病因诊断和治疗。

药物治疗:包括局部用药和全身用药两部分。

1.局部用药

经口或胃管注入消化道内,对病灶局部进行止血,主要如下。

(1)8～16 mg 去甲肾上腺素溶于 100～200 mL 冰盐水口服,强烈收缩出血的小动脉而止血,适用于胃、十二指肠出血。

(2)口服凝血酶,经接触性止血,促使纤维蛋白原转变为纤维蛋白,加速血液凝固,近年来被广泛应用于局部止血。

2.全身用药

经静脉进入体内,发挥止血作用。

(1)抑制胃酸分泌药:对消化性溃疡和急性胃黏膜损伤引起的出血,常规给予 H_2 受体拮抗剂或质子泵阻滞剂,以提高和保持胃内较高的 pH,有利于血小板聚集及血浆凝血功能所诱导的止血过程。常用药物:西咪替丁 200～400 mg,每 6 小时 1 次;雷尼替丁 50 mg,每 6 小时 1 次;法莫替丁 20 mg,12 小时 1 次;奥美拉唑 40 mg,每 12 小时 1 次。急性出血期均为静脉用药。

(2)降低门静脉压力药。①血管升压素及其拟似物为常用药物,其机制是收缩内脏血管,从而减少门静脉血流量,降低门静脉及其侧支循环的压力。用法为血管升压素0.2 U/min持续静脉滴注,视治疗反应,可逐渐加至 0.4 U/min。同时用硝酸甘油静脉滴注或含服,以减轻大剂量用血管升压素的不良反应,并且硝酸甘油有协同降低门静脉压力的作用。②生长抑素及其拟似物止血效果好,可明显减少内脏血流量,并减少奇静脉血流量,而奇静脉血流量是食管静脉血流量的标志。14 肽天然生长抑素,用法为首剂 250 μg 缓慢静脉注射,继以250 μg/h持续静脉滴注。人工合成剂奥曲肽,常用首剂 100 μg 缓慢静脉注射,继以 25～50 μg/h持续静脉滴注。

(3)促进凝血和抗纤溶药物:补充凝血因子如静脉注入纤维蛋白原和凝血酶原复合物对凝血功能异常引起出血者有明显疗效。抗血纤溶芳酸和 6-氨基己酸有对抗或抑制纤维蛋白溶解的作用。

二、护理评估

(一)一般评估

1.生命体征

大量出血患者因血容量不足,外周血管收缩,体温可能偏低,出血后 2 天内多有发热,一般不超过38.5 ℃,持续 3～5 天;脉搏增快(＞120 次/分)或细速;呼吸急促、浅快;血压降低,收缩压降至 10.7 kPa(80 mmHg)以下,甚至可持续下降至测不出,脉压减少,小于 4.0 kPa(30 mmHg)。

2.患者主诉

有无头晕、乏力、心慌、气促、冷、口干、口渴等症状。

3.相关记录

呕血颜色、量,皮肤颜色,尿量,液体出入量,黑便颜色和量等记录结果。

(二)身体评估

1.头颈部

上消化道大量出血,有效循环血容量急剧减少,患者可出现精神萎靡、嗜睡、表情淡漠、烦躁不安、意识模糊甚至昏迷。

2.腹部

(1)有无肝、脾大,如果脾大、蜘蛛痣、腹壁静脉曲张或有腹水者,提示肝硬化门脉高压食管静脉破裂出血;肝大、质地硬、表面凹凸不平或有结节,提示肝癌。

(2)腹部肿块的质地软硬度,如果质地硬、表面凹凸不平或有结节应考虑胃、胰腺、肝胆肿瘤。

(3)中等量以上的腹水可有移动性浊音。

(4)肠鸣音活跃,肠蠕动增强,肠鸣音达 10 次/分以上,但音调不特别高调,提示有活动性出血。

(5)直肠和肛门有无结节、触痛和肿块、狭窄等异常情况。

3.其他

(1)出血部位与出血性质的评估:上消化道出血不包括口、鼻、咽喉等部位出血及咯血,应注意鉴别。出血部位在幽门以上,呕血及黑粪可同时发生,而幽门以下部位出血,多以黑粪为主。下消化道出血较少时,易被误认为是上消化道出血。下消化道出血仅有便血,无呕血,粪便鲜红、暗红或有血块,患者常感下腹部疼痛等不适感。进食动物血、肝,服用骨炭、铁剂、铋剂或中药也可使粪便发黑,但黑而无光泽。

(2)出血量的评估:粪便隐血试验阳性,表示每天出血量大于 5 mL;出现黑便时表示每天出血量在50～70 mL,胃内积血量达 250～300 mL,可引起呕血;急性出血量<400 mL 时,组织液及脾脏贮血补充失血量,可无临床表现,若大量出血数小时内失血量超过 1 000 mL 或循环血容量的 20%,引起急性周围循环衰竭,导致急性失血性休克而危及患者生命。

(3)失血程度的评估:失血程度除按出血量评估外,还应根据全身状况来判断。失血的表现多伴有全身症状,表现:①轻度失血,失血量达全身总血量 10%～15%,患者表现为皮肤苍白、头晕、怕冷,血压可正常但有波动,脉搏稍快,尿量减少;②中度失血,失血量达全身总血量 20%以上,患者表现为口干、眩晕、心悸、血压波动、脉压变小、脉搏细数,尿量减少;③重度失血,失血量达全身总血量 30%以上,患者表现为烦躁不安、意识模糊、出冷汗、四肢厥冷、血压显著下降、脉搏细数超过 120 次/分,尿少或尿闭,重者失血性休克。

(4)出血是否停止的评估:①反复呕血,呕吐物由咖啡色转为鲜红色,黑便次数增多且粪便稀薄色泽转为暗红色,伴肠鸣音亢进;②周围循环衰竭的表现经充分补液、输血仍未见明显改善,或暂时好转后又恶化,血压不稳,中心静脉压不稳定;③红细胞计数、血细胞比容、血红蛋白测定不断下降,网织红细胞计数持续增高;④在补液足够、尿量正常时,血尿素氮升高;⑤门脉高压患者的脾脏大,因出血而暂时缩小,如不见脾脏恢复肿大,提示出血未止。

(三)心理-社会评估

患者发生呕血与黑便时都可导致患者紧张、烦躁不安、恐惧、焦虑等反应。病情危重者,患者可出现濒死感,而此时其家属表现伤心状态,使患者出现较强烈的紧张及恐惧感。慢性疾病或全身性疾病致反复呕血与黑便者,易使患者对治疗和护理失去信心,表现为护理工作上不合作。患者及其家庭对疾病的认识态度影响患者的生活质量,影响其工作、学习、社交等活动。

(四)辅助检查结果评估

1.血常规

上消化道出血后均有急性失血性贫血;出血后 6～12 小时红细胞计数、血红蛋白浓度及血细胞比容下降;在出血后 2～5 小时白细胞数开始增高,血止后 2～3 天降至正常。

2.血尿素氮测定

呕血的同时因部分血液进入肠道,血红蛋白的分解产物在肠道被吸收,故在出血数小时后尿素氮开始不升,24～48小时可达高峰,持续时间不等,与出血时间长短有关。

3.粪便检查

隐血试验阳性,但检查前需禁止食动物血、肝,绿色蔬菜等3～4天。

4.内镜检查

直接观察出血的原因和部位,黏膜皱襞迂曲可提示胃底静脉曲张曲张。

(五)常用药物治疗效果的评估

1.输血

输血前评估患者的肝功能,肝功能受损宜输新鲜血,因库存血含氨量高易诱发肝性脑病。同时要评估患者年龄、病情、周围循环动力学及贫血状况,注意因输液、输血过快、过多导致肺水肿,原有心脏病或老年患者必要时可根据中心静脉压调节输液量。

2.血管升压素

滴注速度应准确,并严密观察有无出现腹痛、血压升高、心律失常、心肌缺血,甚至发生心肌梗死等不良反应。评估是否药液外溢,一旦外溢用50％硫酸镁湿敷,因该药有抗利尿作用,突然停用血管升压素会引起反射性尿液增多,故应观察尿量并向家属做好解释工作。同时,孕妇、冠心病、高血压禁用血管升压素。

3.凝血酶

口服凝血酶时评估有无有恶心、头昏等不良反应,并指导患者更换体位。此药不能与酸碱及重金属等药物配伍,应现用现配,若出现过敏现象应立即停药。

4.镇静剂

评估患者的肝功能,肝病患者忌用吗啡、巴比妥类等强镇静药物。

三、主要护理诊断/问题

(一)体液不足
体液不足与上消化道大量出血有关。

(二)活动无耐力
活动无耐力与上消化道出血所致周围循环衰竭有关。

(三)营养失调
低于机体需要量与急性期禁食及贫血有关。

(四)恐惧
恐惧与急性上消化道大量出血有关。

(五)知识缺乏
缺乏有关出血的知识及防治的知识。

(六)潜在并发症
休克、急性肾衰竭。

四、护理措施

(一)一般护理

1.休息与体位

少量出血者应卧床休息,大出血时绝对卧床休息,取平卧位并将下肢略抬高,以保证脑部供血。呕吐时头偏向一侧,防止窒息或误吸。指导患者坐起、站起时动作要缓慢,出现头晕、心慌、出汗时立即卧床休息并告知护士。病情稳定后,逐渐增加活动量。

2.饮食护理

急性大出血伴恶心、呕吐者应禁食。少量出血无呕吐者,可进食温凉、清淡流质食物。出血停止后改为营养丰富、易消化、无刺激性半流质、软食,少量多餐逐渐过渡到正常饮食。食管胃底静脉曲张破裂出血者避免粗糙、坚硬、刺激性食物,且应细嚼慢咽。防止损伤曲张静脉而再次出血。

3.安全护理

轻症患者可起身稍作活动,可上厕所大小便。但应注意有活动性出血时,患者常因有便意而至厕所,在排便时或便后起立时晕厥,因此必要时由护士陪同如厕或暂时改为床上排泄。重症患者应多巡视,用床栏加以保护。

(二)病情观察

上消化道大量出血时,有效循环血容量急剧减少,可导致休克或死亡,所以要严密监测。①精神和意识状态:是否精神萎靡、嗜睡、表情淡漠、烦躁不安、意识模糊甚至昏迷。②生命体征:体温不升或发热,呼吸急促、脉搏细弱、血压降低、脉压变小、必要时行心电监护。③周围循环状况:观察皮肤和甲床色泽,肢体温暖或是湿冷,周围静脉特别是颈静脉充盈情况。④准确记录24小时出入量,测每小时尿量,应保持尿量大于 30 mL/h,并记录呕吐物和粪便的性质、颜色及量。⑤定期复查红细胞计数、血细胞比容、血红蛋白、网织红细胞计数、血尿素氮、粪潜血,以了解贫血程度、出血是否停止。

(三)用药护理

立即建立静脉通道,遵医嘱迅速、准确地实施输血、输液、各种止血治疗及用药等抢救措施,并观察治疗效果及不良反应。血管升压素可引起腹痛、血压升高、心律失常、心肌缺血,甚至发生心肌梗死,故滴注速度应准确,并严密观察不良反应。同时,孕妇、冠心病、高血压禁用血管升压素。肝病患者忌用吗啡、巴比妥类药物,宜输新鲜血,因库存血含氨量高,易诱发肝性脑病。

(四)三腔两囊管护理

插管前应仔细检查,确保三腔气囊管通畅,无漏气,并分别做好标记,以防混淆,备用。插管后检查管道是否在胃内,抽取胃液,确定管道在胃内分别向胃囊和食管囊注气,将食管引流管、胃管连接负压吸引器,定时抽吸,观察出血是否停止,并记录引流液的性状及量。并做好留置于腔气囊管期间的护理和拔管出血停止后的观察及拔管。

(五)心理护理

护理人员应关心、安慰患者尤其是反复出血者。解释各项检查、治疗措施,耐心细致地解答患者或家属的提问,消除他们的疑虑。同时,经常巡视,大出血时陪伴患者,以减轻患者的紧张情绪。抢救工作应迅速而不忙乱,使其产生安全感、信任,保持稳定情绪,帮助患者消除紧张恐惧心理,更好地配合治疗及护理。

(六)健康教育

1.疾病知识指导

应帮助患者和家属掌握有关疾病的病因和诱因,以及预防、治疗和护理知识,以减少再度出血的危险。并且指导患者及家属学会早期识别出血征象及应急措施。

2.饮食指导

合理饮食是避免诱发上消化道出血的重要措施。注意饮食卫生和规律饮食;进食营养丰富、易消化的食物,避免粗糙、刺激性食物,或过冷、过热、产气多的食物、饮料,禁烟、浓茶、咖啡等对胃有刺激的食物。

3.生活指导

生活起居要有规律,劳逸结合,情绪乐观,保证身心愉悦,避免长期精神紧张。应在医师指导下用药,同时,慢性病者应定期门诊随访。

4.自我观察

教会患者出院后早期识别出血征象及应急措施:出现头晕、心悸等不适,或呕血、黑便时,立即卧床休息,保持安静,减少身体活动;呕吐时取侧卧位以免误吸;立即送医院治疗。

5.及时就诊的指标

(1)有呕血和黑便。

(2)出现血压降低、头晕、心悸等不适。

五、护理效果评估

(1)患者呕血和黑便停止,生命体征正常。

(2)患者活动耐受力增加,活动时无晕厥、跌倒危险。

(3)患者置管期间患者无窒息、意外吸入、食管胃底黏膜无溃烂、坏死。

(4)患者体重逐渐恢复正常,营养状态良好。

(黄　霞)

第三节　消化性溃疡

消化性溃疡主要指发生于胃和十二指肠的慢性溃疡,即胃溃疡和十二指肠溃疡,因溃疡的形成与胃酸/胃蛋白酶的消化作用有关而得名。临床以慢性病程、周期性发作和节律性上腹部疼痛为主要特点。消化性溃疡是消化系统的常见病,我国总发病率为10%～12%,秋冬和冬春之交好发。临床上十二指肠溃疡较胃溃疡多见,两者之比约为3∶1。男性患病较女性多见,男女之比为(3～4)∶1。十二指肠溃疡好发于青壮年,胃溃疡的发病年龄高峰比十二指肠溃疡约晚10年。

一、病因及诊断检查

(一)致病因素

1.幽门螺杆菌感染

大量研究表明幽门螺杆菌感染是消化性溃疡的主要病因,尤其是十二指肠溃疡。其机制尚未完全阐明,可能是幽门螺杆菌感染通过直接或间接作用于胃、十二指肠黏膜,使黏膜屏障作用削弱,胃酸分泌增加,引起局部炎症和免疫反应,导致胃、十二指肠黏膜损害和溃疡形成。

2.胃酸和胃蛋白酶

消化性溃疡的最终形成是由于胃酸/胃蛋白酶对黏膜的自身消化所致。胃酸分泌增多不仅破坏胃黏膜屏障,还能激活胃蛋白酶,从而降解蛋白质分子,损伤黏膜,故胃酸在溃疡的形成过程中起关键作用,是溃疡形成的直接原因。

3.非甾体抗炎药

非甾体抗炎药如阿司匹林、吲哚美辛、糖皮质激素等可直接作用于胃、十二指肠黏膜,损害黏膜屏障,还可抑制前列腺素合成,削弱其对黏膜的保护作用。

4.其他因素

(1)遗传:O 型血人群的十二指肠溃疡发病率高于其他血型。

(2)吸烟:烟草中的尼古丁成分可引起胃酸分泌增加、幽门括约肌张力降低、胆汁及胰液反流增多,从而削弱胃肠黏膜屏障。

(3)胃十二指肠运动异常:胃排空增快,可使十二指肠壶腹部酸负荷增大;胃排空延缓,可引起十二指肠液反流入胃,增加胃黏膜侵袭因素。

总之,胃酸/胃蛋白酶的损害作用增强和/或胃、十二指肠黏膜防御/修复机制减弱是本病发生的根本环节。但胃和十二指肠溃疡发病机制也有所不同,胃溃疡的发病主要是防御/修复机制减弱,十二指肠溃疡的发病主要是损害作用增强。

(二)身体状况

临床表现轻重不一,部分患者可无症状或症状较轻,或以出血、穿孔等并发症为首发表现。典型的消化性溃疡有如下临床特点。①慢性病程:病史可达数年至数十年。②周期性发作:发作与缓解交替出现,发作常有季节性,多在秋冬和冬春之交好发。③节律性上腹部疼痛:腹痛与进食之间有明显的相关性和节律性。

1.症状

(1)上腹部疼痛:为本病的主要症状,疼痛部位多位于中上腹,可偏右或偏左。疼痛性质可为钝痛、胀痛、灼痛、剧痛或饥饿不适感。多数患者疼痛有典型的节律性,胃溃疡疼痛常在餐后 1 小时内发生,至下次餐前消失,即进食-疼痛-缓解,故又称饱食痛;十二指肠溃疡疼痛常在两餐之间发生,至下次进餐后缓解,即疼痛-进食-缓解,故又称空腹痛或饥饿痛,部分患者也可出现午夜痛。

(2)其他:可有反酸、嗳气、恶心、呕吐、腹胀、食欲缺乏等消化不良的症状,或有失眠、多汗等自主神经功能失调的表现,病程长者可出现消瘦、体重下降和贫血。

2.体征

溃疡发作期上腹部可有局限性轻压痛,胃溃疡压痛点常位于剑突下稍偏左,十二指肠溃疡压痛点多在剑突下稍偏右。缓解期无明显体征。

3.并发症

(1)出血是最常见的并发症。出血引起的临床表现取决于出血的量和速度,轻者仅表现为呕血与黑粪,重者可出现休克征象。

(2)穿孔:急性穿孔是最严重的并发症,常见诱因有饮食过饱、饮酒、劳累、服用非甾体抗炎药等。表现为突发的剧烈腹痛,迅速蔓延至全腹,并出现腹肌紧张、弥漫性腹部压痛、反跳痛,肝浊音界缩小或消失,肠鸣音减弱或消失等体征,部分患者出现休克。慢性穿孔的症状不如急性穿孔剧烈,往往表现为腹痛节律的改变,常放射至背部。

(3)幽门梗阻:多由十二指肠溃疡或幽门管溃疡引起。溃疡急性发作时炎症水肿可引起暂时性梗阻,慢性溃疡愈合后形成瘢痕可致永久性梗阻。主要表现为上腹胀痛,餐后明显,频繁大量呕吐,呕吐物含酸性发酵宿食。严重呕吐可致脱水和低氯低钾性碱中毒,常继发营养不良和体重减轻。上腹部空腹振水音、胃蠕动波及插胃管抽液量超过 200 mL 是幽门梗阻的特征性表现。

(4)癌变:少数胃溃疡可发生癌变。对有长期胃溃疡病史、年龄在 45 岁以上、胃溃疡上腹痛的节律性消失、症状顽固且经严格内科治疗无效、粪便隐血试验持续阳性者,应考虑癌变,需进一步检查和定期随访。

(三)心理-社会状况

由于本病病程长、周期性发作和节律性腹痛,会使患者产生紧张、焦虑或抑郁等情绪,当并发出血、穿孔或癌变时,易产生恐惧心理。

(四)实验室及其他检查

1.胃镜及胃黏膜活组织检查

胃镜及胃黏膜活组织检查是确诊消化性溃疡首选的检查方法。胃镜检查可直接观察溃疡部位、病变大小和性质,还可在直视下取活组织做病理学检查及幽门螺杆菌检测。

2.X 线钡剂检查

龛影是溃疡的 X 线检查直接征象,对溃疡有确诊价值;激惹和变形等间接征象,提示可能有溃疡的发生。

3.幽门螺杆菌检测

幽门螺杆菌检测是消化性溃疡诊断的常规检查项目,因为有无幽门螺杆菌感染决定治疗方案的选择。

4.粪便隐血试验

隐血试验阳性提示溃疡活动期,胃溃疡患者如隐血试验持续阳性,提示癌变的可能。

二、护理诊断及医护合作性问题

(1)疼痛:腹痛与胃酸刺激溃疡面、引起化学性炎症或并发穿孔等有关。

(2)营养失调(低于机体需要量)与疼痛所致摄食减少或频繁呕吐有关。

(3)焦虑与溃疡反复发作、迁延不愈或出现并发症使病情加重有关。

(4)潜在并发症:出血、穿孔、幽门梗阻、癌变。

(5)缺乏溃疡病防治知识。

三、治疗及护理措施

(一)治疗要点

本病的治疗目的是消除病因、控制症状、促进溃疡愈合、防止复发和防治并发症。

1.一般治疗

注意休息,劳逸结合,饮食规律,戒烟、酒,消除紧张、焦虑情绪,停用或慎用非甾体抗炎药等。

2.药物治疗

(1)降低胃酸药物有碱性抗酸药和抑制胃酸分泌药两大类。

1)碱性抗酸药:如氢氧化铝、铝碳酸镁及其复方制剂等,能中和胃酸,缓解疼痛,因其疗效差,不良反应较多,现很少应用。

2)抑制胃酸分泌的药物:①H_2受体拮抗药是目前临床使用最为广泛的抑制胃酸分泌、治疗消化性溃疡的药物。常用药物有西咪替丁、雷尼替丁和法莫替丁等,4~6周为1个疗程。②质子泵抑制药是目前最强的抑制胃酸分泌药物,其解除溃疡疼痛,促进溃疡愈合的效果优于H_2受体拮抗药,且能抑制幽门螺杆菌的生长。常用药物有奥美拉唑、兰索拉唑和泮托拉唑等,疗程一般为6~8周。

(2)保护胃黏膜药物:常用药物有硫糖铝、枸橼酸铋钾和米索前列醇。

(3)根除幽门螺杆菌药物:对于有幽门螺杆菌感染的消化性溃疡,无论初发或复发、活动或静止、有无并发症,均应予以根除幽门螺杆菌治疗。

3.手术治疗

对于大量出血经内科治疗无效、急性穿孔、瘢痕性幽门梗阻、胃溃疡疑有癌变、正规内科治疗无效的顽固性溃疡者可选择手术治疗。

(二)护理措施

1.病情观察

密切观察患者腹痛的规律和特点,与进食、服药的关系,呕吐物及粪便的颜色和性状;监测生命体征及腹部体征的变化。观察患者有无出血、穿孔、幽门梗阻和癌变征象,一旦发现及时通知医师,并配合做好各项护理工作。

2.生活护理

(1)适当休息:溃疡活动期且症状较重或有并发症者,应适当休息。

(2)饮食护理:基本要求同慢性胃炎。指导患者进餐定时定量、少食多餐、细嚼慢咽。选择营养丰富、易消化,低脂、适量蛋白质的食物,如脱脂牛奶、鸡蛋和鱼等;主食以面食为主,因其柔软、含碱且易消化,不习惯于面食则以软米饭或米粥代替;避免辛辣、油炸、过酸、过咸食物及浓茶、咖啡等刺激食物和饮料,以减少胃酸分泌。

3.药物治疗的护理

严格遵医嘱用药,注意观察药物的疗效及不良反应,并告知患者用药的注意事项。

(1)碱性抗酸药:应在饭后1小时和睡前服用,避免与奶制品、酸性食物及饮料同服。氢氧化铝凝胶能阻碍磷的吸收,引起磷缺乏症,长期大量服用还可引起严重便秘;服用镁制剂可引起腹泻。

(2)H_2受体拮抗药:应在餐中或餐后即刻服用,也可将一天的剂量在睡前顿服,若与抗酸药联用时,两药间隔1小时以上。静脉给药时要注意控制速度,避免低血压和心律失常的发生。长期大量应用西咪替丁可出现男性乳房肿胀、性欲减退、腹泻、眩晕、头痛、肌肉痉挛或肌痛、皮疹、脱发,偶见粒细胞减少、精神错乱等。

(3)质子泵抑制药:奥美拉唑可引起头晕,告知患者服药期间避免从事注意力高度集中的工作;兰索拉唑的主要不良反应有荨麻疹、皮疹、瘙痒、头痛、口干、肝功能异常等,不良反应严重时应及时停药;泮托拉唑的不良反应较少,偶有头痛和腹泻。

(4)保护胃黏膜药物:硫糖铝片应在餐前1小时服用,可有便秘、口干、皮疹、眩晕、嗜睡等不良反应;米索前列醇可引起子宫收缩,孕妇禁用。

(5)根除幽门螺杆菌药物:应在餐后服用抗生素,尽量减少对胃黏膜的刺激,服药要定时定量,以达到根除幽门螺杆菌的目的。

4.并发症的护理

(1)穿孔:急性穿孔时,禁食并胃肠减压,做好术前准备工作;慢性穿孔时,密切观察疼痛的性质,指导患者遵医嘱用药。

(2)幽门梗阻:观察患者呕吐物的性状,准确记录液体出入量,重者禁食,禁水,胃肠减压,及时纠正水、电解质、酸碱平衡紊乱。

(3)出血:出血患者按出血护理常规护理。

5.心理护理

正确评估患者及家属的心理反应,告知患者及家属,经过正规治疗和积极预防,溃疡是可以痊愈的,并说明不良情绪会诱发和加重病情,使患者树立信心,消除紧张、恐惧心理。指导患者心理放松,转移注意力,保持乐观的情绪。

6.健康指导

(1)疾病知识指导:向患者及家属介绍导致溃疡发生及加重的相关因素;指导患者生活规律,保持乐观的心态,保证充足的睡眠和休息,适当锻炼,提高机体抵抗力;建立合理的饮食习惯和结构,戒除烟酒,避免摄入刺激性食物。

(2)用药指导:指导患者严格遵医嘱正确服药,学会观察药物疗效和不良反应,不可自行停药和减量,以避免溃疡复发;忌用或慎用对胃黏膜有损害的药物,如阿司匹林、咖啡因、糖皮质激素等;若用药后腹痛节律改变或出现并发症应及时就医。

(黄　霞)

第四节　慢性胃炎

慢性胃炎是指由多种原因引起的胃黏膜慢性炎症。其发病率在各种胃病中居首位,男性多于女性,各个年龄段均可发病,且随年龄增长发病率逐渐增高。慢性胃炎的分类方法很多,2000年全国慢性胃炎研讨会共识意见中采纳了国际上新悉尼系统的分类方法,将慢性胃炎分为浅表性(又称非萎缩性)、萎缩性和特殊类型3大类。慢性浅表性胃炎是指不伴有胃黏膜萎缩性改变的慢性炎症,幽门螺杆菌感染是其主要病因;慢性萎缩性胃炎是指胃黏膜已经发生了萎缩性改变,常伴有肠上皮化生,又分为多灶萎缩性胃炎和自身免疫性胃炎2大类;特殊类型胃炎种类很多,临床上较少见。

一、病因及诊断检查

(一)致病因素

1.幽门螺杆菌感染

幽门螺杆菌感染是慢性浅表性胃炎最主要的病因。幽门螺杆菌具有鞭毛,其分泌的黏液素可直接侵袭胃黏膜,释放的尿素酶可分解尿素产生 NH_3 中和胃酸,使幽门螺杆菌在胃黏膜定居和繁殖,同时可损伤上皮细胞膜;幽门螺杆菌产生的细胞毒素还可引起炎症反应和菌体壁诱导自身免疫反应的发生,导致胃黏膜慢性炎症。

2.饮食因素

高盐饮食,长期饮烈酒、浓茶、咖啡,摄取过热、过冷、过于粗糙的食物等,均易引起慢性胃炎。

3.自身免疫

患者血液中存在自身抗体,如抗壁细胞抗体和抗内因子抗体,可使壁细胞数目减少,胃酸分泌减少或缺失,还可使维生素 B_{12} 吸收障碍导致恶性贫血。

4.其他因素

各种原因引起的十二指肠液反流入胃,削弱或破坏胃黏膜的屏障功能;老年胃黏膜退行性病变;胃黏膜营养因子缺乏,如促胃液素缺乏;服用非甾体抗炎药等,均可引起慢性胃炎。

(二)身体状况

慢性胃炎起病缓慢,病程迁延,常反复发作,缺乏特异性症状。由幽门螺杆菌感染引起的慢性胃炎患者多数无症状;部分患者有上腹不适、腹部隐痛、腹胀、食欲缺乏、恶心和呕吐等消化不良的表现;少数患者可有少量上消化道出血;自身免疫性胃炎患者可出现明显厌食、体重减轻和贫血。体格检查可有上腹部轻压痛。

(三)心理-社会状况

病情反复、病程迁延不愈可使患者出现烦躁、焦虑等不良情绪。

(四)实验室及其他检查

1.胃镜及活组织检查

胃镜及活组织检查是诊断慢性胃炎最可靠的方法。慢性浅表性胃炎可见红斑(点、片状或条状)、黏膜粗糙不平、出血点或出血斑;慢性萎缩性胃炎可见黏膜呈颗粒状、黏膜血管显露、色泽灰暗、皱襞细小。

2.幽门螺杆菌检测

可通过侵入性(如快速尿素酶试验、组织学检查和幽门螺杆菌培养等)和非侵入性(如[13]C 或[14]C 尿素呼气试验、粪便幽门螺杆菌抗原检测和血清学检查等)方法检测幽门螺杆菌。

3.胃液分析

自身免疫性胃炎时,胃酸缺乏;多灶萎缩性胃炎时,胃酸分泌正常或偏低。

4.血清学检查

自身免疫性胃炎时,血清抗壁细胞抗体和抗内因子抗体可呈阳性,血清胃泌素水平明显升高;多灶萎缩性胃炎时,血清胃泌素水平正常或偏低。

二、护理诊断及医护合作性问题

(一)疼痛

腹痛与胃黏膜炎性病变有关。

(二)营养失调

营养失调与厌食、消化吸收不良等有关。

(三)焦虑

焦虑与病情反复、病程迁延有关。

(四)潜在并发症

癌变。

（五）知识缺乏

缺乏对慢性胃炎病因和预防知识的了解。

三、治疗及护理措施

（一）治疗要点

治疗原则是积极祛除病因，根除幽门螺杆菌感染，对症处理，防治癌前病变。

1.病因治疗

（1）根除幽门螺杆菌感染：目前多采用的治疗方案是以胶体铋剂或质子泵抑制药为基础加上两种抗生素的三联治疗方案。如常用奥美拉唑或枸橼酸铋钾，与阿莫西林及甲硝唑或克拉霉素3种药物联用，2周为1个疗程。治疗失败后再治疗比较困难，可换用两种抗生素，或采用胶体铋剂和质子泵抑制药合用的四联疗法。

（1）其他病因治疗：因非甾体抗炎药引起者，应立即停药并给予制酸药或硫糖铝；因十二指肠液反流引起者，应用硫糖铝或氢氧化铝凝胶吸附胆汁；因胃动力学改变引起者，应给予多潘立酮或莫沙必利等。

2.对症处理

有胃酸缺乏和贫血者，可用胃蛋白酶合剂等以助消化；对于上腹胀满者，可选用胃动力药、理气类中药；有恶性贫血时可肌内注射维生素 B_{12}。

3.胃黏膜异型增生的治疗

异型增生是癌前病变，应定期随访，给予高度重视。对不典型增生者可给予维生素 C、维生素 E、β-胡萝卜素、叶酸和微量元素硒预防胃癌的发生；对已经明确的重度异型增生可手术治疗，目前多采用内镜下胃黏膜切除术。

（二）护理措施

1.病情观察

主要观察有无上腹不适、腹胀、食欲缺乏等消化不良的表现；观察腹痛的部位、性质、呕吐物与大便的颜色、量及性状；评估实验室及胃镜检查结果。

2.饮食护理

（1）营养状况评估：观察并记录患者每天进餐次数、量和品种，以了解机体的营养摄入状况。定期监测体重，监测血红蛋白浓度、血清蛋白等有关营养指标的变化。

（2）制定饮食计划：①与患者及其家属共同制定饮食计划，以营养丰富、易消化、少刺激为原则；②胃酸低者可适当食用刺激胃酸分泌或酸性的食物，如浓肉汤、鸡汤、山楂、食醋等；胃酸高者应指导患者避免食用酸性和多脂肪食物，可进食牛奶、菜泥、面包等；③鼓励患者养成良好的饮食习惯，进食应规律，少食多餐，细嚼慢咽；④避免摄入过冷、过热、过咸、过甜、辛辣和粗糙的食物，戒除烟酒；⑤提供舒适的进餐环境，改进烹饪技巧，保持口腔清洁卫生，以促进患者的食欲。

3.药物治疗的护理

（1）严格遵医嘱用药，注意观察药物的疗效及不良反应。

（2）枸橼酸铋钾：宜在餐前半小时服用，因其在酸性环境中方起作用；服药时要用吸管直接吸入，防止将牙齿、舌染黑；部分患者服药后出现便秘或黑粪，少数患者有恶心、一过性血清转氨酶升高，停药后可自行消失，极少数患者可能出现急性肾衰竭。

（3）抗菌药物：服用阿莫西林前应详细询问患者有无青霉素过敏史，用药过程中要注意观察有无变态反应的发生;服用甲硝唑可引起恶心、呕吐等胃肠道反应及口腔金属味、舌炎、排尿困难等不良反应,宜在餐后半小时服用。

(4)多潘立酮及西沙必利:应在餐前服用,不宜与阿托品等解痉药合用。

4.心理护理

护理人员应主动安慰、关心患者,向患者说明不良情绪会诱发和加重病情,经过正规的治疗和护理慢性胃炎可以康复。

5.健康指导

向患者及家属介绍本病的有关知识、预防措施等;指导患者避免诱发因素,保持愉快的心情,生活规律,养成良好的饮食习惯,戒除烟酒;向患者介绍服用药物后可能出现的不良反应,指导患者按医嘱坚持用药,定期复查,如有异常及时复诊。

（黄　霞）

第五节　病毒性肝炎

一、甲型病毒性肝炎

甲型病毒性肝炎旧称流行性黄疸或传染性肝炎,早在 8 世纪就有记载。目前全世界有 40 亿人口受到该病的威胁。后经对其病原学和诊断技术等方面的研究进展较大,并已成功研制出甲型肝炎病毒减毒活疫苗和灭活疫苗,已有效控制甲型肝炎的流行。

(一)病因

甲型肝炎传染源是患者和亚临床感染者。潜伏期后期及黄疸出现前数天传染性最强,黄疸出现后 2 周粪便仍可能排出病毒,但传染性已明显减弱。本病无慢性甲肝病毒(HAV)携带者。

(二)诊断要点

甲型病毒性肝炎主要依据流行病学资料、临床特点、常规实验室检查和特异性血清学诊断。流行病学资料应参考当地甲型肝炎流行疫情,病前有无肝炎患者密切接触史及个人、集体饮食卫生状况。急性黄疸型病例黄疸期诊断不难。在黄疸前期获得诊断称为早期诊断,此期表现似"感冒"或"急性胃肠炎",若尿色变为深黄色应疑及本病。急性无黄疸型及亚临床型病例不易早期发现,诊断主要依赖肝功能检查。根据特异性血清学检查可做出病因学诊断。凡慢性肝炎和重型肝炎,一般不考虑甲型肝炎的诊断。

1.分型

甲型肝炎潜伏期为 2～6 周,平均为 4 周,临床分为急性黄疸型(AIH)、急性无黄疸型和亚临床型。

(1)急性黄疸型。①黄疸前期:急性起病,多有畏寒发热,体温在 38 ℃左右,全身乏力,食欲缺乏、厌油、恶心、呕吐,上腹部饱胀不适或腹泻。少数病例以上呼吸道感染症状为主要表现,偶见荨麻疹,继之尿色加深。本期一般持续 5～7 天。②黄疸期:热退后出现黄疸,可见皮肤巩膜不同程度黄染。肝区隐痛,肝大,触之有充实感,伴有叩痛和压痛,尿色进一步加深。黄疸出现后全身及消化道症状减轻,否则可能发生重症化,但重症化者罕见。本期持续 2～6 周。③恢复期:黄疸逐渐消退,症状逐渐消失,肝脏逐渐回缩至正常,肝功能逐渐恢复。本期持续 2～4 周。

（2）急性无黄疸型:起病较缓慢,除无黄疸外,其他临床表现与黄疸型相似,症状一般较轻。多在 3 个月内恢复。

（3）亚临床型:部分患者无明显临床症状,但肝功能有轻度异常。

（4）急性淤胆型:本型实为黄疸型肝炎的一种特殊形式,特点是肝内胆汁淤积性黄疸持续较久,消化道症状轻,肝实质损害不明显。而黄疸很深,多有皮肤瘙痒及粪色变浅,预后良好。

2.实验室检查

（1）常规检查:外周血白细胞总数正常或偏低,淋巴细胞相对增多,偶见异型淋巴细胞,一般不超过 10%,这可能是淋巴细胞受病毒抗原刺激后发生的母细胞转化现象。黄疸前期末尿胆原及尿胆红素开始呈阳性反应,是早期诊断的重要依据。血清丙氨酸氨基转移酶（ALT）于黄疸前期早期开始升高,血清胆红素在黄疸前期末开始升高。血清 ALT 高峰在血清胆红素高峰之前,一般在黄疸消退后一至数周恢复正常。急性黄疸型血浆球蛋白常见轻度升高,但随病情恢复而逐渐恢复。急性无黄疸型和亚临床型病例肝功能改变以单项 ALT 轻中度升高为特点。急性淤胆型病例血清胆红素显著升高而 ALT 仅轻度升高,两者形成明显反差,同时伴有血清 ALP 及 GGT 明显升高。

（2）特异性血清学检查:特异性血清学检查是确诊甲型肝炎的主要指标。血清 IgM 型甲型肝炎病毒抗体（抗-HAV-IgM）于发病数天即可检出,黄疸期达到高峰,一般持续 2～4 个月,以后逐渐下降乃至消失。目前临床上主要用酶联免疫吸附法（ELISA）检查血清抗-HAV-IgM,以作为早期诊断甲型肝炎的特异性指标。血清抗-HAV-IgM 出现于病程恢复期,较持久,甚至终生阳性,是获得免疫力的标志,一般用于流行病学调查。新近报道应用线性多抗原肽包被进行 ELISA 检测 HAV 感染,其敏感性和特异性分别高于 90% 和 95%。

（三）鉴别要点

本病需与药物性肝炎、传染性单核细胞增多症、钩端螺旋体病、急性结石性胆管炎、原发性胆汁性肝硬化、妊娠期肝内胆汁淤积症、胆总管梗阻、妊娠急性脂肪肝等鉴别。其他如血吸虫病、肝吸虫病、肝结核、脂肪肝、肝淤血及原发性肝癌等均可有肝大或 ALT 升高,鉴别诊断时应加以考虑。本病与乙型、丙型、丁型及戊型病毒型肝炎急性期鉴别除参考流行病学特点及输血史等资料外,主要依据血清抗-HAV-IgM 的检测。

（四）规范化治疗

急性期应强调卧床休息,给予清淡而营养丰富的饮食,外加充足的 B 族维生素及维生素 C。进食过少及呕吐者,应每天静脉滴注 10% 的葡萄糖液 1 000～1 500 mL,酌情加入能量合剂及 10% 氯化钾。热重者可服用茵陈蒿汤、栀子柏皮汤加减;湿重者可服用茵陈胃苓汤加减;湿热并重者宜用茵陈蒿汤和胃苓汤合方加减;肝气郁结者可用逍遥散;脾虚湿困者可用平胃散。

二、乙型病毒性肝炎

慢性乙型病毒性肝炎是由乙型肝炎病毒感染致肝脏发生炎症及肝细胞坏死,持续 6 个月以上而病毒仍未被清除的疾病。我国是慢性乙型病毒性肝炎的高发区,人群中约有 9.09% 为乙型肝炎病毒携带者。该疾病呈慢性进行性发展,间有反复急性发作,可演变为肝硬化、肝癌或肝功能衰竭等,严重危害人民健康,故对该疾病的早发现、早诊断、早治疗很重要。

（一）病因

1.传染源

传染源主要是有 HBV DNA 复制的急、慢性患者和无症状慢性 HBV 携带者。

2.传播途径

主要通过血清及日常密切接触而传播。血液传播途径除输血及血制品外，可通过注射，刺伤，共用牙刷、剃刀及外科器械等方式传播，经微量血液也可传播。由于患者唾液、精液、初乳、汗液、血性分泌物均可检出 HBsAg，故密切的生活接触可能是重要传播途径。所谓"密切生活接触"可能是由于微小创伤所致的一种特殊经血传播形式，而非消化道或呼吸道传播。另一种重要的传播方式是母婴传播（垂直传播）。生于 HBsAg/HBeAg 阳性母亲的婴儿，HBV 感染率高达95%，大部分在分娩过程中感染，低于20%可能为宫内感染。因此，医源性或非医源性经血液传播，是本病的传播途径。

3.易感人群

感染后患者对同一 HBsAg 亚型 HBV 可获得持久免疫力。但对其他亚型免疫力不完全，偶可再感染其他亚型，故极少数患者血清抗-HBs（某一亚型感染后）和 HBsAg（另一亚型再感染）可同时阳性。

（二）诊断要点

急性肝炎病程超过半年，或原有乙型病毒性肝炎或 HBsAg 携带史，本次又因同一病原再次出现肝炎症状、体征及肝功能异常者可以诊断为慢性乙型病毒性肝炎。发病日期不明或虽无肝炎病史，但肝组织病理学检查符合慢性乙型病毒性肝炎，或根据症状、体征、化验及 B 超检查综合分析，亦可做出相应诊断。

1.分型

据 HBeAg 可分为 2 型。

（1）HBeAg 阳性慢性乙型病毒性肝炎：血清 HBsAg、HBVDNA 和 HBeAg 阳性，抗-HBe 阴性，血清 ALT 持续或反复升高，或肝组织学检查有肝炎病变。

（2）HBeAg 阴性慢性乙型病毒性肝炎：血清 HBsAg 和 HBVDNA 阳性，HBeAg 持续阴性，抗-HBe 阳性或阴性，血清 ALT 持续或反复异常，或肝组织学检查有肝炎病变。

2.分度

根据生化学试验及其他临床和辅助检查结果，可进一步分 3 度。

（1）轻度：临床症状、体征轻微或缺如，肝功能指标仅 1 或 2 项轻度异常。

（2）中度：症状、体征、实验室检查居于轻度和重度之间。

（3）重度：有明显或持续的肝炎症状，如乏力、食欲缺乏、尿黄、便溏等，伴有肝病面容、肝掌、蜘蛛痣、脾大，并排除其他原因，且无门静脉高压症者。实验室检查血清 ALT 和/或 AST 反复或持续升高，清蛋白降低或 A/G 比值异常，球蛋白明显升高。除前述条件外，凡清蛋白不超过32 g/L，胆红素大于 5 倍正常值上限，凝血酶原活动度为 40%～60%，胆碱酯酶低于 2 500 U/L，4 项检测中有 1 项达上述程度者即可诊断为重度慢性肝炎。

3.B 超检查结果可供慢性乙型病毒性肝炎诊断参考

（1）轻度：B 超检查肝脾无明显异常改变。

（2）中度：B 超检查可见肝内回声增粗，肝脏和/或脾脏轻度肿大，肝内管道（主要指肝静脉）走行多清晰，门静脉和脾静脉内径无增宽。

（3）重度：B超检查可见肝内回声明显增粗，分布不均匀；肝表面欠光滑，边缘变钝；肝内管道走行欠清晰或轻度狭窄、扭曲；门静脉和脾静脉内径增宽；脾大；胆囊有时可见"双层征"。

4.组织病理学诊断

包括病因（根据血清或肝组织的肝炎病毒学检测结果确定病因）、病变程度及分级分期结果。

（三）鉴别要点

本病应与慢性丙型病毒性肝炎、嗜肝病毒感染所致肝损害、酒精性及非酒精性肝炎、药物性肝炎、自身免疫性肝炎、肝硬化、肝癌等鉴别。

（四）规范化治疗

1.治疗目标

最大限度地长期抑制或消除乙肝病毒，减轻肝细胞炎症坏死及肝纤维化，延缓和阻止疾病进展，减少和防止肝脏失代偿、肝硬化、肝癌及其并发症的发生，从而改善生活质量和延长存活时间。主要包括抗病毒、免疫调节、抗炎保肝、抗纤维化和对症治疗，其中抗病毒治疗是关键，只要有适应证，且条件允许，就应进行规范的抗病毒治疗。

2.适应证

（1）HBV DNA≥$2×10^4$ U/mL（HBeAg 阴性者为不低于 $2×10^3$ U/mL）。

（2）ALT ≥$2×$ULN；如用干扰素治疗，ALT 应不高于 $10×$ULN，血总胆红素水平应低于 $2×$ULN。

（3）如 ALT<$2×$ULN，但肝组织学显示 Knodell HAI≥4，或≥G_2。

具有（1）并有（2）或（3）的患者应进行抗病毒治疗；对达不到上述治疗标准者，应监测病情变化，如持续 HBV DNA 阳性，且 ALT 异常，也应考虑抗病毒治疗。ULN 为正常参考值上限。

3.HBeAg 阳性慢性乙型肝炎患者

对于 HBV DNA 定量不低于 $2×10^4$ U/mL，ALT 水平不低于 $2×$ULN 者，或 ALT<$2×$ULN，但肝组织学显示 Knodell HAI≥4，或≥G_2 炎症坏死者，应进行抗病毒治疗。可根据具体情况和患者的意愿，选用IFN-α，ALT 水平应低于 $10×$ULN，或核苷（酸）类似物治疗。对 HBV DNA 阳性但低于 $2×10^4$ U/mL 者，经监测病情 3 个月，HBV DNA 仍未转阴，且 ALT 异常，则应抗病毒治疗。

（1）普通 IFN-α：5 MU（可根据患者的耐受情况适当调整剂量），每周 3 次或隔天 1 次，皮下或肌内注射，一般疗程为 6 个月。如有应答，为提高疗效亦可延长疗程至 1 年或更长。应注意剂量及疗程的个体化。如治疗 6 个月无应答者，可改用其他抗病毒药物。

（2）聚乙二醇干扰素 α-2a：180 μg，每周 1 次，皮下注射，疗程 1 年。剂量应根据患者耐受性等因素决定。

（3）拉米夫定：100 mg，每天 1 次，口服。治疗 1 年时，如 HBV DNA 检测不到（PCR法）或低于检测下限、ALT 复常、HBeAg 转阴但未出现抗-HBe 者，建议继续用药直至 HBeAg 血清学转归，经监测 2 次（每次至少间隔 6 个月）仍保持不变者可以停药，但停药后需密切监测肝脏生化学和病毒学指标。

（4）阿德福韦酯：10 mg，每天 1 次，口服。疗程可参照拉米夫定。

（5）恩替卡韦：0.5 mg（对拉米夫定耐药患者 1 mg），每天 1 次，口服。疗程可参照拉米夫定。

4.HBeAg 阴性慢性乙型肝炎患者

HBV DNA 定量不低于 $2×10^3$ U/mL，ALT 水平不低于 $2×$ULN 者，或 ALT<2 ULN，但

干组织学检查显示 Knodell HAI≥4,或 G₂ 炎症坏死者,应进行抗病毒治疗。由于难以确定治疗终点,因此,应治疗至检测不出 HBVDNA(PCR 法),ALT 复常。此类患者复发率高,疗程宜长,至少为 1 年。

因需要较长期治疗,最好选用 IFN-α(ALT 水平应低于 10×ULN)或阿德福韦酯或恩替卡韦等耐药发生率低的核苷(酸)类似物治疗。对达不到上述推荐治疗标准者,则应监测病情变化,如持续 HBV DNA 阳性,且 ALT 异常,也应考虑抗病毒治疗。

(1)普通 IFN-α:5 MU,每周 3 次或隔天 1 次,皮下或肌内注射,疗程至少 1 年。

(2)聚乙二醇干扰素 α-2a:180 μg,每周 1 次,皮下注射,疗程至少 1 年。

(3)阿德福韦酯:10 mg,每天 1 次,口服,疗程至少 1 年。当监测 3 次(每次至少间隔 6 个月)HBV DNA 检测不到(PCR 法)或低于检测下限和 ALT 正常时可以停药。

(4)拉米夫定:100 mg,每天 1 次,口服,疗程至少 1 年。治疗终点同阿德福韦酯。

(5)恩替卡韦:0.5 mg(对拉米夫定耐药患者 1 mg),每天 1 次,口服。疗程可参照阿德福韦酯。

5.应用化疗和免疫抑制剂治疗的患者

对于因其他疾病而接受化疗、免疫抑制剂(特别是肾上腺糖皮质激素)治疗的 HBsAg 阳性者,即使 HBV DNA 阴性和 ALT 正常,也应在治疗前 1 周开始服用拉米夫定,每天 100 mg,化疗和免疫抑制剂治疗停止后,应根据患者病情决定拉米夫定停药时间。对拉米夫定耐药者,可改用其他已批准的能治疗耐药变异的核苷(酸)类似物。核苷(酸)类似物停用后可出现复发,甚至病情恶化,应十分注意。

6.其他特殊情况的处理

(1)经过规范的普通 IFN-α 治疗无应答患者,再次应用普通 IFN-α 治疗的疗效很低。可试用聚乙二醇干扰素 α-2a 或核苷(酸)类似物治疗。

(2)强化治疗指在治疗初始阶段每天应用普通 IFN-α,连续 2～3 周后改为隔天 1 次或每周 3 次的治疗。目前对此疗法意见不一,因此不予推荐。

(3)应用核苷(酸)类似物发生耐药突变后的治疗,拉米夫定治疗期间可发生耐药突变,出现"反弹",建议加用其他已批准的能治疗耐药变异的核苷(酸)类似物,并重叠 1～3 个月或根据 HBV DNA 检测阴性后撤换拉米夫定,也可使用 IFN-α(建议重叠用药 1～3 个月)。

(4)停用核苷(酸)类似物后复发者的治疗,如停药前无拉米夫定耐药,可再用拉米夫定治疗,或其他核苷(酸)类似物治疗。如无禁忌证,亦可用 IFN-α 治疗。

7.儿童患者间隔

12 岁以上慢性乙型病毒性肝炎患儿,其普通 IFN-α 治疗的适应证、疗效及安全性与成人相似,剂量为 3～6 μU/m²,最大剂量不超过 10 μU/m²。在知情同意的基础上,也可按成人的剂量和疗程用拉米夫定治疗。

三、丙型病毒性肝炎

慢性丙型病毒性肝炎是一种主要经血液传播的疾病,是由丙型肝炎病毒(HCV)感染导致的慢性传染病。慢性 HCV 感染可导致肝脏慢性炎症坏死,部分患者可发展为肝硬化甚至肝细胞癌(HCC),严重危害人民健康,已成为严重的社会和公共卫生问题。

（一）病因

1.传染源

主要为急、慢性患者和慢性 HCV 携带者。

2.传播途径

与乙型肝炎相同，主要有以下 3 种。

（1）通过输血或血制品传播：由于 HCV 感染者病毒血症水平低，所以输血和血制品（输 HCV 数量较多）是最主要的传播途径。经初步调查，输血后非甲非乙型肝炎患者血清丙型肝炎抗体（抗-HCV）阳性率高达 80%，已成为大多数（80%～90%）输血后肝炎的原因。但供血员血清抗-HCV 阳性率较低，欧美各国为 0.35%～1.4%，故目前公认，反复输入多个供血员血液或血制品者更易发生丙型肝炎，输血 3 次以上者感染 HCV 的危险性增高 2～6 倍。国内曾因单采血浆回输血细胞时污染，造成丙型肝炎暴发流行，经 2 年以上随访，血清抗-HCV 阳性率达到100%。1989 年国外综合资料表明，抗-HCV 阳性率在输血后非甲非乙型肝炎患者为 85%，血源性凝血因子治疗的血友病患者为 60%～70%，静脉药瘾患者为 50%～70%。

（2）通过非输血途径传播：丙型肝炎亦多见于非输血人群，主要通过反复注射、针刺、含 HCV 血液反复污染皮肤黏膜隐性伤口及性接触等其他密切接触方式而传播。这是世界各国广泛存在的散发性丙型肝炎的传播途径。

（3）母婴传播：要准确评估 HCV 垂直传播很困难，因为在新生儿中所检测到的抗-HCV 实际可能来源于母体（被动传递）。检测 HCV RNA 提示，HGV 有可能由母体传播给新生儿。

3.易感人群

对 HCV 无免疫力者普遍易感。在西方国家，除反复输血者外，静脉药瘾者、同性恋等混乱性接触者及血液透析患者丙型肝炎发病率较高。本病可发生于任何年龄，一般儿童和青少年 HCV 感染率较低，中青年次之。男性 HCV 感染率大于女性。HCV 多见于 16 岁以上人群。 HCV 感染恢复后血清抗体水平低，免疫保护能力弱，有再次感染 HCV 的可能性。

（二）诊断要点

1.诊断依据

HCV 感染超过 6 个月，或发病日期不明、无肝炎史，但肝脏组织病理学检查符合慢性肝炎，或根据症状、体征、实验室及影像学检查结果综合分析，做出诊断。

2.病变程度判定

慢性肝炎按炎症活动度（G）可分为轻、中、重 3 度，并应标明分期（S）。

（1）轻度慢性肝炎（包括原慢性迁延性肝炎及轻型慢性活动性肝炎）：$G_{1～2}$，$S_{0～2}$。①肝细胞变性，点、灶状坏死或凋亡小体；②汇管区有（无）炎症细胞浸润、扩大，有或无局限性碎屑坏死（界面肝炎）；③小叶结构完整。

（2）中度慢性肝炎（相当于原中型慢性活动性肝炎）：G_3，$S_{1～3}$。①汇管区炎症明显，伴中度碎屑坏死；②小叶内炎症严重，融合坏死或伴少数桥接坏死；③纤维间隔形成，小叶结构大部分保存。

（3）重度慢性肝炎（相当于原重型慢性活动性肝炎）：G_4，$S_{2～4}$。①汇管区炎症严重或伴重度碎屑坏死；②桥接坏死累及多数小叶；③大量纤维间隔，小叶结构紊乱，或形成早期肝硬化。

3.组织病理学诊断

组织病理学诊断包括病因（根据血清或肝组织的肝炎病毒学检测结果确定病因）、病变程度及分级分期结果,如病毒性肝炎,丙型,慢性,中度,G_3/S_4。

(三)鉴别要点

本病应与慢性乙型病毒性肝炎、药物性肝炎、酒精性肝炎、非酒精性肝炎、自身免疫性肝炎、病毒感染所致肝损害、肝硬化、肝癌等鉴别。

(四)规范化治疗

1.抗病毒治疗的目的

清除或持续抑制体内的 HCV,以改善或减轻肝损害,阻止进展为肝硬化、肝衰竭或 HCC,并提高患者的生活质量。治疗前应进行 HCV RNA 基因分型(1 型和非 1 型)和血中 HCV RNA 定量,以决定抗病毒治疗的疗程和利巴韦林的剂量。

2.HCV RNA 基因为 1 型和/或 HCV RNA 定量不低于 $4×10^5$ U/mL 者

可选用下列方案之一。

(1)聚乙二醇干扰素 α 联合利巴韦林治疗方案:聚乙二醇干扰素 α-2a 180 μg,每周 1 次,皮下注射,联合口服利巴韦林 1 000 mg/d,至 12 周时检测 HCV RNA。①如 HCV RNA 下降幅度少于 2 个对数级,则考虑停药。②如 HCV RNA 定性检测为阴转,或低于定量法的最低检测限。继续治疗至 48 周。③如 HCV RNA 未转阴,但下降超过 2 个对数级,则继续治疗到 24 周。如 24 周时 HCV RNA 转阴,可继续治疗到 48 周;如果 24 周时仍未转阴,则停药观察。

(2)普通 IFN-α 联合利巴韦林治疗方案:IFN-α 3～5 MU,隔天 1 次,肌内注射或皮下注射,联合口服利巴韦林 1 000 mg/d,建议治疗 48 周。

(3)不能耐受利巴韦林不良反应者的治疗方案:可单用普通 IFN-α 复合 IFN 或 PEG-IFN,方法同上。

3.HCV RNA 基因为非 1 型和/或 HCV RNA 定量小于 $4×10^5$ U/mL 者

可采用以下治疗方案之一。

(1)聚乙二醇干扰素 α 联合利巴韦林治疗方案:聚乙二醇干扰素 α-2a 180 μg,每周 1 次,皮下注射,联合应用利巴韦林 800 mg/d,治疗 24 周。

(2)普通 IFN-α 联合利巴韦林治疗方案:IFN-α3 mU,每周 3 次,肌内或皮下注射,联合应用利巴韦林 800～1 000 mg/d,治疗 24～48 周。

(3)不能耐受利巴韦林不良反应者的治疗方案:可单用普通 IFN-α 或聚乙二醇干扰素 α。

四、丁型病毒性肝炎

丁型病毒性肝炎是由于丁型肝炎病毒(HDV)与 HBV 共同感染引起的以肝细胞损害为主的传染病,呈世界性分布,易使肝炎慢性化和重型化。

(一)病因

HDV 感染呈全球性分布。意大利是 HDV 感染的发现地。地中海沿岸、中东地区、非洲和南美洲亚马孙河流域是 HDV 感染的高流行区。HDV 感染在地方性高发区的持久流行,是由 HDV 在 HBsAg 携带者之间不断传播所致。除南欧为地方性高流行区之外,其他发达国家 HDV 感染率一般只占 HBsAg 携带者的 5% 以下。发展中国家 HBsAg 携带者较高,有引起 HDV 感染传播的基础。我国各地 HBsAg 阳性者中 HDV 感染率为 0～32%,北方偏低,南方较高。活动性乙型慢性肝炎和重型肝炎患者 HDV 感染率明显高于无症状慢性 HBsAg 携带者。

1.传染源

主要是急、慢性丁型肝炎患者和 HDV 携带者。

2.传播途径

输血或血制品是传播 HDV 的最重要途径之一。其他包括经注射和针刺传播,日常生活密切接触传播,以及围生期传播等。我国 HDV 传播方式以生活密切接触为主。

3.易感人群

(1)HDV/HBV 同时感染:感染对象是正常人群或未接受 HBV 感染的人群。

(2)HDV/HBV 重叠感染:感染对象是已受 HBV 感染的人群,包括无症状慢性 HBsAg 携带者和乙型肝炎患者,他们体内含有 HBV 及 HBsAg,一旦感染 HDV,极有利于 HDV 的复制,所以这一类人群对HDV 的易感性更强。

(二)诊断要点

我国是 HBV 感染高发区,应随时警惕 HDV 感染。HDV 与 HBV 同时感染所致急性丁型肝炎,仅凭临床资料不能确定病因。凡无症状慢性 HBsAg 携带者突然出现急性肝炎样症状、重型肝炎样表现或迅速向慢性肝炎发展者,以及慢性乙型肝炎病情突然恶化而陷入肝衰竭者,均应想到 HDV 重叠感染,及时进行特异性检查,以明确病因。

1.临床表现

HDV 感染一般只与 HBV 感染同时发生或继发于 HBV 感染者中,故其临床表现部分取决于HBV 感染状态。

(1)HDV 与 HBV 同时感染(急性丁型肝炎):潜伏期为 6～12 周,其临床表现与急性自限性乙型肝炎类似,多数为急性黄疸型肝炎。在病程中可先后发生两次肝功能损害,即血清胆红素和转氨酶出现两个高峰。整个病程较短,HDV 感染常随 HBV 感染终止而终止,预后良好,很少向重型肝炎、慢性肝炎或无症状慢性 HDV 携带者发展。

(2)HDV 与 HBV 重叠感染:潜伏期为 3～4 周。其临床表现轻重悬殊,复杂多样。①急性肝炎样丁型肝炎:在无症状慢性 HBsAg 携带者基础上重叠感染 HDV 后,最常见的临床表现形式是急性肝炎样发作,有时病情较重,血清转氨酶持续升高达数月之久,或血清胆红素及转氨酶升高呈双峰曲线。在 HDV 感染期间,血清 HBsAg 水平常下降,甚至转阴,有时可使 HBsAg 携带状态结束。②慢性丁型肝炎:无症状慢性 HBsAg 携带者重叠感染 HDV 后,更容易发展成慢性肝炎。慢性化后发展为肝硬化的进程较快。早期认为丁型肝炎不易转化为肝癌,近年来在病理诊断为原发性肝癌的患者中,HDV 标志阳性者可达 11％～22％,故丁型肝炎与原发性肝癌的关系不容忽视。

(3)重型丁型肝炎:在无症状慢性 HBsAg 携带者基础上重叠感染 HDV 时,颇易发展成急性或亚急性重型肝炎。在"暴发性肝炎"中,HDV 感染标志阳性率高达 21％～60％,认为 HDV 感染是促成大块肝坏死的一个重要因素。按国内诊断标准,这些"暴发性肝炎"应包括急性和亚急性重型肝炎。HDV 重叠感染易使原有慢性乙型肝炎病情加重。如有些慢性乙型肝炎患者,病情本来相对稳定或进展缓慢,血清 HDV 标志转阳,临床状况可突然恶化,继而发生肝衰竭,甚至死亡,颇似慢性重型肝炎,这种情况国内相当多见。

2.实验室检查

近年丁型肝炎的特异诊断方法日臻完善,从受检者血清中检测到 HDAg 或 HDV RNA,或从血清中检测抗-HDV,均为确诊依据。

（三）鉴别要点

应注意与慢性重型乙型病毒型肝炎相鉴别。

（四）规范化治疗

丁型病毒性肝炎以护肝对症治疗为主。近年研究表明，IFN-α 可能抑制 HDV RNA 复制，经治疗后，可使部分病例血清 DHV RNA 转阴，所用剂量宜大，疗程宜长。目前 IFN-α 是唯一可选择的治疗慢性丁型肝炎的药物，但其疗效有限。IFN-α 900 万单位。每周 3 次，或者每天 00 万单位，疗程 1 年，能使40%～70%的患者血清中 HDV RNA 消失，但是抑制 HDV 复制的 用很短暂，停止治疗后 60%～97%的患者复发。

五、戊型病毒性肝炎

戊型病毒型肝炎原称肠道传播的非甲非乙型肝炎或流行性非甲非乙型肝炎，其流行病学特 及临床表现颇像甲型肝炎，但两者的病因完全不同。

（一）病因

戊型肝炎流行最早发现于印度，开始疑为甲型肝炎，但回顾性血清学分析，证明既非甲型肝 ，也非乙型肝炎。本病流行地域广泛，在发展中国家以流行为主，发达国家以散发为主。其流 特点与甲型肝炎相似，传染源是戊型肝炎患者和阴性感染患者，经粪-口传播。潜伏期末和急 期初传染性最强。流行规律大体分两种：一种为长期流行，常持续数月，可长达 20 个月，多由 源不断污染所致；另一种为短期流行，约 1 周即止，多为水源一次性污染引起。与甲型肝炎相 ，本病发病年龄偏大，16～35 岁者占 75%，平均 27 岁。孕妇易感性较高。

（二）诊断要点

流行病学资料、临床特点和常规实验室检查仅作临床诊断参考，特异血清病原学检查是确诊 据，同时排除 HAV、HBV、HCV 感染。

1.临床表现

本病潜伏期 15～75 天，平均为 6 周。绝大多数为急性病例，包括急性黄疸型和急性无黄疸 型肝炎，两者比例约为 1:13。临床表现与甲型肝炎相似，但其黄疸前期较长，症状较重。除淤 胆型病例外，黄疸常于一周内消退。戊型肝炎胆汁淤积症状（如灰浅色大便、全身瘙痒等）较甲型 肝炎为重，大约 20% 的急性戊型肝炎患者会发展成淤胆型肝炎。部分患者有关节疼痛。

2.实验室检查

用戊型肝炎患者急性期血清 IgM 型抗体建立 ELISA 法，可用于检测拟诊患者粪便内的 HEAg，此抗原在黄疸出现第 14～18 天的粪便中较易检出，但阳性率不高。用荧光素标记戊型 肝炎恢复期血清 IgG，以实验动物 HEAg 阳性肝组织作抗原片，进行荧光抗体阻断实验，可用于 检测血清戊型肝炎抗体（抗-HEV），阳性率为 50%～100%。但本法不适用于临床常规检查。

用重组抗原或合成肽原建立 ELISA 法检测血清抗-HEV，已在国内普遍开展，敏感性和特 性均较满意。用本法检测血清抗-HEV-IgM，对诊断现症戊型肝炎更有价值。

（三）鉴别要点

应注意与 HAV、HBV、HCV 相鉴别。

（四）规范化治疗

急性期应强调卧床休息，给予清淡而营养丰富的饮食，外加充足的 B 族维生素及维生素 C。 HEV ORF2 结构蛋白可用于研制有效疫苗，并能对 HEV 株提供交叉保护。HEV ORF2

蛋白具有较好的免疫原性,用其免疫猕猴能避免动物发生戊型肝炎和 HEV 感染。该疫苗正在研制,安全性和有效性正在评估。

六、护理措施

(1)甲、戊型肝炎进行消化道隔离;急性乙型肝炎进行血液(体液)隔离至 HBsAg 转阴;慢性乙型和丙型肝炎患者应分别按病毒携带者管理。

(2)向患者及家属说明休息是肝炎治疗的重要措施。重型肝炎、急性肝炎、慢性活动期应卧床休息;慢性肝炎病情好转后,体力活动以不感疲劳为度。

(3)急性期患者宜进食清淡、易消化的饮食,蛋白质以营养价值高的动物蛋白为主 1.0~1.5 g/(kg·d);慢性肝炎患者宜高蛋白、高热量、高维生素易消化饮食,蛋白质摄入量为 1.5~2.0 g/(kg·d);重症肝炎患者宜低脂、低盐、易消化饮食,有肝性脑病先兆者应限制蛋白质摄入,蛋白质摄入小于0.5 g/(kg·d);合并腹水、少尿者,钠摄入限制在 0.5 g/d。

(4)各型肝炎患者均应戒烟和禁饮酒。

(5)皮肤瘙痒者及时修剪指甲,避免搔抓,防止皮肤破损。

(6)应向患者解释注射干扰素后可出现发热、头痛、全身酸痛等"流感样综合征",体温常随药物剂量增大而增高,不良反应随治疗次数增加而逐渐减轻。发热时多饮水、休息,必要时按医嘱对症处理。

(7)密切观察有无皮肤瘀点瘀斑、牙龈出血、便血等出血倾向;观察有无性格改变、计算力减退、嗜睡、烦躁等肝性脑病的早期表现。如有异常及时报告医师。

(8)让患者家属了解肝病患者易生气、易急躁的特点,对患者要多加宽容理解;护理人员多与患者热情、友好交谈沟通,缓解患者焦虑、悲观、抑郁等心理问题;向患者说明保持豁达、乐观的心情对于肝脏疾病的重要性。

(黄　霞)

第五章

神经内科护理

第一节 偏 头 痛

偏头痛是一类发作性且常为单侧的搏动性头痛。发病率各家报告不一,有学者描述约6%的男性,18%的女性患有偏头痛,男女之比为1：3;Wilkinson的数字为约10%的英国人口患有偏头痛;有报告在美国约有2 300万人患有偏头痛,其中男性占6%,女性占17%。偏头痛多开始于青春期或成年早期,约25%的患者于10岁以前发病,55%的患者发生在20岁以前,90%以上的患者发生于40岁以前。在美国,偏头痛造成的社会经济负担为10亿～17亿美元。在我国也有大量患者因偏头痛而影响工作、学习和生活。多数患者有家庭史。

一、病因与发病机制

偏头痛的确切病因及发病机制仍处于讨论之中。很多因素可诱发、加重或缓解偏头痛的发作。通过物理或化学的方法,学者们也提出了一些学说。

(一)激发或加重因素

对于某些个体而言,很多外部或内部环境的变化可激发或加重偏头痛发作。

(1)激素变化:口服避孕药可增加偏头痛发作的频度,月经是偏头痛常见的触发或加重因素("周期性头痛"),妊娠、性交可触发偏头痛发作("性交性头痛")。

(2)某些药物:某些易感个体服用硝苯地平、硝酸异山梨酯或硝酸甘油后可出现典型的偏头痛发作。

(3)天气变化:特别是天气转热、多云或天气潮湿。

(4)某些食物添加剂和饮料:最常见者是酒精性饮料,如某些红葡萄酒;奶制品如奶酪,特别是硬奶酪;咖啡;含亚硝酸盐的食物,如汤、热狗;某些水果,如柑橘类水果;巧克力("巧克力性头痛");某些蔬菜;酵母;人工甜食;发酵的腌制品如泡菜;味精。

(5)运动:头部的微小运动可诱发偏头痛发作或使之加重,有些患者因惧怕乘车引起偏头痛发作而不敢乘车;踢足球的人以头顶球可诱发头痛("足球运动员偏头痛");爬楼梯上楼可出现偏头痛。

（6）睡眠过多或过少。

（7）一顿饭漏吃或延后。

（8）抽烟或置身于烟中。

（9）闪光、灯光过强。

（10）紧张、生气、情绪低落、哭泣（"哭泣性头痛"）：很多女性逛商场或到人多的场合可致偏头痛发作；国外有人骑马时尽管拥挤不到一分钟，也可使偏头痛加重。

在激发因素中，剂量、联合作用及个体差异尚应考虑。如对于敏感个体，吃一片橘子可能不致引起头痛，而吃数枚橘子则可引起头痛。有些情况下，吃数枚橘子也不引起头痛发作，但如同时有月经的影响，这种联合作用就可引起偏头痛发作。有的个体在商场中待一会儿即出现发作，而有的个体仅于商场中久待才出现偏头痛发作。

偏头痛尚有很多改善因素。有人于偏头痛发作时静躺片刻，即可使头痛缓解；有人于光线较暗淡的房间闭目而使头痛缓解；有人于头痛发作时喜以双手压迫双颞侧，以使头痛缓解；有人通过冷水洗头使头痛得以缓解。妇女绝经后及妊娠 3 个月后偏头痛趋于缓解。

（二）有关发病机制的几个学说

1.血管活性物质

在所有血管活性物质中，5-羟色胺（5-HT）学说是学者们提及最多的一个。人们发现偏头痛发作期血小板中 5-HT 浓度下降，而尿中 5-HT 代谢物 5-HT 羟吲哚乙酸增加。脑干中 5-HT 能神经元及去甲肾上腺素能神经元可调节颅内血管舒缩。很多 5-HT 受体拮抗剂治疗偏头痛有效。以利血压耗竭 5-HT 可加速偏头痛发生。

2.三叉神经血管脑膜反应

通过刺激啮齿动物的三叉神经，可使其脑膜产生炎性反应，而治疗偏头痛药物麦角胺、双氢麦角胺、舒马普坦（舒马普坦）等可阻止这种神经源性炎症。在偏头痛患者体内可检测到由三叉神经所释放的降钙素基因相关肽（CGRP），而降钙素基因相关肽为强烈的血管扩张剂。双氢麦角胺、舒马普坦既能缓解头痛，又能降低降钙素基因相关肽含量。因此，偏头痛的疼痛是由神经血管性炎症产生的无菌性脑膜炎。Wilkinson 认为三叉神经分布于涉痛区域，偏头痛可能就是一种神经源性炎症。Solomon 在复习儿童偏头痛的研究文献后指出，儿童眼肌瘫痪型偏头痛的复视源于海绵窦内颈内动脉的肿胀伴第Ⅲ对脑神经的损害。另一种解释是小脑上动脉和大脑后动脉肿胀造成的第Ⅲ对脑神经的损害，也可能为神经的炎症。

3.内源性疼痛控制系统障碍

中脑水管周围及第四脑室室底灰质含有大量与镇痛有关的内源性阿片肽类物质，如脑啡肽、β-内啡肽等。正常情况下，这些物质通过对疼痛传入的调节而起镇痛作用。虽然报告的结果不一，但多数报告显示偏头痛患者脑脊液或血浆中 β-内啡肽或其类似物降低，提示偏头痛患者存在内源性疼痛控制系统障碍。这种障碍导致患者疼痛阈值降低，对疼痛感受性增强，易于发生疼痛。鲑钙紧张素治疗偏头痛的同时可引起患者血浆 β-内啡肽水平升高。

4.自主功能障碍

自主功能障碍很早即引起了学者们的重视。瞬时心率变异及心血管反射研究显示，偏头痛患者存在交感功能低下。24 小时动态心率变异研究提示，偏头痛患者存在交感、副交感功能平衡障碍。也有学者报道偏头痛患者存在瞳孔直径不均，提示这部分患者存在自主功能异常。有人认为在偏头痛患者中的猝死现象可能与自主功能障碍有关。

5.偏头痛的家族聚集性及基因研究

偏头痛患者具有肯定的家族聚集性倾向。遗传因素最明显,研究较多的是家族性偏瘫型偏头痛及基底型偏头痛。有先兆偏头痛比无先兆偏头痛具有更高的家族聚集性。有先兆偏头痛和偏瘫发作可在同一个体交替出现,并可同时出现于家族中,基于此,学者们认为家族性偏瘫型偏头痛和非复杂性偏头痛可能具有相同的病理生理和病因。有学者报告了数个家族,其家族中多个成员出现偏头痛性质的头痛,并有眩晕发作或原发性眼震,有的晚年继发进行性周围性前庭功能丧失,有的家族成员发病年龄趋于一致,如均于 25 岁前出现症状发作。

有一种伴有发作间期眼震的家族性发作性共济失调,其特征是共济失调。眩晕伴以发作间期眼震,为显性遗传性神经功能障碍,这类患者约有 50% 出现无先兆偏头痛,临床症状与家族性偏瘫型偏头痛有重叠,二者亦均与基底型偏头痛的典型状态有关,且均可有原发性眼震及进行性共济失调。Ophoff 报告了 2 例伴有发作间期眼震的家族性共济失调家族,存在 19 号染色体电压依赖性钙通道基因的突变,这与在家族性偏瘫型偏头痛所探测到的一样。所不同的是其阅读框架被打断,并产生一种截断的 α_1 亚单位,这导致正常情况下可在小脑内大量表达的钙通道密度的减少,由此可能解释其发作性及进行性加重的共济失调。同样的错义突变如何导致家族性偏瘫型偏头痛中的偏瘫发作尚不明。

6.血管痉挛学说

颅外血管扩张可伴有典型的偏头痛性头痛发作。偏头痛患者是否存在颅内血管的痉挛尚有争议。以往认为偏头痛的视觉先兆是由血管痉挛引起的,现在有确切的证据表明,这种先兆是由于皮层神经元活动由枕叶向额叶的扩布抑制(3 mm/min)造成的。血管痉挛更像是视网膜性偏头痛的始动原因,一些患者经历短暂的单眼失明,于发作期检查,可发现视网膜动脉的痉挛。另外,这些患者对抗血管痉挛剂有反应。与偏头痛相关的听力丧失和/或眩晕可基于内听动脉耳蜗和/或前庭分支的血管痉挛来解释。血管痉挛可导致内淋巴管或囊的缺血性损害,引起淋巴液循环损害,并最终发展成为水肿。经颅多普勒(TCD)脑血流速度测定发现,不论是在偏头痛发作期还是发作间期,均存在血流速度的加快,提示这部分患者颅内血管紧张度升高。

7.离子通道障碍

很多偏头痛综合征所共有的临床特征与遗传性离子通道障碍有关。偏头痛患者内耳存在局部细胞外钾的积聚。当钙进入神经元时钾退出。因为内耳的离子通道在维持富含钾的内淋巴和神经元兴奋功能方面是至关重要的,脑和内耳离子通道的缺陷可导致可逆性毛细胞除极及听觉和前庭症状。偏头痛中的头痛则是继发现象,这是细胞外钾浓度增加的结果。偏头痛综合征的很多诱发因素,包括紧张、月经,可能是激素对有缺陷的钙通道影响的结果。

8.其他学说

有人发现偏头痛于发作期存在血小板自发聚集和黏度增加。另有人发现偏头痛患者存在 TXA_2、PGI_2 平衡障碍、P 物质及神经激肽的改变。

二、临床表现

(一)偏头痛发作

有学者在描述偏头痛发作时将其分为 5 期来叙述。需要指出的是,这 5 期并非每次发作所必备的,有的患者可能只表现其中的数期,大多数患者的发作表现为 2 期或 2 期以上,有的仅表现其中的 1 期。另外,每期特征可以存在很大不同,同一个体的发作也可不同。

1.前驱期

60％的偏头痛患者在头痛开始前数小时至数天出现前驱症状。前驱症状并非先兆,不论是有先兆偏头痛还是无先兆偏头痛均可出现前驱症状。可表现为精神、心理改变,如精神抑郁、疲乏无力、懒散、昏昏欲睡,也可情绪激动。易激惹、焦虑、心烦或欣快感等。尚可表现为自主神经症状,如面色苍白、发冷、厌食或明显的饥饿感、口渴、尿少、尿频、排尿费力、打哈欠、颈项发硬、恶心、肠蠕动增加、腹痛、腹泻、心慌、气短、心率加快,对气味过度敏感等,不同患者前驱症状具有很大的差异,但每例患者每次发作的前驱症状具有相对稳定性。这些前驱症状可在前驱期出现,也可于头痛发作中,甚至持续到头痛发作后成为后续症状。

2.先兆

约有20％的偏头痛患者出现先兆症状。先兆多为局灶性神经症状,偶为全面性神经功能障碍。典型的先兆应符合下列4条特征中的3条,即:重复出现,逐渐发展、持续时间不多于1小时,并跟随出现头痛。大多数病例先兆持续5～20分钟。极少数情况下先兆可突然发作,也有的患者于头痛期间出现先兆性症状,尚有伴迁延性先兆的偏头痛,其先兆不仅始于头痛之前,尚可持续到头痛后数小时至7天。

先兆可为视觉性的、运动性的、感觉性的,也可表现为脑干或小脑性功能障碍。最常见的先兆为视觉性先兆,约占先兆的90％。如闪电、暗点、单眼黑蒙、双眼黑蒙、视物变形、视野外空白等。闪光可为锯齿样或闪电样闪光、城垛样闪光。视网膜动脉型偏头痛患者眼底可见视网膜水肿,偶可见樱红色黄斑。仅次于视觉现象的常见先兆为麻痹。典型的是影响一侧手和面部,也可出现偏瘫。如果优势半球受累,可出现失语,数十分钟后出现对侧或同侧头痛,多在儿童期发病,这称为偏瘫型偏头痛。偏瘫型偏头痛患者的局灶性体征可持续7天以上,甚至在影像学上发现脑梗死。偏头痛伴迁延性先兆和偏头痛性偏瘫以前曾被划入"复杂性偏头痛"。偏头痛反复发作后出现眼球运动障碍称为眼肌瘫痪型偏头痛。多为动眼神经麻痹所致,其次为滑车神经和展神经麻痹。多有无先兆偏头痛病史,反复发作者麻痹可经久不愈。如果先兆涉及脑干或小脑,则这种状况被称为基底型偏头痛,又称基底动脉型偏头痛。可出现头昏、眩晕、耳鸣、听力障碍、共济失调、复视,视觉症状包括闪光、暗点、黑蒙、视野缺损、视物变形。双侧损害可出现意识抑制,后者尤见于儿童。尚可出现感觉迟钝,偏侧感觉障碍等。

偏头痛先兆可不伴头痛出现,称为偏头痛等位症。多见于儿童偏头痛。有时见于中年以后,先兆可为偏头痛发作的主要临床表现而头痛很轻或无头痛。也可与头痛发作交替出现,可表现为闪光、暗点、腹痛、腹泻、恶心、呕吐、复发性眩晕、偏瘫、偏身麻木及精神心理改变。如儿童良性发作性眩晕、前庭性美尼尔氏病、成人良性复发性眩晕。有跟踪研究显示,为数不少的以往诊断为美尼尔氏病的患者,其症状大多数与偏头痛有关。有报告描述了一组成人良性复发性眩晕患者,年龄在7～55岁,晨起发病症状表现为反复发作的头晕、恶心、呕吐及大汗,持续数分钟至4天不等。发作开始及末期表现为位置性眩晕,发作期间无听觉症状。发作间期几乎所有患者均无症状,这些患者眩晕发作与偏头痛有着几个共同的特征,包括可因乙醇、睡眠不足、情绪紧张造成及加重,女性多发,常见于经期。

3.头痛

头痛可出现于围绕头或颈部的任何部位,可位颞侧、额部、眶部。多为单侧痛,也可为双侧痛,甚至发展为全头痛,其中单侧痛者约占2/3。头痛性质往往为搏动性,但也有的患者描述为钻痛。疼痛程度往往为中、重度痛,甚至难以忍受。往往是晨起后发病,逐渐发展,达高峰后逐渐缓解。也有的患者于下午或晚上起病,成人头痛大多历时 4 小时至 3 天,而儿童头痛多历时 2 小时至 2 天。尚有持续时间更长者,可持续数周。有人将发作持续 3 天以上的偏头痛称为偏头痛持续状态。

头痛期间不少患者伴随出现恶心、呕吐、视物不清、畏光、畏声等,喜独居。恶心为最常见伴随症状,达一半以上,且常为中、重度恶心。恶心可先于头痛发作,也可于头痛发作中或发作后出现。近一半的患者出现呕吐,有些患者的经验是呕吐后发作即明显缓解。其他自主功能障碍也可出现,如尿频、排尿障碍、鼻塞、心慌、高血压、低血压、甚至可出现心律失常。发作累及脑干或小脑者可出现眩晕、共济失调、复视、听力下降、耳鸣、意识障碍。

4.头痛终末期

此期为头痛开始减轻至最终停止这一阶段。

5.后续症状期

多数的患者于头痛缓解后出现一系列后续症状,表现怠倦、困钝、昏昏欲睡。有的感到精疲力竭、饥饿感或厌食、多尿、头皮压痛、肌肉酸痛,也可出现精神心理改变,如烦躁、易怒、心境高涨或情绪低落、少语、少动等。

(二)儿童偏头痛

儿童偏头痛是儿童期头痛的常见类型。儿童偏头痛与成人偏头痛在一些方面有所不同。性别方面,发生于青春期以前的偏头痛,男女患者比例大致相等,而成人期偏头痛,女性比例大大增加,约为男性的 3 倍。

儿童偏头痛的诱发及加重因素有很多与成人偏头痛一致,如劳累和情绪紧张可诱发或加重头痛,为数不少的儿童可因运动而诱发头痛,儿童偏头痛患者可有睡眠障碍,而上呼吸道感染及其他发热性疾病在儿童比成人更易使头痛加重。

在症状方面,儿童偏头痛与成人偏头痛亦有区别。儿童偏头痛持续时间常较成人短。偏瘫型偏头痛多在儿童期发病,成年期停止,偏瘫发作可从一侧到另一侧,这种类型的偏头痛常较难控制。反复的偏瘫发作可造成永久性神经功能缺损,并可出现病理征,也可造成认知障碍。基底动脉型偏头痛,在儿童也比成人常见,表现闪光、暗点、视物模糊、视野缺损,也可出现脑干、小脑及耳症状,如眩晕、耳鸣、耳聋、眼球震颤。在儿童出现意识恍惚者比成人多,尚可出现跌倒发作。有些偏头痛儿童尚可仅出现反复发作性眩晕,而无头痛发作。一个平时表现完全正常的儿童可突然恐惧、大叫、面色苍白、大汗、步态蹒跚、眩晕、旋转感,并出现眼球震颤,数分钟后可完全缓解,恢复如常,称之为儿童良性发作性眩晕,属于一种偏头痛等位症。这种眩晕发作典型地始于 4 岁以前,可每天数次发作,其后发作次数逐渐减少,多数于 7～8 岁以后不再发作。与成人不同,儿童偏头痛的前驱症状常为腹痛,有时可无偏头痛发作而代之以腹痛、恶心、呕吐、腹泻,称为腹型偏头痛等位症。在偏头痛的伴随症状中,儿童偏头痛出现呕吐较成人更加常见。

儿童偏头痛的预后较成人偏头痛好。6 年后约有一半儿童不再经历偏头痛,约 1/3 的偏头痛得到改善。而始于青春期以后的成人偏头痛常持续几十年。

三、诊断与鉴别诊断

(一)诊断

偏头痛的诊断应根据详细的病史做出,特别是头痛的性质及相关的症状非常重要。如头痛的部位、性质、持续时间、疼痛严重程度、伴随症状及体征、既往发作的病史、诱发或加重因素等。

对于偏头痛患者应进行细致的一般内科查体及神经科检查,以除外症状与偏头痛有重叠、类似或同时存在的情况。诊断偏头痛虽然没有特异性的实验室指标,但有时给予患者必要的实验室检查非常重要,如血、尿、脑脊液及影像学检查,以排除器质性病变。特别是中年或老年期出现的头痛,更应排除器质性病变。当出现严重的先兆或先兆时间延长时,有学者建议行颅脑 CT 或MRI 检查。也有学者提议当偏头痛发作每月超过 2 次时,应警惕偏头痛的原因。

国际头痛协会(IHS)头痛分类委员会于 1962 年制定了一套头痛分类和诊断标准,这个旧的分类与诊断标准在世界范围内应用了 20 余年,至今我国尚有部分学术专著仍在沿用或参考这个分类。1988 年国际头痛协会头痛分类委员会制定了新的关于头痛、脑神经痛及面部痛的分类和诊断标准。目前临床及科研多采用这个标准。本标准将头痛分为 13 个主要类型,包括了总数129 个头痛亚型。其中常见的头痛类型为偏头痛、紧张型头痛、丛集性头痛和慢性发作性偏头痛,而偏头痛又被分为 7 个亚型(表 5-1～表 5-4)。这 7 个亚型中,最主要的两个亚型是无先兆偏头痛和有先兆偏头痛,其中最常见的是无先兆偏头痛。

表 5-1　偏头痛分类

无先兆偏头痛

有先兆偏头痛

　　偏头痛伴典型先兆

　　偏头痛伴迁延性先兆

　　家族性偏瘫型偏头痛

　　基底动脉型偏头痛

　　偏头痛伴急性先兆发作

眼肌瘫痪型偏头痛

视网膜型偏头痛

可能为偏头痛前驱或与偏头痛相关联的儿童期综合征

　　儿童良性发作性眩晕

　　儿童交替性偏瘫

偏头痛并发症

　　偏头痛持续状态

　　偏头痛性偏瘫

不符合上述标准的偏头痛性障碍

表 5-2　国际头痛协会关于无先兆偏头痛的定义

无先兆偏头痛

诊断标准:

　　1.至少 5 次发作符合第 2～4 项标准

　　2.头痛持续 4～72 小时(未治疗或没有成功治疗)

　　3.头痛至少具备下列特征中的 2 条

　　　　(1)位于单侧。

　　　　(2)搏动性质。

续表

（3）中度或重度（妨碍或不敢从事每天活动）。

（4）因上楼梯或类似的日常体力活动而加重。

4.头痛期间至少具备下列1条

（1）恶心和/或呕吐。

（2）畏光和畏声。

5.至少具备下列1条

（1）病史、体格检查和神经科检查不提示器质性障碍。

（2）病史和/或体格检查和/或神经检查确实提示这种障碍（器质性障碍），但被适当的观察所排除。

（3）这种障碍存在，但偏头痛发作并非在与这种障碍有密切的时间关系上首次出现。

表 5-3　国际头痛协会关于有先兆偏头痛的定义

有先兆偏头痛

　先前用过的术语：经典型偏头痛，典型偏头痛；眼肌瘫痪型、偏身麻木型、偏瘫型、失语型偏头痛

　诊断标准：

　1.至少2次发作符合第2项标准

　2.至少符合下列4条特征中的3条

　　（1）一个或一个以上提示局灶大脑皮质或脑干功能障碍的完全可逆性先兆症状

　　（2）至少一个先兆症状逐渐发展超过4分钟，或2个或2个以上的症状接着发生

　　（3）先兆症状持续时间不超过60分钟，如果出现1个以上先兆症状，持续时间可相应增加

　　（4）继先兆出现的头痛间隔期在60分钟之内（头痛尚可在先兆前或与先兆同时开始）

　3.至少具备下列1条

　　（1）病史：体格检查及神经科检查不提示器质性障碍

　　（2）病史和/或体格检查和/或神经科检查确实提示这障碍，但通过适当的观察被排除

　　（3）这种障碍存在，但偏头痛发作并非在与这种障碍有密切的时间关系上首次出现

有典型先兆的偏头痛

　诊断标准：

　1.符合有先兆偏头痛诊断标准，包括第2项全部4条标准

　2.有一条或一条以上下列类型的先兆症状

　　（1）视觉障碍

　　（2）单侧偏身感觉障碍和/或麻木

　　（3）单侧力弱

　　（4）失语或非典型言语困难

表 5-4　国际头痛协会关于儿童偏头痛的定义

1.至少5次发作符合第(1)、(2)项标准

　（1）每次头痛发作持续2～48小时

　（2）头痛至少具备下列特征中的2条

　　①位于单侧

　　②搏动性质

续表

③中度或重度
④可因常规的体育活动而加重
2.头痛期间内至少具备下列1条
(1)恶心和/或呕吐
(2)畏光和畏声

国际头痛协会的诊断标准为偏头痛的诊断提供了一个可靠的、可量化的诊断标准,对于临床和科研的意义是显而易见的,有学者特别提到其对于临床试验及流行病学调查有重要意义。但临床上有时遇到患者并不能完全符合这个标准,对这种情况学者们建议随访及复查,以确定诊断。

由于国际头痛协会的诊断标准掌握起来比较复杂,为了便于临床应用,国际上一些知名的学者一直在探讨一种简单化的诊断标准。其中 Solomon 介绍了一套简单标准,符合这个标准的患者99%符合国际头痛协会关于无先兆偏头痛的诊断标准。这套标准较易掌握,供参考。

(1)具备下列4条特征中的任何2条,即可诊断无先兆偏头痛:①疼痛位于单侧。②搏动性痛。③恶心。④畏光或畏声。

(2)另有2条符加说明:①首次发作者不应诊断;②应无器质性疾病的证据。

在临床工作中尚能遇到患者有时表现为紧张型头痛,有时表现为偏头痛性质的头痛,为此有学者查阅了国际上一些临床研究文献后得到的答案是,紧张型头痛和偏头痛并非是截然分开的,其临床上确实存在着重叠,故有学者提出二者可能是一个连续的统一体。有时遇到有先兆偏头痛患者可表现为无先兆偏头痛,同样,学者们认为二型之间既可能有不同的病理生理,又可能是一个连续的统一体。

(二)鉴别诊断

偏头痛应与下列疼痛相鉴别。

1.紧张型头痛

紧张型头痛又称肌收缩型头痛。其临床特点是头痛部位较弥散,可位于前额、双颞、顶、枕及颈部。头痛性质常呈钝痛,头部压迫感、紧箍感,患者常述犹如戴着一个帽子。头痛常呈持续性,可时轻时重。多有头皮、颈部压痛点,按摩头颈部可使头痛缓解,多有额、颈部肌肉紧张。多少伴有恶心、呕吐。

2.丛集性头痛

丛集性头痛又称组胺性头痛、Horton 综合征,表现为一系列密集的、短暂的、严重的单侧钻痛。与偏头痛不同,头痛部位多局限并固定于一侧眶部、球后和额颞部。发病时间常在夜间,并使患者痛醒。发病时间固定,起病突然而无先兆,开始可为一侧鼻部烧灼感或球后压迫感,继之出现特定部位的疼痛,常疼痛难忍,并出现面部潮红、结膜充血、流泪、流涕、鼻塞。为数不少的患者出现 Horner 征,可出现畏光,不伴恶心、呕吐。诱因可为发作群集期饮酒、兴奋或服用扩血管药引起。发病年龄常较偏头痛晚,平均25岁,男女之比约4:1。罕见家族史。治疗包括:非甾体抗炎止痛剂;激素治疗;睾丸素治疗;吸氧疗法(国外介绍为100%氧,8~10 L/min,共10~15分钟,仅供参考);麦角胺咖啡因或双氢麦角碱睡前应用,对夜间头痛特别有效;碳酸锂疗效尚有争议,但多数介绍其有效,但中毒剂量有时与治疗剂量很接近,曾有老年患者(精神患者)服一十致昏迷者,建议有条件者监测血锂水平,不良反应有胃肠道症状、肾功能改变、内分泌改变、震颤、眼球震颤、抽搐等;其他药物尚有钙通道阻滞剂、舒马普坦等。

3.痛性眼肌麻痹

痛性眼肌麻痹又称 Tolosa-Hunt 综合征,是一种以头痛和眼肌麻痹为特征,涉及特发性眼眶和海绵窦的炎性疾病。病因可为颅内颈内动脉的非特异性炎症,也可能涉及海绵窦。常表现为求后及眶周的顽固性胀痛、刺痛,数天或数周后出现复视,并可有第Ⅲ、Ⅳ、Ⅵ脑神经受累表现,间隔数月数年后复发,需行血管造影以排除颈内动脉瘤。皮质类固醇治疗有效。

4.颅内占位所致头痛

占位早期,头痛可为间断性或晨起为重,但随着病情的发展,多成为持续性头痛,进行性加重,可出现颅内高压的症状与体征,如头痛、恶心、呕吐、视盘水肿,并可出现局灶症状与体征,如精神改变、偏瘫、失语、偏身感觉障碍、抽搐、偏盲、共济失调、眼球震颤等,典型者鉴别不难。但需注意,也有表现为十几年的偏头痛,最后被确诊为巨大血管瘤者。

四、防治

(一)一般原则

偏头痛的治疗策略包括两个方面:对症治疗及预防性治疗。对症治疗的目的在于消除、抑制或减轻疼痛及伴随症状。预防性治疗用来减少头痛发作的频度及减轻头痛严重性。对偏头痛患者是单用对症治疗还是同时采取对症治疗及预防性治疗,要具体分析。一般说来,如果头痛发作频度较小,疼痛程度较轻,持续时间较短,可考虑单纯选用对症治疗。如果头痛发作频度较大,疼痛程度较重,持续时间较长,对工作、学习、生活影响较明显,则在给予对症治疗的同时,给予适当的预防性治疗。总之,既要考虑到疼痛对患者的影响,又要考虑到药物不良反应对患者的影响,有时还要参考患者个人的意见。Saper 的建议是每周发作 2 次以下者单独给予药物性对症治疗,而发作频繁者应给予预防性治疗。

不论是对症治疗还是预防性治疗均包括两个方面,即药物干预及非药物干预。非药物干预方面,强调患者自助。嘱患者详细记录前驱症状、头痛发作与持续时间及伴随症状,找出头痛诱发及缓解的因素,并尽可能避免。如避免某些食物,保持规律的作息时间、规律饮食。不论是在工作日,还是周末抑或假期,坚持这些方案对于减轻头痛发作非常重要,接受这些建议对 30％患者有帮助。另有人倡导有规律的锻炼,如长跑等,可能有效地减少头痛发作。认知和行为治疗,如生物反馈治疗等,已被证明有效,另有患者于头痛时进行痛点压迫,于凉爽、安静、暗淡的环境中独处,或以冰块冷敷均有一定效果。

(二)药物对症治疗

偏头痛对症治疗可选用非特异性药物治疗,包括简单的止痛药、非甾体抗炎药及麻醉剂。对于轻、中度头痛,简单的镇痛药及非甾体抗炎药常可缓解头痛的发作。常用的药物有脑清片、对乙酰氨基酚、阿司匹林、萘普生、吲哚美辛、布洛芬、罗通定等。麻醉药的应用是严格限制的,Saper 提议主要用于严重发作,其他治疗不能缓解,或对偏头痛特异性治疗有禁忌或不能忍受的情况下应用。偏头痛特异性 5-HT 受体拮抗剂主要用于中、重度偏头痛。偏头痛特异性 5-HT 受体拮抗剂结合简单的止痛剂,大多数头痛可得到有效的治疗。

5-HT 受体拮抗剂治疗偏头痛的疗效是肯定的。麦角胺咖啡因既能抑制去甲肾上腺素的再摄取,又能拮抗其与 β-肾上腺素受体的结合,于先兆期或头痛开始后服用 1 片,常可使头痛发作终止或减轻。如效不显,于数小时后加服 1 片,每天不超过 4 片,每周用量不超过 10 片。该药缺点是不良反应较多,并且有成瘾性,有时剂量会越来越大。常见不良反应为消化道症状、心血管症状,如恶心、呕吐、胸闷、气短等。孕妇、心肌缺血、高血压、肝肾疾病等忌用。

酒石酸麦角胺主要用于中、重度偏头痛,特别是当简单的镇痛治疗效果不足或不能耐受时。其有多项作用:既是 $5-HT_{1A}$、$5-HT_{1B}$、$5-HT_{1D}$ 和 $5-HT_{1F}$ 受体拮抗剂,又是 α-肾上腺素受体拮抗剂,通过刺激动脉平滑肌细胞 5-HT 受体而产生血管收缩作用;它可收缩静脉容量性血管、抑制交感神经末端去甲肾上腺素再摄取。作为 $5-HT_1$ 受体拮抗剂,它可抑制三叉神经血管系统神经源性炎症,其抗偏头痛活性中最基础的机制可能在此,而非其血管收缩作用。其对中枢神经递质的作用对缓解偏头痛发作亦是重要的。给药途径有口服、舌下及直肠给药。生物利用度与给药途径关系密切。口服及舌下含化吸收不稳定,直肠给药起效快,吸收可靠。为了减少过多应用导致麦角胺依赖性或反跳性头痛,一般每周应用不超过 2 次,应避免大剂量连续用药。

有学者总结酒石酸麦角胺在下列情况下慎用或禁用:年龄 55～60 岁(相对禁忌);妊娠或哺乳;心动过缓(中至重度);心室疾病(中至重度);胶原-肌肉病;心肌炎;冠心病,包括血管痉挛性心绞痛;高血压(中至重度);肝、肾损害(中至重度);感染或高热/败血症;消化性溃疡性疾病;周围血管病;严重瘙痒。另外,该药可加重偏头痛造成的恶心、呕吐。

舒马普坦亦适用于中、重度偏头痛发作。作用于神经血管系统和中枢神经系统,通过抑制或减轻神经源性炎症而发挥作用。曾有人称舒马普坦为偏头痛治疗的里程碑。皮下用药 2 小时,约 80% 的急性偏头痛有效。尽管 24～48 小时内 40% 的患者重新出现头痛,这时给予第 2 剂仍可达到同样的有效率。口服制剂的疗效稍低于皮下给药,起效亦稍慢,通常在 4 小时内起效。皮下用药后 4 小时给予口吸制剂不能预防再出现头痛,但对皮下用药后 24 小时内出现的头痛有效。

舒马普坦具有良好的耐受性,其不良反应通常较轻和短暂,持续时间常在 45 分钟以内。包括注射部位的疼痛、耳鸣、面红、烧灼感、热感、头昏、体重增加、颈痛及发音困难。少数患者于首剂时出现非心源性胸部压迫感,仅有很少患者于后续用药时再出现这些症状。罕见引起与其相关的心肌缺血。

应用舒马普坦注意事项及禁忌证:年龄超过 55～60 岁(相对禁忌证);妊娠或哺乳;缺血性心肌病(心绞痛、心肌梗死病史、记录到的无症状性缺血);不稳定型心绞痛;高血压(未控制);基底型或偏瘫型偏头痛;未识别的冠心病(绝经期妇女,男性>40 岁,心脏病危险因素如高血压、高脂血症、肥胖、糖尿病、严重吸烟及强阳性家族史);肝、肾功能损害(重度);同时应用单胺氧化酶抑制剂或单胺氧化酶抑制剂治疗终止后 2 周内;同时应用含麦角胺或麦角类制剂(24 小时内),首次剂量可能需要在医师监护下应用。

酒石酸双氢麦角胺的效果超过酒石酸麦角胺。大多数患者起效迅速,在中、重度发作特别有用,也可用于难治性偏头痛。与酒石酸麦角胺有共同的机制,但其动脉血管收缩作用较弱,有选择性收缩静脉血管的特性,可静脉注射、肌内注射及鼻腔吸入。静脉注射途径给药起效迅速。肌内注射生物利用度达 100%。鼻腔吸入的绝对生物利用度 40%,应用酒石酸双氢麦角胺后再出现头痛的频率较其他现有的抗偏头痛剂小,这可能与其半衰期长有关。

酒石酸双氢麦角胺较酒石酸麦角胺具有较好的耐受性、恶心和呕吐的发生率及程度非常低,静脉注射最高,肌内注射及鼻吸入给药低。极少成瘾和引起反跳性头痛。通常的不良反应包括胸痛、轻度肌痛、短暂的血压上升。不应给予有血管痉挛反应倾向的患者,包括已知的周围性动脉疾病,冠状动脉疾病(特别是不稳定性心绞痛或血管痉挛性心绞痛)或未控制的高血压。注意事项和禁忌证同酒石酸麦角胺。

(三)药物预防性治疗

偏头痛的预防性治疗应个体化,特别是剂量的个体化。可根据患者体重,一般身体情况、既往用药体验等选择初始剂量,逐渐加量,如无明显不良反应,可连续用药2～3天,无效时再接用其他药物。

1.抗组织胺药物

苯噻啶为一有效的偏头痛预防性药物。可每天2次,每次0.5 mg起,逐渐加量,一般可增加至每天3次,每次1.0 mg,最大量不超过6 mg/d。不良反应为嗜睡、头昏、体重增加等。

2.钙通道拮抗剂

氟桂利嗪,每晚1次,每次5～10 mg,不良反应有嗜睡、锥体外系反应、体重增加、抑郁等。

3.β-受体阻滞剂

普萘洛尔,开始剂量3次/天,每次10 mg,逐渐增加至60 mg/d,也有介绍120 mg/d,心率<60次/分者停用。哮喘、严重房室传导阻滞者禁用。

4.抗抑郁剂

阿米替林每天3次,每次25 mg,逐渐加量。可有嗜睡等不良反应,加量后不良反应明显。氟西汀每片20 mg,每晨1片,饭后服,该药初始剂量及有效剂量相同,服用方便,不良反应有睡眠障碍、胃肠道症状等,常较轻。

5.其他

非甾体抗炎药,如萘普生;抗惊厥药,如卡马西平、丙戊酸钠等;舒必剂、硫必利;中医中药(辨证施治、辨经施治、成方加减、中成药)等皆可试用。

(四)关于特殊类型偏头痛

与偏头痛相关的先兆是否需要治疗及如何治疗,目前尚无定论。通常先兆为自限性的、短暂的,大多数患者于治疗尚未发挥作用时可自行缓解。如果患者经历复发性、严重的、明显的先兆,考虑舌下含化尼非地平,但头痛有可能加重,且疗效亦不肯定。给予舒马普坦及酒石酸麦角胺的疗效亦尚处观察之中。

(五)关于难治性、严重偏头痛性头痛

这类头痛主要涉及偏头痛持续状态,头痛常不能为一般的门诊治疗所缓解。患者除持续的进展性头痛外尚有一系列生理及情感症状,如恶心、呕吐、腹泻、脱水、抑郁、绝望,甚至自杀倾向。用药过度及反跳性依赖、戒断症状常促发这些障碍。这类患者常需收入急症室观察或住院,以纠正患者存在的生理障碍,如脱水等;排除伴随偏头痛出现的严重的神经内科或内科疾病;治疗纠正药物依赖;预防患者于家中自杀等。应注意患者的生命体征,可做心电图检查。药物可选用酒石酸双氢麦角胺、舒马普坦、阿片类及止吐药,必要时亦可谨慎给予氯丙嗪等。可选用非肠道途径给药,如静脉注射或肌内注射给药。一旦发作控制,可逐渐加入预防性药物治疗。

(六)关于妊娠妇女的治疗

给予地美罗注射剂或片剂,并应限制剂量。还可应用泼尼松,其不易穿过胎盘,在妊娠早期不损害胎儿,但不宜应用太频。如欲怀孕,最好尽最大可能不用预防性药物并避免应用麦角类制剂。

（七）关于儿童偏头痛

儿童偏头痛用药的选择与成人有很多重叠，如止痛药物、钙通道阻滞剂、抗组织胺药物等，但也有人质疑酒石酸麦角胺药物的疗效。如能确诊，重要的是对儿童及其家长进行安慰，使其对本病有一个全面的认识，以缓解由此带来的焦虑，对治疗当属有益。

五、护理

（一）护理评估

1.健康史

（1）了解头痛的部位、性质和程度：询问是全头疼还是局部头疼；是搏动性头疼还是胀痛、钻痛；是轻微痛、剧烈痛还是无法忍受的疼痛。偏头疼常描述为双侧颞部的搏动性疼痛。

（2）头疼的规律：询问头疼发病的急缓，是持续性还是发作性，起始与持续时间，发作频率，激发或缓解的因素，与季节、气候、体位、饮食、情绪、睡眠、疲劳等的关系。

（3）有无先兆及伴发症状：如头晕、恶心、呕吐、面色苍白、潮红、视物不清、闪光、畏光、复视、耳鸣、失语、偏瘫、嗜睡、发热、晕厥等。典型偏头疼发作常有视觉先兆和伴有恶心、呕吐、畏光。

（4）既往史与心理社会状况：询问患者的情绪、睡眠、职业情况及服药史，了解头疼对日常生活、工作和社交的影响，患者是否因长期反复头疼而出现恐惧、忧郁或焦虑心理。大部分偏头疼患者有家族史。

2.身体状况

检查意识是否清楚，瞳孔是否等大等圆、对光反射是否灵敏；体温、脉搏、呼吸、血压是否正常；面部表情是否痛苦，精神状态怎样；眼睑是否下垂、有无脑膜刺激征。

3.主要护理问题及相关因素

（1）偏头疼与发作性神经血管功能障碍有关。

（2）焦虑与偏头疼长期、反复发作有关。

（3）睡眠形态紊乱与头疼长期反复发作和/或焦虑等情绪改变有关。

（二）护理措施

1.避免诱因

告知患者可能诱发或加重头疼的因素，如情绪紧张、进食某些食物、饮酒、月经来潮、用力性动作等；保持环境安静、舒适、光线柔和。

2.指导减轻头疼的方法

如指导患者缓慢深呼吸，听音乐、练气功、生物反馈治疗，引导式想象，冷、热敷及理疗、按摩、指压止痛法等。

3.用药护理

告知止痛药物的作用与不良反应，让患者了解药物依赖性或成瘾性的特点，如大量使用止痛剂，滥用麦角胺咖啡因可致药物依赖。指导患者遵医嘱正确服药。

（王　冰）

第二节　病毒性脑膜炎

病毒性脑膜炎是一组由各种病毒感染引起的脑膜急性炎症性疾病,临床以发热、头痛和脑膜刺激征为主要表现。本病大多呈良性过程。

一、病因及发病机制

多数的病毒性脑膜炎由肠道病毒引起。该病毒属于微小核糖核酸病毒科,有 60 多个不同亚型,包括脊髓灰质炎病毒、柯萨奇病毒 A 和 B、埃可病毒等,其次为流行性腮腺炎、单纯疱疹病毒和腺病毒。

肠道病毒主要经粪-口途径传播,少数通过呼吸道分泌物传播;大部分病毒在下消化道发生最初的感染,肠道细胞上有与肠道病毒结合的特殊受体,病毒经肠道入血,产生病毒血症,再经脉络丛侵犯脑膜,引发脑膜炎症改变。

二、临床表现

(1)本病以夏秋季为高发季节,在热带和亚热带地区可终年发病。儿童多见,成人也可罹患。多为急性起病,出现病毒感染的全身中毒症状如发热、头痛、畏光、肌痛、恶心、呕吐、食欲减退、腹泻和全身乏力等,并可有脑膜刺激征。病程在儿童常超过 1 周,成人病程可持续 2 周或更长时间。

(2)临床表现可因患者的年龄、免疫状态和病毒种类不同而异,如幼儿可出现发热、呕吐、皮疹等症状,而脑膜刺激征轻微甚至阙如;手-足-口综合征常发生于肠道病毒 71 型脑膜炎,非特异性皮疹常见于埃可病毒 9 型脑膜炎。

三、辅助检查

脑脊液压力正常或增高,白细胞数正常或增高,可达$(10\sim100)\times10^6/L$,早期可以多形核细胞为主,8～48 小时后以淋巴细胞为主。蛋白质可轻度增高,糖和氯化物含量正常。

四、治疗

本病是一种自限性疾病,主要是对症治疗、支持治疗和防治并发症。对症治疗:如头痛严重者可用止痛药,癫痫发作可选用卡马西平或苯妥英钠等,脑水肿在病毒性脑膜炎不常见,可适当应用甘露醇。对于疱疹病毒引起的脑膜炎,应用阿昔洛韦抗病毒治疗可明显缩短病程和缓解症状,目前针对肠道病毒感染临床上使用或试验性使用的药物有人免疫球蛋白和抗微小核糖核酸病毒药物普来可那立。

五、护理评估

(一)健康史
发病前有无发热及感染史(呼吸道、消化道)。

（二）症状

发热、头痛、呕吐、食欲减退、腹泻、乏力、皮疹等。

（三）身体状况

(1)生命体征及意识,尤其是体温及意识状态。

(2)头痛:头痛部位、性质、有无逐渐加重及突然加重,脑膜刺激征是否阳性。

(3)呕吐:呕吐物性质、量、频率,是否为喷射样呕吐。

(4)其他症状:有无人格改变、共济失调、偏瘫、偏盲、皮疹。

（四）心理状况

(1)有无焦虑、恐惧等情绪。

(2)疾病对生活、工作有无影响。

六、护理诊断/问题

（一）体温过高

体温过高与感染的病原有关。

（二）意识障碍

意识障碍与高热、颅内压升高引起的脑膜刺激征及脑疝形成有关。

（三）有误吸的危险

误吸与脑部病变引起的脑膜刺激征及吞咽困难有关。

（四）有受伤的危险

受伤与脑部皮质损伤引起的癫痫发作有关。

（五）营养失调

低于机体需要量与高热、吞咽困难、脑膜刺激征所致的入量不足有关。

（六）生活自理能力缺陷

生活自理能力缺陷与昏迷有关。

（七）有皮肤完整性受损的危险

有皮肤完整性受损的危险与昏迷抽搐有关。

（八）语言沟通障碍

语言沟通障碍与脑部病变引起的失语、精神障碍有关。

（九）思维过程改变

思维过程改变与脑部损伤所致的智能改变、精神障碍有关。

七、护理措施

（一）高热的护理

(1)注意观察患者发热的热型及相伴的全身中毒症状的程度,根据体温高低定时监测其变化,并给予相应的护理。

(2)患者在寒战期及时给予增加衣被保暖;在高热期则给予减少衣被,增加其散热。患者的内衣以棉制品为宜,且不宜过紧,应勤洗勤换。

(3)在患者头、颈、腋窝、腹股沟等大血管走行处放置冰袋,及时给予物理降温,30分钟后测量降温后的效果。

(4)当物理降温无效、患者持续高热时,遵医嘱给予降温药物。给予药物降温后特别是有昏迷的患者,要观察其神志、瞳孔、呼吸、血压的变化。

(5)做好基础护理,使患者身体舒适;做好皮肤护理,防止降温后大量出汗带来的不适;给予患者口腔护理,以减少高热导致口腔分泌减少引起的口唇干裂、口干、舌苔,以及呕吐、口腔残留食物引起的口臭带来的不适感及舌尖、牙龈炎等感染;给予会阴部护理,保持其清洁,防止卧床所致的泌尿系统感染;床单位清洁、干燥、无异味。

(6)患者的饮食应以清淡为宜,给予细软、易消化、高热量、高维生素、高蛋白、低脂肪饮食。鼓励患者多饮水,多吃水果和蔬菜。意识障碍不能经口进食者及时给予鼻饲,并计算患者每公斤体重所需的热量,配置合适的鼻饲饮食。

(7)保持病室安静舒适,空气清新,室温 18～22 ℃,湿度 50％～60％适宜。避免噪声,以免加重患者因发热引起的躁动不安、头痛及精神方面的不适感。降低室内光线亮度或给患者戴眼罩,减轻因光线刺激引起的燥热感。

(二)病情观察

(1)严密观察患者的意识状态,维持患者的最佳意识水平。严密观察病情变化,包括意识、瞳孔、血压、呼吸、体温等生命体征的变化,结合其伴随症状,正确判断、准确识别因智能障碍引起的表情呆滞、反应迟钝,或因失语造成的不能应答,或因高热引起的精神萎靡,或因颅压高所致脑疝引起的嗜睡、昏睡、昏迷,应及时并准确地反馈给医师,以利于患者得到恰当的救治。

(2)按时给予脱水降颅压的药物,以减轻脑水肿引起的头痛、恶心、呕吐等脑膜刺激征,防止脑疝的发生。

(3)注意补充液体,准确记录 24 小时出入量,防止低血容量性休克而加重脑缺氧。

(4)定时翻身、叩背、吸痰,及时清理口鼻呼吸道分泌物,保持呼吸道通畅,防止肺部感染。

(5)给予鼻导管吸氧或储氧面罩吸氧,保证脑组织氧的供给,降低脑组织氧代谢。

(6)避免噪声、强光刺激,减少癫痫发作,减少脑组织损伤,维护患者意识的最佳状态。

(7)癫痫发作及癫痫持续状态的护理详见癫痫患者的护理。

(三)精神症状的护理

(1)密切观察患者的行为,每天主动与患者交谈,关心其情绪,及时发现有无暴力行为和自杀倾向。

(2)减少环境刺激,避免引起患者恐惧。

(3)注意与患者沟通交流和护理操作技巧,减少不良语言和护理行为的刺激,避免患者意外事件的发生。①在与患者接触时保持安全距离,以防有暴力行为患者的伤害。②在与患者交流时注意表情,声音要低,语速要慢,避免使患者感到恐惧,从而增加患者对护士的信任。③运用顺应性语言劝解患者接受治疗护理,当患者焦虑或拒绝时,除特殊情况外,可等其情绪稳定后再处理。④每天集中进行护理操作,避免反复的操作引起患者的反感或激惹患者的情绪。⑤当遇到患者有暴力行为的倾向时,要保持沉着、冷静的态度,切勿大叫,以免使患者受到惊吓后产生恐惧,引发攻击行为而伤害他人。

(4)当患者烦躁不安或暴力行为不可控时,及时给予适当约束,以协助患者缓和情绪,减轻或避免意外事件的发生。约束患者时应注意以下几点:①约束患者前一定要向患者家属讲明约束的必要性,医师病程和护理记录要详细记录,必要时签知情同意书,在患者情绪稳定的情况下也应向家属讲明约束原因。②约束带应固定在患者手不可触及的地方。约束时注意患者肢体的姿势,维持肢体功能性位置,约束带松紧度适宜,注意观察被约束肢体的肤色和活动度。③长时间约束至少每 2 小时松解约束 5 分钟。必要时改变患者体位,协助肢体被动运动。若患者情况不允许,则每隔一段时间轮流松绑肢体。④患者在约束期间家属或专人陪伴,定时巡视病房,并保证患者在护理人员的视线之内。

(四)用药护理

(1)遵医嘱使用抗病毒药物,静脉给药注意保持静脉通路通畅,做好药物不良反应宣教,注意观察患者有无谵妄、震颤、皮疹、血尿,定期抽血监测肝、肾功能。

(2)使用甘露醇等脱水降颅压的药物,应保证输液快速滴注,并观察皮肤情况,药液有无外渗,准确记录出入量。

(3)使用镇静、抗癫痫药物,要观察药效及药物不良反应,定期抽血,监测血药浓度。

(4)使用退热药物,注意及时补充水分,观察血压情况,预防休克。

(五)心理护理

(1)要做好患者心理护理,介绍有关疾病知识,鼓励患者配合医护人员的治疗,树立战胜疾病的信心,减轻恐惧、焦虑、抑郁等不良情绪,以促进疾病康复。

(2)对有精神症状的患者,给予家属帮助,做好患者生活护理,减少家属的焦虑。

(六)健康教育

(1)指导患者和家属养成良好的卫生习惯。

(2)加强体质锻炼,增强抵抗疾病的能力。

(3)注意休息,避免感冒,定期复查。

(4)指导患者服药。

(郭高雅)

第三节　三叉神经痛

三叉神经痛是指三叉神经分布范围内反复发作短暂性剧烈疼痛,分为原发性及继发性两种。前者病因未明,可能是某些致病因素使三叉神经脱髓鞘而产生异位冲动或伪突触传递,近年来由于显微血管减压术的开展,多数认为主要原因是邻近血管压迫三叉神经根所致。继发性三叉神经痛常见原因有鼻咽癌颅底转移、中颅窝脑膜瘤、听神经瘤、半月节肿瘤、动脉瘤压迫、颅底骨折、脑膜炎、颅底蛛网膜炎、三叉神经节带状疱疹病毒感染等。

一、病因和发病机制

近年来由于显微血管减压术的开展,认为三叉神经痛的病因是邻近血管压迫了三叉神经根所致。绝大部分为小脑上动脉从三叉神经根的上方或内上方压迫了神经根,少数为小脑前下动脉从三叉神经根的下方压迫了神经根。血管对神经的压迫,使神经纤维挤压在一起,逐渐使其发生脱髓鞘改变,从而引起相邻纤维之间的短路现象,轻微的刺激即可形成一系列的冲动通过短路传入中枢,引起一阵阵剧烈的疼痛。

二、临床表现

本病多发生于 40 岁以上，女略多于男，多为单侧发病。突发闪电样、刀割样、钻顶样、烧灼样剧痛，严格限三叉神经感觉支配区内，伴有面部抽搐，又称"痛性抽搐"，每次发作持续数秒钟至 1～2 分钟即骤然停止，间歇期无任何疼痛。在疲劳或紧张时发作较频。

三、治疗原则

三叉神经痛，无论原发性或继发性，在未明确病因或难以查出病因的情况下均可用药物治疗或封闭治疗，以缓解症状，倘若一旦确诊病因，应针对病因治疗，除非因高龄、身患严重疾病等因素难以接受者或病因去除治疗后仍疼痛发作，可继续采用药物治疗或封闭疗法。若服药不良反应大者亦可先选择封闭疗法。

四、药物治疗

三叉神经痛的药物治疗，主要用于患者发病初期或症状较轻者。经过一段时间的药物治疗，部分患者可达到完全治愈或症状得到缓解，表现在发作程度减轻、发作次数减少。

目前应用最广泛的、最有效的药物是抗癫痫药。在用药方面应根据患者的具体情况进行具体分析，各药可单独使用，亦可互相联合应用。在采用药物治疗过程中，应特别注意各种药物不良反应，联合应用。在采用药物治疗过程中，应特别注意各种药物不良反应，进行必要的检测，以免产生不良反应。

（一）痛痉宁

痛痉宁亦称卡马西平、痛可宁等。该药对三叉神经脊束核及丘脑中央内侧核部位的突触传导有显著的抑制作用。用药达到有效治疗量后多数患者于 24 小时内发作性疼痛即消失或明显减轻，文献报道，卡马西平可使 70% 以上的患者完全止痛，20% 患者疼痛缓解，此药需长期服用才能维持疗效，多数停药后疼痛再现。不少患者服药后疗效有时会逐渐下降，需加大剂量。此药不能根治三叉神经痛，复发者再次服用仍有效。

用法与用量：口服开始时一次 0.1～0.2 g，每天 1～2 次，然后逐日增加 0.1 g。每天最大剂量不超过1.6 g，取得疗效后，可逐日逐次地减量，维持在最小有效量。如最大剂量应用 2 周后疼痛仍不消失或减轻时，则应停止服用，改用其他药物或治疗方法。

不良反应有眩晕、嗜睡、步态不稳、恶心，数天后消失，偶有白细胞数减少、皮疹，可停药。

（二）苯妥英钠

苯妥英钠为一种抗癫痫药，在未开始应用卡马西平之前，该药曾被认为是治疗三叉神经痛的首选药物，本药疗效不如卡马西平，止痛效果不完全，长期使用止痛效果减弱，因此，目前已列为第二位选用药物。

本品主要通过增高周围神经对电刺激的兴奋阈值及抑制脑干三叉神经脊髓束的突触间传导而起作用。其疗效仅次于卡马西平，文献报道有效率为 88%～96%，但需长期用药，停药后易复发。

用法与用量：成人开始时每次 0.1 g，每天 3 次口服。如用药后疼痛不见缓解，可加大剂量到每天0.2 g，每天 3 次，但最大剂量不超过 0.8 g/d。取得疗效后再逐渐递减剂量，以最小量维持。肌肉注射或静脉注射：一次 0.125～0.250 g，每天总量不超过 0.5 g。临用时用等渗盐水溶解后方可使用。

不良反应为长期服用该药或剂量过大,可出现头痛、头晕、嗜睡、共济失调及神经性震颤等。一般减量或停药后可自行恢复。本品对胃有刺激性,易引起厌食、恶心、呕吐及上腹痛等症状。饭后服用可减轻上述症状。长期服用可出现黏膜溃疡,多见于口腔及生殖器,并可引起牙龈增生,同时服用钙盐及抗过敏药可减轻。苯妥英钠并可引起白细胞数减少、视力减退等症状。大剂量静脉注射,可引起心肌收缩力减弱、血管扩张、血压下降,严重时可引起心脏传导阻滞,心搏骤停。

(三)氯硝西泮

本品为抗癫痫药物,对三叉神经痛也有一定疗效。服药 4～12 天,血浆药浓度达到稳定水平,为 30～60 μg/mL。口服氯硝西泮后,30～60 分钟作用逐渐显著,维持 6～8 小时,一般在最初 2 周内可达最大效应,其效果次于卡马西平和苯妥英钠。

(1)用法与用量:氯硝安定药效强,开始 1 mg/d,分 3 次服,即可产生治疗效果。而后每 3 天调整药量 0.5～1.0 mg,直至达到满意的治疗效果,至维持剂量为 3～12 mg/d。最大剂量为 20 mg/d。

(2)不良反应有嗜睡、行为障碍、共济失调、眩晕、言语不清、肌张力低下等,对肝、肾功能也有一定的损害,有明显肝脏疾病的禁用。

(四)山莨菪碱

山莨菪碱为从我国特产茄科植物山莨菪中提取的一种生物碱,其作用与阿托品相似,可使平滑肌松弛,解除血管痉挛(尤其是微血管),同时具有镇痛作用。本药对治疗三叉神经痛有一定疗效,近期效果满意,据文献报道有效率为 76.1%～78.4%,止痛时间一般为 2～6 个月,个别达 5 年之久。

(1)用法与用量:①口服,每次 5～10 mg,每天 3 次,或每次 20～30 mg,每天 1 次。②肌内注射,每次 10 mg,每天 2～3 次,待疼痛减轻或疼痛发作次数减少后改为每次 10 mg,每天 1 次。

(2)不良反应有口干、面红、轻度扩瞳、排尿困难、视近物模糊及心率增快等反应。以上反应多在 1～3 小时内消失,长期用药不会蓄积中毒。有青光眼和心脏病患者忌用。

(五)巴氯芬

巴氯芬化学名[β-(P-氯苯基)γ-氨基丁酸]是抑制性神经递质 γ 氨基丁酸的类似物,临床试验研究表明本品能缓解三叉神经痛。用法:巴氯芬开始每次 10 mg,每天 3 次,隔天增加每天 10 mg,直到治疗的第 2 周结束时,将用量递增至每天 60～80 mg。每天平均维持量:单用者为 50～60 mg,与卡马西平或苯妥英钠合用者为 30～40 mg。文献报道,治疗三叉神经痛的近期疗效,巴氯芬与卡马西平几乎相同,但远期疗效不如卡马西平,巴氯芬与卡马西平或苯妥英钠均具有协同作用,且比卡马西平更安全,这一特点使巴氯芬在治疗三叉神经痛方面颇受欢迎。

(六)麻黄碱

本品可以兴奋脑啡肽系统,因而具有镇痛作用,其镇痛程度为吗啡的 1/12～1/7。用法:每次 30 mg,肌内注射,每天 2 次。甲状腺功能亢进症(甲亢)、高血压、动脉硬化、心绞痛等患者禁用。

(七)硫酸镁

本品在眶上孔或眶下孔注射可治疗三叉神经痛。

(八)维生素 B$_{12}$

文献报道,用大剂量维生素 B$_{12}$,对治疗三叉神经痛确有较好疗效。方法:维生素 B$_{12}$ 1 000 μg加维生素 B$_1$ 200 mg 加 2％普鲁卡因 4 mL 对准扳机点做深浅上下左右四点式注药,对放射的始端作深层肌下进药,放射的终点作浅层四点式进药,药量可根据疼痛轻重适量进入。但由于药物作用扳机点可能变位,治疗时可酌情根据变位更换进药部位。

(九)哌咪清(匹莫齐特)

据文献报道,用其他药物治疗无效的顽固性三叉神经痛患者本品有效,且其疗效明显优于卡马西平。开始剂量为每天 4 mg,逐渐增加至每天 12～14 mg,分 2 次服用。不良反应以锥体外系反应较常见,亦可有口干、无力、失眠等。

(十)维生素 B$_1$

在神经组织蛋白合成过程中起辅酶作用,参与胆碱代谢,其止痛效果差,只能作为辅助药物。用法与用量:①肌肉注射 1 mg/d,每天 1 次,10 天后改为 2～3 次/周,持续 3 周为 1 个疗程。②三叉神经分支注射,根据疼痛部位可作眶上神经、眶下神经、上颌神经和下颌神经注射。剂量为每次 500～1 000 μg,每周 2～3 次。③穴位注射,每次 25～100 μg,每周 2～3 次。常用颊车、下关、四白及阿是穴等。

(十一)激素

原发性三叉神经痛和继发性三叉神经痛的病例,其病理改变在光镜和电镜下都表现为三叉神经后根有脱髓鞘改变。在临床治疗中发现,许多用卡马西平、苯妥英钠等治疗无效的患者,改用泼尼松、地塞米松等治疗有效。这种激素治疗的原理与治疗脱髓鞘疾病相同,利用激素的免疫抑制作用达到治疗三叉神经痛的目的。由于各学者报告的病例少,只是对一部分卡马西平、苯妥英钠治疗无效者应用有效,其长期效果和机理有待进一步观察。剂量与用量:①泼尼松,每次 5 mg,每天 3 次。②地塞米松,每次 0.75 mg,每天 3 次。注射剂:每支 5 mg,每次 5 mg,每天 1 次,肌内注射或静脉注射。

五、护理

(一)护理评估

1.健康史评估

(1)原发性三叉神经痛是一种病因尚不明确的疾病。但三叉神经痛可继发于脑桥、小脑脚占位病变压迫三叉神经及多发硬化等所致。因此,应询问患者是否患有多发硬化,检查有无占位性病变,每次面部疼痛有无诱因。

(2)评估患者年龄。此病多发生于中老年人。40 岁以上起病者占 70％～80％,女略多于男比例为 3∶1。

2.临床观察与评估

(1)评估疼痛的部位、性质、程度、时间。通常疼痛无预兆,大多数人单侧,开始和停止都很突然,间歇期可完全正常。发作表现为电击样、针刺样、刀割样或撕裂样的剧烈疼痛,每次数秒至 2 分钟。疼痛以面颊、上下颌及舌部最为明显;口角、鼻翼、颊部和舌部为敏感区。轻触即可诱发,称为扳机点;当碰及触发点如洗脸、刷牙时疼痛发作。或当因咀嚼、呵欠和讲话等引起疼痛。以致患者不敢做这些动作。表现为面色憔悴、精神抑郁和情绪低落。

(2)严重者伴有面部肌肉的反复性抽搐、口角牵向患侧,称为痛性抽搐。并可伴有面部发红、皮温增高、结膜充血和流泪等。严重者可昼夜发作,夜不成眠或睡后痛醒。

(3)病程可呈周期性。每次发作期可为数天、数周或数月不等;缓解期亦可数天至数年不等。病程越长,发作越频繁越重。神经系统检查一般无阳性体征。

(4)心理评估。使用焦虑量表评估患者的焦虑程度。

(二)患者问题

1.疼痛

主要由于三叉神经受损引起面颊、上颌、下颌及舌疼痛。

2.焦虑

焦虑与疼痛反复、频繁发作有关。

(三)护理目标

(1)患者自感疼痛减轻或缓解。

(2)患者述舒适感增加,焦虑症状减轻。

(四)护理措施

1.治疗护理

(1)药物治疗:原发性三叉神经痛首选卡马西平治疗。其不良反应为头晕、嗜睡、口干、恶心、皮疹、再生障碍性贫血、肝功能损害、智力和体力衰弱等。护理者必须注意观察,每1~2个月复查肝功和血常规。偶有皮疹、肝功能损害和白细胞数减少,需停药;也可按医师建议单独或联合使用苯妥英钠、氯硝西泮、巴氯芬、野木瓜等治疗。

(2)封闭治疗:三叉神经封闭是注射药物于三叉神经分支或三叉神经半月节上,阻断其传导,导致面部感觉丧失,获得一段时间的止痛效果。注射药物有无水乙醇、甘油等。封闭术的止痛效果往往不够满意,远期疗效较差,还有可能引起角膜溃疡、失明、颅神经损害、动脉损伤等并发症。且对三叉神经第一支疼痛不适用。但对全身状况差不能耐受手术的患者、鉴别诊断,以及为手术创造条件的过渡性治疗仍有一定的价值。

(3)经皮选择性半月神经节射频电凝治疗:在 X 线监视下或经 CT 导向将射频电极针经皮插入半月神经节,通电加热至 65~75 ℃维持 1 分钟,可选择性地破坏节后无髓鞘的传导痛温觉的 Aβ 和 C 细纤维,保留有髓鞘的传导触觉的 Aα 和粗纤维,疗效可达 90% 以上,但有面部感觉异常、角膜炎、咀嚼无力、复视和带状疱疹等并发症。长期随访复发率为 21%~28%,但重复应用仍有效。本方法尤其适用于年老体弱不适合手术治疗的患者、手术治疗后复发者及不愿意接受手术治疗的患者。

射频电凝治疗后并发症的观察护理:观察患者的恶心、呕吐反应,随时处理污物,遵医嘱补液补钾;询问患者有无局部皮肤感觉减退,观察其是否有同侧角膜反射迟钝、咀嚼无力、面部异样不适感觉。并注意给患者进餐软食,洗脸水温要适宜。如有术中穿刺方向偏内、偏深误伤视神经引起视力减退、复视等并发症,应积极遵医嘱给予治疗并防止患者活动摔伤、碰伤。

(4)外科治疗:①三叉神经周围支切除及抽除术,两者手术较简单,因神经再生而容易复发,故有效时间短,目前较少采用,仅限于第一支疼痛者姑息使用。②三叉神经感觉根切断术,经枕下入路三叉神经感觉根切断术,三叉神经痛均适用此种入路,手术操作较复杂,危险性大,术后反应较多,但常可发现病因,可很好保护运动根及保留部分面部和角膜触觉,复发率低,至今仍广泛使用。③三叉神经脊束切断术,此手术危险性太大,术后并发症严重,现很少采用。④微血管减压术,已知有 85%~96% 的三叉神经痛患者是由于三叉神经根存在血管压迫所致,用手术方法将压迫神经的血管从三叉神经根部移开，疼痛则会消失，这就是微血管减压术，因为微血管减压术是针对三叉神经痛的主要病因进行治疗，去除血管对神经的压迫后，约 90%的患者疼痛可以完全消失，面部感觉完全保留，而达到根治的目的，微血管减压术可以保留三叉神经功能，运用显微外科技术进行手术，减小了手术创伤，很少遗留永久性神经功能障碍，术中手术探查可以发现引起三叉神经痛的少见病因，如影像学未发现的小肿瘤、蛛网膜增厚及粘连等，因而成为原发性三叉神经痛的首选手术治疗方法。

三叉神经微血管减压术的手术适应证：正规药物治疗一段时间后，药物效果不明显或疗效明显减退的患者；药物过敏或严重不良反应不能耐受；疼痛严重，影响工作、生活和休息者。

微血管减压术治疗三叉神经痛的临床有效率为 90%～98%，影响其疗效的因素很多，其中压迫血管的类型、神经受压的程度及减压方式的不同对其临床治疗和预后的判断有着重要的意义。微血管减压术治疗三叉神经痛也存在 5%～10%的复发率，不同术者和手术方法的不同差异很大。研究表明，患者的性别、年龄、疼痛的支数、疼痛部位、病程、近期疗效及压迫血管的类型可能与复发存在一定的联系。导致三叉神经痛术后复发的主要原因：①病程大于 8 年；②静脉为压迫因素；③术后无即刻症状消失者。三叉神经痛复发最多见于术后 2 年内，2 年后复发率明显降低。

2.心理支持

由于本病为突然发作的反复的阵发性剧痛，易出现精神抑郁和情绪低落等表现，护士应关心、理解、体谅患者，帮助其减轻心理压力，增强战胜疾病的信心。

3.健康教育

指导患者生活有规律，合理休息、娱乐；鼓励患者运用指导式想象、听音乐、阅读报刊等分散注意力，消除紧张情绪。

（郭高雅）

第四节　面神经炎

面神经炎又称 Bell 麻痹，是面神经在茎乳孔以上面神经管内段的急性非化脓性炎症。

一、病因

病因不明，一般认为面部受冷风吹袭、病毒感染、自主神经功能紊乱造成面神经的营养微血管痉挛，引起局部组织缺血、缺氧所致。近年来也有认为可能是一种免疫反应。膝状神经节综合征则是带状疱疹病毒感染，使膝状神经节及面神经发生炎症所致。

二、临床表现

无年龄和性别差异，多为单侧，偶见双侧，多为吉兰-巴雷综合征。发病与季节无关，通常急性起病，数小时至 3 天达到高峰。病前 1～3 天患侧乳突区可有疼痛。同侧额纹消失，眼裂增大，闭眼时，眼睑闭合不全，眼球向外上方转动并露出白色巩膜，称 Bell 现象。病侧鼻唇沟变浅，口角下垂。不能噘嘴和吹口哨，鼓腮时病侧口角漏气，食物常滞留于齿颊之间。

若病变波及鼓索神经,尚可有同侧舌前 2/3 味觉减退或消失。镫骨肌支以上部位受累时,出现同侧听觉过敏。膝状神经节受累时除面瘫、味觉障碍和听觉过敏外,还有同侧唾液、泪腺分泌障碍,耳内及耳后疼痛,外耳道及耳郭部位带状疱疹,称膝状神经节综合征。一般预后良好,通常于起病 1~2 周后开始恢复,2~3 个月内痊愈。发病时伴有乳突疼痛、老年、患有糖尿病和动脉硬化者预后差。可遗有面肌痉挛或面肌抽搐。可根据肌电图检查及面神经传导功能测定判断面神经受损的程度和预后。

三、诊断与鉴别诊断

根据急性起病的周围性面瘫即可诊断。但需与以下疾病鉴别。

(1)吉兰-巴雷综合征:可有周围面瘫,多为双侧性,并伴有对称性肢体瘫痪和脑脊液蛋白-细胞分离。

(2)中耳炎迷路炎乳突炎等并发的耳源性面神经麻痹,以及腮腺炎肿瘤下颌化脓性淋巴结炎等所致者多有原发病的特殊症状及病史。

(3)颅后窝肿瘤或脑膜炎引起的周围性面瘫起病较慢,且有原发病及其他脑神经受损表现。

四、治疗

(一)急性期治疗

急性期治疗以改善局部血液循环,消除面神经的炎症和水肿为主。若为带状疱疹所致的 Hunt 综合征,可口服阿昔洛韦 5 mg/(kg·d),每天 3 次,连服 7~10 天。①类固醇皮质激素:泼尼松 20~30 mg 每天 1 次,口服,连续 7~10 天。②改善微循环,减轻水肿:706 代血浆(羟乙基淀粉)或低分子右旋糖酐 250~500 mL,静脉滴注每天 1 次,连续 7~10 天,亦可加用脱水利尿药。③神经营养代谢药物的应用:维生素 B_1 50~100 mg,维生素 B_{12} 500 μg,胞磷胆碱 250 mg,辅酶 Q_{10} 5~10 mg 等,肌内注射,每天 1 次。④理疗:茎乳孔附近超短波透热疗法,红外线照射。

(二)恢复期治疗

恢复期治疗以促进神经功能恢复为主。①口服维生素 B_1、维生素 B_{12} 各 1 至 2 片,每天 3 次;地巴唑 10~20 mg,每天 3 次。亦可用加兰他敏 2.5~5.0 mg,肌内注射,每天 1 次。②中药,针灸,理疗。③采用眼罩,滴眼药水,涂眼药膏等方法保护暴露的角膜。④病后 2 年仍不恢复者,可考虑行神经移植治疗。

五、护理

(一)一般护理

(1)病后两周内应注意休息,减少外出。

(2)本病一般预后良好,约 80% 的患者可在 3~6 周内痊愈,因此应向患者说明病情,使其积极配合治疗,解除心理压力,尤其年轻患者,应保持健康心态。

(3)给予易消化、高热能的半流饮食,保证机体足够营养代谢,增加身体抵抗力。

(二)观察要点

面神经炎是神经科常见病之一,在护理观察中主要注意以下两方面的鉴别。

1.分清面瘫属中枢性还是周围性瘫痪

中枢性面瘫是由对侧皮质延髓束受损引起的,故只产生对侧下部面肌瘫痪,表现为鼻唇沟浅、口角下坠、露齿、鼓腮、吹口哨时出现肌肉瘫痪,而皱额、闭眼仍正常或稍差。哭笑等情感运动时,面肌仍能收缩。周围性面瘫所有表情肌均瘫痪,不论随意或情感活动,肌肉均无收缩。

2.正确判断患病一侧

面肌挛缩时病侧鼻唇沟加深,眼裂缩小,易误认健侧为病侧。如让患者露齿时可见挛缩侧面肌不收缩,而健侧面肌收缩正常。

(三)保护暴露的角膜及防止结膜炎

由于患者不能闭眼,因此必须注意眼的清洁卫生。①外出必须戴眼罩,避免尘沙进入眼内;②每天抗生素眼药水滴眼,入睡前用眼药膏,以防止角膜炎或暴露性角结膜炎;③擦拭眼泪的正确方法是向上,以防止加重外翻。④注意用眼卫生,养成良好习惯,不能用脏手、脏手帕擦泪。

(四)保持口腔清洁防止牙周炎

由于患侧面肌瘫痪,进食时食物残渣常停留于患侧颊齿间,故应注意口腔卫生。①经常漱口,必要时使用消毒漱口液;②正确使用刷牙方法,应采用"短横法或竖转法"两种方法,以去除菌斑及食物残片;③牙齿的邻面与间隙容易堆积菌斑而发生牙周炎,可用牙线紧贴牙齿颈部,然后在邻面作上下移动,每个牙齿4~6次,直至刮净;④牙龈乳头萎缩和齿间空隙大的情况下可用牙签沿着牙龈的形态线平行插入,不宜垂直插入,以免影响美观和功能。

(五)家庭护理

1.注意面部保暖

夏天避免在窗下睡觉,冬天迎风乘车要戴口罩,在野外作业时注意面部及耳后的保护。耳后及病侧面部给予温热敷。

2.平时加强身体锻炼

增强抗风寒侵袭的能力,积极治疗其他炎性疾病。

3.瘫痪面肌锻炼

因面肌瘫痪后常松弛无力,患者自己可对着镜用手掌贴于瘫痪的面肌上做环形按摩,每天3~4次,每次15分钟,以促进血液循环,并可减轻患者面肌受健侧的过度牵拉。当神经功能开始恢复时,鼓励患者练习病侧的各单个面肌的随意运动,以促进瘫痪肌的早日康复。

(郭高雅)

第五节 神经梅毒

梅毒是由梅毒螺旋体感染引起的慢性传染性疾病。累及全身各脏器组织。中枢神经系统(包括大脑、脑膜或脊髓)受累称为神经梅毒。梅毒的病原体是苍白密螺旋体。梅毒螺旋体体外存活能力差,普通消毒剂或热肥皂水可将其杀死,干燥或阳光下极易死亡。梅毒的传染源是人,主要通过性交传播,皮肤黏膜病损传染性强;还可通过接吻、哺乳等传播。传播途径还有母婴传播或共用注射器等引起的血源性传播。

我国人群中梅毒发病率尚不清楚,近年来发病率增高。国外资料显示早期未治疗的梅毒患者约10%最终发展为神经梅毒。根据病程可分为第一期、第二期和第三期梅毒。第一期梅毒主要表现为硬性下疳,多在感染后3周左右发生。第二期梅毒以梅毒疹为特征,病程2~3个月,如未彻底治愈可复发。在2年以上复发者呈第三期梅毒。一期和二期梅毒称为早期梅毒。三期梅毒称晚期梅毒。神经梅毒多发生在三期梅毒阶段。

一、病因和发病机制

神经梅毒的病因为感染了苍白密螺旋体,感染途径有两种,后天感染主要传播方式是不正当的性行为,男同性恋者是神经梅毒的高发人群。先天梅毒则是通过胎盘由患病母亲传染给胎儿。约10%未经治疗的早期梅毒患者最终发展为神经梅毒。感染后脑膜炎改变可导致蛛网膜粘连,从而引起脑神经受累或循环受阻发生阻塞性脑积水。增生性动脉内膜炎可导致血管腔闭塞,脑组织的缺血、软化,神经细胞的变性、坏死和神经纤维的脱髓鞘。

二、临床表现

根据病变部位,神经梅毒分为脑脊膜血管型梅毒和脑实质型梅毒。

(一)脑脊膜血管型神经梅毒

病变主要累及脑膜、脊膜和血管内膜。脑膜受累为主时表现为无菌性脑膜炎,多为慢性起病,全身不适,间歇性头痛,头晕,记忆减退,有时可出现急性梅毒性脑膜炎,患者持续低热,头痛,畏光、颈强直、意识障碍及癫痫发作等,脑脊液通路梗阻时出现颅内压增高的表现。无临床定位体征或出现脑神经麻痹(如双侧面神经麻痹)、瘫痪、视力减退或听力丧失。多在原发感染后1年内出现。血管病变以动脉炎为常见,可导致脑梗死,出现相应的临床表现。血管性梅毒损害多发生于原发感染后5~30年。脊髓的脊膜血管梅毒比较少见,主要为梅毒性脊膜炎和急性梅毒性横贯性脊髓炎。临床上患者出现进展的肢体无力,感觉障碍(位置觉和振动觉突出)、二便障碍或急性迟缓性瘫痪。疾病后期为痉挛性瘫痪。

(二)脑、脊髓实质型梅毒

它是由梅毒螺旋体直接侵袭神经组织所致。原发感染后15~20年起病,多伴有脑膜血管梅毒。临床上主要有两种类型:麻痹性痴呆和脊髓痨。

1.麻痹性痴呆

麻痹性痴呆亦称梅毒性脑膜炎,发生于未经正确治疗的患者中。慢性起病,缓慢进展,患者出现神经精神症状,以精神异常症状突出,情绪不稳,人格改变,淡漠,幻觉,妄想,虚构,记忆、学习能力下降,定向力障碍,言语不清,呈进行性痴呆。神经症状可见偏瘫,眼肌麻痹,失语,意识障碍及癫痫发作等。查体见瞳孔对光反射迟钝,发展为阿-罗瞳孔。如不治疗,可在3~15年内死亡。

2.脊髓痨

脊髓后索受累。临床表现为特征的"肢体远端的闪电样疼痛",症状剧烈,呈刺痛、放射痛、撕裂痛。患者步基宽,摇摆步态,Charcot关节,营养障碍所致无痛性足底溃疡,阳痿,二便障碍,可伴有脑神经损害,如视神经萎缩、阿-罗瞳孔、动眼神经麻痹等。某些患者出现自主神经功能紊乱。

(三)其他

临床上可见梅毒感染后无神经系统症状,仅依靠实验室检查诊断为无症状性梅毒的患者。无症状性梅毒可有脑脊液异常,头颅MRI示脑膜有增强效应。先天性神经梅毒罕见。由梅毒螺旋体经母体传播至胎儿,出现类似成人梅毒的临床表现。脊髓痨少见,其他表现还有脑积水、间质性角膜炎、牙齿畸形和听力丧失等。

三、辅助检查

(一)脑脊液检查

轻中度淋巴细胞增加,蛋白升高,糖含量降低或正常,IgG 升高,寡克隆区带常阳性,对判断疾病活动性有一定作用。

(二)免疫学检查

梅毒血清与脑脊液免疫学检查是重要的诊断方法。性病研究实验在血清中可以产生假阳性,但脑脊液中极少假阳性,不过敏感性较低。快速血浆反应抗体试验曾用于筛选检查,但脑脊液中假阳性率高。血清荧光螺旋体抗体吸附试验阳性常提示梅毒的诊断,但仅仅是定性试验,无法了解滴度。脑脊液 FTA-IgM 可确定诊断。苍白密螺旋体血细胞凝集素检测也可确立诊断。

(三)影像学

头颅 CT、MRI 对发现病变部位有一定帮助。MRI 优于 CT。脑膜受累时可见脑膜增强效应。

(四)病原学检查

可在脑脊液中分离螺旋体,但受条件限制,仅有限的实验室能进行。

四、治疗原则

(一)早期梅毒

正规治疗早期梅毒,有助于预防神经梅毒的发生。苯甲青霉素 G 240 万单位,肌内注射,单剂治疗。治疗后患者定期回院重复检测至血清学阴性。少数患者通常在早期梅毒治疗 2 年后脑脊液正常时才能预防神经梅毒。治疗后仍出现梅毒应重复治疗。对青霉素过敏患者可使用四环素,每次 500 mg,每天 4 次,口服 14 天;多西环素,每次 100 mg,每天 2 次,口服 14 天。药物不良反应:过敏等。应注意治疗初期出现的雅-赫反应,在治疗早期大量梅毒螺旋体进入循环引起。突然发病,寒战,颜面潮红,呼吸困难,血压下降,通常出现在选用青霉素治疗病例。首次使用后 2 小时内出现,7 小时达高峰,24 小时后缓解。一般在首次运用抗生素治疗 24 小时内常规予皮质激素预防。

(二)无症状性梅毒

水溶性青霉素治疗,1 200 万~2 400 万 U/d,持续 14 天。

(三)晚期梅毒

疗效尚有争论。

1.水溶性青霉素

每 4 小时 200 万~400 万单位,每天 1 200 万~2 400 万单位,连续用 10~14 天。

2.氨苄西林

每次 240 万单位,每周 1 次,连续治疗 3 周。

3.青霉素过敏使用四环素

每次 500 mg,每天 4 次,连续 30 天。

4.头孢曲松

每次 1.0～2.0 g,肌内注射或静脉滴注,每天 1 次,连续 14 天。

(四)先天性梅毒

水溶性青霉素治疗,每天 25 万 U/kg,静脉滴注,连续使用 10 天以上。

五、护理评估

(一)健康史

不洁性病史,性向,先天性患者母亲梅毒感染史。

(二)症状

1.无症状型神经梅毒

无症状,脑脊液呈轻度炎性反应,梅毒血清反应阳性。

2.梅毒性脑膜炎

梅毒性脑膜炎多发生在梅毒感染未经治疗的 2 期,主要为青年男性,发热、头痛和颈强等症状颇似急性病毒性脑炎。

3.血管性梅毒

血管性梅毒可见偏瘫、偏身感觉障碍、偏盲失语等,偶可有局限性癫痫、脑积水和脑神经麻痹;脊髓血管梅毒可表现为横贯性脊髓炎,运动、感觉及排尿障碍。

4.脊髓痨

下肢脊神经根支配区域短促、阵发、电击样疼痛,可有感觉异常,随病情进展,可出现深感觉障碍、感觉性共济失调。部分患者可有内脏危象,如胃及膀胱危象。

5.麻痹性痴呆

于初期感染后 10～30 年发病,主要为进行性痴呆合并神经损害征象为主。

(三)身体状况

1.生命体征及意识

有无发热,意识不清,瞳孔大小对光反射。

2.疼痛

有无头痛、肌肉痛。

3.肢体活动障碍

有无肢体活动障碍、偏瘫,肌力、肌张力是否正常,有无共济失调,步态是否正常。

4.视力障碍

有无视力下降、丧失,偏盲,视野改变。

5.语言障碍

有无失语,失语类型。

6.排尿障碍

有无排尿障碍,尿频。

7.吞咽障碍

有无吞咽障碍、饮水呛咳,洼田饮水试验分级。

(四)心理状况

(1)有无焦虑、恐惧、抑郁等情绪。

（2）疾病对生活、工作有无影响。

六、护理诊断/问题

（一）有误吸的危险
误吸与病变引起的吞咽困难有关。

（二）意识障碍
意识障碍与病变所致神经精神症状有关。

（三）生活自理能力缺陷
生活自理能力缺陷与病变所致肢体功能障碍有关。

（四）有受伤的危险
受伤与病变所致肢体功能障碍有关。

（五）语言沟通障碍
语言沟通障碍与病变引起的失语、精神障碍有关。

（六）知识缺乏
缺乏与疾病相关的知识。

七、护理措施

（1）环境与休息：保持病室安静舒适，病房内空气清新，温湿度适宜。患者疾病早期不限制活动，但应预防跌倒、坠床的发生。病情危重并有意识障碍的患者卧床休息，长期卧床者应防压疮。

（2）饮食护理：指导患者进高热量、易消化、高维生素饮食。有意识障碍无法进食者应根据医嘱放置胃管，给予鼻饲饮食，保证营养供应，促进疾病康复。

（3）严密观察病情变化，生命体征是否平稳，有无突发肌力下降、偏瘫、癫痫发作、急性意识障碍，及时通知主管医师，给予对症处理。

（4）病情危重卧床期间注意协助患者更换体位，预防压疮的发生。躁动者必要时遵医嘱使用保护性约束措施。

（5）做好消毒隔离工作，预防交叉感染。有创操作注意防护，避免职业暴露。

（6）肢体活动障碍者注意做好跌倒评估，预防跌倒。

（7）尿失禁的患者定时给予便器，锻炼自主排尿功能。留置导尿的患者保持会阴部皮肤及尿管清洁，观察尿液的颜色、性质、量。每月在无菌操作下更换尿管，使用抗反流尿袋，根据患者不同情况定时规律地夹闭、开放尿管，以维持膀胱收缩、充盈功能。注意保护患者隐私。

（8）使用大剂量青霉素等抗生素，进行驱梅治疗原则为及时、足量、足疗程。应向患者做好用药宣教，包括注意事项及不良反应，保证患者院外治疗足疗程。定期抽血，监测血常规及肝功能、肾功能。首次应用抗生素时，注意预防雅-赫反应。

（9）护士应加强患者的心理护理，及时了解患者的心理变化，对不同时期的心理变化给予患者不同的心理支持。同时做好疾病知识宣教，帮助患者树立战胜疾病的信心，减轻心理负担。同时也应做好患者家属的心理工作，使患者能够获得更多的心理支持。

（郭高雅）

第六章

普外科护理

第一节 甲状腺疾病

　　甲状腺疾病甲状腺分左、右两叶,覆盖并附着于甲状软骨下方的器官两侧,中间以峡部相连,由内、外两层被膜包裹,手术时分离甲状腺即在此两层被膜之间进行。在甲状腺背面、两层被膜的间隙内,一般附有 4 个甲状旁腺。成人甲状腺重约 30 g,正常者进行颈部检查时,既不能清楚地看到,也不易摸到甲状腺。由于甲状腺借外层被膜固定于气管和环状软骨上,还借两叶上极内侧的悬韧带悬吊于环状软骨,所以做吞咽动作时,甲状腺随之上下移动,临床上常以此鉴别颈部肿块是否与甲状腺有关(图 6-1)。

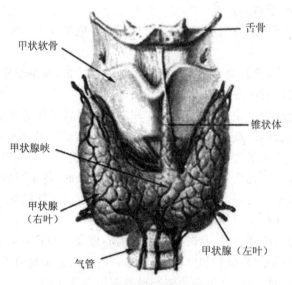

图 6-1　甲状腺的解剖结构

　　甲状腺的血液供应非常丰富,主要来自两侧的甲状腺上、下动脉。甲状腺有 3 条主要静脉,即甲状腺上、中、下静脉。甲状腺的淋巴液汇入颈深淋巴结。甲状腺的神经支配来自迷走神经,其中,喉返神经穿行于甲状腺下动脉的分支之间,支配声带运动,喉上神经的内支(感觉支)分布于喉黏膜,外支(运动支)支配环甲肌,与甲状腺上动脉贴近走行,使声带紧张。

甲状腺有合成、贮存和分泌甲状腺素的功能。甲状腺素的主要作用:①加快全身细胞利用氧的效能,加速蛋白质、糖类和脂肪的分解,全面增高人体的代谢,增加热量的产生。②促进人体的生长发育,在出生后影响脑与长骨的生长、发育。

一、单纯性甲状腺肿

(一)概述

单纯甲状腺肿发病率5%,甚至更高,女性好发,缺碘是主要原因。由于离海远的山区饮水和食物中含碘量低,发病者较多,故常称为地方性甲状腺肿。在缺乏碘而仍需甲状腺功能维持身体需要的前提下,垂体前叶促甲状腺激素的产生就增加,导致甲状腺代偿性肿大。病变早期为弥漫性肿大,随着增生和再生反复出现,会出现结节;晚期部分腺泡坏死、出血、囊性变、纤维化、钙化等,可出现质地不等、大小不一的结节,称为结节性甲状腺肿。

除甲状腺素的合成原料碘缺乏外,当机体对甲状腺激素的需要量较正常增高,或其他原因导致甲状腺素合成和分泌障碍时,也会引起甲状腺肿大。前者常见于青春期、妊娠期、绝经期、创伤或感染患者;后者原因众多,可以是大脑皮质-下丘脑-垂体前叶-甲状腺系统任意环节的失调。两者与地方性甲状腺肿的主要不同是,后者往往腺体肿大很突出,并多发生在地方性甲状腺肿的流行区。

(二)护理评估

1.健康史

评估时应询问患者的年龄、月经生育史、创伤感染情况和居住史,如是否居住于远离海的山区,以及饮食习惯,如是否不吃海带、紫菜等海产品,或者有海产品过敏或禁忌。据报道,卷心菜、花生、菠菜、大豆、豌豆、萝卜等食物可抑制甲状腺素的合成,经常大量进食,亦能导致甲状腺肿大。

2.临床表现

局部表现为主,颈部增粗,颈前肿块。一般无全身症状,基础代谢率正常。甲状腺可有不同程度的肿大,早期两侧呈弥漫性肿大,表面光滑,质地软,可随吞咽上下移动;随后可触及单个或多个结节,增长缓慢。较大腺体压迫周围器官或组织出现压迫症状,可表现为呼吸困难、气管软化、声音嘶哑或吞咽困难。胸骨后甲状腺肿易压迫气管和食管。

3.辅助检查

(1)甲状腺摄[131]I率测定:缺碘性甲状腺肿可出现摄碘量增高,但吸碘高峰一般正常。

(2)B超检查:有助于发现甲状腺内囊性、实质性或混合性多发结节的存在。

(3)颈部X线检查:可发现不规则的胸骨后甲状腺肿及钙化的结节,还能确定有无气管受压、移位及狭窄的程度。

(4)细针穿刺细胞学检查:病变性质可疑时,可行细针穿刺细胞学检查以确诊。

(三)护理问题

1.焦虑

焦虑与疾病、担心手术预后等因素有关。

2.知识缺乏

缺乏进食加碘食盐或含碘丰富的食品的有关知识。

3.疼痛

疼痛与手术引起的组织损伤有关。

(四)护理目标

(1)患者紧张情绪缓解或减轻,积极配合手术。

(2)患者能够叙述相关知识。

(3)患者疼痛减轻或消失。

(五)护理措施

1.一般护理

(1)皮肤的准备:男性患者刮胡须,女性患者发髻低需要理发。

(2)胃肠道的准备:术前禁食8~12小时,禁水4~6小时。

(3)体位训练:术前指导患者进行头颈过伸位的训练。

2.心理护理

针对患者术前紧张和担心手术预后进行心理护理。

(1)讲解手术的必要性。

(2)讲解此手术为外科中等手术,手术医师经验丰富。

(3)讲解手术及麻醉方式。

(4)讲解过于紧张会影响手术的进行及麻醉效果。

(5)请手术已经康复的患者与之交流经验体会。

(6)调动社会支持体系,给患者予以协助和鼓励。

3.术后护理

主要针对术后并发症。

(1)出血:术后48小时内出现,表现为颈部迅速肿大、呼吸困难、烦躁不安,甚至窒息;伤口渗血或出血。①预防术后出血。适当加压包扎伤口敷料。予半坐卧位,减轻术后颈部切口张力。避免大声说话、剧烈咳嗽,以免伤口裂开、出血。术后6小时内进食温凉流质、半流质饮食,避免进过热饮食,减少伤口部位充血。②观察伤口渗血情况及颈后有无渗血;观察患者呼吸情况,有无呼吸困难;观察患者颈部情况,有无颈部肿大。床旁备气管切开包,如发生出血,应立即剪开缝线,消除积血,必要时送手术室止血。

(2)呼吸困难和窒息:表现为颈部压迫感、紧缩感或梗阻感,还可表现为进行性呼吸困难、呼吸费力、烦躁、发绀及气管内痰鸣音。①术后24~48小时严密观察病情变化。每2小时测量血压、脉搏、呼吸1次,观察伤口敷料及引流管引流液的情况,尤应注意颈部敷料有无渗血。②预防术后出血。适当加压包扎伤口敷料。予半坐卧位,减轻术后颈部切口张力。避免大声说话、剧烈咳嗽,以免伤口裂开出血。术后6小时内进食温凉流质、半流质饮食,避免进过热饮食,减少伤口部位充血。③保持呼吸道通畅。指导患者有效咳嗽、排痰的方法并示范,即先深吸一口气,然后用手按压伤口处,快速用力将痰咳出,但避免剧烈咳嗽,以免伤口裂开。痰液黏稠不易排出时,给予雾化吸入,每天2~3次,并协助患者翻身叩背,促进痰液排出。④及时处理:发现患者有颈部紧缩感和压迫感、呼吸困难、烦躁不安、心动加速、发绀时,应立即检查伤口。如果是出血引起,立即就地松开敷料,剪开缝线,敞开切口,迅速除去血肿;如血肿清除后患者呼吸仍无改善,则应立即施行气管切开,并予吸氧;待患者情况好转后,再送手术室进行进一步检查止血和其他处理。⑤术前常规在床旁准备气管切开包和抢救药品。⑥手术后如近期出现呼吸困难,宜先试行插管,插管失败后再做气管切开。

(3)喉返神经损伤:可分暂时性(2/3以上的患者是暂时性损伤)和持久性损伤两种,评估患者有无声音嘶哑、失声。如果症状出现,注意给予安慰和解释,减轻其恐惧和焦虑,使其积极配合治疗。同时,应用促进神经功能恢复的药物,结合理疗、针灸,促进声带功能的恢复(暂时性损伤可在术后几周内恢复功能)。注意声带的休息,避免不必要的谈话。在后期要多与患者交流,并要求患者尽量用简短的语言回答或点头,亦可使用写字板,鼓励患者自己说出来,提高其自信心,促进声带功能的恢复。

(4)喉上神经损伤:喉上神经外支损伤可引起环甲肌瘫痪,使声带松弛,患者发音产生变化,常感到发音弱、音调低、无力、缺乏共振,最大音量降低。喉上神经内支损伤可使咽喉黏膜的感觉丧失,易引起误咽,尤其是喝水时出现呛咳。要指导患者取坐位进食,或进半固体饮食。一般理疗后可恢复。

(5)甲状旁腺功能减退:可出现低血钙,表现为面部、口唇周围及手、足针刺感及麻木感或强直感,还可表现为畏光、复视、焦虑、烦躁不安。重者可有面肌和手足阵发性痛性痉挛,甚至喉、膈肌痉挛,出现呼吸困难和窒息。血清钙低于正常。但只要有一枚良好的甲状旁腺保留下来,就可维持甲状旁腺的正常功能,故临床上出现严重的手足抽搐者并不多见。其发生率与甲状腺手术范围及以往手术次数直接相关。如果出现症状,护理上需注意以下事项。①限制含磷较高的食物如牛奶、瘦肉、蛋类、鱼类。②症状轻者可口服葡萄糖酸钙2~4 g,每天3次,2~3周后损伤的甲状旁腺代偿性增生,症状消失;症状较重者或长期不能恢复者加服维生素D,每天5万~10万单位,促进钙在肠道中的吸收。口服二氢速固醇(AT10)油剂,有提高血清钙含量的特殊作用,从而降低神经肌肉的应激性,效果最好。③抽搐发作注意患者安全,医护人员不要用手强力按压患者制止抽搐发作,避免受伤。

4.健康教育

(1)在甲状腺肿流行地区推广加碘食盐:告知居民勿因价格低廉而购买和食用不加碘食盐。日常烹调使用加碘食盐,每10~20 kg食盐中均匀加入碘化钾或碘化钠1 g即可满足人体每天的需碘量。

(2)告知患者碘是甲状腺素合成的必需成分:食用高碘含量食品有助于增加体内甲状腺素的合成,改善甲状腺肿大症状。鼓励进食海带、紫菜等含碘丰富海产品。

二、甲状腺功能亢进

(一)概述

1.病因

甲状腺功能亢进(简称甲亢)的原因尚未完全明了,目前多认为它是一种自身免疫性疾病。此外,情绪、应激等因素也被认为对其发病有重要影响。

2.分类

(1)原发性甲状腺功能亢进症(Grave病、突眼性甲状腺肿或者毒性甲状腺肿):最常见,多发于20~40岁,女性较男性发病率高。甲状腺呈弥漫性肿大、对称,有突眼征。

(2)继发性甲状腺功能亢进症:少见,多发于40岁以上,甲状腺肿大呈结节性、不对称,一般无突眼。

（3）高功能腺瘤是继发性甲状腺功能亢进症的特殊类型：少见，多为单发，无突眼。

（二）护理评估

1.健康史

（1）患者的年龄、性别。

（2）患者是否有情绪急躁、容易激动、失眠、两手颤动、怕热、多汗、食欲亢进而体重减轻、消瘦、心悸、胸闷、脉快有力（每分钟脉率在 100 次以上，休息和睡眠时快）、月经失调等症状。

（3）是否进行过甲状腺手术或者放疗。

（4）甲状腺功能亢进症的药物治疗情况。

（5）患者及其家属对疾病的认识及心理反应。

2.临床表现

（1）代谢率增高的表现：食欲亢进、食量大，但反见消瘦、体重下降；多汗、不耐热；紧张、神经过敏、手细颤；心律失常和心悸；皮肤毛发柔弱，易脱落；腹泻。

（2）性格的改变：烦躁易激惹。情绪波动大，可表现为时而兴奋，时而抑郁。言语及动作速度加快。

（3）心血管系统功能改变：患者主诉心悸、心慌。脉快有力，多在每分钟 100 次以上，休息和睡眠时亦快。脉压增大，常＞5.3 kPa（40 mmHg）。脉率增快和脉压的增大为重要临床表现，可作为判断病情程度和治疗效果的重要标志。

（4）内分泌紊乱：月经失调、不孕、早产等。

（5）眼征：瞬目减少，辐辏运动减弱，眼球内聚困难。突眼征：由于液体积聚在眼眶，球后水肿，造成眼球突出，但并非必然存在。突眼的严重程度与甲状腺功能亢进症的严重程度无明显关系。继发于结节性甲状腺肿的甲状腺功能亢进症患者多无突眼征。通常治疗不会改善。

3.辅助检查

（1）基础代谢率（BMR）测定：BMR＝脉率＋脉压－111。BMR 正常为±10%，增高至＋20%～＋30% 为轻度甲状腺功能亢进症，＋30%～＋60% 为中度甲状腺功能亢进症，＋60% 以上为重度甲状腺功能亢进症。

（2）甲状腺摄碘率的测定：给受试者一定剂量的放射性[131]I，再探测甲状腺摄取[131]I 的程度，可以判断甲状腺的功能状态。正常甲状腺 24 小时摄碘量为人体总量的 30%～40%，如果在 2 小时内甲状腺的摄碘量超过了人体总量的 25%，或在 24 小时内超过了人体总量的 50%，且吸碘高峰提前出现，都提示有甲状腺功能亢进症。注意如果患者在近 2 个月内吃含碘较高的食物如海带、紫菜或服用含碘药物如甲状腺素片、复方碘溶液等，需停药 2 个月才能做试验，否则影响检测效果。

（3）血清 T_3、T_4 测定：甲状腺功能亢进症时 T_3 可高出正常值 4 倍左右，T_4 高出正常 2.5 倍。

（4）B 超：甲状腺呈弥漫性或结节性肿大。

（5）心电图（ECG）：显示心动过速或心房颤动，P 波和 T 波改变。

（三）护理问题

1.焦虑

与担心疾病及手术预后等因素有关。

2.活动无耐力

与代谢率增高、氧的供应不能满足机体需要有关。

3.睡眠形态紊乱

与无法耐受炎热、大汗或性情急躁等因素有关。

4.营养失调,低于机体需要量

与代谢率增高有关。

5.疼痛

与手术引起的组织损伤有关。

6.潜在并发症

出血、呼吸困难或窒息、喉返神经损伤、喉上神经损伤、甲状旁腺损伤、甲状腺危象等。

(四)护理目标

(1)患者紧张情绪缓解或减轻,积极配合手术。

(2)患者活动能力逐渐增强,能满足自我护理要求或患者日常需求得到满足。

(3)患者能得到充足的休息和睡眠。

(4)患者甲状腺功能亢进症症状得到控制,体重增加。

(5)患者疼痛减轻或消失。

(6)患者病情变化能够被及时发现和处理。

(五)护理措施

1.一般护理

(1)皮肤的准备:男性患者刮胡须,女性患者发髻低需要理发。

(2)胃肠道的准备:术前禁食 8～12 小时,禁水 4～6 小时。

(3)体位训练:术前指导患者进行头颈过伸位的训练。

(4)术前药物准备。用药目的是降低甲状腺功能和基础代谢率,控制甲状腺功能亢进症症状,减轻甲状腺肿大及充血。先使用硫氧嘧啶类抗甲状腺药物,待基础代谢率正常后加用碘剂,适用于重度甲状腺功能亢进症患者。硫氧嘧啶类药物主要抑制甲状腺素分泌,但能使甲状腺肿大、充血。加用碘剂可以抑制甲状腺素的释放,并能使腺体缩小、变硬,减少充血,利于手术。常用碘剂为饱和碘化钾熔液,或用 Lugol 溶液。服用方法有二:①增量法,常用的碘剂是复方碘化钾溶液,每天 3 次,第 1 天每次由 3 滴开始,逐日每次递增 1 滴,至每次 16 滴为止。然后,维持此剂量至手术。②恒量法:10 滴,每天 3 次;4～5 滴,每天3 次。给抗甲状腺药物和碘剂时,多需 2～3 周或以上方可手术。为缩短术前准备时间,目前常给普萘洛尔口服,替代抗甲状腺药物和碘剂做药物准备。

用药注意事项:①硫氧嘧啶类药物的突出不良反应是白细胞和粒细胞数减少。当发现患者有咽痛、发热、皮疹等主诉或症状时,应及时与医师联系,进一步检查分析是否需要停药。②服用碘剂时要将碘溶液滴在水、果汁、牛奶里,并用吸管饮用,以减少碘液的不良味道和对黏膜的刺激及牙齿的损害。切忌将浓的碘剂直接滴入口腔,以免灼伤口腔黏膜,刺激口腔和胃黏膜引起恶心、呕吐、食欲缺乏等,且要强调一定要按剂量服用。③碘剂不能单独治疗甲状腺功能亢进症,仅用于手术前的准备。因为碘剂只能抑制甲状腺激素的释放,而不能抑制其合成。因此,一旦停药,贮存于甲状腺滤泡内的甲状腺球蛋白分解,大量甲状腺激素释放到血液,使甲状腺功能亢进症症状加重。④使用普萘洛尔的禁忌证为心脏束支传导阻滞、支气管哮喘。对使用普萘洛尔的患者应监测心率。发现心率低于60次/分时,应及时提醒医师停药。

2.心理护理

针对术前紧张和担心手术预后进行心理护理。多与患者交谈,消除患者的顾虑和恐惧心理,向患者讲解甲状腺功能亢进症是一种可治愈的良性疾病。安排通风良好、安静的休息环境,指导患者减少活动,适当卧床,以免体力消耗。限制探视,避免过多外来刺激,使患者情绪稳定。

3.术后并发症的护理

(1)出血:术后48小时内出现,表现为颈部迅速肿大、呼吸困难、烦躁不安,甚至窒息;伤口渗血或出血。①预防术后出血:适当加压包扎伤口敷料。给予半坐卧位,减轻术后颈部切口张力,避免大声说话、剧烈咳嗽,以免伤口裂开出血。术后6小时内进食温凉流质、半流质饮食,避免进食过热饮食,减少伤口部位充血。②观察伤口:观察伤口渗血情况及颈后有无渗血;观察患者呼吸情况,有无呼吸困难;观察患者颈部情况,有无颈部肿大。如发生出血,应立即剪开缝线,清除积血,必要时送手术室止血。③观察伤口引流管颜色、性质、量,并准确记录。如有异常,及时通知主管医师。

(2)呼吸困难和窒息。表现为颈部压迫感、紧缩感或梗阻感,还可表现为进行性呼吸困难、呼吸费力、烦躁、发绀及气管内痰鸣音。①观察病情:术后24～48小时严密观察病情变化,每2小时测量血压、脉搏、呼吸1次,观察伤口敷料及引流管引流液的情况,尤应注意颈部敷料有无渗血。②预防术后出血:适当加压包扎伤口敷料。给予半坐卧位,减轻术后颈部切口张力。避免大声说话、剧烈咳嗽,以免伤口裂开出血。术后6小时内进食温凉流质、半流质饮食,避免进食过热饮食,减少伤口部位充血。③保持呼吸道通畅:指导患者有效咳嗽、排痰的方法并示范,即先深吸一口气,然后用手按压伤口处,快速用力将痰咳出,但避免剧烈咳嗽,以免伤口裂开。痰液黏稠不易排出时,给予雾化吸入,每天2～3次,并协助患者翻身叩背,促进痰液排出。④及时处理:发现患者有颈部紧缩感和压迫感、呼吸困难、烦躁不安、心动加速、发绀时,应立即检查伤口。如果是出血引起,立即就地松开敷料,剪开缝线,敞开切口,迅速除去血肿;如血肿清除后患者呼吸仍无改善,则应立即施行气管切开,并予吸氧;待患者情况好转后,再送手术室进行进一步检查止血和其他处理。⑤术前常规在床旁准备气管切开包和抢救药品。⑥手术后如近期出现呼吸困难,宜先试行插管,插管失败后再做气管切开。

(3)喉返神经损伤:可分暂时性(2/3以上的患者是暂时性损伤)和持久性损伤两种,评估患者有无声音嘶哑、失声。如果症状出现,注意给予安慰和解释,减轻其恐惧和焦虑,使其积极配合治疗。同时,应用促进神经功能恢复的药物,结合理疗、针灸,促进声带功能的恢复(暂时性损伤可在术后几周内恢复功能)。注意声带的休息,避免不必要的谈话。在后期要多与患者交流,并要求患者尽量用简短的语言回答或点头;亦可使用写字板,鼓励患者自己说出来,提高其自信心,促进声带功能的恢复。

(4)喉上神经损伤:可引起环甲肌瘫痪,使声带松弛,患者发音产生变化,常感到发音弱、音调低、无力、缺乏共振,最大音量降低。喉上神经内支损伤可使咽喉黏膜的感觉丧失,易引起误咽,尤其是喝水时出现呛咳。要指导患者取坐位进食,或进半固体饮食。一般理疗后可恢复。

(5)甲状旁腺功能减退:可出现低血钙,表现为面部、口唇周围及手、足针刺感及麻木感或强直感,还可表现为畏光、复视、焦虑、烦躁不安。重者可有面肌和手足阵发性痛性痉挛,甚至喉、膈肌痉挛,出现呼吸困难和窒息。查血清钙低于正常。但只要有一枚良好的甲状旁腺保留下来,就可维持甲状腺的正常功能,故临床上出现严重的手足抽搐者并不多见。其发生率与甲状腺手术范围及以往手术次数直接相关。如果出现症状,护理上需注意以下事项:①限制含磷较高的食物,如牛奶、瘦肉、蛋类、鱼类。②症状轻者可口服葡萄糖酸钙 2～4 g,每天 3 次,2～3 周后损伤的甲状旁腺代偿性增生,症状消失;症状较重者或长期不能恢复者加服维生素 D,每天 5 万～10 万单位,促进钙在肠道中的吸收。口服二氢速固醇油剂,有提高血清钙含量的特殊作用,从而降低神经肌肉的应激性,效果最好。③抽搐发作时,注意患者安全,医护人员不要用手强力按压患者制止抽搐发作,避免受伤。

(6)甲状腺危象:原因尚不清楚。表现为术后 12～36 小时内出现高热、脉快且弱(>120 次/分)、烦躁、谵妄,甚至昏迷,常伴恶心、呕吐。如果症状出现,要及时处理。①物理或药物降温:必要时可用冬眠药,使其体温维持在 37 ℃左右。②吸氧:减轻组织缺氧。③静脉输入大量葡萄糖溶液:降低循环血液中的甲状腺激素水平。④烦躁不安、谵妄者,注意患者安全,防止外伤。⑤遵医嘱用药:口服复方碘化钾溶液3～5 mL。紧急时用 10%碘化钠溶液 5～10 mL 加入 10%葡萄糖溶液 500 mL 中静脉滴注;氢化可的松,每天200～400 mg,分次静脉滴注,拮抗应激;利舍平 1～2 mg,肌内注射或普萘洛尔 5 mg 加入 10%葡萄糖溶液 100 mL 中静脉滴注,以降低周围组织对儿茶酚胺的反应。镇静剂常用苯巴比妥钠 100 mg 或冬眠合剂Ⅱ号半量,肌内注射,6～8 小时 1 次;右心衰竭者加用洋地黄制剂。⑥提供心理支持,减轻恐惧和焦虑,促进症状缓解。

4.健康教育

(1)用药指导:说明甲状腺功能亢进症术后继续服药的重要性并督促执行。教会患者正确服用碘剂的方法,如将碘剂滴在饼干、面包等固体食物上,一并服下,以保证剂量准确。

(2)复诊指导:嘱咐出院患者定期至门诊复查,了解甲状腺的功能,出现心悸、手足震颤、抽搐等情况时,及时就诊。

三、甲状腺腺瘤

(一)概述

甲状腺腺瘤是最常见的甲状腺良性肿瘤,多见于 40 岁以下的女性,病理上可分为滤泡状和乳头状囊性腺瘤两种,前者较常见。乳头状囊性腺瘤少见,不易与乳头状腺癌区别。腺瘤周围有完整的包膜。

(二)护理评估

1.健康史

(1)患者的年龄。

(2)肿物生长速度。

(3)有无压迫症状。①压迫气管:导致呼吸困难。②压迫食管:可致吞咽困难。③压迫静脉:表现为面部淤血、发绀、水肿、浅表静脉怒张。④压迫神经:喉返神经受压,可引起声带麻痹、声音嘶哑。

2.临床表现

多为单发,表面光滑,边界清,随吞咽上下活动,多无不适,生长缓慢。肿块较大时可有压迫症状。多为实性,部分为囊性,当囊壁血管破裂发生囊内出血时,肿块迅速增大,伴局部胀痛。

3.辅助检查

(1)颈部 B 超:用来测定甲状腺肿物的大小及其与周围组织的关系。

(2)穿刺细胞学检查:用以明确甲状腺肿块的性质。

(三)护理问题

1.焦虑

与担心手术及预后有关。

2.疼痛

与手术引起的组织损伤有关。

(四)护理目标

(1)患者紧张情绪缓解或减轻,积极配合手术。

(2)患者疼痛减轻或消失。

(五)护理措施

1.术前护理

(1)皮肤的准备:男性患者刮胡须,女性患者发髻低需要理发。

(2)胃肠道的准备:术前禁食 8～12 小时,禁水 4～6 小时。

(3)体位训练:术前指导患者进行头颈过伸位的训练。

2.心理护理

针对患者术前紧张和手术预后进行心理护理。

(1)讲解手术的必要性,若不进行手术治疗,则有恶变的可能。

(2)讲解此手术为外科中等手术,手术医师经验丰富。

(3)讲解手术及麻醉方式。

(4)讲解过于紧张影响手术的进行及麻醉效果。

(5)请手术已经康复的患者与之交流经验体会。

(6)调动社会支持体系给患者予协助和鼓励。

3.术后护理

同单纯性甲状腺肿术后护理。

4.健康教育

术后多做吞咽动作,防止颈前肌粘连;伤口拆线后适当进行颈部运动,防止瘢痕挛缩。定期门诊复查。

四、甲状腺癌

(一)概述

甲状腺癌是最常见的甲状腺恶性肿瘤,发病率因国家和地区而不同,在我国约占全身恶性肿瘤的 1%,近年有增长趋势,女性多见。发病年龄不同于一般肿瘤多发于老年人的特点,此病从儿童到老年人都可发生,青壮年占大多数。

(二)护理评估

1.健康史

(1)患者的性别、年龄。

(2)肿物生长速度。

（3）有无压迫症状：呼吸困难、吞咽困难、声音嘶哑、面部淤血、发绀、水肿、浅表静脉怒张等。

2.临床表现

肿块特点是质硬、不规则、边界不清，随吞咽活动度差。局部淋巴结转移时伴有颈部淋巴结肿大。晚期常因压迫邻近组织如喉返神经、气管、食管、交感神经节而出现相应的压迫症状。

3.辅助检查

（1）颈部 B 超检查：用来测定甲状腺肿物的大小及其与周围组织的关系。

（2）放射性同位素扫描：多为冷结节或凉结节。

（3）CT/MRI 检查：能更清楚地定位病变范围及淋巴结转移灶。

（4）穿刺细胞学检查：用以明确甲状腺肿块的性质。

4.心理社会因素

近期有无心理应激，如家庭生活、工作等方面。

（三）护理问题

1.焦虑

与甲状腺肿块性质不明、担心手术及预后有关。

2.知识缺乏

缺乏甲状腺手术术前、术后康复知识。

（四）护理目标

（1）患者焦虑减轻，舒适感增加，积极配合治疗。

（2）患者能够叙述相关知识。

（五）护理措施

1.一般护理

（1）皮肤的准备：男性患者刮胡子，女性患者发髻低需要理发。

（2）胃肠道的准备：术前禁食 8～12 小时，禁水 4～6 小时。

（3）体位训练：术前指导患者进行头颈过伸位的训练。

2.心理护理

针对患者术前紧张和担心手术预后进行心理护理。

（1）讲解手术的必要性，若不进行手术治疗，则病情有恶化的可能。

（2）讲解此手术为外科中等手术，手术医师经验丰富。

（3）讲解手术及麻醉方式。

（4）讲解过于紧张影响手术的进行及麻醉效果。

（5）请手术已经康复的患者与之交流经验体会。

（6）调动社会支持体系，给患者予协助和鼓励。

3.术后护理

除不会发生甲状腺危象外，其余同甲状腺功能亢进术后护理。

4.健康教育

（1）甲状腺全部切除的患者需终身服用甲状腺制剂以满足机体对甲状腺素的需要。常用的甲状腺制剂有甲状腺素片、左甲状腺素等。要使患者了解不正确的用药可导致严重心血管并发症。指导患者：①每天按时服药。②出现心慌、多汗、急躁或畏寒、乏力、精神萎靡不振、嗜睡、食欲减退等体内甲状腺激素过多或过少表现时，应及时就诊，以便调整剂量。③不随意自行停药或变更剂量。④随年龄变化,药物剂量有可能需要调整,故最好至少每年到医院复查1次。

(2)不同病理类型的甲状腺癌患者的预后有明显差异,乳头状腺癌恶性程度低,预后较好。指导患者调整心态,积极配合后续治疗。

五、甲状腺结节

(一)概述

甲状腺结节是指在甲状腺内出现的肿块,临床上是一种常见病证,可由甲状腺各种疾病引起,因而怎样区分结节的良、恶性,对如何选择治疗方案有其重要意义。儿童时期出现的甲状腺结节50%为恶性。发生于年轻男性的单发结节,也应警惕恶性的可能。如果患者突然出现甲状腺结节,且短期内发展较快,则恶性的可能性较大,但有些早已存在的乳头状囊性腺瘤,常因重体力劳动或剧烈咳嗽而发生囊内出血时,短期内可迅速增大,应加以区分,后者病变局部常有胀痛感。

(二)护理评估

1.健康史

(1)患者的性别、年龄。

(2)结节生长速度。

(3)有无压迫症状。

2.临床表现

甲状腺单个孤立结节比多个结节的恶性机会大。触诊时,良性腺瘤表面平滑,质地较软,随吞咽移动度大;而腺癌常表现为不平整,质地较韧,随吞咽移动度较小,可同时触及颈部肿大的淋巴结。有时腺癌结节很小,而同侧已有肿大的淋巴结。

3.辅助检查

(1)核素扫描:单个冷结节恶性的可能性较大;温结节多为良性腺瘤,癌的概率较小;热结节则几乎为良性。

(2)B超检查:能测定甲状腺结节大小及数目,可区分甲状腺结节为实质性肿块、囊肿或囊实性,因此,可弥补放射性核素扫描检查的不足。如扫描为冷结节、超声检查为囊性者,则恶性的可能性大大减低。此外,还可经超声定位指导针吸活检。

(3)穿刺细胞学检查是明确甲状腺结节性质的有效方法。细胞学检查结果阴性,则90%为良性。

(三)护理问题

1.焦虑

与担心甲状腺肿块性质、预后等因素有关。

2.疼痛

与手术引起的组织损伤有关。

(四)护理目标

(1)患者焦虑减轻,舒适感增加,积极配合治疗。

(2)患者疼痛减轻或消失。

(五)护理措施

1.一般护理

(1)皮肤的准备:男性患者刮胡子,女性患者发髻低需要理发。

(2)胃肠道的准备:术前禁食8～12小时,禁水4～6小时。

(3)体位训练:术前指导患者进行头颈过伸位的训练。

2.心理护理

针对患者术前紧张和担心手术预后进行心理护理。

(1)讲解手术的必要性,若不进行手术治疗,病情有恶化的可能。

(2)讲解此手术为外科中等手术,手术医师经验丰富。

(3)讲解手术及麻醉方式。

(4)讲解过于紧张影响手术的进行及麻醉效果。

(5)请手术已经康复的患者与之交流经验体会。

(6)调动社会支持体系,给患者予协助和鼓励。

3.术后护理

同甲状腺功能亢进术后护理。

4.健康教育

良性肿瘤的健康教育同甲状腺腺瘤,恶性肿瘤的健康教育同甲状腺癌。

(六)最新进展

近年来,随着腔镜手术技能的不断成熟及腔镜手术器械的不断发展,腔镜技术在甲状腺外科中已被广泛使用,如腔镜甲状腺肿物切除术、一侧腺叶切除术或甲状腺大部分切除术,甚至甲状腺全切除合并颈中央区淋巴结清扫术等。这些术式与传统开放的甲状腺手术相比,其术后并发症并无增多,且具有手术损伤小、恢复快、住院时间短及除颈入路途径外,术后在身体暴露部位不留下手术瘢痕、能达到较满意的美容效果等优点。

1.腔镜甲状腺手术概况

Gagner等成功进行了首例腔镜甲状旁腺部分切除术;Huscher等报道了腔镜甲状腺腺叶切除术,两者手术的成功和所取得的满意的美容效果,为腔镜甲状腺手术的开发和推广奠定了基础。从此以后,腔镜甲状腺手术在国内外迅速开展,且未出现手术死亡病例或严重并发症的报道。腔镜甲状腺手术可分为经颈、经胸和经腋入路3种途径。

2.腔镜甲状腺手术后护理

腔镜手术较普通术式术后易发生脂肪液化、皮下积液、皮肤红肿、瘀斑。皮下瘀斑、皮下红肿一般可自行消除,严重者先行冷敷后行热敷,加用活血化瘀药物治疗后可消失。脂肪液化者予拆余乳沟处切口缝线,使其自然引流,定时换药,加用抗生素抗感染后可消失。皮下积液者,量少可自行吸收,量多者用针刺抽吸或切开引流,以防皮瓣坏死。其他护理同甲状腺功能亢进患者术后护理。

(张　舒)

第二节　急性乳腺炎

一、疾病概述

(一)概念

急性乳腺炎是乳腺的急性化脓性感染,多发生于产后 3～4 周的哺乳期妇女,以初产妇最常见。本病主要致病菌为金黄色葡萄球菌,少数为链球菌。

(二)相关病理生理

急性乳腺炎开始时局部出现炎性肿块,数天后可形成单房或多房性的脓肿。表浅脓肿可向外破溃或破入乳管自乳头流出;深部脓肿不仅可向外破溃,也可向深部穿至乳房与胸肌间的疏松组织中,形成乳房后脓肿。感染严重者,还可并发脓毒血症。

(三)病因与诱因

1.乳汁淤积

乳汁是细菌繁殖的理想培养基,引起乳汁淤积的主要原因:①乳头发育不良(过小或凹陷)妨碍哺乳。②乳汁过多或婴儿吸乳过少导致乳汁不能完全排空。③乳管不通(脱落上皮或衣服纤维堵塞),影响乳汁排出。

2.细菌入侵

当乳头破损时,细菌沿淋巴管入侵是感染的主要途径。细菌也可直接侵入乳管,上行至腺小叶而致感染。细菌主要来自婴儿口腔、母亲乳头或周围皮肤。多数发生于初产妇,因其缺乏哺乳经验;也可发生于断奶时,6 个月以后的婴儿已经长牙,易致乳头损伤。

(四)临床表现

1.局部表现

初期患侧乳房红、肿、胀、痛,可有压痛性肿块,随病情发展症状进行性加重,数天后可形成单房或多房性的脓肿。脓肿表浅时局部皮肤可有波动感和疼痛,脓肿向深部发展可穿至乳房与胸肌间的疏松组织中,形成乳房后脓肿和腋窝脓肿,并出现患侧腋窝淋巴结肿大、压痛。局部表现可有个体差异,应用抗生素治疗的患者,局部症状可被掩盖。

2.全身表现

感染严重者,可并发败血症,出现寒战、高热、脉快、食欲减退、全身不适、白细胞数上升等症状。

(五)辅助检查

(1)实验室检查:白细胞计数及中性粒细胞比例增多。

(2)B超检查:确定有无脓肿及脓肿的大小和位置。

(3)诊断性穿刺:在乳房肿块波动最明显处或压痛最明显的区域穿刺,抽出脓液可确诊脓肿已经形成。脓液应做细菌培养和药敏试验。

(六)治疗原则

主要原则为控制感染,排空乳汁。脓肿形成以前以抗菌药治疗为主,脓肿形成后,需及时切开引流。

1.非手术治疗

(1)一般处理:①患乳停止哺乳,定时排空乳汁,消除乳汁淤积。②局部外敷,用25%硫酸镁显敷,或采用中药蒲公英外敷,也可用物理疗法促进炎症吸收。

(2)全身抗菌治疗:原则为早期、足量应用抗生素。针对革兰氏阳性球菌有效的药物,如青霉素、头孢菌素等。由于抗生素可被分泌至乳汁,故避免使用对婴儿有不良影响的抗菌药,如四环素、氨基苷类、磺胺类和甲硝唑。如治疗后病情无明显改善,则应重复穿刺以了解有无脓肿形成,或根据脓液的细菌培养和药敏试验结果选用抗生素。

(3)中止乳汁分泌:患者治疗期间一般不停止哺乳,因停止哺乳不仅影响婴儿的喂养,且提供了乳汁淤积的机会。但患侧乳房应停止哺乳,并以吸乳器或手法按摩排出乳汁,局部热敷。若感染严重或脓肿引流后并发乳瘘(切口常出现乳汁)需回乳,常用方法:①口服溴隐亭1.25 mg,每天2次,服用7~14天;或口服己烯雌酚1~2 mg,每天3次,2~3天。②肌内注射苯甲酸雌二醇,每次2 mg,每天1次,至乳汁分泌停止。③中药炒麦芽,每天60 mg,分2次煎服或芒硝外敷。

2.手术治疗

脓肿形成后切开引流。于压痛、波动最明显处先穿刺抽吸取得脓液后,于该处切开放置引流,脓液做细菌培养及药物敏感试验。脓肿切开引流时注意:①切口一般呈放射状,避免损伤乳管引起乳瘘;乳晕部脓肿沿乳晕边缘做弧形切口;乳房深部较大脓肿或乳房后脓肿,沿乳房下缘做弧形切口,经乳房后间隙引流。②分离多房脓肿的房间隔以利引流。③为保证引流通畅,引流条应放在脓腔最低部位,必要时另加切口作对口引流。

二、护理评估

(一)一般评估

1.生命体征(T、P、R、BP)

评估是否有体温升高,脉搏加快。急性乳腺炎患者通常有发热,可有低热或高热;发热时呼吸、脉搏加快。

2.患者主诉

询问患者是否为初产妇,有无乳腺炎、乳房肿块、乳头异常溢液等病史;询问有无乳头内陷;评估有无不良哺乳习惯,如婴儿含乳睡觉、乳头未每天清洁等;询问有无乳房胀痛,浑身发热、无力、寒战等症状。

3.相关记录

体温、脉搏、皮肤异常等记录结果。

(二)身体评估

1.视诊

乳房皮肤有无红、肿、破溃、流脓等异常情况,乳房皮肤红肿的开始时间、位置、范围、进展情况。

2.触诊

评估乳房乳汁淤积的位置、范围、程度及进展情况;乳房有无肿块,乳房皮下有无波动感,脓肿是否形成,脓肿形成的位置、大小。

(三)心理-社会评估

评估患者心理状况,是否担心婴儿喂养与发育、乳房功能及形态改变。

(四)辅助检查阳性结果评估

患者血常规检查示血白细胞计数及中性粒细胞比例升高提示有炎症的存在;根据B超检查的结果判断脓肿的大小及位置,诊断性穿刺后方可确诊脓肿形成;根据脓液的药物敏感试验选择抗生素。

(五)治疗效果的评估

1.非手术治疗评估要点

应用抗生素是否有效果,乳腺炎症是否得到控制,患者体温是否恢复正常;回乳措施是否起效,乳汁淤积情况有无改善,患者乳房肿胀疼痛有无减轻或加重;患者是否了解哺乳卫生和预防乳腺炎的知识,情绪是否稳定。

2.手术治疗评估要点

手术切开排脓是否彻底,伤口愈合情况是否良好。

三、主要护理诊断(问题)

(一)疼痛

疼痛与乳汁淤积、乳房急性炎症使乳房压力显著增加有关。

(二)体温过高

体温过高与乳腺急性化脓性感染有关。

(三)知识缺乏

缺乏与不了解乳房保健和正确哺乳知识。

(四)潜在并发症

乳瘘。

四、护理措施

(一)缓解疼痛

1.防止乳汁淤积

患乳暂停哺乳,定时用吸乳器吸净乳汁。

2.按摩、热敷

每天定时给予手法按摩、辅助热敷物理治疗,疏通阻塞的乳腺管,刺激乳窦,使乳汁流畅,淤积的硬块消散,预防乳腺脓肿发生。

3.托起乳房

用三角巾或宽松胸罩拖起患侧乳房,减轻疼痛和肿胀。

(二)控制体温和感染

1.控制感染

遵医嘱抽血培养和药物敏感试验,使用抗菌药物并观察疗效。

2.病情观察

定时测量体温、脉搏、呼吸,监测白细胞、中性粒细胞变化。

3.高热护理

发热期间予温水擦浴、冰袋降温等物理降温,必要时遵医嘱予药物降温;伴有畏寒、发抖等症状者,注意保暖;保持口腔和皮肤清洁。

(三)脓肿切开引流术后护理

保持引流通畅,观察引流液的量、性状、颜色及气味变化,及时更换敷料。

(四)用药护理

遵医嘱早期使用抗菌药,根据药物敏感试验选择合适的抗菌药,注意评估患者有无药物不良反应。

(五)饮食与运动

给予高蛋白、高维生素、低脂肪食物,保证足量水分摄入。注意休息,适当运动,劳逸结合。

(六)心理护理

观察了解患者心理状况,给予必要的疾病有关的知识宣教,抚慰其紧张急躁情绪。

(七)健康教育

1.保持乳头和乳晕清洁

每次哺乳前后清洁乳头,保持局部干燥清洁。

2.纠正乳头内陷

妊娠期每天挤捏、提拉乳头。

3.养成良好的哺乳习惯

定时哺乳,每次哺乳时让婴儿吸净乳汁,如有淤积及时用吸乳器或手法按摩排出乳汁;培养婴儿不含乳头睡眠的习惯;注意婴儿口腔卫生,及时治疗婴儿口腔炎症。

4.及时处理乳头破损

乳晕破损或皲裂时暂停哺乳,用吸乳器吸出乳汁哺乳婴儿;局部用温水清洁后涂以抗菌药软膏,待愈合后再行哺乳;症状严重时及时诊治。

五、护理评价

(1)患者的乳汁淤积情况有无改善,是否学会正确排出淤积乳汁的方法,是否坚持每天挤出已经淤积的乳汁,回乳措施是否产生效果,乳房胀痛有无逐渐减轻。

(2)患者乳房皮肤的红肿情况有无好转,乳房皮肤有无溃烂,乳房肿块有无消失或增大。

(3)患者应用抗生素后体温有无恢复正常,炎症有无消退,炎症有无进一步发展为脓肿。

(4)患者脓肿有无及时切开引流,伤口愈合情况是否良好。

(5)患者是否了解哺乳卫生和预防乳腺炎的知识,焦虑情绪是否改善。

(张　舒)

第三节　胃十二指肠损伤

一、概述

由于有肋弓保护且活动度较大,柔韧性较好,壁厚,钝挫伤时胃很少受累,只有胃膨胀时偶有发生胃损伤。上腹或下胸部的穿透伤则常导致胃损伤,多伴有肝、脾、横膈及胰等损伤。胃镜检查及吞入锐利异物或吞入酸、碱等腐蚀性毒物也可引起穿孔,但很少见。十二指肠损伤是由上中腹部受到间接暴力或锐器的直接刺伤而引起的,缺乏典型的腹膜炎症状和体征,术前诊断困难,漏诊率高,多伴有腹部脏器合并伤,病死率高,术后并发症多,肠瘘发生率高。

二、护理评估

(一)健康史

详细询问患者、现场目击者或陪同人员,以了解受伤的时间地点、环境,受伤的原因,外力的特点、大小和作用方向,坠跌高度;了解受伤前后饮食及排便情况,受伤时的体位,有无防御,伤后意识状态、症状、急救措施、运送方式,既往疾病及手术史。

(二)临床表现

(1)胃损伤若未波及胃壁全层,可无明显症状。若全层破裂,由于胃酸有很强的化学刺激性,可立即出现剧痛及腹膜刺激征。当破裂口接近贲门或食管时,可因空气进入纵隔而呈胸壁下气肿。较大的穿透性胃损伤时,可自腹壁流出食物残渣、胆汁和气体。

(2)十二指肠破裂后,因有胃液、胆汁及胰液进入腹腔,早期即可发生急性弥漫性腹膜炎,有剧烈的刀割样持续性腹痛伴恶心、呕吐,腹部检查可见有板状腹、腹膜刺激征症状。

(三)辅助检查

(1)疑有胃损伤者,应置胃管,若自胃内吸出血性液或血性物者可确诊。

(2)腹腔穿刺术和腹腔灌洗术:腹腔穿刺抽出不凝血液、胆汁,灌洗吸出 10 mL 以上肉眼可辨的血性液体,即为阳性结果。

(3)X 线检查:腹部 X 线片可显示腹膜后组织积气、肾脏轮廓清晰、腰大肌阴影模糊不清等有助于腹膜后十二指肠损伤的诊断。

(4)CT 检查:可显示少量的腹膜后积气和渗至肠外的造影剂。

(四)治疗原则

抗休克和及时、正确的手术处理是治疗的两大关键。

(五)心理、社会因素

胃十二指肠外伤性损伤多数在意外情况下发生,患者出现突发外伤后易出现紧张、痛苦、悲哀、恐惧等心理变化,担心手术成功及疾病预后。

三、护理问题

(一)疼痛

疼痛与胃肠破裂、腹腔内积液、腹膜刺激征有关。

(二)组织灌注量不足

组织灌注量不足与大量失血、失液,严重创伤,有效循环血量减少有关。

(三)焦虑或恐惧

焦虑或恐惧与经历意外及担心预后有关。

(四)潜在并发症

出血、感染、肠瘘、低血容量性休克。

四、护理目标

(1)患者疼痛减轻。

(2)患者血容量得以维持,各器官血供正常、功能完整。

(3)患者焦虑或恐惧减轻或消失。

(4)护士密切观察病情变化,如发现异常,及时报告医师,并配合处理。

五、护理措施

(一)一般护理

1.预防低血容量性休克

吸氧、保暖、建立静脉通道,遵医嘱输入温热生理盐水或乳酸盐林格液,抽血查全血细胞计数、血型和交叉配血。

2.密切观察病情变化

每15～30分钟应评估患者情况。评估内容包括意识状态、生命体征、肠鸣音、尿量、氧饱和度、有无呕吐、肌紧张和反跳痛等。观察胃管内引流物颜色、性质及量,若引流出血性液体,提示有胃、十二指肠破裂的可能。

3.术前准备

胃、十二指肠破裂大多需要手术处理,故患者入院后,在抢救休克的同时,尽快完成术前准备工作,如备皮、备血、插胃管及留置尿管、做好抗生素皮试等,一旦需要,可立即实施手术。

(二)心理护理

评估患者对损伤的情绪反应,鼓励他们说出自己内心的感受,帮助建立积极有效的应对措施。向患者介绍有关病情、损伤程度、手术方式及疾病预后,鼓励患者,告诉患者良好的心态、积极的配合有利于疾病早日康复。

(三)术后护理

1.体位

患者意识清楚、病情平稳,给予半坐卧位,有利于引流及呼吸。

2.禁食、胃肠减压

观察胃管内引流液颜色、性质及量,若引流出血性液体,提示有胃、十二指肠再出血的可能。十二指肠创口缝合后,胃肠减压管置于十二指肠腔内,使胃液、肠液、胰液得到充分引流,一定要妥善固定,避免脱出。一旦脱出,要在医师的指导下重新置管。

3.严密监测生命体征

术后15～30分钟监测生命体征直至患者病情平稳。注意肾功能的改变,胃十二指肠损伤后,特别有出血性休克时,肾脏会受到一定的损害,尤其是严重腹部外伤伴有重度休克者,有发生急性肾功能障碍的危险,所以,术后应密切注意尿量,争取保持每小时尿量在 50 mL 以上。

4.补液和营养支持

根据医嘱,合理补充水、电解质和维生素,必要时输新鲜血、血浆,维持水、电解质、酸碱平衡。给予肠内、外营养支持,促进合成代谢,提高机体防御能力。继续应用有效抗生素,控制腹腔内感染。

5.术后并发症的观察和护理

(1)出血:如胃管内 24 小时内引流出新鲜血液＞200 mL,提示吻合口出血,要立即配合医师给予胃管内注入凝血酶粉、冰盐水洗胃等止血措施。

(2)肠瘘:患者术后持续低热或高热不退,腹腔引流管中引流出黄绿色或褐色渣样物,有恶臭或引流出大量气体,提示肠瘘发生,要配合医师进行腹腔双套管冲洗,并做好相应护理。

(四)健康教育

(1)讲解术后饮食注意事项,当患者胃肠功能恢复,一般 3～5 天后开始恢复饮食,由流质逐步恢复至半流质、普食,进食高蛋白、高能量、易消化饮食,增强抵抗力,促进愈合。

(2)行全胃切除或胃大部分切除术的患者,因胃肠吸收功能下降,要及时补充微量元素和维生素等营养素,预防贫血、腹泻等并发症。

(3)避免工作过于劳累,注意劳逸结合。讲明饮酒、抽烟对胃、十二指肠疾病的危害性。

(4)避免长期大量服用非甾体抗炎药,如布洛芬等,以免引起胃肠道黏膜损伤。

(王 琳)

第四节 小 肠 破 裂

一、概述

小肠是消化管中最长的一段肌性管道,也是消化与吸收营养物质的重要场所。人类小肠全长 3～9 m,平均 5～7 m,个体差异很大。其分为十二指肠、空肠和回肠三部分,十二指肠属上消化道,空肠及其以下肠段属下消化道。

各种外力的作用所致的小肠穿孔称为小肠破裂。小肠破裂在战时和平时均较常见,多见于交通事故、工矿事故、生活事故如坠落、挤压、刀伤和火器伤。小肠可因穿透性与闭合性损伤造成肠管破裂或肠系膜撕裂。小肠占满整个腹部,又无骨骼保护,因此易于受到损伤。由于小肠壁厚,血运丰富,故无论是穿孔修补或肠段切除吻合术,其成功率均较高,发生肠瘘的机会少。

二、护理评估

(一)健康史

了解患者腹部损伤的时间、地点及致伤源、伤情、就诊前的急救措施、受伤至就诊之间的病变化,如果患者神志不清,应询问目击人员。

(二)临床表现

小肠破裂后在早期即产生明显的腹膜炎的体征,这是因为肠管破裂肠内容物溢出至腹腔所致。症状以腹痛为主,程度轻重不同,可伴有恶心及呕吐,腹部检查肠鸣音消失,腹膜刺激征明显。

小肠损伤初期一般均有轻重不等的休克症状,休克的深度除与损伤程度有关外,主要取决于内出血的多少,表现为面色苍白、烦躁不安、脉搏细速、血压下降、皮肤发冷等。若为多发性小肠损伤或肠系膜撕裂大出血,可迅速发生休克并进行性恶化。

(三)辅助检查

1.实验室检查

白细胞计数升高说明腹腔炎症;血红蛋白含量取决于内出血的程度,内出血少时变化不大。

2.X线检查

X线透视或摄片,检查有无气腹与肠麻痹的征象,因为一般情况下小肠内气体很少,且损伤后伤口很快被封闭,不但膈下游离气体少见,且使一部分患者早期症状隐匿。因此,阳性气腹有诊断价值,但阴性结果也不能排除小肠破裂。

3.腹部B超检查

腹部B超检查对小肠及肠系膜血肿、腹水均有重要的诊断价值。

4.CT或磁共振检查

CT或磁共振检查对小肠损伤有一定诊断价值,而且可对其他脏器进行检查,有时可能发现一些未曾预料的损伤,有助于减少漏诊。

5.腹腔穿刺

有混浊的液体或胆汁色的液体,说明肠破裂,穿刺液中白细胞、淀粉酶含量均升高。

(四)治疗原则

小肠破裂一旦确诊,应立即进行手术治疗。手术方式以简单修补为主。肠管损伤严重时,则应做部分小肠切除吻合术。

(五)心理、社会因素

小肠损伤大多在意外情况下突然发生,加之伤口、出血及内脏脱出的视觉刺激和对预后的担忧,患者多表现为紧张、焦虑、恐惧。应了解其患病后的心理反应,对本病的认知程度和心理承受能力,家属及亲友对其支持情况、经济承受能力等。

三、护理问题

(一)有体液不足的危险

体液不足与创伤致腹腔内出血、体液过量丢失、渗出及呕吐有关。

(二)焦虑、恐惧

焦虑、恐惧与意外创伤的刺激、疼痛、出血、内脏脱出的视觉刺激及担心疾病的预后等有关。

(三)体温过高

体温过高与腹腔内感染毒素吸收和伤口感染等因素有关。

(四)疼痛

疼痛与小肠破裂或手术有关。

(五)潜在并发症

腹腔感染、肠瘘、失血性休克。

(六)营养失调,低于机体需要量

与消化道的吸收面积减少有关。

四、护理目标

(1)患者体液平衡得到维持,生命体征稳定。

（2）患者情绪稳定，焦虑或恐惧减轻，主动配合医护工作。

（3）患者体温维持正常。

（4）患者主诉疼痛有所缓解。

（5）护士密切观察病情变化，如发现异常，及时报告医师，并配合处理。

（6）患者体重不下降。

五、护理措施

（一）一般护理

1.伤口处理

对开放性腹部损伤者，妥善处理伤口，及时止血和包扎固定。若有肠管脱出，可用消毒或清洁器皿覆盖保护后再包扎，以免肠管受压、缺血而坏死。

2.病情观察

密切观察生命体征的变化，每15分钟测定脉搏、呼吸、血压1次。重视患者的主诉，若主诉心慌、脉快、出冷汗等，及时报告医师。不注射止痛药（诊断明确者除外），以免掩盖伤情。不随意搬动伤者，以免加重病情。

3.腹部检查

每30分钟检查1次腹部体征，注意腹膜刺激征的程度和范围变化。

4.禁食和灌肠

禁食和灌肠可避免肠内容物进一步溢出，造成腹腔感染或加重病情。

5.补充液体和营养

注意纠正水、电解质及酸碱平衡失调，保证输液通畅，对伴有休克或重症腹膜炎的患者可进行中心静脉补液，这不仅可以保证及时大量的液体输入，而且有利于中心静脉压的监测，根据患者具体情况，适量补给全血、血浆或人血清蛋白，尽可能补给足够的热量和蛋白质、氨基酸及维生素等。

（二）心理护理

关心患者，加强交流，讲解相关病情、治疗方式及预后，使患者了解自己的病情，消除患者的焦虑和恐惧，保持良好的心理状态，并与其一起制订合适的应对机制，鼓励患者，增加治疗的信心。

（三）术后护理

1.妥善安置患者

麻醉清醒后取半卧位，有利于腹腔炎症的局限，改善呼吸状态。了解手术的过程，查看手术的部位，对引流管、输液管、胃管及氧气管等进行妥善固定，做好护理记录。

2.监测病情

观察患者血压、脉搏、呼吸、体温的变化。注意腹部体征的变化。适当应用止痛药，减轻患者的不适。若切口疼痛明显，应检查切口，排除感染。

3.引流管的护理

腹腔引流管保持通畅，准确记录引流液的性状及量。腹腔引流液应为少量血性液，若为绿色或褐色渣样物，应警惕腹腔内感染或肠瘘的发生。

4.饮食

继续禁食、胃肠减压,待肠功能逐渐恢复、肛门排气后,方可拔除胃肠减压管。拔除胃管当日可进清流质饮食,第 2 天进流质饮食,第 3 天进半流质饮食,逐渐过渡到普通饮食。

5.营养支持

维持水、电解质和酸碱平衡,增加营养。维生素主要是在小肠被吸收,小肠部分切除后,要及时补充维生素C、维生素D、维生素K 和复合维生素B 等维生素和微量元素钙、镁等,可经静脉注射、肌内注射或口服进行补充,预防贫血,促进伤口愈合。

(四)健康教育

(1)注意饮食卫生,避免暴饮暴食,进易消化食物,少食刺激性食物,避免腹部受凉和饭后剧烈活动,保持排便通畅。

(2)注意适当休息,加强锻炼,增加营养,特别是回肠切除的患者要长期定时补充维生素 B_{12} 等营养素。

(3)定期门诊随访。若有腹痛、腹胀、停止排便及伤口红、肿、热、痛等不适,应及时就诊。

(4)加强社会宣传,增进劳动保护、安全生产、安全行车、遵守交通规则等知识,避免损伤等意外的发生。

(5)普及各种急救知识,在发生意外损伤时,能进行简单的自救或急救。

(6)无论腹部损伤的轻重,都应经专业医务人员检查,以免贻误诊治。

(王 琳)

第五节 急性阑尾炎

急性阑尾炎是腹部外科最常见的疾病之一,是外科急腹症中最常见的疾病,其发病率约为1:1 000。各年龄段(不满 1 岁至 90 岁,甚至 90 岁以上)的人及妊娠期妇女均可发病,但以青年最为多见。阑尾切除术也是外科最常施行的一种手术。急性阑尾炎临床表现变化较多,需要与许多腹腔内外疾病相鉴别。早期明确诊断,及时治疗,可使患者在短期内恢复健康。若延误诊治,则可能出现严重后果。因此对本病的处理须予以重视。

一、病因

阑尾管腔较细且系膜短,常使阑尾扭曲,内容物排出不畅,阑尾管腔内本来就有许多微生物,远侧又是盲端,很容易发生感染。一般认为急性阑尾炎是由下列几种因素综合而发生的。

(一)梗阻

梗阻为急性阑尾炎发病最常见的基本因素,常见的梗阻原因:①粪石和粪块等。②寄生虫,如蛔虫堵塞。③阑尾系膜过短,造成阑尾扭曲,引起部分梗阻。④阑尾壁的改变,以往发生过急性阑尾炎后,肠壁可以纤维化,使阑尾腔变小,亦可减弱阑尾的蠕动功能。

(二)细菌感染

阑尾炎的发生也可能是细菌直接感染的结果。细菌可通过直接侵入、经由血运或邻接感染等方式侵入阑尾壁,从而形成阑尾的感染和炎症。

(三)其他

与急性阑尾炎发病有关的因素还有饮食习惯、遗传因素和胃肠道功能障碍等。阑尾先天性畸形,如阑尾过长、过度扭曲、管腔细小、血供不佳等都是易于发生急性炎症的条件。胃肠道功能障碍(如腹泻、便秘等)引起内脏神经反射,导致阑尾肌肉和血管痉挛,当超过正常强度时,可致阑尾管腔狭窄、血供障碍、黏膜受损,细菌入侵而致急性炎症。

二、病理

根据急性阑尾炎的临床过程和病理解剖学变化,可将其分为四种病理类型,这些不同类型可以是急性阑尾炎在其病变发展过程中不同阶段的表现,也可能是不同的病因和发病原理所产生的直接结果。

(一)急性单纯性阑尾炎

阑尾轻度肿胀,浆膜表面充血。阑尾壁各层组织间均有炎性细胞浸润,以黏膜和黏膜下层为最著;黏膜上可能出现小的溃疡和出血点,阑尾腔内可能有少量渗出液,临床症状和全身反应也较轻,如能及时处理,其感染可以消退、炎症完全吸收,阑尾也可恢复正常。

(二)急性化脓性阑尾炎

阑尾明显肿胀,壁内有大量炎性细胞浸润,可形成大量大小不一的微小脓肿;浆膜高度充血并有较多脓性渗出物,作为肌体炎症防御、局限化的一种表现,常有大网膜下移、包绕部分或全部阑尾。此类阑尾炎的阑尾已有不同程度的组织破坏,即使经保守治疗恢复,阑尾壁仍可留有瘢痕挛缩,致阑尾腔狭窄,因此,日后炎症可反复发作。

(三)坏疽性及穿孔性阑尾炎

坏疽性及穿孔性阑尾炎是一种重型的阑尾炎。根据阑尾血运阻断的部位,坏死范围可仅限于阑尾的一部分或累及整个阑尾。阑尾管壁坏死或部分坏死,呈暗紫色或黑色。阑尾腔内积脓,且压力升高,阑尾壁血液循环障碍。穿孔部位多存阑尾根部和尖端。穿孔如未被包裹,感染继续扩散,则可引起急性弥漫性腹膜炎。

(四)阑尾周围脓肿

急性阑尾炎化脓坏疽或穿孔,如果此过程进展较慢,大网膜可移至右下腹部,将阑尾包裹并形成粘连,形成炎性肿块或阑尾周围脓肿。

阑尾穿孔并发弥漫性腹膜炎最为严重,常见于坏疽穿孔性阑尾炎,婴幼儿大网膜过短、妊娠期的子宫妨碍大网膜下移,故易于在阑尾穿孔后出现弥漫性腹膜炎。由于阑尾炎症严重,进展迅速,局部大网膜或肠襻粘连尚不足以局限之,故一旦穿孔,感染很快蔓及全腹腔。患者有全身性感染、中毒和脱水等现象,有全腹性的腹壁强直和触痛,并有肠麻痹的腹胀、呕吐等症状。若不经适当治疗,病死率很高;即使经过积极治疗后全身性感染获得控制,也常因发生盆腔脓肿、膈下脓肿或多发性腹腔脓肿等并发症而需多次手术引流,甚至遗下腹腔窦道、肠瘘、粘连性肠梗阻等并发症而使病情复杂、病期迁延。

三、临床表现

急性阑尾炎不论其病因如何,亦不论其病理变化为单纯性、化脓性或坏疽性,在阑尾未穿孔、坏死或并有局部脓肿以前,临床表现大致相似。多数急性阑尾炎都有较典型的症状和体征。

（一）症状

一般表现在 3 个方面。

1.腹痛不适

腹痛不适是急性阑尾炎最常见的症状,约有 98％急性阑尾炎患者以此为首发症状。典型的急性阑尾炎腹痛开始时多在上腹部或脐周围,有时为阵发性,并常有轻度恶心或呕吐;一般持续~36 小时(通常约12 小时)。当阑尾炎症涉及壁腹膜时,腹痛变为持续性并转移至右下腹部,疼痛加剧,不少患者伴有呕吐、发热等全身症状。此种转移性右下腹痛是急性阑尾炎的典型症状,0％以上的患者具有此症状。该症状在临床诊断上有重要意义。但也应该指出不少患者其腹痛可能开始时即在右下腹,不一定有转移性腹痛,这可能与阑尾炎病理过程不同有关。没有明显管腔梗阻而直接发生的阑尾感染,腹痛可能一开始就是右下腹炎性持续性疼痛。异位阑尾炎在临床上虽同样也可有初期梗阻性、后期炎症性腹痛,但其最后腹痛所在部位因阑尾部位不同而异。

腹痛的轻重程度与阑尾炎的严重性之间并无直接关系。虽然腹痛的突然减轻一般显示阑尾腔的梗阻已解除或炎症在消退,但有时因阑尾腔内压过大或组织缺血坏死,神经末梢失去感受和传导能力,腹痛也可减轻;有时阑尾穿孔以后,由于腔内压随之减低,自觉的腹痛也可突然消失。故腹痛减轻,必须伴有体征消失,方可视为是病情好转的证据。

2.胃肠道症状

恶心、呕吐、便秘、腹泻等胃肠道症状是急性阑尾炎患者所常有的。呕吐是急性阑尾炎常见的症状,当阑尾管腔梗阻及炎症程度较重时更为突出。呕吐与发病前有无进食有关。阑尾炎发生于空腹时,往往仅有恶心;饱食后发生者多有呕吐;偶然于病程晚期亦见有恶心、呕吐者,则多由腹膜炎所致。食欲缺乏,不思饮食,则更为患者常见的现象。

当阑尾感染扩散至全腹时,恶心、呕吐可加重。其他胃肠道症状如食欲缺乏、便秘、腹泻等也偶可出现,腹泻多由于阑尾炎症扩散至盆腔内形成脓肿,刺激直肠而引起肠功能亢进,此时患者常有排便不畅、便次增多、里急后重及便中带黏液等症状。

3.全身反应

急性阑尾炎患者的全身症状一般并不显著。当阑尾化脓坏疽并有扩散性腹腔内感染时,可以出现明显的全身症状,如寒战、高热、反应迟钝或烦躁不安;当弥漫性腹膜炎严重时,可同时出现血容量不足与脓毒症表现,甚至有心、肺、肝、肾等生命器官功能障碍。

（二）体征

急性阑尾炎的体征在诊断上较自觉症状更具重要性。它的表现决定于阑尾的部位、位置的深浅和炎症的程度,常见的体征有下列几类。

1.患者体位

不少患者来诊时常见弯腰行走,且往往以双手按在右下腹部。在床上平卧时其右髋关节常呈屈曲位。

2.压痛和反跳痛

最主要和典型的是右下腹压痛,是诊断阑尾炎的重要依据,典型的压痛较局限,位于麦氏点(阑尾点)或其附近。无并发症的阑尾炎其压痛点比较局限,有时可以用一个手指在腹壁找到最明显压痛点;待出现腹膜炎时,压痛范围可变大,甚至全腹压痛,但压痛最剧点仍在阑尾部位。压痛点具有重大诊断价值,即使患者自觉腹痛尚在上腹部或脐周围,体检时往往已能发现在右下腹有明显的压痛点,常借此可获得早期诊断。

年老体弱、反应差的患者炎症有时即使很重,但压痛可能比较轻微,或必须深压才痛。压痛表明阑尾炎症的存在和其所在的部位,较转移性腹痛更具诊断意义。

反跳痛具有重要的诊断意义,体检时将压在局部的手突然松开,患者感到剧烈疼痛,更重于压痛。这是腹膜受到刺激的反应,可以更肯定局部炎症的存在。阑尾部位压痛与反跳痛的同时存在对诊断阑尾炎比单个存在更有价值。

3.右下腹肌紧张和强直

肌紧张是腹壁对炎症刺激的反应性痉挛,强直则是一种持续性不由自主地保护性腹肌收缩,都见于阑尾炎症已超出浆膜并侵及周围脏器或组织时。检查腹肌有无紧张和强直要求动作轻柔,患者情绪平静,以避免引起腹肌过度反应或痉挛,导致不正确结论。

4.疼痛试验

有些急性阑尾炎患者以下几种疼痛试验可能呈阳性,其主要原理是处于深部但有炎症的阑尾黏附于腰大肌或闭孔肌,在行以下各种试验时,局部受到明显刺激而出现疼痛。①结肠充气试验(Rovsing 征):深压患者左下腹部降结肠处,患者感到阑尾部位疼痛。②腰大肌试验:患者左侧卧,右腿伸直并过度后伸时阑尾部位出现疼痛。③闭孔内肌试验:患者屈右髋右膝并内旋时感到阑尾部位疼痛。④直肠内触痛:直肠指检时按压右前壁患者有疼痛感。

(三)化验

急性阑尾炎患者的血常规、尿常规检查有一定重要性。90%的患者常有白细胞计数增多,是临床诊断的重要依据,一般为$(10\sim15)\times10^9$/L。随着炎症加重,白细胞可以增加,甚至可为20×10^9/L以上。但年老体弱或免疫功能受抑制的患者,白细胞数不一定增多,甚至反而下降。白细胞数增多常伴有核左移。急性阑尾炎患者的尿液检查一般无特殊改变,但对排除类似阑尾炎症状的泌尿系统疾病,如输尿管结石,常规检查尿液仍有必要。

四、诊断

多数急性阑尾炎的诊断以转移性右下腹痛或右下腹痛、阑尾部位压痛和白细胞升高三者为决定性依据。典型的急性阑尾炎(约占 80%)均有上述症状、体征,易于据此作出诊断。对于临床表现不典型的患者,尚需考虑借助其他一些诊断手段,以作进一步肯定。

五、鉴别诊断

典型的急性阑尾炎一般诊断并不困难,但在另一部分病例,由于临床表现并不典型,诊断相当困难,有时甚至诊断错误,以致采用错误的治疗方法或延误治疗,产生严重并发症,甚至死亡。要与急性阑尾炎相鉴别的疾病很多,常见的为以下 3 类。

(一)内科疾病

临床上,不少内科疾病具有急腹症的临床表现,常被误诊为急性阑尾炎而施行不必要的手术探查,将无病变的阑尾切除,甚至危及患者生命,故诊断时必须慎重。常见的需要与急性阑尾炎鉴别的内科疾病有以下几种。

1.急性胃肠炎

一般急性胃肠炎患者发病前常有饮食不慎或食物不洁史。症状虽亦以腹痛、呕吐、腹泻三者为主,但通常以呕吐或腹泻较为突出,有时在腹痛之前即已有吐泻。急性阑尾炎患者即使有吐泻,一般也不严重,且多发生在腹痛以后。

急性胃肠炎的腹痛有时虽很剧烈,但其范围较广,部位较不固定,更无转移至右下腹的特点。

2.急性肠系膜淋巴结炎

本病多见于儿童,往往发生于上呼吸道感染之后。患者过去大多有同样腹痛史,且常在上呼吸道感染后发作。起病初期于腹痛开始前后往往即有高热,此与一般急性阑尾炎不同;腹痛初起时即位于右下腹,而无急性阑尾炎之典型腹痛转移史。其腹部触痛的范围亦较急性阑尾炎为广,部位亦较阑尾的位置高,并较靠近内侧。腹壁强直不甚明显,反跳痛亦不显著。Rovsing 征和肛门指检都是阴性。

3.Meckel 憩室炎

Meckel 憩室炎往往无转移性腹痛,局部压痛点也在阑尾点之内侧,多见于儿童,由于1/3Meckel憩室中有胃黏膜存在,患者可有黑便史。Meckel 憩室炎穿孔时成为外科疾病。临床上如诊断为急性阑尾炎而手术中发现阑尾正常者,应即检查末段回肠至少 100 cm,以视有无Meckel 憩室炎,免致遗漏而造成严重后果。

4.局限性回肠炎

典型局限性回肠炎不难与急性阑尾炎相区别。但不典型急性发作时,右下腹痛、压痛及白细胞升高与急性阑尾炎相似,必须通过细致临床观察,发现局限性回肠炎所致的部分肠梗阻的症状与体征(如阵发绞痛和可触及条状肿胀肠襻),方能鉴别。

5.心胸疾病

如右侧胸膜炎、右下肺炎和心包炎等均可有反射性右侧腹痛,甚至右侧腹肌反射性紧张等,但这些疾病以呼吸、循环系统功能改变为主,一般没有典型急性阑尾炎的转移性右下腹痛和压痛。

6.其他

如过敏性紫癜、铅中毒等,均可有腹痛,但腹软无压痛。详细的病史、体检和辅助检查可予以鉴别。

(二)外科疾病

1.胃十二指肠溃疡急性穿孔

本病为常见急腹症,发病突然,临床表现可与急性阑尾炎相似。溃疡病穿孔患者多数有慢性溃疡史,穿孔大多发生在溃疡病的急性发作期。溃疡穿孔所引起的腹痛,虽亦起于上腹部并可累及右下腹,但一般均迅速累及全腹,不像急性阑尾炎有局限于右下腹的趋势。腹痛发作极为突然,程度也颇剧烈,常可引致患者休克。体检时右下腹虽也有明显压痛,但上腹部溃疡穿孔部位一般仍为压痛最显著地方;腹肌的强直现象也特别显著,常呈"板样"强直。腹内因有游离气体存在,肝浊音界多有缩小或消失现象;X 线透视如能确定膈下有积气,有助于诊断。

2.急性胆囊炎

总体上急性胆囊炎的症状与体征均以右上腹为主,常可扪及肿大和有压痛的胆囊,Murphy 征阳性,辅以 B 超不难鉴别。

3.右侧输尿管结石

本病有时表现与阑尾炎相似。但输尿管结石以腰部酸痛或绞痛为主,可有向会阴部放射痛,右肾区叩击痛(+),肉眼或镜检尿液有大量红细胞,B 超检查和肾、输尿管、膀胱 X 线片(KUB)可确诊。

(三)妇科疾病

1.右侧异位妊娠破裂

这是育龄妇女最易与急性阑尾炎相混淆的疾病,尤其是未婚怀孕女性,诊断时更要细致。异位妊娠患者常有月经过期或近期不规则史,在腹痛发生前,可有阴道不规则的出血史。其腹痛的发作极为突然,开始即在下腹部,并常伴有会阴部垂痛感觉。全身无炎症反应,但有不同程度的出血性休克症状。妇科检查常能发现阴道内有血液,子宫颈柔软而有明显触痛,一侧附件有肿大且具压痛;如阴道后穹隆或腹腔穿刺抽出新鲜不凝固血液,同时妊娠试验阳性可以确诊。

2.右侧卵巢囊肿扭转

本病可突然出现右下腹痛,囊肿绞窄坏死可刺激腹膜而致局部压痛,与急性阑尾炎相似。但急性扭转时疼痛剧烈而突然,坏死囊肿引起的局部压痛位置偏低,有时可扪到肿大的囊肿,都与阑尾炎不同,妇科双合诊或B超检查等可明确诊断。

3.其他

如急性盆腔炎、右侧附件炎、右侧卵巢滤泡或黄体破裂等,可通过病史、月经史、妇科检查、B超检查、后穹隆或腹腔穿刺等作出正确诊断。

六、治疗

手术切除是治疗急性阑尾炎的主要方法,但阑尾炎症的病理变化比较复杂,非手术治疗仍有其价值。

(一)非手术治疗

1.适应证

(1)患者一般情况差或因客观条件不允许,如合并严重心、肺功能障碍时,也可先行非手术治疗,但应密切观察病情变化。

(2)急性单纯性阑尾炎早期,药物治疗多有效,其炎症可吸收消退,阑尾能恢复正常,也可不再复发。

(3)当急性阑尾炎已被延误诊断超过48小时,病变局限,已形成炎性肿块,也应采用非手术治疗,待炎症消退,肿块吸收后,再考虑择期切除阑尾。当炎性肿块转成脓肿时,应先行脓肿切开引流,以后再进行择期阑尾切除术。

(4)急性阑尾炎诊断尚未明确,临床观察期间可采用非手术治疗。

2.方法

非手术治疗的内容和方法有卧床、禁食、静脉补充水、电解质和热量,同时应用有效抗生素及对症处理(如镇静、止痛、止吐等)。

(二)手术治疗

绝大多数急性阑尾炎诊断明确后均应采用手术治疗,以去除病灶、促进患者迅速恢复。但是急性阑尾炎的病理变化和患者条件常有不同,因此也要根据具体情况,对不同时期、不同阶段的患者采用不同的手术方式分别处理。

七、急救护理

(一)护理目标

(1)患者焦虑情绪明显好转配合治疗及护理。

(2)患者主诉疼痛明显缓解或消失。

(3)术后未发生相关并发症或并发症发生后能得到及时治疗与处理。

(二)护理措施

1.非手术治疗

(1)体位:取半卧位休息,以减轻疼痛。

(2)饮食:轻者可进流质,重症应禁食以减少肠蠕动,利于炎症局限。

(3)加强病情观察:定时测量生命体征,密切观察患者的腹部症状和体征,尤其注意腹痛的变化;观察期间禁用镇静止痛剂,如吗啡等,以免掩盖病情。

(4)避免增加肠内压力:禁服泻药及灌肠,以免肠蠕动加快,增高肠内压力,导致阑尾穿孔或炎症扩散。

(5)使用有效的抗生素控制感染。

(6)心理护理:耐心做好患者及家属的解释工作,减轻其焦虑和紧张情绪;向患者和家属介绍疾病相关知识,使之积极配合治疗和护理。

2.术后护理

(1)体位:患者全麻术后清醒或硬膜外麻醉平卧 6 小时后,血压平稳,采用半卧位,以减少腹壁张力,减轻切口疼痛,有利于呼吸和引流。

(2)饮食护理:患者术后禁食,禁食期间给予静脉补液。待肛门排气,肠蠕动恢复后,进流质饮食,逐渐向半流质和普食过渡。

(3)合理使用抗生素:术后遵医嘱及时正确使用抗生素,控制感染,防止并发症发生。

(4)早期活动:鼓励患者术后在床上活动,待麻醉反应消失后可起床活动,以促进肠蠕动恢复,防止肠粘连,增进血液循环,促进伤口愈合。

(5)切口的护理:①及时更换污染敷料,保持切口清洁、干燥。②密切观察切口愈合情况,及时发现出血及感染征象。

(6)引流管的护理:①妥善固定引流管和引流袋,防止引流管折叠、受压或牵拉而脱出,并减少牵拉引起的疼痛。②保持引流通畅,经常从近端至远端挤压引流管,防止血块或脓液堵塞。若发现引流液突然减少,应检查引流管有无脱落和堵塞。③观察并记录引流液的颜色、性状及量,准确记录 24 小时的引流量。当引流液量逐渐减少、颜色逐渐变淡至浆液性,患者体温及血常规正常,可考虑拔管。④每周更换引流袋 2~3 次。更换引流袋和敷料时,严格执行无菌操作,防止污染和避免引起逆行感染。

(7)术后并发症的观察及护理。①切口感染:阑尾切除术后最常见的并发症,多见于化脓性或穿孔性阑尾炎。切口感染可通过术中有效保护切口、彻底止血、消灭无效腔等措施得到预防。一般临床表现为术后 2~3 天体温升高,切口处出现红、肿、痛。治疗原则为先试穿刺抽脓液,一经确诊立即充分敞开引流。排出脓液,放置引流,定期换药,短期内可愈合。②粘连性肠梗阻:与局部炎性渗出、手术损伤和术后长期卧床等因素有关。早期手术、术后早期下床活动可以有效预防该并发症,完全性肠梗阻者应手术治疗。③腹腔内出血:常发生在术后 24~48 小时内,多因阑尾系膜结扎线松脱或止血不彻底而引起。临床表现为腹痛、腹胀和失血性休克等。一旦发生出血,应立即输血、补液,紧急手术止血。④腹腔感染或脓肿:多发生于化脓性或坏疽性阑尾炎术后,尤其阑尾穿孔伴腹膜炎的患者。患者表现为体温升高,腹痛、腹胀、腹部压痛及全身中毒症状。按腹膜炎治疗和护理原则处理。⑤阑尾残株炎:阑尾残端保留过长超过 1 cm 时,术后残株易复发炎症,仍表现为阑尾炎的症状。X线钡剂检查可明确诊断。症状较重者,应手术切除阑尾残株。⑥粪瘘:很少见。残端结扎线脱落、盲肠原有结核或肿瘤等病变、手术时误伤盲肠等因素均是发生粪瘘的原因。临床表现类似阑尾周围脓肿,经非手术治疗后,粪瘘多可自行闭合。少数需手术治疗。

(三)健康教育

(1)术前向患者解释禁食的目的和意义,指导患者采取正确的卧位。

(2)指导患者术后早期下床活动,促进肠蠕动恢复,避免肠粘连。

(3)术后鼓励患者进食营养丰富的食物,以利于伤口愈合。

(4)出院指导:若出现腹痛、腹胀等症状,应及时就诊。

(张　舒)

第六节　门静脉高压症

门静脉的正常压力是 $1.3 \sim 2.4$ kPa$(13 \sim 24$ cm$H_2O)$,当门静脉血流受阻、血液淤滞时,压力 2.4 kPa$(24$ cm$H_2O)$时,称为门静脉高压症,临床上常有脾大及脾功能亢进、食管胃底静脉曲张破裂出血、腹水等一系列表现。

门静脉主干由肠系膜上、下静脉和脾静脉汇合而成。门静脉系统位于两个毛细血管网之间,一端是胃、肠、脾、胰的毛细血管网,另一端连接肝小叶内的肝窦。门静脉流经肝脏的血液约占肝血流量的75%,肝动脉供血约占25%,由此可见肝脏的双重供血以门静脉供血为主。门静脉内的血含氧量较体循环的静脉血高,故门静脉对肝的供氧几乎和肝动脉相等。此外门静脉系统内无控制血流方向的静脉瓣,与腔静脉之间存在4个交通支:①胃底、食管下段交通支。②直肠下段、肛管交通支。③前腹壁交通支。④腹膜后交通支。这些交通支中,最主要的是胃底、食管下段交通支,上述交通支在正常情况下都很细小,血流量很少。

门静脉血液淤滞或血流阻力增加均可导致门脉高压,但以门静脉血流阻力增加更为常见。按阻力增加的部位,可将门静脉高压症分为肝前、肝内和肝后三型。在我国肝内型多见,其中肝炎后肝硬化是引起门静脉高压症的常见病因;但在西方国家,酒精性肝硬化是门脉高压最常见的原因。由于增生的纤维束和再生的肝细胞结节挤压肝小叶内的肝窦,使其变窄或闭塞,导致门静脉血流受阻,其次由于位于肝小叶间汇管区的肝动脉小分支和门静脉小分支之间的许多动静脉交通支大量开放,引起门静脉压力增高。肝前型门静脉高压症的常见病因是肝外门静脉血栓形成(脐炎、腹腔内感染、胰腺炎、创伤等)、先天畸形(闭锁、狭窄或海绵样变等)和外在压迫。肝前型门静脉高压症患者肝功能多正常或轻度损害,预后较好。肝后型门静脉高压症常见病因包括Budd-Chiari综合征、缩窄性心包炎、严重右心衰竭等。

一、护理评估

(一)健康史

应注意询问患者有无肝炎病史、酗酒、血吸虫病病史。既往有无出现肝昏迷、上消化道出血的病史,以及诱发的原因,对于原发病是否进行治疗。

(二)身体状况

1.脾大、脾功能亢进

脾大程度不一,早期质软、活动,左肋缘下可扪及;晚期脾内纤维组织增生而变硬,活动度减少,左上腹甚至左下腹可扪及肿大的脾脏并能出现左上腹不适及隐痛、胀满,常伴有血白细胞、血小板数量减少,称脾功能亢进。

2.侧支循环建立与开放

门静脉与体静脉之间有广泛的交通支,在门静脉高压时,为了使淤滞在门静脉系统的血液回流,这些交通支大量开放,经扩张或曲张的静脉与体循环的静脉发生吻合而建立侧支循环。主要表现:①食管下段与胃底静脉曲张最常见,出现早,一旦曲张的静脉破裂可引起上消化道大出血,表现为呕血和黑便,是门静脉高压症最危险的并发症。由于肝功能损害引起凝血功能障碍,加之脾功能亢进引起的血小板减少,因此出血不易自止。②脐周围的上腹部皮下静脉曲张。③直肠下、肛管静脉曲张形成痔。

3.腹水

腹水是由于门静脉压力增高,使门静脉系统毛细血管床滤过压增高;同时肝硬化引起的低蛋白血症,造成血浆胶体渗透压下降;以及淋巴液生成增加,使液体从肝表面、肠浆膜面漏入腹腔形成腹水。此外,由于中心血流量减少,刺激醛固酮分泌过多,导致水、钠潴留而加剧腹水形成。

4.肝性脑病

门静脉高压症时由于门静脉血流绕过肝细胞或肝实质细胞功能严重受损,导致有毒物质(如氨、硫醇、γ-氨基丁酸)不能代谢与解毒而直接进入体循环,从而对脑产生毒性作用并出现精神综合征,称为肝性脑病,是门静脉高压的并发症之一。肝性脑病常因胃肠道出血、感染、大量摄入蛋白质、镇静药物、利尿剂而诱发。

5.其他

可伴有肝大、黄疸、蜘蛛病、肝掌、男性乳房发育、睾丸萎缩等。

(三)心理-社会状况

患者因反复发作、病情逐渐加重、面临手术、担心出现严重并发症和手术后的效果而有恐惧心理。另外由于治疗费用过高,长期反复住院治疗,以及生活工作严重受限产生长期的焦虑情绪。

(四)辅助检查

1.血常规

脾功能亢进时,血细胞计数减少,以白细胞计数降至 3×10^9/L 以下和血小板计数至($70 \sim 80$)$\times 10^9$/L 以下最为明显。出血、营养不良、溶血、骨髓抑制都可引起贫血。

2.肝功能检查

常有血浆清蛋白降低,球蛋白增高,白、球比例倒置;凝血酶原时间延长;还应做乙型肝炎病原学和甲胎蛋白检查。

3.食管吞钡 X 线检查

在食管为钡剂充盈时,曲张的静脉使食管及胃底呈虫蚀样改变,曲张的静脉表现为蚯蚓样或串珠状负影。

4.腹部超声检查

腹部超声检查可显示腹水、肝密度及质地异常、门静脉扩张。

5.腹腔动脉造影的静脉相或直接肝静脉造影

可以使门静脉系统和肝静脉显影,确定静脉受阻部位及侧支回流情况,还可以为手术提供参考资料。

(五)治疗要点

外科治疗门静脉高压症主要是预防和控制食管胃底曲张静脉破裂出血。

(1)食管胃底曲张静脉破裂出血的治疗主要包括非手术治疗和手术治疗。

非手术治疗:①常规处理。绝对卧床休息,立即建立静脉通道,输液、输血扩充血容量;维持呼吸道通畅,防止呕吐物引起窒息或吸入性肺炎。②药物止血。应用内脏血管收缩药,常用药物有垂体后叶素、三甘氨酸加压素和生长抑素。③内镜治疗。经纤维内镜将硬化剂直接注入曲张静脉,使之闭塞及黏膜下组织硬化,达到止血和预防再出血目的。④三腔管压迫止血。利用充气的气囊分别压迫胃底和食管下段的曲张静脉,达到止血目的。⑤经颈静脉肝内门体分流术。采用介入放射方法,经颈静脉途径在肝内静脉与门静脉主要分支间建立通道,置入支架以实现门体分流。主要适用于药物和内镜治疗无效、肝功能差不宜急诊手术的患者,或等待肝移植的患者。

手术治疗:上述治疗无效时,应采用手术治疗,多主张行门-奇静脉断流术,目前多采用脾切除加贲门周围血管离断术;若患者一般情况好,肝功能较好的可行急诊分流术。血吸虫性肝硬化并食管胃底静脉曲张且门脉压力较高的,主张行分流术。常用术式有门静脉-下腔静脉分流术,脾-肾静脉分流术。

(2)严重脾大,合并明显的脾功能亢进:多见于晚期血吸虫病,也见于脾静脉栓塞引起的左侧门静脉高压症。这类患者单纯脾切除术效果良好。

(3)肝硬化引起的顽固性腹水:有效的治疗方法是肝移植。其他方法包括 TIPS 和腹腔-上腔静脉转流术。

(4)肝移植:已成为外科治疗终末期肝病的有效方法,但供肝短缺,终身服用免疫抑制药的危险,手术风险,以及费用昂贵,限制了肝移植的推广。

二、护理诊断及合作性问题

(1)焦虑或恐惧与担心自身疾病的愈后不良,环境改变,对手术效果有疑虑,害怕检查、治疗有关。

(2)窒息与呕吐、咯血和置管有关。

(3)体液不足与呕吐、咯血、胃肠减压、不能进食有关。

(4)营养失调:低于机体需要量与摄入低于人体需要量有关。

(5)潜在并发症:上消化道大出血、肝性脑病。

三、护理目标

患者无焦虑和恐惧心情,无窒息发生,能得到及时的营养补充,肝功能及全身营养状况得到改善,体液平衡得到维持,无上消化道出血、肝昏迷等并发症发生。

四、护理措施

(一)非手术治疗及术前护理

1.心理护理

通过谈话、观察等方法,及时了解患者心理状态,医护人员要针对性地做好解释及思想工作,给予安慰和鼓励,使之增强信心、积极配合,以保证治疗和护理计划顺利实施。对急性上消化道大出血患者,要专人看护,关心体贴。工作中要冷静沉着,抢救操作应娴熟,使患者消除精神紧张和顾虑。

2.注意休息

术前保证充分休息,必要时卧床休息。可减轻代谢方面的负担,能增进肝血流量,有利于保护肝功能。

3.加强营养,采取保肝措施

(1)宜给低脂、高糖、高维生素饮食,一般应限制蛋白质饮食量,但肝功尚好者可给予富含蛋白质饮食。

(2)营养不良、低蛋白血症者静脉输给支链氨基酸、人血清蛋白或血浆等。

(3)贫血及凝血机制障碍者可输给鲜血,肌内注射或静脉滴注维生素K。

(4)适当使用肌苷、辅酶A、葡栓内酯等保肝药物,补充B族维生素、维生素C、维生素E,避免使用巴比妥类、盐酸氯丙嗪、红霉素等有害肝功能的药物。

(5)手术前3~5天静脉滴注GIK溶液(即每天补给葡萄糖200~250 g,并加入胰岛素及氯化钾),以促进肝细胞营养储备。

(6)在出血性休克及合并较重感染的情况下应及时吸氧。

4.防止食管胃底曲张静脉破裂出血

避免劳累及恶心、呕吐、便秘、咳嗽等使腹内压增高的因素,避免干硬食物或刺激性食物(辛辣食物或酒类),饮食不宜过热,口服药片应研成粉末冲服。手术前一般不放置胃管,必要时选细胃管充分涂以液状石蜡,以轻巧手法协助患者徐徐吞入。

5.预防感染

手术前2天使用广谱抗生素。护理操作要遵守无菌原则。

6.分流手术前准备

除以上护理措施外,手术前2~3天口服新霉素或链霉素等肠道杀菌剂及甲硝唑,减少肠道氨的产生,防止手术后肝性脑病;手术前1天晚清洁灌肠,避免手术后肠胀气压迫血管吻合口;脾-肾静脉分流术前要检查明确肾功能正常。

7.食管胃底静脉曲张大出血三腔管压迫止血的护理

(1)准备:置管前先检查三腔管有无老化、漏气,向患者解释放置三腔管止血的目的、意义、方法和注意事项,以取得患者的配合;将食管气囊和胃气囊分别注气约150 mL和200 mL后,观察气囊是否膨胀均匀,弹性是否良好,有无漏气,然后抽空气囊,并分别做好标记备用。

(2)插管方法:管壁涂液体石蜡,经患者一侧鼻孔或口腔轻轻插入,边插边嘱患者做吞咽动作,直至插入50~60 cm;用注射器从胃管内抽得胃液后,向胃气囊注入150~200 mL空气,用止血钳夹闭管口,将三腔管向外提拉,感到不再被拉出并有轻度弹力时,利用滑车在置管端悬以0.5 kg重物做牵引压迫。然后抽取胃液观察止血效果,若仍有出血,再向食管气囊注入100~150 mL空气以压迫食管下端。置管后,胃管接胃肠减压器或用生理盐水反复灌洗,观察胃内有无新鲜血液吸出。若无出血,同时脉搏、血压渐趋稳定,说明出血已得到控制;反之,表明三腔管压迫止血失败。

(3)置管后护理:①患者半卧位或头偏向一侧,及时清除口腔、鼻咽腔分泌物,防止吸入性肺炎。②保持鼻腔黏膜湿润,观察调整牵引绳松紧度,防止鼻黏膜或口腔黏膜长期受压发生糜烂、坏死;三腔管压迫期间应每12小时放气10~20分钟,使胃黏膜局部血液循环暂时恢复,避免黏膜因长期受压而糜烂、坏死。③观察、记录胃肠减压引流液的量、颜色,判断出血是否停止,以决定是否需要紧急手术;若气囊压迫48小时后,胃管内仍有新鲜血液抽出,表明压迫止血无效,应紧急手术止血。④床旁备剪刀,若气囊上移阻塞呼吸道,可引起呼吸困难甚至窒息,应立即剪断三腔管。⑤拔管:三腔管放置时间不宜超过3~5天,以免食管、胃底黏膜长时间受压而缺血、坏死。气囊压迫24小时如出血停止,可考虑拔管。放松牵引,先抽空食管气囊、再抽空胃气囊,继续观察12~24小时,若无出血,让患者口服液体石蜡30~50 mL,缓慢拔出三腔管;若再次出血,可继续行三腔管压迫止血或手术。

(二)术后护理

(1)观察病情变化:密切注视有无手术后各种并发症的发生。

(2)防止分流术后血管吻合口破裂出血,48小时内平卧位或15°低半卧位;翻身动作宜轻柔;一般手术后卧床1周,做好相应生活护理;保持排尿排便通畅;分流术后短期内发生下肢肿胀,可予适当抬高。

(3)防止脾切除术后静脉血栓形成,手术后2周内定期或必要时隔天复查1次血小板计数,如超过$600×10^9/mm^3$时,考虑给抗凝处理,并注意用药前后凝血时间的变化。脾切除术后不再使用维生素K及其他止血药物。

(4)饮食护理,分流术后应限制蛋白质饮食,以免诱发肝性脑病。

(5)加强护肝,警惕肝性脑病:遵医嘱使用高糖、高维生素、能量合剂,禁用有损肝功能的药物。对分流术后患者,特别注意神志的变化,如发现有嗜睡、烦躁、谵妄等表现,警惕是肝性脑病发生,及时报告医师。

(三)健康指导

指导患者保持心情乐观愉快,保证足够的休息,避免劳累和较重体力劳动;禁忌烟酒、过热、刺激性强的食物;按医嘱使用护肝药物,定期来医院复查。

五、护理评价

患者有无焦虑和恐惧心情,有无窒息发生,能否得到及时的营养补充,肝功能及全身营养状况是否得到改善,体液平衡是否得到维持,有无上消化道大出血、肝昏迷等并发症发生。

(张 舒)

第七节 肝 脓 肿

一、细菌性肝脓肿患者的护理

当全身性细菌感染,特别是腹腔内感染时,细菌侵入肝脏,如果患者抵抗力弱,可发生细菌性肝脓肿。细菌可以从下列途径进入肝脏。①胆道:细菌沿着胆管上行,是引起细菌性肝脓肿的主要原因。包括胆石、胆囊炎、胆道蛔虫、其他原因所致胆管狭窄与阻塞等。②肝动脉:体内任何部位的化脓性病变,细菌可经肝动脉进入肝脏。如败血症、化脓性骨髓炎、痈、疖等。③门静脉:已交少见,如坏疽性阑尾炎、细菌性痢疾等,细菌可经门静脉入肝。④肝开放性损伤:细菌可直接经伤口进入肝,引起感染而形成脓肿。细菌性肝脓肿的致病菌多为大肠埃希菌、金黄色葡萄球菌、厌氧链球菌等。肝脓肿可以是单个脓肿,也可以是多个小脓肿,数个小脓肿可以融合成为一个大脓肿。

(一)护理评估

1.健康史

注意询问有无胆道感染和胆道疾病、全身其他部位的化脓性感染特别是肠道的化脓性感染、肝脏外伤病史,是否有肝脓肿病史,是否进行过系统治疗。

2.身体状况

本病通常继发于某种感染性先驱疾病,起病急,主要症状为骤起寒战、高热、肝区疼痛和肝大。体温可高达39~40℃,多表现为弛张热,伴有大汗、恶心、呕吐、食欲缺乏。肝区疼痛多为持续性钝痛或胀痛,有时可伴有右肩牵涉痛,右下胸及肝区叩击痛,增大的肝有压痛。肝前下缘比较表浅的脓肿,可有右上腹肌紧张和局部明显触痛。巨大的肝脓肿可使右季肋区呈饱满状态,甚至可见局限性隆起,局部皮肤可出现凹陷性水肿。严重时或并发胆道梗阻者,可出现黄疸。

3.心理-社会状况

细菌性肝脓肿起病急剧,症状重,如果治疗不彻底容易反复发作转为慢性,并且细菌性肝脓肿极易引起严重的全身性感染,导致感染性休克,患者产生焦虑。

4.辅助检查

(1)血液检查:化验检查白细胞计数及中性粒细胞增多,有时出现贫血。肝功能检查可出现不同程度的损害和低蛋白血症。

(2)X线胸腹部检查:右叶脓肿可见右膈肌升高,运动受限;肝影增大或局限性隆起;有时伴有反应性胸膜炎或胸腔积液。

(3)B超:在肝内可显示液平段,可明确其部位和大小,阳性诊断率在96%以上,为首选的检查方法。必要时可做CT检查。

(4)诊断性穿刺:抽出脓液即可证实本病。

(5)细菌培养:脓液细菌培养有助于明确致病菌,选择敏感的抗生素,并与阿米巴性肝脓肿相鉴别。

5.治疗要点

(1)全身支持疗法:给予充分营养,纠正水和电解质及酸碱平衡失调,必要时少量多次输血和血浆以纠正低蛋白血症,增强机体抵抗力。

(2)抗生素治疗:应使用大剂量抗生素。由于肝脓肿的致病菌以大肠埃希菌、金黄色葡萄球菌和厌氧性细菌最为常见,在未确定病原菌之前,可首选对此类细菌有效的抗生素,然后根据细菌培养和抗生素敏感试验结果选用有效的抗生素。

(3)经皮肝穿刺脓肿置管引流术:适用于单个较大的脓肿。在B超引导下进行穿刺。

(4)手术治疗:对于较大的单个脓肿,估计有穿破可能,或已经穿破胸腹腔;胆源性肝脓肿;位于肝左外叶脓肿,穿刺易污染腹腔;慢性肝脓肿,应施行经腹切开引流。病程长的慢性局限性厚壁脓肿,也可行肝叶切除或部分肝切除术。多发性小脓肿不宜行手术治疗,但对其中较大的脓肿,也可行切开引流。

（二）护理诊断及合作性问题

1.营养失调

低于机体需要量,与高代谢消耗或慢性消耗病程有关。

2.体温过高

体温过高与感染有关。

3.急性疼痛

急性疼痛与感染及脓肿内压力过高有关。

4.潜在并发症

急性腹膜炎、上消化道出血、感染性休克。

（三）护理目标

患者能维持适当营养,维持体温正常,疼痛减轻,无急性腹膜炎休克等并发症发生。

（四）护理措施

1.术前护理

（1）病情观察,配合抢救中毒性休克。

（2）高热护理:保持病室空气新鲜、通风、温湿度合适,物理降温。衣着适量,及时更换汗湿衣。

（3）维持适当营养:对于非手术治疗和术前的患者,给予高蛋白、高热量饮食,纠正水、电解质平衡失调和低蛋白血症。

（4）遵医嘱正确应用抗生素。

2.术后护理

（1）经皮肝穿刺脓肿置管引流术术后护理:术前做术区皮肤准备,协助医师进行穿刺部位的准确定位。术后向医师询问术中情况及术后有无特殊观察和护理要求。患者返回病房后,观察引流管固定是否牢固,引流液性状,引流管道是否密闭。术后第二天或数天开始进行脓腔冲洗,冲洗液选用等渗盐水（或遵医嘱加用抗生素）。冲洗时速度缓慢,压力不宜过高,估算注入液与引出液的量。每次冲洗结束后,可遵医嘱向脓腔内注入抗生素。待到引流出或冲洗出的液体变清澈,B超检查脓腔直径<2 cm 即可拔管。

（2）切开引流术术后护理:切开引流术术后护理遵循腹部手术术后护理的一般要求。除此之外,每天用生理盐水冲洗脓腔,记录引流液量,<10 mL 或脓腔容积<15 mL,即考虑拔除引流管,改凡士林纱布引流,致脓腔闭合。

3.健康指导

为了预防肝脓肿疾病的发生,应教育人们积极预防和治疗胆道疾病,及时处理身体其他部位的化脓性感染。告知患者应用抗生素和放置引流管的目的和注意事项,取得患者的信任和配合。术后患者应加强营养和提高抵抗力,定期复查。

（五）护理评价

患者是否能维持适当营养,体温是否正常,疼痛是否减轻,有无急性腹膜炎、上消化道出血、感染性休克等并发症发生。

二、阿米巴性肝脓肿患者的护理

阿米巴性肝脓肿是阿米巴肠病的并发症,阿米巴原虫从结肠溃疡处经门静脉血液或淋巴管侵入肝内并发脓肿,常见于肝右叶顶部,多数为单发性。原虫产生溶组织酶,导致肝细胞坏死、液化组织和血液、渗液组成脓肿。

(一)护理评估

1.健康史

注意询问有无阿米巴痢疾病史。

2.身体状况

阿米巴性肝脓肿有着跟细菌性肝脓肿相似的表现,两者的区别详见表6-1。

3.心理-社会状况

由于病程长,忍受较重的痛苦,担忧预后或经济拮据等原因,患者常有焦虑、悲伤或恐惧反应。

表6-1 细菌性肝脓肿与阿米巴性肝脓肿的鉴别

鉴别要点	细菌性肝脓肿	阿米巴性肝脓肿
病史	继发于胆道感染或其他化脓性疾病	继发于阿米巴痢疾后
症状	病情急骤严重,全身中毒症状明显,有寒战、高热	起病较缓慢,病程较长,可有高热,或不规则发热、盗汗
血液化验	白细胞计数及中性粒细胞可明显增加。血液细菌培养可阳性	白细胞计数可增加,如无继发细菌感染液细菌培养阴性。血清学阿米巴抗体检查阳性
粪便检查	无特殊表现	部分患者可找到阿米巴滋养体或结肠溃面(乙状结肠镜检)黏液或刮取涂片可找阿米巴滋养体或包囊
脓液	多为黄白色脓液,涂片和培养可发现细菌	大多为棕褐色脓液,无臭味,镜检有时可到阿米巴滋养体。若无混合感染,涂片和培养无细菌
诊断性治疗	抗阿米巴药物治疗无效	抗阿米巴药物治疗有好转
脓肿	较小,常为多发性	较大,多为单发,多见于肝右叶

4.辅助检查

基本同细菌性肝脓肿。

5.治疗要点

阿米巴性肝脓肿以非手术治疗为主。应用抗阿米巴药物,加强支持疗法纠正低蛋白、贫血等,无效者穿刺置管闭式引流或手术切开引流,多可获得良好的疗效。

(二)护理诊断及合作性问题

1.营养失调

低于机体需要量,与高代谢消耗或慢性消耗病程有关。

2.急性疼痛

与脓肿内压力过高有关。

3.潜在并发症

合并细菌感染。

(三)护理措施

1.非手术疗法和术前护理

(1)加强支持疗法:给予高蛋白、高热量和高维生素饮食,必要时少量多次输新鲜血、补充丙种球蛋白,增强抵抗力。

（2）正确使用抗阿米巴药物，注意观察药物的不良反应。

2.术后护理

除继续做好非手术疗法护理外，重点做好引流的护理。宜用无菌水封瓶闭式引流，每天更换消毒瓶，接口处保持无菌，防止继发细菌感染。如继发细菌感染需使用抗生素。

（张　舒）

第八节　胆道感染

胆道感染是指胆囊和/或胆囊壁受到细菌的侵袭而发生炎症反应，胆汁中有细菌生长。胆道感染与胆石症互为因果关系。胆石症可引起胆道梗阻，梗阻可造成胆汁淤滞、细菌繁殖而致胆道感染；胆道反复感染又是胆石形成的致病因素和促发因素。胆道感染为常见疾病，按发病部位可分为胆囊炎和胆管炎。

一、胆囊炎

（一）疾病概述

1.概念

胆囊炎是指发生在胆囊的细菌性和/或化学性炎症。根据发病的缓急和病程的长短分为急性胆囊炎、慢性胆囊炎和慢性胆囊炎急性发作 3 类。约 95％的急性胆囊炎患者合并胆囊结石，称为急性胆石性胆囊炎；未合并胆囊结石者，称为急性非结石性胆囊炎。胆囊炎的发病率很高，仅次于阑尾炎。年龄多见于 35 岁以后，以 40～60 岁为高峰。女性发病率约为男性的 4 倍，肥胖者多于其他体型者。

2.病因

（1）急性胆囊炎是外科常见急腹症，其发病率居于炎性急腹症的第二位，仅次于急性阑尾炎，女性居多。急性胆囊炎的病因复杂，胆囊结石和细菌感染是引发急性胆囊炎的两大重要因素，主要包括以下几点。①胆道阻塞：由于结石阻塞或嵌顿于胆囊管或胆囊颈，导致胆汁排出受阻，胆汁潴留，其中水分吸收而胆汁浓缩，胆汁中的胆汁酸刺激胆囊黏膜而引起水肿、炎症，甚至坏死。90％～95％的急性胆囊炎与胆石有关，在少数情况下，胰液从胰管和胆总管共同的腔道中反流，也可进入胆囊产生化学性刺激。结石亦可直接损伤受压部位的胆囊黏膜引起炎症。此外，胆囊颈或胆囊管腔的狭窄，或受到管外肿块的压迫也可以导致阻塞。胆管和胆囊颈结石嵌塞是引起急性胆囊炎重要的诱因。②细菌入侵：急性胆囊炎时胆囊胆汁的细菌培养阳性率可高达 80％～90％，包括需氧菌与厌氧菌感染，其中大肠埃希菌最为常见。细菌多来源于胃肠道，致病菌通过胆道逆行、直接蔓延或经血液循环和淋巴途径入侵胆囊。结石压迫局部囊壁的静脉，使静脉回流受阻而淤血、出血，以至坏死而引起炎症。③化学性刺激：胆汁酸、逆流的胰液和溶血卵磷脂，对细胞膜有毒性作用和损伤作用。④病毒感染：乙肝病毒可以侵犯许多组织和器官，可以在胆管上皮中复制，对胆道系统有直接的侵害作用。⑤胆囊的血流灌注量不足：如休克和动脉硬化等，可引起胆囊黏膜的局灶性坏死。⑥其他：严重创伤、烧伤后、严重过敏、长期禁食或与胆囊无关的大手术等导致的内脏神经功能紊乱时发生急性胆囊炎。

(2)慢性胆囊炎:大多继发于急性胆囊炎,是急性胆囊炎反复发作的结果。有较多的病例直接由化学刺激引起。胆囊结石或有阻塞常伴有慢性胆囊炎,这些原因不去除,浓缩胆汁长期刺激可造成慢性炎症。结石和慢性胆囊炎的关系尤为密切,约 95% 的慢性胆囊炎有胆石存在和反复急性发作的病史。

3.病理生理

(1)急性胆囊炎。①急性结石性胆囊炎:当结石致胆囊管梗阻时,胆汁淤积,胆囊内压力升高,胆囊肿大、黏膜充血、水肿、渗出增多;镜下可见血管扩张和炎性细胞浸润,称为急性单纯性胆囊炎。若梗阻未解除或炎症未控制,病情继续发展,病变可累及胆囊壁的全层,胆囊壁充血、水肿加重,出现瘀斑或脓苔,部分黏膜坏死脱落,甚至浆膜液有纤维素和脓性渗出物;镜下可见组织中有广泛的中性粒细胞浸润,黏膜上皮脱落,即为急性化脓性胆囊炎;还可引起胆囊积脓。若梗阻仍未解除,胆囊内压力继续升高,胆囊壁张力增高,导致血液循环障碍时,胆囊组织除上述炎性改变外,整个胆囊呈片状缺血坏死;镜下见胆囊黏膜结构消失,血管内外充满红细胞,即为急性坏疽性胆囊炎。若胆囊炎症继续加重,积脓增多,胆囊内压力增高,在胆囊壁的缺血、坏死或溃疡处极易造成穿孔,会引起胆汁性腹膜炎,穿孔部位常在颈部和底部,如胆囊坏疽穿孔发生过程较慢,周围粘连包裹,则形成胆囊周围脓肿。②急性非结石性胆囊炎:病理过程与急性结石性胆囊炎基本相同,但急性非结石性胆囊炎更容易发生胆囊坏疽和穿孔,约 75% 的患者发生胆囊坏疽,15% 的患者出现胆囊穿孔。

(2)慢性胆囊炎:胆囊炎症和结石的反复刺激,胆囊壁炎性细胞浸润和纤维组织增生,胆囊壁增厚,可与周围组织粘连,甚至出现胆囊萎缩,失去收缩和浓缩胆汁的功能。本病可分为慢性结石性胆囊炎和慢性非结石性胆囊炎两大类,前者占本病的 70%～80%,后者占 20%～30%。

4.临床表现

(1)急性胆囊炎的临床表现有以下几点。

症状。①腹痛:多数患者有上腹部疼痛史,表现为右上腹阵发性绞痛,常在饱餐、进食油腻食物后或夜间发作,疼痛可放射至右肩及右肩胛下。②消化道症状:患者腹痛发作时常伴恶心、呕吐、厌食等消化道症状。③发热或中毒症状:根据胆囊炎症反应程度的不同,患者可出现不同程度的体温升高和脉搏加速。

体征。①腹部压痛:早期可有右上腹压痛或叩痛。胆囊化脓坏疽时可扪及肿大的胆囊,可有不同程度和不同范围的右上腹压痛,或右季肋部叩痛,墨菲(Murphy)征常为阳性,伴有不同程度的肌紧张,如胆囊张力大时更加明显。腹式呼吸可因疼痛而减弱,常显吸气性抑制。②黄疸:10%～25% 的患者可出现轻度黄疸,多见于胆囊炎症反复发作合并 Mirizzi 综合征的患者。

(2)慢性胆囊炎:临床症状常不典型,主要表现为上腹部饱胀不适、厌食油腻和嗳气等消化不良的症状,以及右上腹和肩背部隐痛。多数患者曾有典型的胆绞痛病史。体检可发现右上腹胆囊区压痛或不适感,Murphy 征可呈弱阳性,如胆囊肿大,右上腹肋下可及光滑圆性肿块。在并发胆道急性感染时可有寒战、发热等。

5.辅助检查

(1)急性胆囊炎。①实验室检查:血常规检查可见血白细胞计数和中性粒细胞比例升高,部分患者可有血清胆红素、转氨酶、碱性磷酸酶和淀粉酶升高。②影像学检查:B超检查可显示胆囊肿大,胆囊壁增厚,大部分患者可见胆囊内有结石光团。^{99m}Tc-EHIDA 检查,急性胆囊炎时胆囊常不显影,但不作为常规检查。

(2)慢性胆囊炎:B超检查是慢性胆囊炎首选的辅助检查方法,可显示胆囊增大,胆囊壁增厚,胆囊腔缩小或萎缩,排空功能减退或消失,并可探知有无结石。此外,CT、MRI、口服胆囊造影、腹部X线平片等也是重要的检查手段。

6.主要处理原则

主要为手术治疗,手术时机和手术方式取决于患者的病情。

(1)非手术治疗,如下所述。

适应证:诊断明确、病情较轻的急性胆囊炎患者;老年人或伴有严重心血管疾病不能耐受手术的患者。在非手术治疗的基础上积极治疗各种并发症,待患者一般情况好转后再考虑择期手术治疗。作为手术前准备的一部分。

常用的非手术治疗措施主要包括禁饮食(和)或胃肠减压、纠正水、电解质和酸碱平衡紊乱、控制感染、使用消炎利胆及解痉止痛药物、全身支持、对症处理,还可以使用中药、针刺疗法等。在非手术治疗期间,若病情加重或出现胆囊坏疽、穿孔等并发症应及时进行手术治疗。

(2)手术治疗,如下所述。

急诊手术适应证:①发病在48～72小时以内者。②经非手术治疗无效且病情加重者。③合并胆囊穿孔、弥漫性腹膜炎、急性梗阻性化脓性胆管炎、急性坏死性胰腺炎等严重并发症者。④其余患者可根据具体情况择期手术。

手术方式。①胆囊切除术:根据病情选择开腹或腹腔镜行胆囊切除术。手术过程中遇到下列情况应同时做胆总管切开探查＋T管引流术。患者有黄疸史;胆总管内扪及结石或术前B超提示肝总管、胆总管结石;胆总管扩张,直径＞1cm者;胆总管内抽出脓性胆汁或有胆色素沉淀者;患者合并有慢性复发性胰腺炎者。②胆囊造口术:目的是减压和引流胆汁。主要用于年老体弱,合并严重心、肺、肾等内脏器官功能障碍不能耐受手术的患者,或局部炎症水肿、粘连严重导致局部解剖不清者。待病情稳定、局部炎症消退后再根据患者情况决定是否行择期手术治疗。

(二)护理评估

1.术前评估

(1)健康史及相关因素。①一般情况:患者的年龄、性别、职业、居住地及饮食习惯等。②发病的病因和诱因:腹痛的病因和诱因,腹痛发生的时间,是否与饱餐、进食油腻食物及夜间睡眠改变体位有关。③腹痛的性质:是否为突发性腹痛,疼痛的性质是绞痛、隐痛、阵发性或持续性疼痛,有无放射至右肩背部或右肩胛下等。④既往史:有无胆石症、胆囊炎、胆道蛔虫病史;有无胆道手术史;有无消化性溃疡及类似疼痛发作史;有无用药史、过敏史及腹部手术史。

(2)身体评估。①全身:患者有无寒战、发热、恶心、呕吐,有无面色苍白等贫血现象;有无黏膜和皮肤黄染等,有无体重减轻,有无意识及神经系统的其他改变等。②局部:腹痛的部位是位于右上腹还是剑突下,有无全腹疼痛;有无压痛、肌紧张及反跳痛;能否触及胆囊及胆囊肿大的程度,Murphy征是否阳性等。③辅助检查:血常规检查中白细胞计数及中性粒细胞比例是否升高,血清胆红素、转氨酶、碱性磷酸酶及淀粉酶有无升高,B超是否观察到胆囊增大或结石影,^{99m}Tc-EHIDA检查胆囊是否显影,心、肺、肾等器官功能有无异常。

(3)心理-社会评估:了解患者及其家属在疾病治疗过程中的心理反应与需求,家庭及社会支持情况,心理承受程度及对治疗的期望等,引导患者正确配合疾病的治疗与护理。

2.术后评估

(1)手术中情况:了解手术的方式和手术范围,如是胆囊切除还是胆囊造口术,是开腹还是腹腔镜;术中有无行胆总管探查,术中出血量及输血、补液情况;有无留置引流管及其位置和目的。

(2)术后病情:术后生命体征及手术切口愈合情况;T管及其他引流管引流情况,包括引流液的量、颜色、性质等;对老年患者尤其要评估其呼吸及循环功能等状况。

(3)心理-社会评估:患者及其家属对术后和术后康复的认知和期望。

(三)主要护理诊断(问题)

1.疼痛

与胆囊结石突然嵌顿、胆汁排空受阻致胆囊强烈收缩或继发胆囊感染、术后伤口疼痛有关。

2.有体液不足的危险

与恶心、呕吐、不能进食和手术前后需要禁食有关。

3.潜在并发症

胆囊穿孔、感染等。

(四)护理措施

1.减轻或控制疼痛

根据疼痛的程度,采取非药物或药物方法止痛。

(1)卧床休息:协助患者采取舒适体位,指导其有节律的深呼吸,达到放松和减轻疼痛的效果。

(2)合理饮食:病情较轻且决定采取非手术治疗的急性胆囊炎患者,指导其清淡饮食,忌食油腻食物;病情严重需急诊手术的患者予以禁食和胃肠减压,以减轻腹胀和腹痛。

(3)药物止痛:对诊断明确的剧烈疼痛者,可遵医嘱通过口服、注射等方式给予消炎利胆、解痉或止痛药,以缓解疼痛。

(4)控制感染:遵医嘱及时合理应用抗生素。通过控制胆囊炎症,减轻胆囊肿胀和胆囊压力达到减轻疼痛的效果。

2.维持体液平衡

对于禁食患者,根据医嘱经静脉补充足够的热量、氨基酸、维生素、水、电解质等,以维持水、电解质及酸碱平衡。对能进食、进食量不足者,指导和鼓励其进食高蛋白、高碳水化合物、高维生素和低脂饮食,以保持良好的营养状态。

3.并发症的预防和护理

(1)加强观察:严密观察患者的生命体征变化,了解腹痛的程度、性质、发作的时间、诱因及缓解的相关因素和腹部体征的变化。若腹痛进行性加重,且范围扩大,出现压痛、反跳痛、肌紧张等,同时伴有寒战、高热的症状,提示胆囊穿孔或病情加重。

(2)减轻胆囊内压力:遵医嘱应用敏感抗菌药,以有效控制感染,减轻炎性渗出,达到减少胆囊内压力、预防胆囊穿孔的目的。

(3)及时处理胆囊穿孔:一旦发生胆囊穿孔,应及时报告医师,并配合做好紧急手术的准备。

(五)护理评价

(1)患者腹痛得到缓解,能叙述自我缓解疼痛的方法。

(2)患者在禁食期间得到相应的体液补充。

(3)患者没有发生胆囊穿孔或能及时发现和处理已发生的胆囊穿孔。

(4)疾病愈合良好,无并发症发生。

(5)患者对疾病的心理压力得到及时的调适与干预。依从性较好,并对疾病的治疗和预防有一定的了解。

二、急性梗阻性化脓性胆管炎

(一)疾病概述

1.概念

急性梗阻性化脓性胆管炎又称急性重症胆管炎,是在胆道梗阻基础上并发的急性化脓性细菌感染,急性胆管炎和急性梗阻性化脓性胆管炎是同一疾病的不同发展阶段。

2.病因

(1)胆道梗阻:最常见的原因为胆道结石性梗阻。此外,胆道蛔虫、胆管狭窄、吻合口狭窄、胆管及壶腹部肿瘤等亦可引起胆道梗阻而导致急性化脓性炎症。胆道发生梗阻时,胆盐不能进入肠道,易造成细菌移位。

(2)细菌感染:胆道内细菌多来源于胃肠道,其感染途径可经十二指肠逆行进入胆道,或小肠炎症时,细菌经门静脉系统入肝到达胆道引起感染。可以是单一菌种感染,也可是两种以上的菌种感染。以大肠埃希菌、变形杆菌、克雷伯杆菌、铜绿假单胞菌等革兰氏阴性杆菌多见。近年来,厌氧菌及革兰氏阳性球菌在胆道感染中的比例有增高的趋势。

3.病理生理

急性梗阻性化脓性胆管炎的基本病理改变是胆管梗阻、肝实质及胆道系统胆汁淤滞和胆管内化脓性感染。胆管梗阻及随之而来的胆道感染造成梗阻以上胆管扩张、胆管壁黏膜肿胀,使梗阻进一步加重并趋向完全性;胆管内压力升高,胆管壁充血、水肿、炎性细胞浸润及溃疡形成,管腔内逐渐充满脓性胆汁或脓液,使胆管内压力继续升高,当胆管内压力超过 4.0 kPa(40 cmH$_2$O)时,肝细胞停止分泌胆汁,胆管内脓性胆汁及细菌逆流,引起肝内胆管及肝细胞化脓性感染;若感染进一步加重,可使肝细胞发生大片坏死;胆小管破溃后形成胆小管与肝动脉或门静脉瘘,可在肝内形成多发性脓肿及胆道出血;大量细菌和毒素还可经肝静脉进入人体循环引起全身化脓性感染和多器官功能损害,甚至引起全身脓毒血症或感染性休克,严重者可导致多器官功能障碍综合征(multiple organ dysfunction syndrome,MODS)或多器官功能衰竭。

4.临床表现

多数患者有胆道疾病史,部分患者有胆道手术史。本病发病急骤,病情进展迅速,除了具有急性胆管炎的 Charcot 三联症(腹痛、寒战高热、黄疸)外,还有休克及中枢神经系统受抑制的表现,即 Reynolds 五联征。

(1)症状。①腹痛:患者常表现为突发的剑突下或右上腹持续性疼痛,可阵发性加重,并向右肩胛下及腰背部放射。腹痛及其程度可因梗阻的部位不同而有差异。肝内梗阻者疼痛较轻,肝外梗阻时症状明显。②寒战、高热:体温持续升高达 39～40 ℃或更高,呈弛张热热型。③胃肠道症状:多数患者伴恶心、呕吐,黄疸。

(2)体征。①腹部压痛或腹膜刺激征:剑突下或右上腹部可有不同程度和不同范围的压痛或腹膜刺激征,可有肝大及肝区叩痛,可扪及肿大的胆囊。②黄疸:多数患者可出现不同程度的黄疸,若仅为一侧胆管梗阻可不出现黄疸。③神志改变:主要表现为神志淡漠、烦躁、谵妄或嗜睡、神志不清,甚至昏迷,病情严重者可在短期内出现感染性休克表现。④休克表现:呼吸急促、出冷汗、脉搏细速,可达 120 次/分以上,血压在短时间内迅速下降,可出现全身发绀或皮下瘀斑。

5.辅助检查

(1)实验室检查:血常规检查可见白细胞计数升高,可超过 $20 \times 10^9 / L$;中性粒细胞比例明显升高;细胞质内可出现中毒颗粒;凝血酶原时间延长;血生化检查可见肝功能损害、电解质紊乱和尿素氮增高等;血气分析检查可提示血氧分压降低和代谢性酸中毒的表现。尿常规检查可发现蛋白及颗粒管型。寒战时做血培养,多有细菌生长。

(2)影像学检查:B超是主要的辅助检查方法。B超检查可显示肝和胆囊肿大,胆囊壁增厚。肝、内外胆管扩张及胆管内结石光团伴声影。必要时可行 CT、ERCP、MRCP、PTC 等检查,以了解梗阻部位、程度、结石大小和数量等。

6.主要处理原则

紧急手术解除胆道梗阻并引流,尽早而有效降低胆管内压力,积极控制感染和抢救患者生命。

(1)非手术治疗:既是治疗手段又是手术前准备。在严密观察下进行,若非手术治疗期间症状不能缓解或病情进一步加重,则应紧急手术治疗。主要措施:①禁食、持续胃肠减压及解痉止痛。②抗休克治疗:建立通畅的静脉输液通道,加快补液扩容,恢复有效循环血量;及时应用肾上腺皮质激素,必要时使用血管活性药物;纠正水、电解质酸碱平衡紊乱。③抗感染治疗:联合应用足量、有效、广谱、并对肝、肾毒性小的抗菌药物。④其他:包括吸氧、降温、支持治疗等,以保护重要内脏器官功能。⑤引流:非手术方法进行胆管减压引流,如 PTCD、经内镜鼻胆管引流术(endoscopic nasobiliary drainage,ENAD)等。

(2)手术治疗:主要目的是解除梗阻、胆道减压,挽救患者生命。手术力求简单而有效。多采用胆总管切开减压加 T 管引流术。术中注意肝内胆管是否引流通畅,以防形成多发性肝脓肿。若病情无改善,应及时手术治疗。

(二)护理评估

1.术前评估

(1)健康史及相关因素。①发病情况:是否为突然发病,有无表现为起病急、症状重、进展快的特点。②发病的病因和诱因:此次发病与饮食、活动的关系,有无肝内、外胆管结石或胆囊炎反复发作史,有无类似疼痛史等。③病情及其程度:是否表现为急性病容,有无神经精神症状,是否为短期内即出现感染性休克的表现。④既往史:有无胆道手术史;有无用药史、过敏史及腹部手术史。

(2)身体状况。①全身及生命体征(T、P、R、BP):患者是否在发病初期即出现畏寒发热,体温持续升高至39～40 ℃或更高;有无伴呼吸急促、出冷汗、脉搏加速及血压在短时间内迅速下降等;患者有无巩膜及皮肤黄染及黄染的程度;有无神志改变的表现,如神志淡漠、谵妄或嗜睡、神志不清甚至昏迷等;有无感染、中毒的表现,如全身皮肤湿冷、发绀和皮下瘀斑等。②局部:腹痛的部位、性质、程度及有无放射痛等;肝区有无压痛、叩击痛;腹膜刺激征是否为阳性;腹部有无不对称性肿大等。③辅助检查:血常规检查白细胞计数升高及中性粒细胞比例是否明显升高;细胞质内是否出现中毒颗粒;尿常规检查有无异常;凝血酶原时间有无延长;血生化检查是否提示肝功能损害、电解质紊乱、代谢性酸中毒及尿素氮增高等;血气分析检查是否提示血氧分压降低。B超及其他影像学检查是否提示肝和胆囊肿大,肝、内外胆管扩张和结石。心、肺、肾等器官功能有无异常。

(3)心理和社会支持状况:了解患者和家属对疾病的认知、家庭经济状况、心理承受程度及对治疗的期望。

2.术后评估

(1)手术中情况:了解术中胆总管探查及解除梗阻、胆道减压、胆汁引流情况;术中患者生命体征是否平稳;肝内、外胆管结石清除及引流情况;有无多发性肝脓肿及处理情况;各种引流管放置位置和目的等。

(2)术后病情:术后生命体征及手术切口愈合情况,T管及其他引流管引流情况等。

(3)心理-社会评估:患者及其家属对术后康复的认知和期望程度。

(三)主要护理诊断(问题)

1.疼痛

与胆道梗阻、胆管扩张及手术后伤口疼痛有关。

2.体液不足

与呕吐、禁食、胃肠减压及感染性休克有关。

3.体温过高

与胆道梗阻并继发感染有关。

4.低效性呼吸困难

与感染中毒有关。

5.潜在并发症

胆道出血、胆瘘、多器官功能障碍或衰竭。

(四)护理措施

1.减轻或控制疼痛

根据疼痛的程度,采取非药物或药物方法止痛。

(1)卧床休息:协助患者采取舒适体位,指导其有节律的深呼吸,达到放松和减轻疼痛的效果。

(2)合理饮食:病情较轻且决定采取非手术治疗的急性胆囊炎患者,指导其清淡饮食,忌食油腻食物;病情严重需急诊手术的患者予以禁食和胃肠减压,以减轻腹胀和腹痛。

(3)解痉镇痛:对诊断明确的剧烈疼痛者,可遵医嘱通过口服、注射等方式给予消炎利胆、解痉或止痛药,以缓解疼痛。

(4)控制感染:遵医嘱及时合理应用抗生素。通过控制胆囊炎症,减轻胆囊肿胀和胆囊压力达到减轻疼痛的效果。

2.维持体液平衡

(1)加强观察:严密观察患者的生命体征和循环功能,如脉搏、血压、CVP和每小时尿量等,及时准确记录出入水量,为补液提供可靠依据。

(2)补液扩容:对于休克患者应迅速建立静脉输液通路,补液扩容,尽快恢复血容量。遵医嘱及时给予肾上腺皮质激素,必要时应用血管活性药物,以改善和保证组织器官的血流灌注及供氧。

(3)纠正水、电解质、酸碱平衡紊乱:根据病情、CVP、胃肠减压及每小时尿量等情况,确定补液的种类和输液量,合理安排输液的顺序和速度,维持水、电解质及酸碱平衡。

3.降低体温

(1)物理降温:温水擦浴、冰敷等物理方法。

(2)药物降温:在物理降温的基础上,根据病情遵医嘱通过口服、注射或其他途径给予药物降温。

(3)控制感染:遵医嘱联合应用足量有效的广谱抗生素,以有效控制感染,使体温恢复正常。

4.维持有效呼吸

(1)加强观察:密切观察患者的呼吸频率、节律和深浅度;动态监测血氧饱和度的变化,定期进行动脉血气分析检查,以了解患者的呼吸功能状况。若患者呼吸急促、血氧饱和度下降、氧分压降低,提示患者呼吸功能受损。

(2)采取合适体位:协助患者卧床休息,减少耗氧量。非休克患者取半卧位,使腹肌放松、膈肌下降,有助于改善呼吸和减轻疼痛。半卧位还可促使腹腔内炎性渗出物局限于盆腔,减轻中毒症状。休克患者应取头低足高位。

(3)禁食和胃肠减压:禁食可减少消化液的分泌,减轻腹部胀痛。通过胃肠减压,可吸出胃内容物,减少胃内积气和积液,从而达到减轻腹胀、避免膈肌抬高和改善呼吸功能的效果。

(4)解痉镇痛:对诊断明确的剧烈疼痛患者,可遵医嘱给予消炎利胆、解痉或止痛药,以缓解疼痛,利于平稳呼吸,尤其是腹式呼吸。

(5)吸入氧气:根据患者呼吸的频率、节律、深浅度及血气分析情况选择给氧的方式和确定氧气流量和浓度,如可通过鼻导管、面罩、呼吸机辅助等方法给氧,以维持患者正常的血氧饱和度及动脉血氧分压,改善缺氧症状,保证组织器官的氧气供给。

5.营养支持

(1)术前:不能进食或禁食及胃肠减压的患者,可从静脉补充能量、氨基酸、维生素、水、电解质等,以维持和改善营养状况。对凝血机制障碍的患者,遵医嘱给予维生素 K_1 肌内注射。

(2)术后:在患者恢复进食前或进食量不足时,仍需从胃肠外途径补充营养素;当患者恢复进食后,应鼓励患者从清流饮食逐步转为进食高蛋白、高碳水化合物、高维生素和低脂饮食。

6.并发症的预防和护理

(1)加强观察:包括神志、生命体征、每小时尿量、腹部体征及引流液的量、颜色、性质,同时注意血常规、电解质、血气分析和心电图等检查结果的变化。若 T 管引流液呈血性,伴腹痛、发热等症状,应考虑胆道出血;若腹腔引流液呈黄绿色胆汁样,应警惕胆瘘的可能;若患者出现神志淡漠,黄疸加深,每小时尿量减少或无尿,肝、肾功能异常,血氧分压降低或代谢性酸中毒及凝血酶原时间延长等,提示多器官功能障碍或衰竭,应及时报告医师,并协助处理。

(2)加强腹壁切口、引流管和 T 管护理。

(3)加强支持治疗:患者发生胆瘘时,在观察并准确记录引流液的量、颜色的基础上,遵医嘱补充水、电解质及维生素,以维持水、电解质平衡;鼓励患者进食高蛋白、高碳水化合物、高维生素和低脂易消化饮食,防止因胆汁丢失影响消化吸收而造成营养障碍。

(4)维护器官功能:一旦出现多器官功能障碍或衰竭的征象,应立即与医师联系,并配合医师采取相应的急救措施。

(五)护理评价

(1)患者及时得到补液,体液代谢维持平衡。

(2)患者感染得到有效控制,体温恢复正常。

(3)患者能维持有效呼吸,没有发生低氧血症或发生后得到及时发现和纠正。

（4）患者的营养状况得到改善或维持。

（5）患者没有发生胆道出血、胆瘘及多器官功能障碍或衰竭等并发症，或发生后得到及时发现和处理。

（张　舒）

第九节　急性腹膜炎

一、概念

急性腹膜炎是指由细菌，包括需氧菌和厌氧菌或两者混合所引起的腹膜腔急性感染。急性化脓性腹膜炎累及整个腹腔称为急性弥漫性腹膜炎，腹膜腔炎症仅局限于病灶局部称为局限性腹膜炎。根据腹腔内有无病变又分为原发性腹膜炎和继发性腹膜炎。腹腔内无原发病灶，而是血源性引起的，称为原发性腹膜炎，占2%。继发于腹腔内空腔脏器穿孔、损伤破裂、炎症扩散和手术污染等所引起的腹膜炎，称之为继发性腹膜炎，是急性腹膜炎中最常见的一种占98%。

二、临床表现

（一）腹痛

腹痛是最主要的症状，一般都很剧烈，不能忍受，且呈持续性，当患者深呼吸、咳嗽、转动体位时加重，故患者多不愿意改变体位。疼痛先以原发病灶处最明显，随炎症扩散可波及全腹。

（二）恶心、呕吐

恶心、呕吐为早期出现胃肠道症状。腹膜受到刺激，引起反射性恶心、呕吐，呕吐物为胃内容物。当出现麻痹性肠梗阻时，可吐出黄绿色胆汁，甚至粪质样内容物。

（三）全身症状

随着炎症发展，患者出现高热、大汗、口干、脉速、呼吸浅快等全身中毒症状，后期出现眼窝凹陷、四肢发冷、呼吸急促、脉搏细弱、血压下降、严重缺水、代谢性酸中毒及感染性休克的表现。但年老体衰或病情晚期者体温不一定升高，如脉搏加快，体温反而下降，提示病情恶化。

（四）腹部体征

腹胀明显，腹式呼吸减弱或消失。腹部有压痛、反跳痛、肌紧张，是腹膜炎的重要体征，称为腹膜刺激征。腹肌呈"木板样"多为胃十二指肠穿孔的临床表现，而老年人、幼儿或极度虚弱的患者腹肌紧张可不明显，易被忽视。胃十二指肠穿孔时，腹腔可有游离气体，叩诊肝浊音界缩小或消失。腹腔内有较多积液时，移动性浊音呈阳性。

三、辅助检查

（一）血液检查

白细胞总数及中性粒细胞升高，可出现中毒性颗粒。病情危重或机体反应低下时，白细胞计数可不增高。

(二)腹部 X 线检查

立位平片,可见膈下游离气体;卧位片,在腹膜炎有肠麻痹时可见肠襻普遍胀气,肠间隙增宽及腹膜外脂肪线模糊以至消失。

(三)直肠指检

有无直肠前壁触痛、饱满,可判断有无盆腔感染或盆腔脓肿形成。

(四)B 超检查

B 超检查可帮助判断腹腔病变部位。

(五)腹腔穿刺

可根据抽出液性状、气味、混浊度做细菌培养、涂片,及淀粉酶测定来帮助诊断及确定病变部位和性质。

四、护理措施

急性腹膜炎的治疗分为非手术和手术两种方法。非手术疗法主要适用于原发性腹膜炎;急性腹膜炎原因不明,病情不重,全身情况较好,炎症已有局限化趋势,症状有所好转。手术疗法主要适用于腹腔内病变严重;腹膜炎重或腹膜炎原因不明,无局限趋势;患者一般情况差,腹水多,肠麻痹重或中毒症状明显,甚至出现休克者;经短期(一般不超过 8 小时)非手术治疗症状及体征不缓解反而加重者。其治疗原则是处理原发病灶,消除引起腹膜炎的病因,清理或引流腹腔,促使腹腔脓性渗出液尽早局限、吸收。

(一)术前护理

(1)病情观察:定时监测体温、脉搏、呼吸、血压,准确记录 24 小时液体出入量。观察腹部体征变化,对休克患者应监测中心静脉压及血气分析数值。

(2)禁食:尤其是胃肠道穿孔者,可减少胃肠道内容物继续溢入腹腔。

(3)胃肠减压:可减轻胃肠道内积气、积液,减少胃肠内容物继续溢入腹腔,有利或减轻腹膜的疼痛刺激,减少毒素吸收,降低肠壁张力,改善肠壁血液供给,利于炎症局限,并促进胃肠道蠕动恢复。

(4)保持水、电解质平衡:腹膜炎时,腹腔内有大量液体渗出,加之呕吐,患者不仅丧失水、电解质,也丧失了大量的血浆,应根据患者的临床表现和血生化测定、中心静脉压等监测,输入适量的晶体液和胶体液,纠正水、电解质和酸碱失衡,保持尿量每小时 30 mL 以上。

(5)抗感染:继发性腹膜炎常为混合感染,因此需针对性地、大剂量联合应用抗生素。

(6)对诊断不明确者,应严禁使用止痛剂,以免掩盖病情,贻误诊断和治疗。

(7)积极做好手术准备,做好患者及家属的工作,解除思想顾虑,积极配合治疗。

(二)术后护理

(1)定时监测体温、脉搏、呼吸、血压及尿量的变化。

(2)患者血压平稳后,应取半卧位,以利于腹腔引流,减轻腹胀,改善呼吸。

(3)补液与营养:由于术前大量体液丧失,患者术后又需禁食,故要注意水、电解质平衡,酸碱平衡和营养的补充。

(4)继续胃肠减压:腹膜炎患者虽经手术治疗,但腹膜的炎症尚未清除,肠蠕动尚未恢复,故应禁食,同时采用有效的胃肠减压,直至肠蠕动恢复,肛门排气后,方可拔除胃管,开始进食。

(5)引流的护理:妥善固定引流管,避免受压、扭曲,保持通畅,观察并记录引流量、颜色、气味等。如需用负压吸引者应注意负压大小,如用双套管引流者,常需用生素盐水冲洗,冲洗时应注意无菌操作,记录冲洗量、引流量及性状。冲洗时注意保持床铺的干燥。

(6)应用抗生素以减轻和防治腹腔残余感染。

(7)为了减少患者的不适,酌情使用止痛剂。

(8)鼓励患者早期活动,防止肠粘连。

(9)观察有无腹腔残余脓肿,如患者体温持续不退或下降后又有升高,白细胞计数升高,全身有中毒症状,及腹部局部体征的变化,大便次数增多等提示有残余脓肿,应及时报告医师处理。

(三)健康教育

(1)术后肠功能恢复后的饮食要根据不同疾病具体计划,先吃流质饮食,再过渡到半流饮食。应指导和鼓励患者吃易消化、高蛋白、高热量、高维生素的食物。

(2)向患者解释术后半卧位的意义。在病情允许的情况下,应鼓励患者尽早下床活动。

(3)出院后如突然出现腹痛加重,应及时到医院就诊。

(张 舒)

第十节 急性胰腺炎

一、病因

(一)梗阻因素

梗阻是最常见原因。常见于胆总管结石,胆管蛔虫症,Oddi 括约肌水肿和痉挛等引起的胆管梗阻及胰管结石、肿瘤导致的胰管梗阻。

(二)乙醇中毒

乙醇引起 Oddi 括约肌痉挛,使胰管引流不畅、压力升高。同时乙醇刺激胃酸分泌,胃酸又刺激促胰液素和缩胆囊素分泌增多,促使胰腺外分泌增加。

(三)暴饮暴食

尤其是高蛋白、高脂肪食物、过量饮酒可刺激胰腺大量分泌,胃肠道功能紊乱,或因剧烈呕吐导致十二指肠内压骤增,十二指肠液反流,共同通道受阻。

(四)感染因素

腮腺炎病毒、肝炎病毒、伤寒杆菌等经血流、淋巴进入胰腺所致。

(五)损伤或手术

胃胆管手术或胰腺外伤、内镜逆行胰管造影等因素可直接或间接损伤胰腺,导致胰腺缺血、Oddi 括约肌痉挛或刺激迷走神经,使胃酸、胰液分泌增加亦可导致发病。

(六)其他因素

内分泌或代谢性疾病,如高脂血症、高钙血症等,某些药物如利尿剂,吲哚美辛、硫唑嘌呤等均可损害胰腺。

二、病理生理

根据病理改变可分为水肿性胰腺炎和出血坏死性胰腺炎两种。基本病理改变是水肿、出血和坏死,严重者可并发休克、化脓性感染及多脏器衰竭。

三、临床表现

(一)腹痛

大多为突然发作,常在饱餐后或饮酒后发病。多为全上腹持续剧烈疼痛伴有阵发性加重,向腰背部放射,疼痛与病变部位有关。胰头部以右上腹痛为主,向右肩部放射;胰尾部以左上腹为主,向左肩放射;累及全胰则呈束带状腰背疼痛。重型患者腹痛延续时间较长,由于渗出液扩散,腹痛可弥散至全腹,并有麻痹性肠梗阻现象。

(二)恶心、呕吐

早期为反射性频繁呕吐,多为胃十二指肠内容物,后期因肠麻痹或肠梗阻可呕吐小肠内容物。呕吐后腹胀不缓解为其特点。

(三)发热

发热与病变程度相一致。重型胰腺炎继发感染或合并胆管感染时可持续高热,如持续高热不退则提示合并感染或并发胰周脓肿。

(四)腹胀

腹胀是重型胰腺炎的重要体征之一,其原因是腹膜炎造成麻痹性肠梗阻所致。

(五)黄疸

黄疸多在胆源性胰腺炎时发生,严重者可合并肝细胞性黄疸。

(六)腹膜炎体征

水肿性胰腺炎时,压痛只局限于上腹部,常无明显肌紧张;出血性坏死性胰腺炎压痛明显,并有肌紧张和反跳痛,范围较广泛或波及全腹。

(七)休克

严重患者出现休克,表现为脉细速、血压降低、四肢厥冷、面色苍白等。有的患者以突然休克为主要表现,称为暴发性急性胰腺炎。

(八)皮下瘀斑

少数患者因胰酶及坏死组织液穿过筋膜与基层渗入腹壁下,可在季肋及腹部形成蓝棕色斑(Grey-turner 征)或脐周皮肤青紫(Cullen 征)。

四、辅助检查

(一)胰酶测定

1.血清淀粉酶

90%以上的患者血清淀粉酶升高,通常在发病后 3～4 小时后开始升高,12～24 小时达到高峰,3～5 天恢复正常。

2.尿淀粉酶测定

通常在发病后 12 小时开始升高,24～48 小时达高峰,持续 5～7 天开始下降。

3.血清脂肪酶测定

在发病 24 小时升高至 1.5 康氏单位(正常值 0.5～1.0 U)。

(二)腹腔穿刺

穿刺液为血性混浊液体,可见脂肪小滴,腹水淀粉酶较血清淀粉酶值高 3～8 倍。并发感染时呈脓性。

(三)B 超检查

B 超检查可见胰腺弥漫性均匀肿大,界限清晰,内有光点反射,但较稀少,若炎症消退,上述变化持续 1～2 周即可恢复正常。

(四)CT 检查

CT 扫描显示胰腺弥漫肿大,边缘不光滑,当胰腺出现坏死时可见胰腺上有低密度、不规则的透亮区。

五、临床分型

(一)水肿性胰腺炎(轻型)

患者主要表现为腹痛、恶心、呕吐、腹膜炎体征、血和尿淀粉酶增高,经治疗后短期内可好转,病死率低。

(二)出血坏死性胰腺炎(重型)

除上述症状、体征继续加重外,高热持续不退,黄疸加深,神志模糊和谵妄,高度腹胀,血性或脓性腹水,两侧腰部或脐下出现青紫瘀斑,胃肠出血、休克等。实验室检查:白细胞计数增多($>16\times10^9$/L),红细胞和血细胞比容降低,血糖升高(>11.1 mmol/L),血钙降低(<2.0 mmol/L),$PaO_2<8.0$ kPa(60 mmHg),血尿素氮或肌酐增高,酸中毒等。甚至出现急性肾衰竭、DIC、ARDS 等,病死率较高。

六、治疗原则

(一)非手术治疗

急性胰腺炎大多采用非手术治疗:①严密观察病情;②减少胰液分泌,应用抑制或减少胰液分泌的药物;③解痉镇痛;④有效抗生素防治感染;⑤抗休克,纠正水电解质平衡失调;⑥抗胰酶疗法;⑦腹腔灌洗;⑧激素和中医中药治疗。

(二)手术治疗

1.目的

清除含有胰酶、毒性物质的坏死组织。

2.指征

采用非手术疗法无效者;诊断未明确而疑有腹腔脏器穿孔或肠坏死者;合并胆管疾病者;并发胰腺感染者。应考虑手术探查。

3.手术方式

有灌洗引流、坏死组织清除和规则性胰腺切除术、胆管探查,T 形管引流和胃造瘘、空肠造瘘术等。

七、护理措施

(一)非手术期间的护理

1.病情观察

严密观察神志,监测生命体征和腹部体征的变化,监测血气、凝血功能、血电解质变化,及早发现坏死性胰腺炎、休克和多器官衰竭。

2.维持正常呼吸功能

给予高浓度氧气吸入,必要时给予呼吸机辅助呼吸。

3.维护肾功能

详细记录每小时尿量、尿比重、液体出入量。

4.控制饮食、抑制胰腺分泌

对病情较轻者,可进少量清淡流质或半流质饮食,限制蛋白质摄入量,禁进脂肪。对病情较重或频繁呕吐者要禁食,行胃肠减压,遵医嘱给予抑制胰腺分泌的药物。

5.预防感染

对病情重或胆源性胰腺炎患者给予抗生素,为预防真菌感染,应加用抗真菌药物。

6.防治休克

维持水、电解质平衡,应早期迅速补充水电解质,血浆、全血。还应预防低钾血症,低钙血症,在疾病早期应注意观察,及时矫正。

7.心理护理

指导患者减轻疼痛的方法,解释各项治疗措施的意义。

(二)术后护理

1.术后各种引流管的护理

(1)熟练掌握各种管道的作用,将导管贴上标签后与引流装置正确连接,妥善固定,防止导管滑脱。

(2)分别观察记录各引流管的引流液性状、颜色、量。

(3)严格遵循无菌操作规程,定期更换引流装置。

(4)保持引流通畅,防止导管扭曲。重型患者常有血块、坏死组织脱落,容易造成引流管阻塞。如有阻塞可用无菌温生理盐水冲洗,帮患者经常更换体位,以利引流。

(5)冲洗液、灌洗液现用现配。

(6)拔管护理:当患者体温正常并稳定10天左右,白细胞计数正常,腹腔引流液少于5 mL,每天引流液淀粉酶测定正常后可考虑拔管。拔管后要注意拔管处伤口有无渗漏,如有渗液应及时更换敷料。拔管处伤口可在1周左右愈合。

2.伤口护理

观察有无渗液、有无裂开,按时换药,并发胰外瘘时,要注意保持负压引流通畅,并用氧化锌糊剂保护瘘口周围皮肤。

3.营养支持治疗与护理

根据患者营养评定状况,计算需要量,制订计划。第一阶段,术前和术后早期,需抑制分泌功能,使胰腺处于休息状态,同时因胃肠道功能障碍,此时需完全胃肠外营养(TPN)2~3周。第二阶段,术后3周左右,病情稳定,肠道功能基本恢复,可通过空肠造瘘提供营养3~4周,称为肠道营养(TEN)。第三阶段,逐渐恢复经口进食,称为胃肠内营养(EN)。

4.并发症的观察与护理

(1)胰腺脓肿及腹腔脓肿:术后2周的患者出现高热、腹部肿块,应考虑其可能。一般均为腹腔引流不畅,胰腺坏死组织及渗出液局部积聚感染所致。非手术疗法无效时应手术引流。

(2)胰瘘:如观察到腹腔引流有无色透明腹腔液经常外漏,其中淀粉酶含量高,为胰液外漏所致,合并感染时引流液可显脓性。多数可逐渐自行愈合。

(3)肠瘘:主要表现为明显的腹膜刺激征,引流液中伴有粪渣。瘘管形成后用营养支持治疗。长期不愈者,应考虑手术治疗。

(4)假性胰腺囊肿:多数需手术行囊肿切除或内引流手术,少数患者经非手术治疗6个月可自行吸收。

(5)糖尿病:胰腺部分切除后,可引起内、外分泌缺失。注意观察血糖、尿糖的变化,根据化验报告补充胰岛素。

5.心理护理

由于病情重,术后引流管多,恢复时间长,患者易产生悲观急躁情绪,因此应关心体贴鼓励患者,帮助患者树立战胜疾病的信心,积极配合治疗。

八、健康教育

(1)饮食应少量多餐,注意食用富有营养易消化食物,避免暴饮暴食及酗酒。

(2)有胆管疾病、病毒感染者应积极治疗。

(3)告知会引发胰腺炎的药物种类,不得随意服药。

(4)有高糖血症,应遵医嘱口服降糖药或注射胰岛素,定时查血糖、尿糖,将血糖控制在稳定水平,防治各种并发症。

(5)出院4~6周,避免过度疲劳。

(6)门诊应定期随访。

(张 舒)

第十一节 肠 梗 阻

一、概述

肠梗阻指肠内容物在肠道中通过受阻,为常见急腹症,可因多种因素引起。起病初梗阻肠段先有解剖和功能性改变,继则发生体液和电解质的丢失、肠壁循环障碍坏死和继发感染,最后可致毒血症休克死亡。当然如能及时诊断积极治疗大多能逆转病情的发展以至治愈。

二、病因

(一)机械性肠梗阻

1.肠外原因

(1)粘连与粘连带压迫:粘连可引起肠折叠扭转而造成梗阻。先天性粘连带较多见于小儿;

腹部手术或腹内炎症产生的粘连是成人肠梗阻最常见的原因,但少数病例可无腹部手术及炎症史。

(2)嵌顿性外疝或内疝。

(3)肠扭转常由于粘连所致。

(4)肠外肿瘤或腹块压迫。

2.肠管本身的原因

(1)先天性狭窄和闭孔畸形。

(2)炎症肿瘤吻合手术及其他因素所致的狭窄。例如,炎症性肠病肠结核放射性损伤肠肿瘤(尤其是结肠瘤)肠吻合等。

(3)肠套叠在成人较少见,多因息肉或其他肠管病变引起。

3.肠腔内原因

由于成团蛔虫异物或粪块等引起肠梗阻已不常见。巨大胆石通过胆囊或胆总管-指肠瘘管进入肠腔,产生胆石性肠梗阻的病例时有报道。

(二)动力性肠梗阻

1.麻痹性

腹部大手术后腹膜炎、腹部外伤、腹膜后出血、某些药物肺炎、脓胸脓毒血症、低钾血症或其他全身性代谢紊乱均可并发麻痹性肠梗阻。

2.痉挛性

肠道炎症及神经系统功能紊乱均可引起肠管暂时性痉挛。

(三)血管性肠梗阻

肠系膜动脉栓塞或血栓形成和肠系膜静脉血栓形成为主要病因。各种病因引起肠梗阻的频率随年代地区、民族医疗卫生条件等不同而有所不同。例如:年前嵌顿疝所致的机械性肠梗阻的发生率最高,随着医疗水平的提高、预防性疝修补术得到普及,现已明显减少。而粘连所致的肠梗阻的发生率明显上升。

三、病理改变

单纯性完全机械性肠梗阻发生后,梗阻部位以上的肠腔扩张,肠壁变薄,黏膜易有糜烂和溃疡发生,浆膜可被撕裂,整个肠壁可因血供障碍而坏死穿孔,梗阻以下部分肠管多呈空虚坍陷。

麻痹性肠梗阻时肠管扩张肠壁变薄。

在绞窄性肠梗阻的早期,由于静脉回流受阻,小静脉和毛细血管可发生淤血、通透性增加、甚至破裂而渗出血浆或血液,此时肠管内因充血和水肿而呈紫色,继而出现动脉血流受阻、血栓形成,肠壁因缺血而坏死,肠内细菌和毒素可通过损伤的肠壁进入腹腔,坏死的肠管呈紫黑色最后可自行破裂。

四、病理生理

肠梗阻的主要病理生理改变为膨胀体液和电解质的丢失,以及感染和毒血症。这些改变的严重程度视梗阻部位的高低、梗阻时间的长短及肠壁有无血液供应障碍而不同。

(一)肠膨胀

机械性肠梗阻时,梗阻以上的肠腔因积液积气而膨胀,肠段对梗阻的最先反应是增强蠕动,而强烈的蠕动引起肠绞痛。此时食管上端括约肌发生反射性松弛,患者在吸气时不自觉地将大量空气吞入胃肠,因此肠腔积气的70%是咽下的空气,其中大部分是氮气,不易被胃肠吸收,其余30%的积气是肠内酸碱中和与细菌发酵作用产生的,或自备注弥散至肠腔的 CO_2、H_2、CH_4 等气体。正常成人每天消化道分泌的唾液、胃液、胆液、胰液和肠液的总量约8 L,绝大部分被小肠黏膜吸收,以保持体液平衡。肠梗阻时大量液体和气体聚积在梗阻近端引起肠膨胀,而膨胀能抑制肠壁黏膜吸收水分,以后又刺激其增加分泌,如此肠腔内液体越积越多,使肠膨胀进行性加重。在单纯性肠梗阻,肠管内压力一般较低,初是常低于 0.8 kPa(8 cmH_2O)。

但随着梗阻时间的延长,肠管内压力甚至可达到 1.8 kPa(18 cmH_2O)。结肠梗阻止肠腔内压力平均多在 2.5 kPa(25 cmH_2O)。结肠梗阻时肠腔内压力平均多在 2.5 kPa(25 cmH_2O)以上,甚至有高到 5.2 kPa(52 cmH_2O)水柱。肠管内压力的增高可使肠壁静脉回流障碍,引起肠壁充血水肿,通透性增加。肠管内压力继续增高可使肠壁血流阻断使单纯性肠梗阻变为绞窄性肠梗阻。严重的肠膨胀甚至可使横膈抬高,影响患者的呼吸和循环功能。

(二)体液和电解质的丢失

肠梗阻时肠膨胀可引起反射性呕吐。高位小肠梗阻时呕吐频繁,大量水分和电解质被排出体外。如梗阻位于幽门或十二指肠上段,呕出过多胃酸,则易产生脱水和低氯低钾性碱中毒。如梗阻位于十二指肠下段或空肠上段,则重碳酸盐的丢失严重。低位肠梗阻,呕吐虽远不如高位者少见,但因肠黏膜吸收功能降低而分泌液量增多,梗阻以上肠腔中积留大量液体,有时多达5~10 L,内含大量碳酸氢钠。这些液体虽未被排出体外,但封闭在肠腔内不能进入血液,等于体液的丢失。此外,过度的肠膨胀影响静脉回流,导致肠壁水肿和血浆外渗,在绞窄性肠梗阻时,血和血浆的丢失尤其严重。因此,患者多发生脱水伴少尿、氮质血症和酸中毒。如脱水持续,血液进一步浓缩,则导致低血压和低血容量休克。失钾和不进饮食所致的血钾过低可引起肠麻痹,进而加重肠梗阻的发展。

(三)感染和毒血症

正常人的肠蠕动使肠内容物经常向前流动和更新,因此小肠内是无菌的,或只有极少数细菌。单纯性机械性小肠梗阻时,肠内纵有细菌和毒素也不能通过正常的肠黏膜屏障,因而危害不大。若梗阻转变为绞窄性,开始时静脉血流被阻断,受累的肠壁渗出大量血液和血浆,使血容量进一步减少,继而动脉血流被阻断而加速肠壁的缺血性坏死。绞窄段肠腔中的液体含大量细菌(如梭状芽孢杆菌、链球菌、大肠埃希菌等)、血液和坏死组织,细菌的毒素及血液和坏死组织的分解产物均具有极强的毒性。这种液体通过破损或穿孔的肠壁进入腹腔后,可引起强烈的腹膜刺激和感染,被腹膜吸收后,则引起脓毒血症。严重的腹膜炎和毒血症是导致肠梗阻患者死亡的主要原因。

除上述三项主要的病理生理改变之外,如发生绞窄性肠梗阻往往还伴有肠壁、腹腔和肠腔内的渗血,绞窄的肠襻越长,失血量越大,亦是导致肠梗阻患者死亡的原因之一。

五、临床表现

症状和体征典型的肠梗阻是不难诊断的,但缺乏典型表现者诊断较困难。X线腹部透视或摄片检查对证实临床诊断、确定肠梗阻的部位很有帮助。正常人腹部X线平片上只能在胃和结肠内见到少量气体。如小肠内有气体和液平面,表明肠内容物通过障碍,提示肠梗阻的存在。急性小肠梗阻通常要经过6小时肠内才会积聚足够的液体和气体,形成明显的液平面经过12小时,肠扩张的程度肯定达到诊断水平。结肠梗阻发展到X线征象出现的时间就更长。充气的小肠特别是空肠可从横绕肠管的环状襞加以辨认,并可与具有结肠袋影的结肠相区别。此外,典型的小肠肠型多在腹中央部分,而结肠影在腹周围或在盆腔。根据患者体力情况可采用立或卧式,从正位或侧位摄片,必要时进行系列摄片。

肠梗阻的诊断确定后,应进步鉴别梗阻的类型。因于治疗及预后方面差异很大,如机械性肠梗阻多需手术解除,动力性肠梗阻则可用保守疗法治愈,绞窄性肠梗阻应尽早进行手术,而单纯性机械性肠梗阻可先试行保守治疗。应鉴别之点如下。

(一)鉴别机械性肠梗阻和动力性肠梗阻

首先要从病史上分析有无机械梗阻因素。动力性肠梗阻包括常见的麻痹性和少见的痉挛性肠梗阻。机械性肠梗阻的特征是阵发性肠绞痛、肠鸣音亢进和非对称性腹胀;而麻痹性肠梗阻的特征为无绞痛、肠鸣音消失和全腹均匀膨胀;痉挛性肠梗阻可有剧烈腹痛突然发作和消失,间歇期不规则,肠鸣音减弱而不消失,但无腹胀。X线腹部平片有助于两者的鉴别:机械性梗阻的肠胀气局限于梗阻部位以上的肠段;麻痹性梗阻时,全部胃、小肠和结肠均有胀气,程度大致相同;痉挛性梗阻时,肠无明显胀气和扩张。每隔分钟拍摄正、侧位腹部平片以观察小肠有无运动,常可鉴别机械性与麻痹性肠梗阻。

(二)鉴别单纯性肠梗阻和绞窄性肠梗阻

绞窄性肠梗阻可发生于单纯性机械性肠梗阻的基础上,单纯性肠梗阻因治疗不善而转变为绞窄性肠梗阻的占15%～43%,一般认为出现下列征象应疑有绞窄性肠梗阻。

(1)急骤发生的剧烈腹痛持续不减,或由阵发性绞痛转变为持续性腹痛,疼痛的部位较为固定。若腹痛涉及背部提示肠系膜受到牵拉,更提示为绞窄性肠梗阻。

(2)腹部有压痛、反跳痛和腹肌强直,腹胀与肠鸣音亢进则不明显。

(3)呕吐物、胃肠减压引流物、腹腔穿刺液含血液,亦可有便血。

(4)全身情况急剧恶化,毒血症表现明显,可出现休克。

(5)X线平片检查可见梗阻部位以上肠段扩张并充满液体,状若肿瘤或呈"C"形面被称为"咖啡豆征",在扩张的肠管间常可见有腹水。

(三)鉴别小肠梗阻和结肠梗阻

高位小肠梗阻呕吐频繁而腹胀较轻,低位小肠梗阻则反之。结肠梗阻的临床表现与低位小肠梗阻相似。但X线腹部平片检查则可区别。小肠梗阻是充气之肠襻遍及全腹,液平较多,而结肠则不显示。若为结肠梗阻则在腹部周围可见扩张的结肠和袋形,小肠内积气则不明显。

(四)鉴别完全性肠梗阻和不完全性肠梗阻

完全性肠梗阻多为急性发作而且症状明显,不完全性肠梗阻则多为慢性梗阻,症状不明显,往往为间歇性发作。X线平片检查完全性肠梗阻者肠襻充气扩张明显,不完全性肠梗阻则反之。

(五)肠梗阻病因的鉴别诊断

判断病因可从年龄、病史、体检、X线检查等方面的分析着手。例如,以往有过腹部手术、创伤、感染的病史,应考虑肠粘连或粘连带所致的梗阻;如患者有肺结核,应想到肠结核或腹膜结核引起肠梗阻的可能。遇风湿性心瓣膜病伴心房纤颤、动脉粥样硬化或闭塞性动脉内膜炎的患者,应考虑肠系膜动脉栓塞;而门静脉高压和门静脉炎可致门静脉栓塞。这些动静脉血流受阻是血管性肠梗阻的常见原因。在儿童中,蛔虫引起肠堵塞偶可见到;3岁以下婴幼儿中原发性肠套叠多见;青、中年患者的常见病因是肠粘连、嵌顿性外疝和肠扭转;老年人的常见病因是结肠癌、乙状结肠扭转和粪块堵塞,而结肠梗阻病例的 90% 为癌性梗阻。成人中肠套叠少见,多继发于 Meckel 憩室、肠息肉和肿瘤。在腹部检查时,要特别注意腹部手术切口瘢痕和隐蔽的外疝。

腹痛、呕吐、腹胀、便秘和停止排气是肠梗阻的典型症状但在各类肠梗阻中轻重并不一致。

1. 腹痛

肠梗阻的患者大多有腹痛。在急性完全性机械性小肠梗阻患者中,腹痛表现为阵发性绞痛。是由梗阻部位以上的肠管强烈蠕动所引起,多位于腹中部,常突然发作,逐步加剧至高峰,持续数分钟后缓解。间隙期可以完全无痛,但过段时间后可以再发,绞痛的程度和间隙期的长短则视梗阻部位的高低和病情的缓急而异,一般而言,十二指肠、上段空肠梗阻时呕吐可起减压作用,患者绞痛较轻。而低位回肠梗阻则可因肠胀气抑制肠蠕动,故绞痛亦轻。唯急性空肠梗阻时绞痛较剧烈,一般每 2~5 分钟即发作一次。不完全性肠梗阻腹痛较轻,在一阵肠鸣或排气后可见缓解。慢性肠梗阻亦然,且间隙期亦长。急性机械性结肠梗阻时腹痛多在下腹部,一般较小肠梗阻为轻。结肠梗阻时若回盲瓣功能正常,结肠内容物不能逆流到小肠,肠腔因而逐渐扩大,压力增高,因之除阵发性绞痛外可有持续性钝痛。此种情况的出现应注意有闭襻性肠梗阻的可能性。发作间隙期的持续性钝痛亦是绞窄性肠梗阻的早期表现。如若肠壁已发生缺血坏死则呈持续性剧烈腹痛。至于麻痹性肠梗阻,由于肠肌已无蠕动能力,故无肠绞痛发作,可由高度肠管膨胀而引起腹部持续性胀痛。

2. 呕吐

肠梗阻患者几乎都有呕吐,早期为反射性呕吐,吐出物多为胃内容物。后期则为反流性呕吐,因梗阻部位高低而不同,部位越高,呕吐越频越剧烈。低位小肠梗阻时呕吐较轻亦较疏。结肠梗阻时,由于回盲瓣可以阻止反流故早期可无呕吐,但后期回盲瓣因肠腔过度充盈而关闭不全时亦有较剧烈的呕吐,吐出物可含粪汁。

3. 腹胀

腹胀是较迟出现的症状,其程度与梗阻部位有关。高位小肠梗阻由于频繁呕吐多无明显腹胀;低位小肠梗阻或结肠梗阻的晚期常有显著的全腹膨胀。闭襻性梗阻的肠段膨胀很突出,常呈不对称的局部膨胀。麻痹性肠梗阻时,全部肠管均膨胀扩大,故腹胀显著。

4. 便秘和停止排气

完全性肠梗阻时,患者排便和排气现象消失。但在高位小肠梗阻的最初2~3天,如梗阻以下肠腔内积存了粪便和气体,则仍有排便和排气现象,不能因此否定完全性梗阻的存在。同样,在绞窄性肠梗阻如肠扭转、肠套叠以及结肠癌所致的肠梗阻等都仍可有血便或脓血便排出。

5. 全身症状

单纯性肠梗阻患者一般无明显的全身症状,但呕吐频繁和腹胀严重者必有脱水,血钾过低者有疲软、嗜睡、乏力和心律失常等症状。绞窄性肠梗阻患者的全身症状最显著,早期即有虚脱,很快进入休克状态。伴有腹腔感染者,腹痛持续并扩散至全腹,同时有畏寒、发热、白细胞数增多等感染和毒血症表现。

六、治疗措施

肠梗阻的治疗方法取决于梗阻的原因、性质、部位、病情和患者的全身情况。但不论采取何种治疗方法,纠正肠梗阻所引起的水、电解质和酸碱平衡的失调,做胃肠减压以改善梗阻部位以上肠段的血液循环及控制感染等皆属必要。

(一)纠正脱水、电解质丢失和酸碱平衡失调

脱水与电解质的丢失与病情与病类有关。应根据临床经验与血化验结果予以估计。一般成人症状较轻的约需补液 1 500 mL,有明显呕吐的则需补 3 000 mL,而伴周围循环虚脱和低血压时则需补液 4 000 mL 以上。若病情一时不能缓解则尚需补给从胃肠减压及尿中排泄的量,以及正常的每天需要量。当尿量排泄正常时,尚需补给钾盐。低位肠梗阻多因碱性肠液丢失易有酸中毒,而高位肠梗阻则因胃液和钾的丢失易发生碱中毒,皆应予相应的纠正。在绞窄性肠梗阻和机械性肠梗阻的晚期,可有血浆和全血的丢失,产生血液浓缩或血容量的不足,故尚应补给全血或血浆、白蛋白等方能有效地纠正循环障碍。

在制订或修改此项计划时,必须根据患者的呕吐情况、脱水体征,每小时尿量和尿比重,血钠离子、钾离子、氯离子、二氧化碳结合力、血肌酐及血细胞压积、中心静脉压的测定结果加以调整。由于酸中毒、血浓缩、钾离子从细胞内逸出,血钾测定有时不能真实地反映细胞缺钾情况。而应进行心电图检查作为补充。补充体液和电解质、纠正酸碱平衡失调的目的在于维持机体内环境的相对稳定,保持机体的抗病能力,使患者在肠梗阻解除之前渡过难关,能在有利的条件下经受外科手术治疗。

(二)胃肠减压

通过胃肠插管减压可引出吞入的气体和滞留的液体,解除肠膨胀,避免吸入性肺炎,减轻呕吐,改善由于腹胀引起的循环和呼吸窘迫症状,在一定程度上能改善梗阻以上肠管的淤血、水肿和血液循环。少数轻型单纯性肠梗阻经有效的减压后肠腔可恢复通畅。胃肠减压可减少手术操作困难,增加手术的安全性。

减压管般有两种:较短的一种(Levin 管)可放置在胃或十二指肠内,操作方便,对高位小肠梗阻减压有效;另一种减压管长数米(Miller-Abbott 管),适用于较低位小肠梗阻和麻痹性肠梗阻的减压,但操作费时,放置时需要 X 线透视以确定管端的位置。结肠梗阻发生肠膨胀时,插管减压无效,常需手术减压。

(三)控制感染和毒血症

肠梗阻时间过长或发生绞窄时,肠壁和腹膜常有多种细菌感染(如大肠埃希菌、梭形芽孢杆菌、链球菌等),积极地采用以抗革兰氏阴性杆菌为重点的广谱抗生素静脉滴注治疗十分重要,动物实验和临床实践都证实应用抗生素可以显著降低肠梗阻的死亡率。

(四)解除梗阻恢复肠道功能

对单纯性机械性肠梗阻,尤其是早期不完全性肠梗阻,如由蛔虫、粪块堵塞或炎症粘连所致的肠梗阻等可做非手术治疗。早期肠套叠、肠扭转引起的肠梗阻亦可在严密的观察下先行非手术治疗。动力性肠梗阻除非伴有外科情况,不需手术治疗。

非手术治疗除前述各项治疗外尚可加用下列措施。

(1)油类:可用液状石蜡、生豆油或菜油 200～300 mL 分次口服或由胃肠减压管注入。适用于病情较重,体质较弱者。

(2)麻痹性肠梗阻如无外科情况可用新斯的明注射、腹部芒硝热敷等治疗。

(3)针刺足三里、中脘、天枢、内关、合谷、内庭等穴位可作为辅助治疗。

绝大多数机械性肠梗阻需做外科手术治疗,缺血性肠梗阻和绞窄性肠梗阻更宜及时手术处理。

外科手术的主要内容:①松解粘连或嵌顿性疝,整复扭转或套叠的肠管等,以消除梗阻的局

部原因。②切除坏死的或有肿瘤的肠段，引流脓肿等，以清除局部病变。③肠造瘘术可解除肠腹胀，便利肠段切除，肠吻合术可绕过病变肠段，恢复肠道的通畅。

七、急救护理

急性肠梗阻护理要点是围绕矫正因肠梗阻引起的全身性生理紊乱和解除梗阻而采取的相应措施，即胃肠减压，纠正水、电解质紊乱和酸碱失衡，防治感染和中毒。采用非手术疗法过程中，需严密观察病情变化。如病情不见好转或继续恶化，应及时为医师提供信息，修改治疗方案。有适应证者积极完善术前准备，尽早手术解除梗阻，加强围手术期护理。

(一)护理目标

(1)严密观察病情变化，使患者迅速进入诊断、治疗程序。

(2)维持有效的胃肠减压。

(3)减轻症状：如疼痛、腹胀、呼吸困难等。

(4)加强基础护理，增加患者的舒适感。

(5)做好水分、电解质管理。

(6)预防各种并发症，提高救治成功率。

(7)加强心理护理，增强患者战胜疾病的信心。

(8)帮助患者及家属掌握自护知识，为患者回归正常生活做准备。

(二)护理措施

1.密切观察病情变化

(1)意识表情变化能够反映中枢神经系统血液灌注情况。意识由清醒变模糊或昏迷提示病情加重。

(2)监测患者血压、脉搏、呼吸、体温，每15~30分钟1次，记录尿量，观察腹痛、腹胀、呕吐、肛门排气排便情况。如果患者有口渴、尿量减少、脉率增快、脉压缩小、烦躁不安、面色苍白等表现，为早期休克征象，应加快输液速度，配合医师进行抢救。早期单纯性肠梗阻患者，全身情况无明显变化，后因呕吐，水、电解质紊乱，可出现脉搏细速、血压下降、面色苍白、眼球凹陷、皮肤弹性减退，四肢发凉等中毒性休克征象，尤以绞窄性肠梗阻更为严重。

(3)注意有无突发的剧烈腹痛、腹胀明显加重等异常情况。若出现持续剧烈的腹痛，频繁的呕吐，非手术治疗疗效不明显，有明显的腹膜炎表现及呕血、便血等症状为绞窄性肠梗阻表现，应尽早配合医师行手术治疗。

(4)术后密切观察患者术后一般情况，应30~60分钟测血压、脉搏1次，平稳后可根据医嘱延长测定时间。对重症患者进行心电监护，预防中毒性休克。如发现异常情况要及时通知医师，做好抢救工作。

(5)保持各引流管通畅，妥善固定，防止挤压扭曲，同时密切观察引流液的性状，如量、颜色、气味等。

2.胃肠减压的护理

(1)肠梗阻的急性期须禁食，并保持有效的胃肠减压。胃肠减压可吸出肠道内气体和液体，减轻腹胀，降低肠腔内压力，改善肠壁血液循环，有利于改善局部病变及全身情况。关心安慰患者，讲解胃肠减压的作用及重要性，使患者重视胃肠减压的作用。

(2)妥善固定胃管，每2小时抽吸1次，避免折曲或脱出，保持引流通畅，若引流不畅时可用等渗盐水冲洗胃管,观察引出物的色、质、量并记录。

(3)避免胃内存留大量的液体和气体影响药物的保存和吸收。注药操作时,动作要轻柔,避免牵拉胃管引起患者不适,注射完毕,一定要夹紧胃管2～3小时,以利于药物吸收及进入肠道。

(4)动态观察胃肠吸出物的颜色及量。若吸出物减少及变清,肠鸣音恢复,表示梗阻正在缓解;若吸出物的量较多,有粪臭味或呈血性,表示肠梗阻未解除,促使细菌繁殖或者引起肠管血循环障碍,应及早通知医师,采取合理手术治疗。

(5)术后更应加强胃肠减压的护理。每天记录胃液量,便于医师参考补液治疗。注意胃液性质,发现有大量血性液体引出时,应及时报告医师处理。

3.体位和活动的护理

(1)非手术患者卧床休息。在血压稳定的情况下,可采取半卧位,以减轻腹痛、腹胀,并有利于呼吸。

(2)术后待生命体征平稳后采用半卧位,以利于腹腔内渗出液流向盆腔而利于吸收(盆腔内腹膜吸收能力较强),使感染局限化,减少膈下感染,减轻腹部张力,减轻切口疼痛,有利于切口愈合。有造瘘口者应向造瘘口侧侧卧,以防肠内大便或肠液流出污染腹部切口或从造瘘口基底部切口流入肠腔而致感染。护理人员应经常协助患者维持好半卧位。

(3)指导和协助患者活动。术后6小时血压平稳后可在床上翻身,动作宜小且轻缓,术后第一天可协助坐起并拍背促进排痰。同时鼓励患者早期下床活动,有利于肠蠕动恢复,防止肠粘连,促进生理功能和体力的恢复,防止肺不张。

(4)被动、主动活动双下肢,防止下肢静脉血栓形成。瘦、弱、年老的患者同时要特别注意骶尾部的皮肤护理,防止因受压过久发生压疮。

4.腹痛的护理

(1)患者主诉疼痛时应立即采取相应的处理措施,如给予舒适的体位、同情安慰患者、让患者做深呼吸。但在明确诊断前禁用强镇痛药物。

(2)禁食,保持有效的胃肠减压。

(3)观察腹疼的部位、性质、程度、进展情况。单纯性机械性肠梗阻一般为阵发性剧烈绞痛;绞窄性肠梗阻腹痛往往为持续性腹痛伴有阵发性加重,疼痛也较剧烈;麻痹性肠梗阻腹痛往往不明显,阵发性绞痛尤为少见;结肠梗阻一般为胀痛。要观察生命体征变化,判断有无绞窄性肠梗阻及休克的发生,为治疗时机选择提供依据。

5.呕吐的观察及护理

(1)呕吐时,协助患者坐起或使其头侧向一边,及时清理呕吐物,防止窒息和引起吸入性肺炎。

(2)呕吐后用温开水漱口,保持口腔清洁,清洁颜面部,并观察记录呕吐时间、次数、性质、量等。维持口腔清洁卫生,口腔护理每天2次,防止口腔感染。

(3)若留置胃肠减压后仍出现呕吐者,应考虑是否存在引流不畅,检查胃管的深度是否移位或脱出,管道是否打折、扭曲,管腔是否堵塞,应及时给予相应的处理。

6.腹部体征的观察及护理

(1)评估、记录腹胀的程度,观察病情变化。观察腹部外形,每小时听诊肠鸣音1次,腹胀伴有阵发性腹绞痛,肠鸣音亢进,甚至有气过水声或金属音,应严密观察。麻痹性肠梗阻时全腹膨隆显著,但不伴有肠型;闭襻性肠梗阻可以出现局部膨胀;结肠梗阻因回盲瓣关闭可以显示腹部高度膨胀,而且往往不对称。

(2)动态观察是否有肛门排气、排便。

(3)减轻腹胀的措施有胃管引流,保持有效负压吸引。热敷或按摩腹部。如无绞窄性肠梗阻,可从胃管注入液状石蜡,每次 20～30 mL,促进排气、排便。

7.加强水、电解质管理

(1)准确记录 24 小时液体出入量、每小时尿量,作为调整输液量的参考指标。

(2)遵医嘱尽快补充水和电解质的丢失。护士应科学、合理地安排补液顺序。危及生命的电解质紊乱,如低钾,要优先补给。

(3)维持有效的静脉通道,必要时建立中心静脉通道。加强局部护理。

8.预防感染的护理

(1)为患者执行各项治疗、操作时严格遵守无菌技术原则。接触患者前后均用流水洗手,防止交叉感染。

(2)有引流管者,应每天更换引流袋,保持引流通畅。

(3)禁食和胃肠减压期间应用生理盐水或漱口液口腔护理,每天 3 次,防止口腔炎的发生。

(4)留置导尿管者应用 0.1％苯扎溴铵消毒尿道口或抹洗外阴,每天 3 次。

(5)加强皮肤护理,及时擦干汗液、清理呕吐物、更换衣被。每 2 小时变换体位 1 次,按摩骨突部位,防止压疮的发生。

9.引流管的护理

(1)术后因病情需要放置腹腔引流管,护士应明确引流管的放置位置及作用,注意引流管是否固定牢固,有无扭曲、阻塞等。

(2)术后每 30 分钟挤压 1 次引流管,以避免管腔被血块堵塞,保持引流管通畅。

(3)注意观察引流液的量及性质,及时准确地向医师报告病情。

(4)在操作过程中注意无菌操作,防止逆行感染。

10.饮食护理

待胃肠功能恢复,肛门排气后给患者少量流质饮食。肠切除者,应在肛门排气后 1～2 天后才能开始进食流质饮食。进食后如无不适,逐渐过渡至半流、软质、普通饮食。给予无刺激、易消化、营养丰富及富含纤维素的食物。有造瘘口者避免进食产气、产酸和刺激性食物如蛋、洋葱、芹菜、蒜或含糖高的食物,以免产生臭气。随着病情恢复,造瘘口功能的健全,2 周左右可进容易消化的少渣普通食物及含纤维素高的食物,不但可使粪便成形,便于护理,而且起到扩张造瘘口的作用。

(张　舒)

第七章

心外科护理

第一节 心脏手术的常规护理

一、心脏外科疾病手术一般护理常规

(一)术前护理

(1)重度心力衰竭、夹层动脉瘤、心脏黏液瘤患者术前绝对卧床休息。一般患者多卧床休息,限制活动。心悸、气短或呼吸困难者协助取半坐位并吸氧。

(2)给予高蛋白、高能量、含丰富维生素、易消化饮食,心力衰竭、水肿患者予以低盐饮食。

(3)做好术前准备和指导。①术前戒烟、戒酒 2 周以上。②冠脉搭桥患者术前一周停用抗凝药,服洋地黄类药者心率低于 60 次/分时停药。③指导患者练习深呼吸、有效咳嗽、排痰、高半坐卧位等,体验拍背的感受。④指导患者术前禁食、沐浴、更衣。⑤测量身高及体重,备好胸片、胸腔引流瓶及术中用药。⑥清洁口腔,取下活动义齿及首饰,遵医嘱给术前用药。

(二)术后护理

(1)行体外循环的患者术后按体外循环心内直视术护理常规。

(2)全麻术后患者未清醒前取平卧位,头偏向一侧。麻醉醒后,可采取高半坐卧位,有利呼吸和引流。

(3)根据患者的耐受程度,鼓励术后早期活动,逐渐增加活动量。麻醉清醒后,鼓励患者床上活动,如深呼吸、四肢主动活动及间歇翻身等。手术后第 2～3 天开始,尝试下床活动。先坐床沿片刻,做深呼吸和咳嗽;再床旁站立,试着站立排尿,并稍走动或椅子上略坐片刻,再逐渐增加活动量。

(4)患者术后全身麻醉清醒及恶心、呕吐消失后,可逐步进食。其他术后 6 小时可逐渐恢复饮食。

(5)保持呼吸道通畅,预防肺部感染。鼓励患者咳嗽、排痰,给予翻身、拍背,雾化吸入每 4 小时 1 次。呼吸机辅助呼吸者,给予定时吸痰。

(6)密切观察患者生命体征及神志、尿量、中心静脉压、左心房压、氧饱和度、引流量、皮肤温

度及湿度的变化。

(7)遵医嘱予以补液、输血、抗感染等治疗,严格掌握输液、输血的速度。用微量泵输入正性肌力、血管扩张等特殊药物时,并观察药物疗效及不良反应。

(8)注意手术切口敷料清洁、干燥,观察有无渗血、渗液,预防切口感染。一般胸部切口 7～9 天拆除缝线。

(9)保持各引流管通畅,注意引流液的性质和量。安置胸腔闭式引流装置者按其护理常规。禁食及留置胃管患者做好口腔护理,留置导尿管的患者做好会阴部护理。

(10)保持急救物品、药品的完好。

二、体外循环心内直视术护理常规

(1)按全身麻醉后护理常规。

(2)了解患者手术、麻醉、术毕恢复心脏循环等情况,妥善固定各种管道,给予患者保暖。

(3)严密监测患者生命体征、神志、尿量、中心静脉压、左心房压、血气分析、凝血功能等,注意低心排血症、酸碱平衡失衡和电解质紊乱、低体温、代谢性酸中毒、代谢性碱中毒、低血钾、肾功能减退、呼吸功能障碍等。

(4)密切观察呼吸机辅助呼吸的情况,及时吸痰,保持呼吸道通畅和有效呼吸。

(5)观察胸腔引流液的量和性状,评估渗血量。

(6)根据患者中心静脉压、左心房压及渗血量,补充血容量。如血容量补足后,仍有低心排血症,需及时报告医师,遵医嘱滴注正性肌力药物,如多巴胺、肾上腺素、多巴酚丁胺等。必要时,应用降低后负荷扩容药物,如硝普钠、酚妥拉明、硝酸甘油等。

(7)及时纠正酸碱平衡失调和电解质紊乱。

三、动脉导管未闭手术护理常规

按心脏外科疾病手术一般护理常规及体外循环心内直视术护理常规。

(一)护理评估

(1)评估患者的生长发育及营养状况、健康史,了解既往病史及治疗经过。

(2)评估患者活动后心悸、气促、疲乏的程度,有无左心衰竭。了解有无感冒或呼吸道感染等,有无呼吸困难、咳嗽、肺部干湿啰音等表现。

(3)了解患者心脏检查、心电图、X 线、超声心动图等检查结果。

(4)了解患者及家属对疾病和手术的认识,有无恐惧、害怕等心理表现。

(二)护理措施

1.术前护理

(1)注意保暖,防止呼吸道感染。

(2)心悸、气短或呼吸困难者协助取半坐位并吸氧。

(3)给予高蛋白、高能量、含丰富维生素、易消化饮食。有心力衰竭者予以低盐饮食。

(4)按心脏外科疾病手术一般护理常规做好术前准备。

2.术后护理

(1)术后病情许可后帮助患者取半坐卧位。

(2)监测生命体征及病情变化,预防并发症。密切观察患者的呼吸频率、节律、幅度及听诊两布呼吸音。术后出现声音嘶哑等喉返神经损伤症状时,早期禁水、禁食,以防误吸,同时遵医嘱使用激素及 B 族维生素等神经营养药。

(3)保持呼吸道通畅,定时为患者翻身、拍背并行雾化吸入。给予麻醉未醒或咳嗽无力的患者吸痰,防止呼吸道感染。

(4)保持手术切口清洁干燥,防止感染。

(5)遵医嘱使用镇静、镇痛药物,保持患者情绪稳定。严格控制液体入量,遵医嘱予药物控制血压。

(6)保持胸腔引流管的通畅,间断挤压引流管,注意观察引流液的量及性状。

(三)健康指导

(1)交代患者出院后,术后半年内避免剧烈运动。

(2)出院后 3 个月复查。如有倦怠、发热等不适,随时就诊。

四、房间隔缺损修补术护理常规

按心脏外科疾病手术一般护理常规及体外循环心内直视术护理常规。

(一)护理评估

(1)评估患者生长发育、营养状况及健康史,了解既往病史,有无反复出现上呼吸道感染。

(2)评估患者有无劳累后气促、心悸、心房颤动,有无右心衰竭、呼吸道感染等。

(3)了解患者心脏检查、X 线、心功能检查、心电图等检查结果。

(4)评估患者对疾病和手术的了解程度及心理状态。

(二)护理措施

1.术前护理

(1)注意保暖,防止呼吸道感染。

(2)气促、心悸者协助取半坐位并吸氧。

(3)给予高蛋白、高能量、含丰富维生素、易消化的食物。

(4)按心脏外科疾病手术一般护理常规做好术前准备。

2.术后护理

(1)术后病情许可后帮助患者取半坐卧位。

(2)术后麻醉清醒及无恶心、呕吐后逐渐恢复饮食及活动。

(3)严密观察病情,监测心率、心律,有无心律失常。听诊有无残余分流的心脏杂音。

(4)保持呼吸道通畅,定时为患者翻身、拍背并行雾化吸入。对于麻醉未醒或咳嗽无力的患者给予吸痰,防止呼吸道感染。

(5)保持手术切口清洁干燥,防止感染。

(6)遵医嘱给予抗心律失常药物,观察药物的疗效。

(7)保持胸腔引流管的通畅,间断挤压引流管,注意观察引流液的量及性状。

(三)健康指导

(1)交代患者及家属半年内患者避免剧烈活动。

(2)保持手术切口清洁干燥,以免感染。

(3)出院后 3 个月复查。如有不适,随时就医。

五、室间隔缺损修补术护理常规

按心脏外科疾病手术一般护理常规及体外循环心内直视术护理常规。

(一)护理评估

(1)了解患者既往病史,有无发育不良、反复呼吸道感染、右心衰竭、肺动脉高压等。

(2)评估有无劳累后气促、心悸,有无心前区隆起,有无心脏杂音。

(3)了解患者心电图、X线、超声心动图等检查结果。

(4)评估患者对疾病和手术的了解程度及心理状况。

(二)护理措施

1.术前护理

(1)注意保暖,防止呼吸道感染。

(2)气促、心悸者协助取半坐位并吸氧。

(3)给予高蛋白、高能量、含丰富维生素、易消化食物。

(4)按心脏外科疾病手术一般护理常规做好术前准备。

2.术后护理

(1)术后麻醉清醒后,根据病情许可帮助患者取半坐卧位。

(2)术后麻醉清醒及无恶心、呕吐后逐渐恢复饮食及活动。

(3)严密监测心率、心律的变化,及时处理心律失常。

(4)保持呼吸道通畅,定时为患者翻身、拍背并行雾化吸入。对于麻醉未醒或咳嗽无力的患者给予吸痰,防止呼吸道感染。

(5)术后早期应控制静脉输入晶体溶液,以 1 mL/(kg·h)为宜,并保持左心房压不高于中心静脉压。

(6)注意听诊有无残余分流的心脏杂音,观察是否有影响心脏功能或康复的危险因素。评估是否存在残余分流,如术后血流动力学不稳定、心功能差等。

(7)预防肺高压危象发生。术前有肺高压的患者,术后延长呼吸机辅助呼吸的时间,尽可能减少镇静、吸痰及体疗次数;延长吸氧时间。

(三)健康指导

(1)半年内避免剧烈活动。

(2)保护手术切口清洁、干燥,防止感染。

(3)出院后 3 个月复查。如出现气促、发绀等不适时,立即就医。

六、法洛四联症手术护理常规

按心脏外科疾病手术一般护理常规及体外循环心内直视术护理常规。

(一)护理评估

(1)评估患者的健康史,了解既往病史,有无发育不良等。

(2)评估缺氧程度,如是否有发绀、杵状指、活动受限等。

(3)了解患者心脏检查、心电图、X线、超声心动图等检查结果。

(4)评估患者的心理反应,如有无社会适应能力差、对父母过分依赖、焦虑、恐惧、易激惹哭闹等。

(二)护理措施

1.术前护理

(1)嘱患者多卧床休息;每天予以吸氧30分钟。

(2)给予高蛋白、高能量、含丰富维生素、易消化饮食。鼓励患者多饮水,每3～4小时1次,每次200 mL,必要时静脉补液。

(3)做好心理护理及术前指导,避免哭闹、用力排便、感染、贫血、寒冷及创伤等可加重缺氧的因素。

(4)按心脏外科疾病手术一般护理常规做好术前准备。

2.术后护理

(1)术后麻醉清醒后,根据病情许可帮助患者取半坐卧位。

(2)术后麻醉清醒及无恶心、呕吐后逐渐恢复饮食及活动。

(3)严密监测心率及心律的变化。带有临时起搏器的患者应固定好起搏导线,按安装心脏起搏器护理常规。

(4)保持呼吸道通畅,定时为患者翻身、拍背并行雾化吸入。术后减少不必要的气管插管及辅助通气,特别注意呼吸道护理,防止呼吸道并发症,如肺部感染、灌注肺等的发生。

(5)术后每小时记录引流液的量及性质,保证引流管通畅;及时发现并处理急性出血,防止出现心脏压塞。

(三)健康指导

(1)指导患者及家属出院后视病情逐渐增加活动量,避免剧烈活动。注意保暖,以免受凉感冒。

(2)交代家属出院3个月后复查B超、胸部X片及ECG。出现发绀、气促、水肿等异常时,立即就医。

(3)指导和鼓励家属加强小儿早期心理和智力教育,尽力减小疾病对小儿的影响。

七、心脏瓣膜置换手术护理常规

按心脏外科疾病手术一般护理常规及体外循环心内直视术护理常规。

(一)护理评估

(1)评估患者健康史,了解既往病史及治疗经过。

(2)评估患者血压、体温、心率、心律及呼吸。观察面色、神志、水肿、尿量的变化,有无劳累后气促、阵发性呼吸困难、端坐呼吸,有无心力衰竭等表现。

(3)了解患者心脏检查、心脏B超、凝血功能等检查结果。

(4)评估患者对手术的接受程度及心理状况。

(二)护理措施

1.术前护理

(1)进食高蛋白、清淡及易消化的食物。

(2)卧床休息,减少活动,必要时氧气吸入。

(3)按心脏外科疾病手术一般护理常规做好术前准备。

2.术后护理

(1)术后麻醉清醒后,根据病情许可帮助患者取半坐卧位。

(2)术后麻醉清醒及无恶心、呕吐后逐渐恢复饮食及活动。饮食宜高蛋白、低盐、丰富维生素（不宜进食含丰富维生素 K 的食物，如菠菜、猪肝、番茄等）的饮食，保持大便通畅。

(3)遵医嘱给药和注意药物的不良反应。①机械瓣置换者定时口服抗凝药，仔细观察牙龈、眼结膜、皮下、鼻有无出血征象，询问女患者是否存在月经量过多等抗凝药过量的现象。出现异常及时处理。②每天清晨测心率，如心率少于 60 次/分，立即报告医师且停止给服地高辛。③服利尿剂时，注意观察有无血钾、钠异常表现，维持电解质平衡。

(4)预防肺部感染、压疮等并发症。指导有效咳嗽、排痰，定时拍背，雾化吸入。保持皮肤清洁干燥，预防压疮。

(5)严密观察病情，注意监听瓣膜音质，发现心脏杂音及时通知医师。

(6)给予心理安抚，鼓励患者学会自我护理。

(三)健康指导

(1)指导患者出院后适当活动和劳动，以不感觉心悸、气促为宜。忌烟、忌酒，避免暴饮暴食。

(2)交代患者严格遵医嘱服药，学会自我监测出血倾向和测心率。服用抗凝药者定期复查PT，服用地高辛前自查心率，服利尿剂时同时补钾等。

八、冠状动脉搭桥手术护理常规

在体外循环下行冠状动脉搭桥手术按体外循环心内直视术护理常规。非体外循环行冠状动脉搭桥手术按心脏外科疾病手术一般护理常规。

(一)护理评估

(1)评估健康史，了解既往病史及生活、饮食习惯。

(2)评估患者体温、脉搏、呼吸，面色及神志等情况；评估心绞痛的程度、发作时间的长短及频率。

(3)了解患者心脏检查、凝血功能、冠状动脉血管造影等检查结果。

(4)了解患者的心理状况，如有无焦虑、恐惧、悲观等不良情绪。

(二)护理措施

1.术前护理

(1)患者宜选择低脂肪、低胆固醇及足量蛋白质、维生素、粗纤维等饮食。

(2)遵医嘱控制心绞痛发作，必要时给予硝酸甘油持续静脉泵入。

(3)按心脏外科疾病手术一般护理常规做好术前准备。

(4)给予心理护理，消除患者焦虑、恐惧等不良情绪。

2.术后护理

(1)术后麻醉清醒后，根据病情许可帮助患者取半坐卧位。

(2)术后麻醉清醒及无恶心、呕吐后逐渐恢复饮食及活动。饮食宜选择低脂肪、低胆固醇、足够蛋白质、维生素与粗纤维等食物，保持大便通畅。

(3)观察患者术后病情改善情况，有无胸痛、胸闷、心绞痛等。

(4)保持切口敷料清洁、干燥，观察取大隐静脉处及胸部切口有无出血、渗液等。

(5)抬高取大隐静脉的肢体，减轻水肿，评估肢端温度、血运、感觉及运动情况等。发现异常，及时报告医师。

(6)遵医嘱给予抗凝等药物，并观察药物的疗效及不良反应。

（三）健康指导

（1）交代患者出院后逐渐增加活动量,坚持低脂肪、低胆固醇及含丰富粗纤维的饮食,养成定时排便的习惯,防止便秘。禁烟酒。

（2）定期复查。如果出现胸痛、胸闷、心绞痛等不适,及时赴医院就诊。

九、心脏黏液瘤手术护理常规

按心脏外科疾病手术一般护理常规及体外循环心内直视术护理常规。

（一）护理评估

（1）评估健康史及心理状况,了解既往病史及治疗经过。

（2）评估患者有无动脉栓塞的表现,如偏瘫、失语、肢体疼痛等;评估有无二尖瓣狭窄的表现,如心悸、气促、端坐呼吸、晕厥、咯血等;评估有无发热、消瘦、食欲缺乏、乏力、贫血等全身反应。

（3）了解患者心脏检查、胸部 X 线片、凝血功能等检查结果。

（4）评估患者对心脏黏液瘤疾病及手术的认知程度,了解患者的心理状态。

（二）护理措施

1.术前护理

（1）患者给予绝对卧床休息,限制活动,以防瘤体嵌塞房室瓣瓣口导致猝死。

（2）对于贫血、心悸、呼吸困难者,给予氧气吸入。

（3）严密观察病情变化,一旦发现病情变化,立即报告医师,随时做好急救准备。

（4）及时做好术前准备,以便急症手术。

（5）给予患者心理安抚和疏导,缓解患者紧张情绪。

2.术后护理

（1）术后麻醉清醒后,根据病情许可帮助患者取半坐卧位。

（2）术后麻醉清醒及无恶心、呕吐后逐渐恢复饮食及活动。

（3）遵医嘱给予药物治疗,严格控制液体的输入量和速度,防止容量负荷过重,发生心力衰竭。

（4）严密观察病情变化,观察切口有无出血、渗液,保持切口敷料清洁、干燥和引流通畅。

（三）健康指导

（1）指导病患者出院后视病情适当活动,逐渐增加活动量,避免过度劳累。

（2）交代患者及家属如出现神志改变、肢体活动受限等异常情况及时就医。

十、心脏移植手术护理常规

按移植术、心脏外科疾病手术一般护理及体外循环心内直视术护理常规。

（一）护理评估

（1）了解患者既往疾病、手术、创伤、过敏等史,有无烟、酒嗜好。

（2）评估心脏疾病症状和体征、心力衰竭的程度。

（3）了解生命体征,实验室心、肝、肺、肾功能检查及 X 线、CT、MRI 等影像学检查情况,供、受体移植配型及其他脏器的功能等。

（4）了解患者的家属和社会经济状况,患者对手术的认识和心理反应。

（二）护理措施

1.术前护理

（1）给予高蛋白、高碳水化合物、丰富维生素、低脂易消化饮食。

（2）遵医嘱使用强心、利尿、血管扩张、免疫抑制剂等；纠正酸碱及电解质紊乱，注意补镁；应用激化液等。

（3）改善肺功能，每天吸氧3次，每次30分钟；术前用地塞米松、抗生素及透明质酸酶溶液行雾化吸入；指导患者呼吸训练，如深呼吸、腹式呼吸、咳嗽训练等。

（4）术前对于睡眠不佳者，遵医嘱给予适当镇静药物。

（5）做好肠道准备。术前1天备皮，全身用氯己定溶液擦浴。

（6）术前除准备心脏外科常用药外，还应准备免疫抑制剂，如环孢素A、甲泼尼龙、泼尼松、硫唑嘌呤等。

（7）准备严格消毒的无菌室及隔离病房，并备有监护仪、呼吸机、输液泵，以及抢救药品和设备等。

（8）做好术前指导和心理护理，消除患者的焦虑和紧张心理。

2.术后护理

（1）评估手术、麻醉方式及术中情况。患者术后置于移植专用隔离病房，给予特级护理，严格执行消毒隔离制度，防止感染。

（2）根据麻醉方式取卧位，鼓励咳嗽，协助翻身、拍背。给予吸氧。

（3）严密观察体温、脉搏、呼吸、血压等病情变化。

（4）严密监测循环功能和血流动力学变化，及时掌握多功能监测仪、经皮脉搏氧饱和度测量、动脉持续测压、漂浮导管（6腔）动态测压、持续心排血量及混合静脉血氧饱和度监测、血流动力学等指标变化，尽早发现移植术后有无早期心脏衰竭，特别注意是否发生右心衰竭及肺动脉高压。

（5）术后根据胃肠功能恢复情况逐渐恢复饮食，注意饮食卫生。宜选择高热量、高蛋白、丰富维生素和富含膳食纤维的食物。

（6）维持2～3条有效静脉通路，保证各种药液顺利输注。定时、定量准确给药，尤其是免疫抑制剂。强调免疫抑制剂使用的个体化，即根据血药浓度水平、急性排斥反应的发生频率、肝肾功能状态等及时调整各时期的用药量，避免用量不足诱发排斥反应和用量过多易促发感染。

（7）监护移植术后心脏排斥反应：①超急性排斥反应多发生于术中早期，立即出现供心复跳困难。②急性排斥反应多发生于术后1～20周。③慢性排斥反应多发生在心脏移植1年以后，患者康复期如出现乏力、周身不适、食欲缺乏、活动后心悸、气短等症状时，应高度怀疑排斥反应。

（8）预防感染，最大限度降低感染的危险。①操作前后严格洗手，出入移植病房更衣、换鞋、戴帽、口罩及严格限制入室人数。②病室内勿摆花卉及植物。③定时测量体温并记录。④观察身体所有穿刺置管部位的皮肤。⑤观察口腔有无真菌感染迹象。⑥及时听诊肺部呼吸音，观察呼吸道分泌物有无异常。⑦监测血常规，及时采集痰、尿及口腔、伤口表面分泌物标本进行细菌培养。必要时协助进行床旁X线胸片检查等。

（9）评估切口及引流情况。妥善固定引流管，保持引流通畅；观察、记录引流液的色、质、量，准确记录24小时液体出入量。

（10）给予患者心理支持和鼓励，保持心情愉快和情绪稳定。

（三）健康指导

（1）交代患者严格按医嘱服用免疫抑制剂，不可随意自行停药或减量。

（2）加强营养，注意饮食卫生；养成良好的生活习惯，避免过度劳累。

（3）定期复查肝功能及血药浓度。如有不适，及时就诊。

（王 玲）

第二节 主动脉夹层

主动脉夹层（aortic dissection，AD）又叫主动脉夹层血肿，本病是主动脉内的血液经内膜撕裂口流入囊样变性的中层，形成夹层血肿，随血流压力的驱动，逐渐在主动脉中层内扩展，是主动脉中层的解离过程。主动脉夹层最常用的分型方法为 DeBakey 分型，根据夹层的起源及受累部位分为 3 型。Ⅰ型：夹层起源于升主动脉，扩展超过主动脉弓到降主动脉，甚至腹主动脉，此型最多见。Ⅱ型：夹层起源并局限于升主动脉。Ⅲ型：病变起源于降主动脉左锁骨下动脉开口远端，并向远端扩展，可直至腹主动脉。病变涉及升主动脉的约占夹层的 2/3，即 DeBakey Ⅰ、Ⅱ型，又称 Stanford A 型，病变不涉及升主动脉的约占夹层的 1/3，即 DeBakey Ⅲ型，又称 Stanford B 型。以升主动脉涉及与否的 Stanford 分型有利于治疗方法的选择。主动脉夹层凶险度远远超过任何肿瘤，破裂后引起猝死，24 小时内破裂者 50% 的患者迅速死亡，1 周内死亡率 70%，1 个月内死亡率 90%，1 年内能够幸存患者不到 1%。因此，早发现、早治疗极其重要。

一、疾病特点

（一）病因

1.高血压

长期高血压可引起平滑肌细胞肥大、变性及中层坏死。

2.主动脉中层囊样退行性病变

即胶原和弹力组织退化变质，常伴囊性改变。

3.结缔组织遗传性疾病

如马方综合征。

4.医源性损伤

如安置主动脉内球囊泵，主动脉内造影剂注射误伤内膜，妊娠，严重外伤，重体力劳动也是常见原因。

5.外伤

直接外伤可引起主动脉夹层，钝挫伤可致主动脉局部撕裂、血肿而形成主动脉夹层。

（二）症状及体征

1.疼痛

为本病突出的特征性的症状，表现为突发、急起、剧烈而持续且不能耐受的疼痛，与心肌梗死不同的是疼痛逐渐加重但不如其剧烈。

2.高血压

患者因剧痛而有休克表现,焦虑不安、大汗淋漓、面色苍白、心率加速,但血压常不低或反而升高,有 80%～90% 以上的远端夹层和部分近端夹层有高血压。部分原有高血压患者起病后疼痛使血压更高。低血压多数是心脏压塞或急性重度主动脉瓣关闭不全所致。两侧肢体血压及脉搏明显不对称,通常高度提示主动脉夹层。

3.其他系统损害

由于夹层血肿的扩展可压迫邻近组织或波及主动脉大分支,从而出现不同的症状与体征,致使临床表现错综复杂。

(1)心血管系统:包括最常见主动脉瓣关闭不全和心力衰竭,心肌梗死,心脏压塞。

(2)其他:神经、呼吸、消化及泌尿系统均可受累,昏迷、瘫痪,声音嘶哑,胸腹腔积血,大量咯血或呕血,这种情况常在数分钟内死亡,肠坏死急腹症,急性腰痛、血尿,急性肾衰竭或肾性高血压,下肢缺血以致坏死。

(三)辅助检查

1.胸片

普通胸片就可以提供诊断的线索,对于急性胸背部撕裂样疼痛,伴有高血压的患者,如果发现胸片中上纵隔影增宽,或主动脉影增宽,一定要进行进一步 CTA 等检查,明确诊断。

2.主动脉 CTA

主动脉 CTA 是目前最常用的术前影像学评估方法,其敏感性达 90% 以上,其特异性接近100%。CTA 断层扫描可观察到夹层隔膜将主动脉分割为真假两腔,重建图像可提供主动脉全程的二维和三维图像,其主要缺点是要注射造影剂,可能会出现相应的并发症,而主动脉搏动产生的伪影也会干扰图像和诊断。

3.主动脉 MRA

对主动脉夹层患者的诊断敏感性和特异性与 CTA 接近,磁共振所使用的增强剂无肾毒性;缺点是扫描时间较长,不适用于循环状态不稳定的急诊患者,而且也不适用于体内有磁性金属植入物的患者。

4.超声检查

超声检查无创,无须造影剂,可定位内膜裂口,显示真、假腔的状态及血流情况,还可显示并发的主动脉瓣关闭不全、心包积液及主动脉弓分支动脉的阻塞等情况。但同时也受患者的肥胖等情况限定。

(四)鉴别诊断

主动脉夹层急性期极易误诊,除与心绞痛、急性心肌梗死鉴别外,还需与急性心包炎、急性胸膜炎、肺动脉栓塞、急腹症及急性下肢动脉栓塞鉴别。

(五)治疗

一旦疑为本病,应争分夺秒的明确诊断和治疗。主动脉夹层的治疗手段主要包括保守治疗、介入治疗和外科手术治疗。其中腔内介入修复技术丰富了主动脉夹层的治疗手段,并且使手术的创伤性减小,安全性增加。

1.非手术治疗

无论哪型 AD 均应首先进行相应的药物治疗,目的是控制疼痛、降低血压及心室收缩率,防止夹层进一步扩展或破裂及其他严重并发症的发生。通常需要应用强有力的药物,如降压药硝普钠、镇痛药吗啡等。

2.外科手术

目的是切除内膜撕裂口,防止夹层破裂所致大出血,重建因内膜片或假腔造成的血管阻塞区或的血流。孙氏手术是目前治疗 Stanford A 型夹层的主要方法。Stanford B 型急性期出现下列情况应紧急手术:动脉瘤破裂出血、进行性血胸及严重的内脏和肢体缺血、无法控制的疼痛和高血压、正规药物治疗后夹层动脉瘤进行性扩展等。手术方式包括破口切除人工血管置换术、主动脉成形术、内膜开窗术和各种血管旁路手术等。

3.血管腔内治疗

主要针对 Stanford B 型夹层,目的是封堵主动脉内膜破口,从而消除假腔的血流,使假腔血全形成。腔内支架治疗 Stanford B 型夹层在国内开展较为广泛,作为微创治疗的方法,可以基本替代传统的外科手术方法,成为 Stanford B 型夹层治疗的首选方法,疗效满意。

二、主动脉夹层的护理

(一)一般护理

将患者安置在 CCU 病房,严密监测其血压、心电、呼吸、血氧饱和度;高流量吸氧 4~L/min;绝对卧床休息,保持病房安静。加强日常生活护理,如协助洗漱、进食、大小便等;做好口腔、皮肤等护理,翻身动作宜轻柔。给予清淡易消化的半流质或软食,嘱多食水果、蔬菜等高维生素、粗纤维的食物,禁食含咖啡因等刺激性食物。忌用力排便,必要时给予通便药以保持大便通畅。

(二)迅速建立静脉通道

对于血压升高患者应用降压药物,以降低血压、减低左心室收缩力及射血速度,减少血流搏动波对主动脉壁的冲击。常用硝普钠、艾司洛尔等静脉滴注,并根据血压、心率调整滴速;对于夹层血肿破裂出血导致休克者,给予抗休克治疗,并予以输血或血浆。

(三)用药的护理

疼痛时用镇痛剂,须注意用药后的疗效及不良反应和药物成瘾性的发生;用硝普钠降低心脏前后负荷时,采用输液泵控制静脉滴速,以避免血压忽高忽低,并随时根据血压调整滴速,使收缩压降至 13.3~14.6 kPa 以下,只要能满足脏器灌注即可。但发生休克时,应注意血压不宜降至过低,以免因有效循环血量不足引起生命危险。

(四)心理护理

由于发病突然,呈撕裂样胸痛,患者表现恐惧、焦虑,加上对监护环境及仪器的陌生,以及要求其绝对卧床,更增加了患者对预后的担忧。而不良的心理状态又不利于血压、心率的控制。因此,我们在抢救过程中要沉着、冷静,严禁高声喧哗。在配合有效止痛及降压治疗时加强巡视,注意观察患者的情绪变化及心理需求,并及时采取相应措施。如患者疼痛剧烈时,以亲切恰当的语言给予患者关怀和安慰,避免患者因情绪紧张而加重病情。

(五)病情观察及护理

1.疼痛的观察

突发剧烈疼痛是本病发病时最常见的症状,性质为搏动样、刀割样、撕裂样疼痛,常伴有血管迷走神经兴奋,表现为大汗淋漓、晕厥等,疼痛的部位有助于初步判断剥离的起始部位,如前胸剧痛,多发于胸主动脉近端夹层,而肩胛间区剧痛(后背痛),更多发于远端夹层。疼痛一般是沿着血管夹层分离的走向可放射至头颈、腹部、背部,累及肾动脉时常可引起腰痛。如果疼痛减轻后反复出现提示夹层分离继续扩展,疼痛突然加重则提示血肿有破溃趋势,血肿溃入血管腔,疼痛可骤然减轻,因此,护士应密切观察疼痛的强度、部位,性质等有无改变,并注意使用镇痛剂的效果。一般强效镇痛剂对主动脉夹层常常无效,但可以减轻患者的焦虑恐惧心理,使其配合治疗。

2.血压、心率的观察与护理

急性期,患者因剧痛常表现为面色苍白、四肢湿冷、脉搏快而弱、呼吸急促等休克表现,但此时血压不下降,反而升高,这种血压与休克呈不平行的关系为本病的特殊性。有效地降血压、适当抑制左心室收缩功能及镇痛是治疗的关键。为了稳定地降血压、心率,防止血压波动,静脉给药需要用输液泵控制,并根据血压、心率的变化调整药物的滴速,使收缩压维持在 13.3～14.7 kPa(100～110 mmHg),心率控制在 60～75 次/分。如果患者突然出现低血压,常因夹层分离导致心包压塞成血肿破溃入胸腔、腹腔。因此,严密观察患者的血压、心率等变化尤为重要。在测量血压时,应左右上肢、左右下肢同时测量,并详细记录,以早期发现由于动脉内膜撕裂血肿压迫致一侧血压降低,使患者双侧肢体血压不对称的现象。

3.动脉搏动的观察

由于动脉血肿使主动脉分支(包括颈动脉在内)阻塞,应密切观察颈、肱、桡、股、足背动脉搏动的变化。如有搏动减弱、消失或两侧强弱不等,两侧血压差别较大、上下肢血压差减小或消失等,应即刻报告医师。

4.尿量的观察

主动脉夹层的患者当肾动脉受累时,可引起尿量减少,严重时,致肾小球坏死而出现肾衰,护士应密切观察尿量的改变,准确记录 24 小时液体出入量,以协助诊治。

5.神经症状的观察

由于病变累及中枢神经系统的动脉和肢体动脉,或休克可造成肢体麻木、下肢无力、感觉异常、反射消失、偏瘫、截瘫、视觉改变、精神错乱、昏迷等;肾动脉受累时肾功能不全,使硝普钠的代谢产物在体内蓄积而中毒,也会出现神经系统症状。因而护士要密切观察患者的肢体活动及反射、意识、瞳孔、末梢循环等,发现异常及时通知医师,及时处理。

(王　玲)

第三节　冠状动脉粥样硬化性心脏病

冠状动脉粥样硬化性心脏病是指冠状动脉发生严重粥样硬化性狭窄或阻塞,或在此基础上合并痉挛,以及血栓形成,造成管腔阻塞,引起冠状动脉供血不足、心肌缺血或心肌梗死的一种心脏病,简称冠心病。其病变发展缓慢,阻塞性病变主要位于冠状动脉前降支的上、中 1/3,其次为右冠状动脉,再次为左回旋支及左冠状动脉主干,后降支比较少见。处理原则包括内科药物治疗、介入治疗和外科治疗,应根据病情选择单种或多种方法联合治疗。外科治疗主要是应用冠状动脉旁路移植术(coronary artery bypass grafting,CABG,简称"搭桥")。冠状动脉旁路移植物一般选用大隐静脉、乳内动脉。近年来,在心脏跳动下进行的冠状动脉旁路移植术取得很大进展,术后约有 90% 以上的患者症状消失或减轻,心功能改善,可恢复工作,延长寿命。

一、疾病特点

(一)病因

1.可改变的危险因素

主要有高血压、吸烟、血脂异常、糖尿病、超重/肥胖,控制四大危险因素(高血压、吸烟、血脂异常、糖尿病)可使缺血性心血管病发病率减少80%,重点防治高血压和戒烟可使缺血性心血管发病的危险性降低2/3。

2.不可改变的危险因素

性别、年龄、家族史。冠心病的发作常常与季节变化、情绪激动、体力活动增加、饱食、大量吸烟和饮酒等有关。

(二)症状及体征

(1)阵发性的前胸压榨性疼痛感,主要位于胸骨后,可放射于心前区和左上肢尺侧,常发生于劳力负荷增加时,持续数分钟,休息或含服硝酸甘油后缓解。

(2)发生心肌梗死时胸痛剧烈,持续时间长(常常超过半小时),硝酸甘油不能缓解,并可有恶心、呕吐、出汗、发热,甚至发绀、血压下降、休克、心力衰竭。

(3)部分患者的症状并不典型,仅仅表现为心前区不适、心悸或乏力,或以胃肠道症状为主。

(4)可伴有全身症状,如发热、出汗、惊恐、恶心、呕吐等。

(5)心绞痛发作时可出现心音减弱,心包摩擦音,并发室间隔穿孔,乳头肌功能不全者,可于相应部位听到杂音。心律失常时听诊心律不齐。

(三)辅助检查

1.心电图

心电图是冠心病诊断中最早、最常用和最基本的诊断方法。与其他诊断方法相比,心电图使用方便,易于普及,当患者病情变化时便可及时捕捉其变化情况,并能连续动态观察和进行各种负荷试验,以提高其诊断敏感性。无论是心绞痛或心肌梗死,都有其典型的心电图变化,特别是对心律失常的诊断更有其临床价值,当然也存在一定的局限性。

2.心电图负荷试验

主要包括运动负荷试验和药物试验(如双嘧达莫,异丙肾上腺素试验等)。心电图是临床观察心肌缺血最常用的简易方法。当心绞痛发作时,心电图可以记录到心肌缺血的心电图异常表现。但许多冠心病患者尽管冠状动脉扩张的最大储备能力已经下降,通常静息状态下冠状动脉血流量仍可维持正常,无心肌缺血表现,心电图可以完全正常。为揭示减少或相对固定的血流量,可通过运动或其他方法,给心脏以负荷,诱发心肌缺血,进而证实心绞痛的存在。运动试验对于缺血性心律失常及心肌梗死后的心功能评价也是必不可少的。

3.动态心电图

动态心电图是一种可以长时间连续记录并编集分析心脏在活动和安静状态下心电图变化的方法。此技术于1947年由Holter首先运用于监测电活动的研究,所以又称Holter监测。常规心电图只能记录静息状态短暂仅数十次心动周期的波形,而动态心电图于24小时内可连续记录多达10万次的心电信号,可提高对非持续性异位心律,尤其是对一过性心律失常及短暂的心肌缺血发作的检出率,因此扩大了心电图临床运用的范围,并且出现时间可与患者的活动与症状相对应。

4.核素心肌显像

根据病史,心电图检查不能排除心绞痛时可做此项检查。核素心肌显像可以显示缺血区,明确缺血的部位和范围大小。结合运动试验再显像,则可提高检出率。

5.冠状动脉造影

冠状动脉造影是目前冠心病诊断的"金标准"。可以明确冠状动脉有无狭窄、狭窄的部位、程度、范围等,并可据此指导进一步治疗所应采取的措施。同时,进行左心室造影,可以对心功能进行评价。冠状动脉造影的主要指征:①对内科治疗下心绞痛仍较重者,明确动脉病变情况以考虑旁路移植手术;②胸痛似心绞痛而不能确诊者。

6.超声和血管内超声

心脏超声可以对心脏形态,室壁运动及左心室功能进行检查,是目前最常用的检查手段之一。对室壁瘤、心腔内血栓、心脏破裂、乳头肌功能等有重要的诊断价值。血管内超声可以明确冠状动脉内的管壁形态及狭窄程度,是一项很有发展前景的新技术。

7.心肌酶学检查

心肌酶学检查是急性心肌梗死的诊断和鉴别诊断的重要手段之一。临床上根据血清酶浓度的序列变化和特异性同工酶的升高等肯定性酶学改变,便可明确诊断为急性心肌梗死。

(四)鉴别诊断

1.隐匿型冠心病应与下列疾病鉴别

(1)自主神经功能失调:患者多表现为精神紧张和心率增快,在肾上腺素增加的患者,由于心肌耗氧增加,心电图可有 ST 段压低或 T 波倒置。服普萘洛尔 2 小时后心电图恢复正常。

(2)心肌炎、心肌病、心包病及其他心脏病,电解质失调、内分泌疾病,药物作用等均可使 ST 段及 T 波改变,但据其他临床表现不难排除。

2.心绞痛应与下列疾病鉴别

(1)心脏神经症:本病患者常诉胸痛,但为短暂的隐痛,患者常喜叹息,胸痛部位多在左胸乳房下与心尖部附近,但经常变动,症状多在疲劳之后出现,而不再疲劳的当时,轻度活动反觉舒适,有时可耐受较重的体力活动而不发生胸痛或胸闷。含服硝酸甘油无效或在 10 多分钟后见效。常伴有心悸、疲劳及其他神经衰弱的症状。

(2)肌肉、骨、关节疾病:如胸肌劳损、颈椎病、胸椎病、肩关节及周围韧带病变、肋软骨炎等,可表现为类似心绞痛症状,但这些病变都有局部压痛,疼痛常与某些姿势及动作有关,局部体检及 X 线可明确诊断。

(3)胆管和上消化道病变:如食管裂口疝、贲门痉挛、胃炎、消化性溃疡、胆石症、胆囊炎等。食管裂口疝可发生于饱餐后、平卧位,坐起或行走疼痛可缓解。消化性溃疡有与进餐时间相关的规律性,且疼痛时间较长,碱性药物可以缓解。胆石症及胆囊炎疼痛亦为发作性,疼痛时常辗转不安,有局部压痛及黄疸等表现,一般不易误诊。但要注意部分患者同时有胆管疾病和心绞痛,胆绞痛又可引起心绞痛的发作,必须仔细诊断。

3.心肌梗死应与下列疾病鉴别

(1)心绞痛:疼痛性质与心肌梗死相似,但发作较频繁,每次发作历时短,一般不超过 15 分钟,发作前常有诱发因素。不伴有发热、白细胞数增加、红细胞沉降率增快或血清心肌酶增高,心电图无变化或有 ST 段压低或抬高。

(2)急性心包炎:有胸闷胸痛、咳嗽、发热和呼吸困难的病史,但疼痛于深呼吸时加重,不伴休

克。心电图除 aVR 导联外,多数导联有 ST 段呈弓背向下的抬高,无异常 Q 波,血清酶无明显升高

(3)急性肺动脉栓塞:肺动脉大块栓塞时,常引起胸痛、气急、休克,但有右心负荷急剧增高的表现。右心室增大,肺动脉瓣区第 2 心音亢进,三尖瓣区出现收缩期杂音,以及发热及白细胞数增加。心电图示电轴右偏 I 导联出现 S 波或原有 S 波加深,Ⅲ 导联出现 Q 波和 T 波倒置,aVR 导联出现高 R 波,胸导联过渡区向左移,右胸导联 T 波倒置,与心肌梗死的心电图表现不同。

(4)动脉夹层动瘤:亦出现剧烈胸痛,似急性心肌梗死的疼痛性质,但疼痛开始即达高峰,常放射到背、肋、腹、腰及下肢。两上肢血压及脉搏可有明显差别,少数患者有主动脉关闭不全,可有下肢暂时性瘫痪或偏瘫。X 线、超声等可检测到主动脉壁夹层内的液体,可资鉴别。

(5)急腹症:急性胰腺炎、消化性溃疡穿孔、急性胆囊炎、胆石症等,患者可有上腹部疼痛及休克,可能与本病疼痛波及上腹部者相混,但急腹症多伴消化系统症状,心电图及血清酶测定有助于明确诊断。

(五)治疗原则

1.药物治疗

目的是缓解症状,减少心绞痛的发作及心肌梗死;延缓冠状动脉粥样硬化病变的发展,并减少冠心病的死亡率。规范药物治疗可以有效地降低冠心病患者的死亡率和再缺血事件的发生,并改善患者的临床症状。而对于部分血管病变严重甚至完全阻塞的患者,在药物治疗的基础上,血管再建治疗可进一步降低患者的死亡率。

(1)硝酸酯类药物:本类药物主要有硝酸甘油、异山梨酯、5-单硝异山梨酯、长效硝酸甘油制剂(硝酸甘油油膏或橡皮膏贴片)等。硝酸酯类药物是稳定型心绞痛患者的常规用药。心绞痛发作时可以舌下含服硝酸甘油或使用硝酸甘油气雾剂。对于急性心肌梗死及不稳定型心绞痛患者,先静脉给药,病情稳定、症状改善后改为口服或皮肤贴剂,疼痛症状完全消失后可以停药。硝酸酯类药物持续使用可发生耐药性,有效性下降,可间隔 8～12 小时服药,以减少耐药性。

(2)抗血栓药物:包括抗血小板和抗凝药物。抗血小板药物主要有阿司匹林、氯吡格雷(波立维)、替罗非班等,可以抑制血小板聚集,避免血栓形成而堵塞血管。阿司匹林为首选药物,维持量为每天 75～100 mg,所有冠心病患者没有禁忌证应该长期服用。阿司匹林的不良反应是对胃肠道的刺激,胃肠道溃疡患者要慎用。冠脉介入治疗术后应坚持每天口服氯吡格雷,通常 0.5～1 年。抗凝药物包括普通肝素、低分子肝素、璜达肝癸钠、比伐芦定等。通常用于不稳定型心绞痛和心肌梗死的急性期,以及介入治疗术中。

(3)纤溶药物:溶血栓药主要有链激酶、尿激酶、组织型纤溶酶原激活剂等,可溶解冠脉闭塞处已形成的血栓,开通血管,恢复血流,用于急性心肌梗死发作时。

(4)β受体阻滞剂:β受体阻滞剂即有治疗心绞痛作用,又能预防心律失常。在无明显禁忌时,β受体阻滞剂是冠心病的一线用药。常用药物有:美托洛尔、阿替洛尔、比索洛尔和兼有 α 受体阻滞作用的卡维地洛、阿罗洛尔等,剂量应该以将心率降低到目标范围内。β受体阻滞剂禁忌和慎用的情况有哮喘、慢性气管炎及外周血管疾病等。

(5)钙通道阻滞剂:可用于稳定型心绞痛的治疗和冠状动脉痉挛引起的心绞痛。常用药物有维拉帕米、硝苯地平控释剂、氨氯地平、地尔硫䓬等。不主张使用短效钙通道阻滞剂,如硝苯地平普通片。

(6)肾素-血管紧张素-醛固酮系统抑制剂:包括血管紧张素转换酶抑制剂(ACEI)、血管紧张

素Ⅱ受体阻滞剂(ARB)及醛固酮阻滞剂。对于急性心肌梗死或近期发生心肌梗死合并心功能不全的患者,尤其应当使用此类药物。常用 ACEI 类药物有依那普利、贝那普利、雷米普利、福辛普利等。如出现明显的干咳的不良反应,可改用血管紧张素Ⅱ受体拮抗剂。ARB 包括缬沙坦、替米沙坦、厄贝沙坦、氯沙坦等。用药过程中要注意防止血压偏低。

(7)调脂治疗:调脂治疗适用于所有冠心病患者。冠心病在改变生活习惯基础上给予他汀类药物,他汀类药物主要降低低密度脂蛋白胆固醇,治疗目标为下降到 80 mg/dL。常用药物有洛伐他汀、普伐他汀、辛伐他汀、氟伐他汀、阿托伐他汀等。最近研究表明,他汀类药物可以降低死亡率及发病率。

2.经皮冠状动脉介入治疗

经皮冠状动脉腔内成形术中应用特制的带气囊导管,经外周动脉(股动脉或桡动脉)送到冠脉狭窄处,充盈气囊可扩张狭窄的管腔,改善血流,并在已扩开的狭窄处放置支架,预防再狭窄,还可结合血栓抽吸术、旋磨术。本法适用于药物控制不良的稳定型心绞痛、不稳定型心绞痛和心肌梗死等。心肌梗死急性期首选急诊介入治疗,时间非常重要,越早越好。

3.冠状动脉旁路移植术(简称冠脉搭桥术)

冠状动脉旁路移植术通过恢复心肌血流的灌注,缓解胸痛和局部缺血、改善患者的生活质量,并可以延长患者的生命。适用于严重冠状动脉病变的患者,不能接受介入治疗或治疗后复发的患者,以及心肌梗死后心绞痛,或出现室壁瘤、二尖瓣关闭不全、室间隔穿孔等并发症时,在治疗并发症的同时,应该行冠状动脉搭桥术。手术的选择应该由心内、心外科医师与患者共同决策。

二、冠脉搭桥术术后护理

(一)执行外科术后护理常规。

(1)评估麻醉方式、手术方式、术中情况,以及用药情况。

(2)评估术后患者的意识状态、自理能力、疼痛、皮肤及各种安全评估。

(3)密切观察患者生命体征,意识状态、瞳孔及神志等情况。遵医嘱给予心电监护。

(4)保持呼吸道通畅,及时清理呼吸道分泌物,遵医嘱给予氧气吸入、心电监护。

(5)根据手术类型、麻醉方式及神志情况取恰当体位,注意保暖,防止受凉,并注意保护患者安全。

(6)妥善固定各种引流管并保持通畅,防止扭曲、打折、受压,防止脱落,注意观察引流液颜色、性质及量,并准确记录,出现异常及时通知医师。

(7)观察手术切口有无渗血、红肿等感染征象,敷料有无脱落,保持切口部位清洁干燥。

(8)根据医嘱及病情,合理安排输液顺序及滴速,注意营养补充和饮食情况。根据手术性质、麻醉方式遵医嘱给予肠内或肠外营养,给予禁食不禁水、流质、半流质和普通饮食。维持患者营养、水及电解质、酸碱平衡等。

(9)禁食、留置胃管期间,生活不能自理的患者,给予患者口腔护理或协助患者进行口腔清洁,根据口腔情况选择口腔护理频次。留置尿管期间,女患者进行会阴擦洗,男患者进行尿道口擦洗。

(10)皮肤护理:应用压力性损伤评估工具定时对皮肤进行评估,按时为患者实施预防皮肤损伤的护理措施,如给予体位垫、气垫床、骨隆突处给予泡沫敷料等,防止压力性损伤的发生。

(11)休息和活动:保持病室安静,减少对患者的干扰,保证其休息。术后无禁忌,鼓励患者尽早活动,减少相关并发症发生;术后指导患者下肢运动或穿抗血栓压力带、运用下肢静脉回流泵,预防深静脉血栓形成;但对休克、极度衰弱或手术本身需要限制活动者,则不宜早期活动。

(二)执行全身麻醉后护理常规。

(1)妥善搬运、安置患者,根据医嘱连接心电监护、氧气、胃肠减压、尿袋、引流袋等,保持各管路畅通,并妥善固定。

(2)保持呼吸道通畅,麻醉未清醒前取平卧位、头偏向一侧,密切监测患者的生命体征及意识状态,每 10～30 分钟测量血压、脉搏、呼吸及血氧饱和度一次,可根据医嘱实施连续心电监护直至生命体征平稳。监护过程做好相关记录,发现异常及时报告医师。

(3)患者清醒后根据医嘱给予饮食或禁食水,密切观察有无恶心、呕吐、呛咳等不适。注意及时清理口腔内分泌物、呕吐物,防止舌后坠抑制呼吸。

(4)患者清醒后根据医嘱、手术部位和各专科特点决定体位。加强皮肤护理,定时翻身。

(5)做好安全护理,患者躁动时加床档或使用约束带,防止患者坠床,同时积极寻找躁动原因。

(6)密切观察患者有无反流、误吸、气道梗阻、手术部位出血等并发症发生。

(7)做好患者指导对术后仍存在严重疼痛,需带自控镇痛泵出院的患者,应教会患者及家属正确使用及护理方法。若出现镇痛泵断裂、脱落或阻塞者,及时就医。

(三)执行术后疼痛护理常规。

1.准确评估、记录疼痛

评估疼痛的部位、程度、性质、持续时间、间隔时间、疼痛表达方式、疼痛加剧/缓解的因素、疼痛对患者影响有无伴随症状等;掌握疼痛评估方法;疼痛评估方法准确,评估结果客观。同时加强对患者疼痛感受的主动询问,倾听患者主诉。

2.合理应用超前镇痛

避免术后疼痛对机体产生的不利影响。术后麻醉药物药效尚未消失时,应按计划根据医嘱及时使用镇痛药。镇痛药物使用应遵循三阶梯给药原则。

3.避免诱发或加剧术后疼痛的因素

(1)创造安静的休息环境,调节光线,减少噪音,保持适宜的温度和湿度。

(2)加强心理护理,消除患者紧张情绪,尽量使患者保持平静心情。

(3)保持良好体位,定时更换卧位,确保患者的舒适。

(4)通过躯体或精神上的活动,转移患者对疼痛的注意力,如深呼吸、腹式呼吸、播放音乐等方式。

(5)对于因胸部疼痛影响呼吸者,应协助翻身、咳嗽,拍背时应避开切口,以不影响患者疼痛为宜;患者咳痰前可先给予止痛药,以防止因疼痛不敢咳嗽导致肺部并发症发生。

4.疼痛评分

疼痛评分低于 5 分,每天评估 2 次;如评分高于 5 分,每天评估 3 次。

5.自控镇痛术(PCA)的护理常规

(1)评估患者基本情况,全面了解患者病情,除生理状况外,还需考虑患者的智力、文化水平、年龄、经济能力等,对存在 PCA 禁忌证者,应选择其他镇痛方法。

(2)护士应掌握 PCA 泵的使用方法、参数设定(负荷量、背景剂量、锁定时间、限制剂量)和镇痛药特性。

(3)实施 PCA 前,应向患者及家属解释 PCA 的作用原理和不良反应,经患者及家属同意后方可使用。使用期间做好宣教指导,指导患者正确使用 PCA 泵,避免由于知识缺乏造成患者自行给药过量或给药不及时。

(4)患者术后返回病房时,护士应与麻醉师做好交接,确保 PCA 泵运行通畅,导管固定有效,熟悉 PCA 泵常见报警原因及处理方法。

(5)使用 PCA 泵时,若经硬膜外给药,应协助患者保持正确体位,防止导管受压、牵拉、打折导致管路不通或脱出,保持导管通畅。

(6)使用静脉 PCA 泵时,尽量使用单独的静脉通路,如必须使用 PCA 静脉通路输注其他液体,应严格控制初始给药速度,防止将导管内镇痛药快速冲入体内而发生危及生命的情况。

(7)患者回病房意识清醒后,将 PCA 手柄放在患者手里,告知患者疼痛时按动手柄,护士每30 分钟进行一次疼痛评估,以便及时调整镇痛药物剂量。

(8)PCA 泵应低于患者心脏水平放置,电子 PCA 泵勿接近磁共振仪器,不可在高压氧舱内使用。

(9)PCA 泵使用期间,应密切观察用药量、药物浓度、镇痛效果及不良反应,定时监测患者呼吸情况,记录患者的镇痛治疗方案。老年患者、低血容量患者在持续使用 PCA 时将增高呼吸抑制发生率。如镇痛效果不佳,及时通知医师,酌情追加药量。

(10)预防感染:无论静脉 PCA 还是硬膜外 PCA,穿刺时严格遵循无菌操作,穿刺点消毒密封。导管留置时间不超过 2 周,2 周后宜重新穿刺置管,如发现硬膜外腔有感染征象,应立即拔出导管,进行抗感染治疗。

(11)预防并发症:患者使用 PCA 过程中如出现皮肤瘙痒、恶心呕吐、嗜睡、呼吸抑制、腹胀便秘、尿潴留等不良反应,护士应查看用药量、浓度、速度有无异常,防止药物过量引起或加重各种不良反应;如患者出现呼吸抑制等药物不良反应时,应及时采取抢救措施并详细记录。

6.早期观察及时处理镇痛治疗产生的并发症

(1)呼吸抑制:临床表现为患者意识状态改变、嗜睡、呼吸深度减弱。接受镇痛治疗的患者应尽量行血氧饱和度监测,使用 PCA 泵镇痛的患者应定期监测生命体征,确保患者安全。

(2)尿潴留:多发生于镇痛治疗后 24～48 小时,应遵医嘱留置导尿管或静脉注射纳洛酮等。

(3)恶心呕吐:常见于用药后 4～6 小时,可遵医嘱使用甲氧氯普胺、东莨菪碱等药物治疗。

(4)腹胀便秘:对使用镇痛药物的患者应常规使用通便药。

(5)皮肤瘙痒:发生率较高,阿片类镇痛药用量增大时,发生率更高,应遵医嘱对症处理。

(6)过度镇静:硬膜外腔使用麻醉性镇痛药后还需定时进行镇静评分,根据评分结果调整镇痛药剂量。

(7)硬膜外感染:置管操作应严格无菌,每天查看置管局部并更换敷料,疑似感染时立即终止硬膜外镇痛,必要时采取相应的对症处理。

7.做好患者教育指导

止痛前后向患者讲解止痛的方法,注意事项,可能出现的并发症等;掌握正确咳嗽的方法,协助患者变换体位,减少因身体活动不当对手术切口的压力或牵拉,缓解切口疼痛。

(四)病情观察

早期动态监测血流动力学及做好记录,术后血压应控制在不低于术前血压的 2.7～4.0 kPa

（20～30 mmHg），根据血压、心律和心率变化，调节药物速度和浓度。维持正常的血容量及水、电解质平衡，观察每小时尿量、尿质、颜色，记液体出入量，每天监测血糖。

（五）呼吸机护理

维持人工呼吸机辅助呼吸，及时清除呼吸道分泌物，改善肺通气。

（六）执行胸腔闭式引流护理常规。

1.严格无菌操作，防止感染发生

（1）保持引流装置无菌。

（2）每 24 小时更换水封瓶 1 次，当引流液超过水封瓶容量 2/3 时应及时更换。更换水封瓶时应协助患者取坐位，鼓励患者咳嗽并挤压引流管。用两把大弯血管钳夹闭胸腔引流管，距离伤口至少 10 cm，尽量减少夹闭时间。在无菌纱布保护下分离胸腔引流管与连接管。用消毒棉球自胸腔引流管口切面向外螺旋消毒两次。在无菌纱布保护下将胸腔引流管与更换的水封瓶长管连接，用胶带固定连接处。然后松开大弯血管钳，挤压胸腔引流管，同时嘱患者深吸气后咳嗽，观察水柱波动情况。妥善固定胸腔引流管，将水封瓶固定于水封瓶架上，保持水封瓶低于患者胸部水平以下 60～100 cm，防止发生逆行感染。

（3）保持胸壁引流口处敷料清洁干燥，如有渗湿，应及时更换。

2.保持引流装置密闭，防止气体进入胸膜腔

（1）随时检查引流装置密闭情况及引流管是否衔接牢固。

（2）水封瓶保持直立，长玻璃管没入水中 3～4 cm，避免空气进入胸膜腔。

（3）妥善固定引流管，防止滑脱。

（4）若发生水封瓶被打破或接头滑脱时，则应立即用血管钳夹闭或反折近胸端引流管，再行更换。如患者有气胸或胸腔引流管不断排出大量气体时，应禁止夹闭胸腔引流管，直接更换水封瓶，防止造成张力性气胸。

（5）若引流管自胸壁伤口意外脱出，应立即用手顺纹理方向捏紧引流口周围皮肤（注意不要直接接触伤口），立即通知医师处理。对于气胸的患者，应该用密闭的无菌纱布覆盖穿刺部位，同时确保气体可以逸出。

（6）搬运患者时，保持引流管和引流瓶低于患者胸部，引流管没入液面以下 2～4 cm，尽量不要夹闭引流管。若无法保证则用双重用两把大弯血管钳夹闭引流管。夹闭引流管的同时应注意监测，若患者出现血氧降低、呼吸困难等症状则应打开夹闭的引流管恢复引流状态，并立即通知医师。

3.保持引流管通畅

（1）防止引流管受压、扭曲和阻塞，可根据水封瓶长玻璃管中水柱波动情况判断引流管是否通畅。若引流管通畅，则不推荐常规挤压引流管以防堵塞；若引流管引流不畅，则可挤压堵塞处疏通引流管；若挤压后仍引流不畅，应及时通知医师。

（2）协助患者半坐卧位，鼓励患者咳嗽和深呼吸，促进胸腔内液体和气体排出。

4.观察和记录

（1）观察患者生命体征，胸痛及呼吸困难程度，呼吸频率、节律等。

（2）观察胸腔引流管局部情况，有无红、肿、热、痛及皮下气肿等，如有异常及时通知医师。

（3）查看水封瓶密闭性，水柱波动情况（正常水柱波动 4～6 cm）。

（4）密切观察并记录引流液的量、颜色和性质。若出血量多于 100～200 mL/h 且连续

3 小时,呈鲜红色,有血凝块,同时伴有脉搏增快,提示有活动性出血的可能,应及时通知医师。

5.拔管

(1)拔管指征:一般术后 72 小时,无气体、液体排出,或引流量在 100 mL 以下(脓胸、乳糜胸除外),X 线检查肺膨胀良好,即可拔管。

(2)拔管及拔管后护理:拔管时嘱患者深吸气、憋气,在吸气末复张时迅速拔管,并立即用凡士林加厚敷料封闭胸壁伤口。拔管后 24 小时内注意观察患者有无胸闷、呼吸困难、切口漏气、渗液、出血和皮下气肿等,如有异常及时通知医师。拔管后第 2 日需更换敷料。

6.健康指导

(1)指导患者深呼吸、正确咳嗽及变换体位的方法,并指导其进行呼吸功能锻炼。

(2)指导患者预防脱管的方法及活动时注意事项。

(七)体温护理

进行体温监测,体温＞38 ℃时应及时采取降温措施。低温体外循环患者应积极复温,注意保暖。

(八)用药护理

根据医嘱抗凝治疗,用药期间密切注意出血倾向,如出血、胃肠道不适等,必要时减用或暂停抗凝药,但尽量避免用凝血类药。

(九)加压包扎

弹力绷带加压包扎取血管侧肢体,并抬高 15°～30°,观察患肢皮肤颜色、温度、张力等情况。间断活动患肢,预防血栓形成。

(十)并发症观察及护理

1.低心排血量综合征

术后早期应用扩血管药,补足血容量,纠正酸中毒。一旦临床出现烦躁或精神不振、四肢湿冷、发绀、甲床毛细血管再充盈减慢、呼吸急促、血压下降、心率加快、尿量减少＜0.5 mL/(kg·h)、血气分析提示代谢酸中毒等,提示出现低心排血量综合征,应立即报告医师。

2.心律失常

以心房颤动、心房扑动和室性心律失常为主。通过监测心率的快慢、维持满意的心律,减低心肌耗氧量,维持水、电解质及酸碱平衡,给予患者充分镇静。发生心律失常可给予镁剂或利多卡因等抗心律失常药物,必要时安装临时起搏器。

3.急性心肌梗死

减少心肌氧耗,保证循环平稳。术后早期给予患者保暖有利于改善末梢循环并稳定循环,能有效防止心绞痛及降低心肌梗死再发生。

4.出血

患者引流量＞200 mL/h,持续 3～4 小时,临床上即认为有出血并发症。术后严格控制收缩压在 12.0～13.3 kPa(90～100 mmHg);定时挤压引流,观察引流液的色、质、量;静脉采血检查 ACT,使其达到基础值范围,确认肝素已完全中和。若出现大量快速出血,血压下降,应立即床旁紧急开胸止血。

5.脑卒中

术后需每小时观察记录瞳孔及对光反射,注意观察患者意识和四肢活动情况。

(十一)健康指导

(1)保持心情愉快,避免情绪过于激动。

(2)合理饮食,进食高蛋白、低脂、易消化饮食,禁忌烟酒、咖啡及辛辣刺激食物。

(3)保持大便通畅,遵医嘱服用缓泻剂,注意排便情况。

(4)应在医师指导下逐渐恢复体力活动及工作,注意劳逸结合。

(5)用药指导。①应定时、定量服用,不可随意中途停药、换药或增减药量;②注意药物的不良反应:服用阿司匹林时可出现皮下出血点或便血,服用阿替洛尔时如出现心率减慢应减量或逐渐停药;③胸部疼痛发作持续时间>30分钟,且含药效果不佳,疼痛程度又较重,应考虑心肌梗死的发生,应迅速就近就医,以免延误治疗抢救时机。

(6)出院后每半月复查1次,以后根据病情可逐渐减为每1~2个月复查1次。

(王　玲)

第四节　心脏瓣膜病

一、疾病特点

(一)概述

心脏瓣膜的功能是维持心内血液的正确方向,由心房流入心室及由心室流进大动脉。一旦瓣膜发生病变(纤维化增生、钙化及粘连等),并发狭窄或闭锁不全,不但心肌逐渐代偿增生肥厚,而且可以引发血流动力学方面的变化。

心脏是人体最重要的器官之一,也是血液循环动力环节,有人把它比喻"水泵",这个泵内有四扇"门",随着心跳不停开启闭合。但是,这四扇"门",受到感染、风湿、先天因素、黏液病变等,导致瓣膜形态和功能异常,达到一定程度,就会出现狭窄、钙化、撕裂、脱垂等病变。根据最新的数据统计,我国目前约有400万心脏瓣膜病患者。如果心脏四扇"门"任意一扇坏了,都将使心脏无法正常工作,甚至危及生命。目前对于中重度瓣膜病变唯一有效的方法是通过外科手术修复或是置换这扇"门",这种手术,就是心脏瓣膜置换术,也可以通俗说成是心脏外科医师"换瓣术"。

心脏瓣膜置换术是采用由合成材料制成的人工机械瓣膜或用生物组织制成的人工生物瓣膜替换的手术,简称换瓣。生物瓣中心血流,具有良好的血流动力学特性,血栓发生率低,不必终身抗凝,但其寿命问题至今未获得满意解决,多数患者面临二次手术;机械瓣具有较高的耐力和持久性等特性,临床应用广泛,但机械瓣最大的难题是患者必须终身抗凝且潜在易发血栓栓塞和出血的可能,给患者的工作、生活带来诸多不便。故出院后患者是否能做好自我管理,对提升生活质量及预防术后并发症有着重要的意义。

(二)心脏瓣膜病变的临床表现及手术方法

瓣膜性心脏病是二尖瓣、三尖瓣、主动脉瓣和肺动脉瓣的瓣膜因风湿热、黏液变形、退行性改变、先天性畸形、缺血性坏死、感染或创伤等出现了病变,影响血液的正常流动,从而造成心脏功能的异常,最终导致心力衰竭的单瓣膜或多瓣膜病变。此病呈现慢性发展的过程,在瓣膜病变早期可无临床症状,当出现心律失常、心力衰竭,或发生血栓栓塞事件才会出现相应的临床症状。

患者常表现为活动后心慌、气短、疲乏和倦怠,活动耐力明显减低稍做运动便会出现呼吸困难(即劳力性呼吸困难),重者出现夜间阵发性呼吸困难甚至无法平卧休息。也有部分可因急性缺血坏死、急性感染性心内膜炎等发生,表现出急性心力衰竭的症状如急性肺水肿。部分二尖瓣狭窄的患者可出现痰中带有血丝及咯出大量新鲜血液。在急性左心衰竭时出现大量粉红色泡沫痰。

(三)心脏瓣膜病变分型

1.二尖瓣狭窄

二尖瓣狭窄(mitral stenosis,MS)是由各种原因使心脏二尖瓣瓣叶、瓣环等结构出现异常,造成功能障碍,造成二尖瓣开放受限,引起血流动力学发生改变(如左心室回心血量减少,左心房压力增高等),从而影响正常心脏功能而出现一系列症状。其中,由于风湿热导致的二尖瓣狭窄最为常见。风湿性瓣膜病中大约有40%为不合并其他类型单纯性二尖瓣狭窄。

正常二尖瓣口面积为$4\sim6\ cm^2$,当瓣口狭窄至$2\ cm^2$时,左心房压力增高,左心房增大,肌束肥厚,患者出现疲劳后呼吸困难、心悸、休息症状不明显,当瓣膜病变进一步加重狭窄至$1\ cm^2$左右,左心房扩大超过代偿极限,肺循环淤血。患者低于正常活动感到明显呼吸困难、心悸、咳嗽。可出现咯血、表现为痰中带血或大量咯血。当瓣膜狭窄至$0.8\ cm^2$左右,长期肺循环压力增高。超过右心室可代偿能力,继发右心衰竭,表现为肝大、腹水、颈静脉怒张、下肢水肿等。此时,患者除典型二尖瓣面容(口唇发绀,面颊潮红)外,面部、乳晕等部位也可以出现色素沉着。瓣膜病症状明显,造成血流动力学改变尽早手术。单纯狭窄,瓣膜成分好者可行闭式二尖瓣交界分离术或球囊扩张术。伴左心房血栓、瓣膜钙化等,需要直视下行血栓清除及人工心脏瓣膜置换术。

2.二尖瓣关闭不全

任何二尖瓣装置自身各组织结构异常或功能障碍使瓣膜在心室射血期闭合不完全,主要病因中,风湿性病变、退行性病变和缺血性病变等较多见。50%以上病例合并二尖瓣狭窄。左心室收缩,由于二尖瓣两个瓣叶闭合不全,一部分血液由心室通过二尖瓣逆向流入左心房,使排入体循环血流量减少,左心房血流量增多,压力升高,左心房前负荷增加,左心房扩大,左心室也逐渐扩大和肥厚,同时二尖瓣环也扩大,使二尖瓣关闭不全加重,左心室长期负荷加重,最终产生左心衰竭,表现为咳嗽频繁,端坐呼吸,咳白色或粉红色泡沫样痰。同时导致肺循环压力增高,最后可引起右心衰竭,表现为颈静脉怒张、肝大、腹水、下肢水肿。二尖瓣关闭不全症状明显,心功能受影响,心脏扩大应及时行手术治疗。

手术方法:二尖瓣成形术,包括瓣环重建或缩小,腱索和乳头修复及人工腱索和人工瓣环植入。此技术可以保存自身瓣膜功能,对患者术后恢复及远期预后有重大意义。腱索、乳头肌等结构和功能病变较轻。随着手术发展,经皮介入二尖瓣成形术也逐渐成为治疗瓣膜严重增厚、钙化、腱索、乳头肌严重粘连伴或不伴二尖瓣狭窄,不适于实施瓣膜成形的患者需行二尖瓣置换术。二尖瓣置换术后效果较好,但需要严格抗凝及保护心脏功能治疗。临床常使用的人工瓣膜包含机械瓣膜、生物瓣膜两类,各有优缺点,需根据实际情况选用。

3.主动脉瓣狭窄

主动脉瓣狭窄(aortic stenosis,AS)是指由于各种因素所使主动脉瓣膜和附属结构病变,致使主动脉瓣开放受限,主动脉瓣狭窄。单纯的主动脉瓣狭窄病例较少,常伴有主动脉瓣关闭不全及二尖瓣病变。正常成人主动脉瓣口面积约为$3.0\ cm^2$,按照狭窄的程度可将主动脉瓣狭窄分为轻度狭窄、中度狭窄和重度狭窄。由于左心室收缩力强,代偿功能好,轻度狭窄并不产生明显血流动力学改变。但瓣膜口面积小于$1.0\ cm^2$,左心室射血受阻,左心室后负荷增加,长期病变结果是左心室代偿性肥厚,单纯的狭窄左心室腔常呈向心性肥厚。早期临床表现常不明显,病情加重后常出现心悸、气短、头晕、心绞痛。心肌肥厚劳损后心肌供血不足更加明显,常呈劳力性心绞痛。心力衰竭后左心室扩大,舒张末压增高,使左心房和肺毛细血管压力也明显升高,患者出现咳嗽,呼吸困难等症状。主动脉区可闻及 3～4 级粗糙收缩期杂音,向颈部传导,伴或不伴有震颤。严重狭窄,出现肝大、腹水、全身水肿表现。重症者可因心肌供血不足发生猝死。主动脉瓣狭窄早期没有临床症状,部分重度主动脉瓣狭窄患者也没有明显症状,但是有猝死和晕厥潜在的风险。临床上出现心绞痛、晕厥和心力衰竭患者,病情往往迅速发展恶化,所以应该尽早实施手术治疗,切除病变瓣膜,进行瓣膜置换术,也有少部分报道用球囊扩张术,但效果差,容易造成瓣膜关闭不全和钙化赘生物脱落,导致栓塞并发症。

4.主动脉瓣关闭不全

主动脉瓣关闭不全是指瓣叶变形、增厚、钙化、活动受限不能严密闭合,主动脉瓣关闭不全不常单独存在,常合并主动脉瓣狭窄。一般可由风湿热、细菌性心内膜炎、马方综合征、先天性动脉畸形、主动脉夹层动脉瘤等引起。

主动脉瓣关闭不全左心室舒张期同时接受来自左心房和经主动脉瓣逆向回流血液,收缩力增强,并逐渐扩大、肥厚。当病变过重,超过了左心室代偿能力,则出现呼吸困难、心脏跳动剧烈、颈动脉波动加强等症状。由于舒张压降低,冠脉供血减少,加上左心室高度肥厚,耗氧量加大,心肌缺血明显,心前区疼痛也逐渐加重,最后出现心力衰竭。听诊可在胸骨左缘第三肋间闻及舒张期泼水样杂音,脉压增大。

人工瓣膜置换术是治疗主动脉瓣关闭不全主要手段,应在心力衰竭症状出现前实施。风湿热和绝大多数其他病因引起主动脉瓣关闭不全都应该实施瓣膜置换术。常用瓣膜为机械瓣膜和生物瓣膜。瓣膜修复术较少使用,不能完全消除主动脉瓣的反流。由于升主动脉动脉瘤使瓣环扩张所致主动脉瓣关闭不全,可行瓣环紧缩成形术。

(四)治疗原则

1.非手术治疗

常给予强心、利尿、补钾、抗凝、抗感染、纠正心力衰竭、营养支持等方式治疗。

2.手术治疗

手术治疗是心脏瓣膜病的根治方法,多采用人工心脏瓣膜置换或瓣膜成形术。

二、术后护理常规

(一)外科术后护理常规

见本章第三节"冠状动脉粥样硬化性心脏病"的护理部分。

(二)全身麻醉后护理常规

见本章第三节"冠状动脉粥样硬化性心脏病"的护理部分。

(三)术后疼痛护理常规

见本章第三节"冠状动脉粥样硬化性心脏病"的护理部分。

(四)维持稳定的血流动力学

早期监测中心静脉压、动脉压、肺动脉压等,根据监测指标及病情遵医嘱补充血容量,调整正性肌力药物及扩血管药物,维护心功能。控制输液速度和量,预防发生肺水肿、左心衰竭。

(五)呼吸功能监护与护理

严格遵守呼吸机使用原则及注意事项,加强呼吸道的管理,定时翻身、拍背、吸痰,保证供氧,并观察痰液颜色、性质、量,预防肺部并发症。

(六)维持电解质平衡

瓣膜置换术后每天监测血钾情况,低血钾易造成心律失常,一般血清钾维持在 4～5 mmol/L,静脉补钾时要选择深静脉,补钾后及时复查血钾。

(七)引流液的观察

术后保持引流管的通畅,注意引流液的颜色、量及性质。如引流液过多,应考虑是否鱼精蛋白中和肝素不足。注意观察有无心脏压塞的征象,如出现心率快、血压低、静脉压高、尿量少等应及时通知医师。

(八)周围循环观察

观察肢体末梢皮肤颜色、温度变化,及时保暖。4 小时测量体温 1 次,体温过高时遵医嘱给予降温处理,观察效果。

(九)并发症观察及护理

1.瓣周瘘

瓣周瘘是瓣膜置换术后一种少见而严重的并发症。术后重点评估心功能状态,监测并控制感染。注意观察尿色、尿量,如长期为血红蛋白尿应及时报告医师,同时注意碱化尿液,防止肾衰竭。

2.心律失常

密切观察患者的心电示波及心电图变化,及早发现并纠正引发严重室性心律失常的诱因,如心肌缺血缺氧、低钾等。保持静脉通畅,备好抢救物品及药品。

3.出血

术后应用抗凝治疗期间根据化验结果(PT 值在 24 秒左右、INR 值在 2.0～2.5 之间)调整用药量。密切注意出血倾向(血尿、牙龈出血、皮肤黏膜出血等),必要时减用或暂停抗凝药,但尽量避免用凝血类药。

4.栓塞及中枢神经并发症

加强巡视,严密观察意识、瞳孔、肢体疼痛、皮肤颜色的改变和肢体活动情况等。发现异常情况及时通知医师,及时发现,及时治疗。

5.感染性心内膜炎

术前合理使用抗生素,术后严格无菌操作,监测体温,可疑患者进行多次重复血培养,使用抗生素时严格掌握用量及时间。

(十)健康指导

(1)养成良好生活习惯,避免紧张,保持心情舒畅。

(2)加强营养,不宜吃太咸食物,适当限制饮水,避免加重心脏负担。

(3)预防感冒及呼吸道感染,不乱用抗生素。

(4)增强体质,术后应休息半年,保持适当的活动量,避免活动量过大和劳累,如感到劳累、心慌气短,马上停止活动,继续休息。

(5)在医师指导下按时服用抗凝、强心、利尿、抗心律失常药物,并注意观察药物作用及不良反应,观察有无出血情况等,准确记录出入量。

(6)合并心房颤动或有血栓病史的患者告知其突然出现胸闷憋气等不适症状时,及时就医。

(7)定期门诊复查心电图、超声、胸部 X 线片及血化验。

(王 玲)

第五节 起搏器置入术

人工心脏起搏术是指运用起搏器来发放脉冲电流,形成异位兴奋灶,带动心脏搏动的治疗方法。其核心部分是起搏器内的脉冲发生器。目前已发展了多种类型的起搏器,如固定频率型、心室按需型、频率按需抑制型等。本节主要讲严重心律失常患者的起搏器置入术护理。

根据起搏器的性能和工作方式,规定用几个外文字母代表,1974 年起采用 3 位代码命名,1981 年国际心脏病学会联合会增补为 5 位代码。第 1 个字母代表起搏的心脏,如 A 为起搏心房,V 为起搏心室,D 为心房心室双腔起搏。第 2 个字母代表起搏器能感知哪个心腔,如 A 为感知心房的激动、V 为感知心室的激动、D 为心房和心室双腔均感知、O 为无感知功能。第 3 个字母表示起搏器感知心脏自身电活动后的反应方式,如 T 为触发型,即感知心脏自身激动后释放一个刺激脉冲;I 为抑制型,即感知心脏自身激动后,起搏器工作受到抑制暂时不发放脉冲刺激;D(或 T/I)为既有触发反应又有抑制反应,0 为无此项功能;R 为逆向反应,即当患者发生心动过速时发放脉冲呈逆向反应,与一般起搏器相反。第 4 个字母表示程序控制的程度,P 为有 1~2 项程控功能。第 5 个字母表示抗快速心律失常的形成,如 B 为猝发成串脉冲刺激;N 为与正常频率竞争刺激;S 为频率扫描刺激;E 为体外控制脉冲的发放。如 VVI 起搏器表示心室起搏、心室感知、反应方式为抑制型。

按起搏器的使用时间分为临时起搏和永久起搏。

一、临时起搏器置入术

临时起搏器置入术是治疗严重心律失常的一种应急和有效的措施,也是心肺复苏的急救手段。自 1973 年 Schnitzler 首先报道应用漂浮电极导管进行床旁心脏临时起搏后,此项技术迅速得到推广应用,现已成为医院抢救患者必不可少的医疗技术之一。

(一)适应证

临时起搏器植入术为非永久性置入起搏电极的一种起搏方法。通常使用单极起搏导管电极,起搏器放置在体外,起搏电极放置时间一般不超过 4 周。

1.急救措施

(1)任何原因引起的心脏骤停及各种心动过缓引起的阿-斯综合征的紧急抢救。

(2)需要超速抑制终止对药物治疗无效或不宜药物、电转复的快速心律失常。

(3)有永久起搏器置入的适应证,但属于疾病的急性期,心律失常可能被治愈者。

2.保护性措施

(1)作为安装永久起搏器前的过渡性治疗。

(2)心脏外科手术后的保护性措施,可帮助复苏、控制心动过速及处理手术引起的房室传导阻滞。

（3）有心律失常潜在危险者,进行外科大手术或进行心血管介入性诊疗时,作为保护性措施。

3.诊断措施

（1）快速心房起搏诊断冠心病。

（2）窦房结功能测定。

（3）心脏电生理检查。

（4）埋植起搏器之前的试验起搏或预备起搏。

（二）物品准备

紧急情况下可在床边进行临时起搏器的置入。有条件情况下,应在心导管室进行,并准备下列设备和用物。

1.设备

X线设备、心电监护仪、除颤器、电生理检查及血流动力学监测装置。

2.用物

包括无菌敷料包、治疗车、急救药品、起搏电极及临时起搏器(图7-1)。

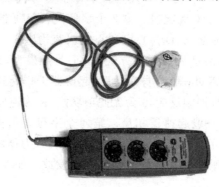

图 7-1　临时起搏器

（三）方法

根据插管途径分为经皮起搏、经静脉起搏、经食管心脏起搏和经胸心脏起搏。临时起搏方式的选择通常取决于当时的情况,如情况紧急,需要进行临时起搏治疗患者的血流动力学不稳定,常需要迅速对心血管系统的衰竭进行预防和干预治疗。如极其严重的心动过缓患者在抢救室内,应首选经皮起搏,一旦稳定则改用经静脉起搏。起搏电极经静脉送入心腔接触心内膜者称为心内膜电极,起搏电极经胸腔植入接触心外膜者称为心外膜电极,起搏电极刺入心壁心肌者称为心肌电极。下面仅介绍经静脉心内膜单极导管起搏,可供选用的静脉包括大隐静脉、股静脉、锁骨下静脉、颈内静脉、颈外静脉、肘静脉及肱静脉。

1.置管方法

（1）患者取平卧位,常规皮肤消毒、铺无菌巾,暴露穿刺部位,通常选用大隐静脉或肘静脉穿刺。

（2）穿刺部位局部麻醉,用注射器探明静脉的走向和深度。

（3）以手术刀尖划开皮肤,用16 G或18 G穿刺针刺入静脉,回血通畅后拔出内芯,向穿刺针内送入导引钢丝至下腔静脉或上腔静脉,然后拔出穿刺针,保留导引钢丝在血管内。

（4）沿导引钢丝插入血管扩张管及静脉鞘管至大隐静脉或肘静脉,撤出导引钢丝及血管扩张管,保留静脉鞘管在血管内。

（5）将起搏电极从静脉鞘管内插入大隐静脉或肘静脉,经下腔静脉或上腔静脉到右心房,通过三尖瓣到达右心室中部,使电极紧贴心内膜。

（6）将起搏电极的插头与体外用的临时起搏器连接进行起搏。调节输出电压至能起搏时(即起搏阈值),一般为 1 V 左右。设定起搏频率。调节感知灵敏度(即起搏器感知 P 波或 R 波的能力),心室感知灵敏度一般为 1～3 mV。

（7）当深呼吸,改变体位时能有效起搏,则固定起搏电极和鞘管于穿刺部位的皮肤处。

（8）75%乙醇消毒后局部覆盖无菌纱布并在体外妥善固定临时起搏器。

2.注意事项

（1）插管过程中如没有 X 线引导,可通过心腔内心电图引导插管。其心腔内心电图变化与导管位置见表 7-1。

表 7-1 心腔内心电图变化与导管位置的关系

导管位置	P 波	QRS 波群	T 波
上腔静脉或右心房上部	倒 P	QS	倒 T
右心房中部	P 正负双向	QS	倒 T
右心房下部	直立 P	QS	倒 T
右心室上部	直立 P	QS	正 T
右心室中部	直立 P	rS	正 T,ST 抬高

（2）起搏阈值太高,说明电极与心内膜接触不良,此时应改变电极位置。

（3）实际设置的起搏电压应高于起搏阈值。

（4）术后搬动患者要小心,防止电极脱开或刺破右心室。

二、永久起搏器置入术

(一)起搏器的类型

1.单腔起搏器

单腔起搏器分为非同步型、抑制型和触发型三种。非同步型心室起搏器(VOO)、非同步型心房起搏器(AOO);抑制型按需心室起搏器(VVI)、抑制型按需心房起搏器(AAI);触发型按需心室起搏器(VVT)、触发型按需心房起搏器(AAT)。目前广泛应用于临床的是 VVI 和 AAI。

2.双腔起搏器

如非同步房室起搏器(DOO)、房室顺序起搏器(DVI)、心房和心室抑制型房室顺序起搏器(DDI)、房室同步型心室起搏器(VAT)、房室同步型心室按需型起搏器(VDD)、房室全自动型起搏器(DDD)。

3.频率适应性起搏器

如频率适应性心室起搏器(VVIR)、频率适应性心房起搏器(AAIR)、频率适应性心房同步心室抑制型起搏器(VDDR)、双传感器频率适应性单腔起搏器(SSIR)、双传感器频率适应性双腔起搏器(VDDR 和 DDDR)。

4.抗心动过速型起搏器

抗心动过速型起搏器是阵发性室上性心动过速的有效治疗手段之一。

5.植入型心律转复除颤器(ICD)

目前临床使用较多的起搏器见图 7-2 所示。

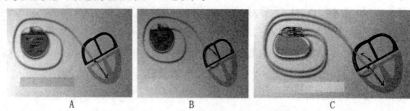

图 7-2 常用的单腔和双腔起搏器

A.心室起搏 B.心房起搏 C.双腔起搏

(二)适应证

1.心脏传导阻滞

心脏传导阻滞包括有症状的房室传导阻滞和窦房传导阻滞,心室率<40 次/分,传导阻滞伴心室静止>4 秒,需要长期使用药物维持心率者。

2.病态窦房结综合征

心室率<40 次/分,窦性停搏≥3 秒,慢快综合征伴有晕厥,有症状的窦性心动过缓,药物治疗无效者。

(三)禁忌证

无绝对禁忌证,其相对禁忌证:①发热或败血症;②明显的心力衰竭;③血管栓塞性疾病血栓活动期;④出血性疾病或凝血功能障碍者;⑤糖尿病血糖未控制者。

(四)物品准备

所有物品同临时起搏器置入术,另外增加起搏器分析仪、永久起搏器(包括脉冲发生器、导线和电极)。

(五)方法

1.置管步骤

(1)患者取平卧位,常规皮肤消毒、铺无菌巾,暴露穿刺部位。通常选用锁骨下静脉穿刺,另外也可选择头静脉、颈外静脉和颈内静脉。

(2)穿刺部位局部麻醉,用注射器探明静脉的走向和深度。

(3)以手术刀尖划开皮肤,将穿刺针刺入静脉,回血通畅后拔出内芯,向穿刺针内送入导引钢丝至上腔静脉,然后拔出穿刺针,保留导引钢丝在血管内。

(4)沿导引钢丝插入血管扩张管及外鞘至锁骨下静脉,撤出导引钢丝及血管扩张管,保留外鞘在血管内。

(5)将永久起搏器导管电极从外鞘内插入锁骨下静脉,经上腔静脉到右心房,通过三尖瓣到达右心室心尖部,继续推进导管,使电极嵌入肌小梁中。

(6)进行起搏器功能的测试,测试满意后固定导管于血管上。

(7)在距锁骨下缘 2 cm 处作一横切口,分离脂肪层直至胸肌膜,从切口处向下分离出一个皮囊,置入起搏器。

(8)从静脉穿刺点处向皮囊方向作一皮下隧道,将导管电极与起搏器连接,缝合皮肤。

2.注意事项

(1)在 X 线导引下送入导管电极,使电极顶端嵌入心内膜肌小梁中,电极导线在心腔内及胸腔内应留有足够的长度,避免导线牵拉、折断或接头脱落。

(2)进行起搏器功能测试时,患者分别作深呼吸、咳嗽、翻身等动作以观察电极是否安置牢固,测试理想的起搏阈值后再固定电极。

(3)皮囊应根据起搏器的大小留有足够的空间,避免皮肤张力过大而导致伤口愈合不良。

三、护理

(一)术前护理

(1)手术部位备皮,经大隐静脉插管时需对会阴部及两侧腹股沟备皮,经锁骨下静脉插管时要对左上胸包括颈部和腋下备皮。

(2)协助医师做好常规检查,如血常规、血小板、出凝血时间、肝肾功能、电解质等,术前30 分钟肌内注射地西泮 10 mg。

(3)训练患者在床上排便,术前禁食、禁水 4~6 小时。

(4)准备好抢救器械和药品。

(5)告知家属起搏器置入术的目的、简要手术过程、注意事项、可能发生的并发症,并签署知情同意书。

(二)术中护理

(1)体位:患者平卧于 X 线诊断床上,暴露穿刺部位。连接心电监护仪,建立静脉输液通道。

(2)进行永久起搏器置入术时,可根据患者的经济状况、年龄及心律失常的类型选择不同的心脏起搏器。

(3)在起搏器置入的过程中,护士应密切观察患者的生命体征,尤其是心电图的监测。当起搏电极进入右心室刺激室壁时,可引起频发的室早、室速,此时应暂停操作,同时静脉滴注利多卡因,严密观察心电变化。配合手术医师变换患者的体位、测定起搏器的阈值,留取标本、供应术中的物品等,以保证手术能迅速、安全地进行。

(4)导管电极固定前应反复测试,直至达到理想状态。

(三)术后护理

(1)术后平卧 24 小时,经大隐静脉安置临时起搏器者,需绝对卧床休息,避免手术侧肢体屈曲和过度活动。

(2)安置永久起搏器的患者,需卧床 72 小时,手术侧肢体不宜过度活动,以免导管脱落。局部伤口沙袋压迫 4~6 小时,观察伤口有无渗血、渗液及皮下血肿,定期更换伤口敷料。

(3)密切观察病情变化,尤其注意起搏器的起搏功能和感知功能是否正常,患者原有症状是否消失,对起搏器是否适应等。监测心律、心率及心电图变化,注意有无心律失常或电极移位等并发症,发现异常及时报告医师进行处理。

(4)常规应用抗生素 3~5 天,以预防感染。

(四)并发症的观察和护理

1.起搏阈值增高

表现为原来的输出电压不能带动心脏起搏,多出现在起搏器置入术后 2~3 天,1~2 周达高峰,以后逐渐下降,至 1 个月趋向稳定。可通过调高输出电压或给予氯化钾或肾上腺皮质激素来降低起搏阈值;若起搏阈值持续增高,多为电极接触不良或电极接触部位纤维化,要考虑更换电极。

2.电极移位及导线断裂

表现为部分起搏甚至完全不能起搏,心电图上显示脉冲波与 QRS 波群无关。可通过变换体位来观察起搏情况,如无改善则需要重新调整电极位置或更换电极。

3.心肌穿孔

当电极嵌入肌小梁中,随心脏的收缩和舒张产生的吸力可引起心肌穿孔。心肌穿孔后患者出现胸闷、胸痛、心包摩擦音,同时出现起搏失灵或间断起搏。发生心肌穿孔后应立即在 X 线导引下将导管后撤至心腔,并严密观察有无心包填塞现象,如出现心包填塞应立即切开心包,缝合穿孔创口。

4.起搏器故障

可能为接插件故障、电池失效或脉冲发生器元件故障等。一般分为脉冲发放故障和感知不良两大类。不论何种原因,均应及时停用或调换起搏器。

5.局部皮肤坏死或感染

可在局部观察到感染灶或坏死物。应全身和局部应用抗生素,感染无法控制时应取出起搏器重新调换部位。

6.心律失常

安装起搏器的患者可发生竞争心律,通过调节起搏频率、感知灵敏度一般均可以克服竞争心律,无效时暂时停用起搏器或更换起搏器。另外,由于电极对心室壁的刺激还可能发生室早或室速,电解质紊乱时也可能导致心律失常。

7.人工心脏起搏器综合征

人工心脏起搏器综合征见于经心室起搏的患者,由于房室收缩不同步,可使心室充盈量减少,心搏量减少,血压降低,脉搏减弱,患者可出现心慌、血管搏动、头胀、头昏等症状。

8.肢体功能障碍

由于术后患者对起搏器不习惯,或切口处疼痛,患者常常不敢活动肢体,久之会引起肢体肌肉失用性萎缩、关节韧带粘连,从而影响正常的肢体功能。

9.心功能减退

安置起搏器虽然解决了患者心脏传导上的问题,但它毕竟不同于正常生理状态下的心脏兴奋收缩,因而会导致心功能减退。表现为原有缺血性心脏病、心肌病的患者,心功能更差,其症状更为明显。

(王　玲)

第六节　心脏损伤

心脏损伤是暴力作为一种能量作用于机体,直接或间接转移到心脏所造成的心肌及其结构的损伤,直至心脏破裂。心脏损伤又有闭合性和穿透性损伤的区别。

一、闭合性心脏损伤

心脏闭合性损伤又称非穿透性心脏损伤或钝性心脏损伤。实际发病率远比临床统计的要高。许多外力作用都可以造成心脏损伤：①暴力直接打击胸骨传递到心脏。②车轮碾压过胸廓，心脏被挤压于胸骨椎之间。③腹部或下肢突然受到暴力打击，通过血管内液压作用到心脏。④暴炸时高击的气浪冲击。

(一)心包损伤

心包损伤指暴力导致的心外膜和/或壁层破裂和出血。

1.分类

心包是一个闭合纤维浆膜，分为脏、壁两层。心包伤分为胸膜-心包撕裂伤和膈-心包撕裂伤。

2.临床表现

单纯心包裂伤或伴少量血心包时，大多数无症状，但如果出现烦躁不安、气急、胸痛，特别当出现循环功能不佳、低血压和休克时，则应想到急性心脏压塞的临床征象。

3.诊断

(1)ECG：低电压、ST 段和 T 波的缺血性改变。

(2)二维 UCG：心包腔有液平段，心排幅度减弱，心包腔内有纤维样物沉积。

4.治疗

心包穿刺术(图 7-3)、心包开窗探查术(图 7-4)、开胸探查术。

(二)心肌损伤

所有因钝性暴力所致的心脏创伤，如果无原发性心脏破裂或心内结构(包括间隔、瓣膜、腱束或乳头肌)损伤，统称心肌损伤。

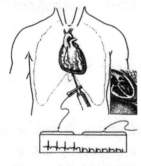

图 7-3　心包穿刺示意图

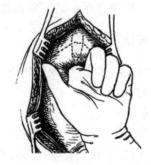

图 7-4　心包探查示意图

1.原因

一般是由于心脏与胸骨直接撞击，心脏被压缩所造成的不同程度心肌损伤，最常见的原因是汽车突然减速时方向盘的撞击。

2.临床表现

主要症状取决于创伤造成心肌损伤的程度和范围。轻度损伤可无明显症状；中度损伤出现心悸、气短或一过性胸骨后疼痛；重度可出现类似心绞痛症状。

3.检查方法

ECG 轻度无改变，异常 ECG 分两类。

（1）心律失常和传导阻滞。

（2）复极紊乱。①X 线片：一般无明显变化。②UCG：可直接观测心脏结构和功能变化，在诊断心肌挫伤以评估损伤程度上最简便、快捷、实用。

4.治疗

主要采用非手术治疗。

（1）一般心肌挫伤的处理：观察 24 小时，充分休息检查 ECG 和CPK-MD。

（2）有 CDA 者：在 ICU 监测病情变化，可进行血清酶测定除外 CAD。

（3）临床上有低心排血量或低血压者：常规给予正性肌力药，必须监测 CVP，适当纠正血容量，避免输液过量。

（三）心脏破裂

闭合性胸部损伤导致心室或心房全层撕裂，心腔内血液进入心包腔和经心包裂口流进胸膜腔。患者可因急性心脏压塞或失血性休克而死亡。

1.原因

一般认为外力作用于心脏后，心腔易发生变形并吸收能量，当外力超过心脏耐受程度时，即出现原发性心脏破裂。

2.临床表现

血压下降、中心静脉压高、心动过速、颈静脉扩张、发绀、对外界无反应；伴胸部损伤，胸片显示心影增宽。

3.诊断

（1）ECG：观察 ST 段和 T 段的缺血性改变或有无心梗图形。

（2）X 线和 UCG：可提示有无心包积血和大量血胸的存在。

4.治疗

紧急开胸解除急性心脏压塞和修补心脏损伤是抢救心脏破裂唯一有效的治疗措施。

二、穿透性心脏损伤

该损伤以战时多见，按致伤物质不同可分为火器伤和刃器伤两大类。

（一）心脏穿透伤

1.临床表现

主要表现为失血性休克和急性心脏压塞。前者早期有口渴、呼吸浅、脉搏细、血压下降、烦躁不安和出冷汗；后者有呼吸急促、面唇发绀、血压下降、脉搏细速、颈静脉曲张并有奇脉。

2.诊断

（1）ECG：血压下降 ST 段和 T 波改变。

（2）UCG：诊断价值较大。

（3）心包穿刺：对急性心脏压塞的诊断和治疗都有价值。

3.治疗

快速纠正血容量，并迅速进行心包穿刺或同时在急诊室紧急气管内插管进行开胸探查。

（二）冠状动脉穿透伤

冠状动脉穿透伤是心脏损伤的一种特殊类型，即任何枪弹或锐器在损伤心脏的同时也刺伤冠状动脉，主要表现为心外膜下的冠状动脉分支损伤，造成损伤远侧冠状动脉供血不足。

1.临床表现

单纯冠脉损伤,可出现急性心脏压塞或内出血征象。冠状动脉瘘者心前区可闻及连续性心脏杂音。

2.诊断

较小分支损伤很难诊断;较大冠脉损伤,ECG 主要表现为创伤相应部位出现心肌缺血和心肌梗死图形。若心前区出现均匀连续性心脏杂音,则提示有外伤性冠状动脉瘘存在。

3.治疗

冠脉小分支损伤可以结扎;主干或主要分支损伤可予以缝线修复;如已断裂则应紧急行CAB 术。

三、护理问题

(一)疼痛
疼痛与心肌缺血有关。

(二)有休克的危险
休克与大量出血有关。

四、护理措施

(一)维持循环功能,配合手术治疗
(1)迅速建立静脉通路。

(2)在中心静脉压及肺动脉楔压监测下,快速补充血容量,积极抗休克治疗并做好紧急手术准备。

(二)维持有效的呼吸
(1)半卧位,吸氧;休克者取平卧位或中凹卧位。

(2)清除呼吸道分泌物,保持呼吸道通畅。

(三)急救处理
(1)心脏压塞的急救:一旦发生,应迅速进行心包穿刺减压术。

(2)凡确诊为心脏破裂者,应做好急症手术准备,充分备血。

(3)出现心脏停搏立即进行心肺复苏术。

(4)备好急救设备及物品。

(四)心理护理
严重心脏损伤者常出现极度窘迫感,应提供安静舒适的环境,采取积极果断的抢救措施,向患者解释治疗的过程和治疗计划,使患者情绪稳定。

(王　玲)

第八章

骨科护理

第一节 关节脱位

一、肩关节脱位

(一)疾病概述

1.概念

肩关节脱位最常见,占全身关节脱位的45%,多发生于青壮年,男性多于女性。肩关节由肩胛骨的关节盂和肱骨头构成,属球窝关节,关节盂面积小而浅,肱骨头相对大而呈球形,其面积为关节盂的4倍,关节囊薄而松弛,周围韧带较薄弱,关节结构不稳定,运动范围大,故易于发生脱位。

2.相关病理生理

创伤性关节脱位后,主要表现为构成关节的骨端移位、关节囊破裂、关节腔周围积血。血肿机化后,形成肉芽组织,继而发展成为纤维组织,与关节周围组织粘连。脱位可伴关节附近韧带、肌和肌腱损伤,也可伴撕脱性骨折及周围血管、神经损伤。

3.病因和分类

创伤是肩关节脱位的主要原因,多由间接暴力引起。当身体侧位跌倒时,手掌撑地,肩关节呈外展外旋位,肱骨头在外力作用下突破关节囊前壁,滑出肩胛盂而致脱位;也可由于上臂过度外展外旋后伸时,肱骨颈或肱骨大结节抵触于肩峰时构成杠杆支点,使肱骨头向盂下滑出发生脱位。直接暴力可致肩关节后方直接受到撞伤,使肱骨头向前脱位。

肩关节脱位分为前脱位、后脱位、下脱位和盂上脱位。由于肩关节前下方组织薄弱,因此以前脱位多见。因脱位后肱骨头所在的位置不同,前脱位又分为喙突下脱位、盂下脱位和锁骨下脱位。脱位后常合并肱骨大结节骨折和肩袖的撕裂,严重者可合并肱骨外科颈骨折及臂丛神经损伤。

4.临床表现

(1)症状:肩关节脱位后,患肩肿胀、疼痛、主动和被动活动受限。患肢呈弹性固定于轻度外展内旋位,肘关节屈曲,患肢较对侧长,常以健侧手托住患侧前臂、头和躯干向患侧倾斜。

(2)体征:肩关节脱位后,关节盂空虚,肩峰突出,肩部失去原有圆隆曲线,呈方肩畸形;肩胛盂处有空虚感;在腋窝、喙突下或锁骨下可触及移位的肱骨头;搭肩试验阳性,即肩关节脱位后,患侧手掌搭到健侧肩部时,患肘部不能贴近胸壁;患侧肘部紧贴胸部时,患侧手掌不能搭到健肩。

5.辅助检查

X线检查可明确脱位的类型、移位方向、有无合并肱骨大结节撕脱性及肱骨外科颈骨折。对怀疑有肱骨头骨折者可行CT扫描。

6.治疗原则

(1)非手术治疗:①手法复位,脱位后要尽快复位,选择臂丛神经麻醉或全身麻醉,使肌肉松弛,在无痛下进行复位。常用手牵足蹬法(Hippocrates法)和悬垂法(Stimson法)。②固定,单纯肩关节前脱位,复位后腋窝处垫棉垫,用三角巾悬吊上肢,保持肘关节屈曲90°;关节囊破损明显或仍有肩关节半脱位者,应将患侧手置于对侧肩上,上肢贴靠胸壁,腋下垫棉垫,用绷带将患肢固定于胸壁前,固定于内收内旋位。肩关节后脱位,复位后用人字石膏或外展架固定在外展、后伸、外旋位。一般固定3~4周,合并大结节骨折者适当延长1~2周;40岁以上的患者,固定时间可相应缩短,因为年长患者关节制动时间越长,越容易发生关节僵硬。有习惯性脱位病史的年轻人适当延长固定期。③功能锻炼,固定期间活动腕部和手指,并做上臂、前臂肩关节肌群的收缩运动;疼痛肿胀缓解后,可指导患者用健侧手缓慢推动患肢外展与内收活动,活动范围以不引起患侧肩部疼痛为限;3周后,指导患者进行弯腰、垂臂、甩肩锻炼。具体方法:患者弯腰90°,患肢自然下垂,以肩为顶点作圆锥形环转,范围由小到大;4周后,指导患者做手指爬墙外展、爬墙上举、滑车带臂上举、举手摸顶锻炼,使肩关节功能完全恢复。

(2)手术治疗:手术切开复位术适用于肩关节新鲜脱位合并肱骨颈、肱骨干骨折,或肩盂骨折块嵌入关节内,或肱二头肌长头嵌于关节间,或合并血管、神经损伤的患者;习惯性肩关节脱位;儿童及青年人的陈旧性脱位等。

(二)护理评估

1.一般评估

(1)健康史:一般情况,如年龄、出生时情况、对运动的喜好等。外伤史:评估患者有无突发外伤史、受伤后的症状和疼痛的特点、受伤后的处理方法。既往史:患者以前有无类似外伤病史、有无关节脱位习惯、既往脱位后的治疗及恢复情况等。

(2)生命体征(T、P、R、BP):创伤性脱位合并血管损伤时,可能导致血压下降等,观察有无休克。

(3)患者主诉:脱位原因、时间,有无外伤史,导致脱位的外力方式、性质,脱位后处理措施,疼痛性质及程度。

(4)相关记录:疼痛评分、全身皮肤及其他部位外伤情况。

2.身体评估

(1)术前评估。①视诊:患者有无被迫性体位;脱位关节有无肿胀、皮下瘀斑、畸形;有无血管及神经受压的表现、皮肤有无受损。②触诊:有无压痛、是否触及脱出的关节头及空虚的关节盂、患肢动脉搏动的情况、有无感觉异常。③叩诊:患肢神经反射是否正常。④动诊:脱位关节活动能力,患肢肌力。⑤量诊:患肢有无短缩、双侧肢体周径大小、关节活动度。⑥特殊检查:Dugas征(肩关节脱位)。

术前准备评估:术前实验室检查结果评估如血常规及血生化、胸片、心电图等;术区皮肤、饮食、肠道、用药准备;评估患者对手术过程的了解程度,有无过度焦虑或者担忧;对预后的期望值等。

(2)术后评估:了解麻醉和手术方法、手术经过是否顺利、术中出血情况;了解术后生命体征切口及引流情况等;观察有无并发血管、神经损伤。①视诊:手术切口有无红肿;术区敷料有无渗血、渗液;患肢的颜色及有无肿胀。②触诊:患肢动脉搏动是否可扣及;患肢感觉有无异常。③动诊:观察患肢关节主动活动及被动活动情况,有无关节僵硬。④量诊:使用疼痛评分尺进行疼痛评分;使用皮尺及量角器分别测量患肢肿胀度及关节活动度。

(3)心理-社会评估:评估患者的心理状况,了解患者及家属对疾病、治疗及预后的认知程度、家庭的经济承受能力,对患者的支持态度及其他社会支持系统情况。

(4)辅助检查阳性结果评估:X线检查结果,确定脱位类型及骨折情况。

(5)治疗效果评估:①非手术治疗效果评估要点包括评估外固定是否有效,松紧度是否适宜,患肩是否固定于关节功能位,有无相关并发症,如皮肤压疮、关节僵硬等;评估患肢末梢血运感觉、患肢动脉搏动是否可扣及;肢端活动是否正常;皮温是否正常;有无异常感觉,如麻木等;评估患者功能锻炼情况,如肌力、关节活动范围等,锻炼进程有无按计划进行。②手术治疗效果评估要点包括生命体征的评估,是否能维持生命体征的平稳;体位评估,是否采取正确的体位,以保持关节功能位及舒适为标准;手术切口评估,敷料是否干洁、固定,弹性绷带包扎松紧是否适宜;术肢末梢血运评估,术肢桡动脉搏动是否可扣及;手指活动是否正常;术肢皮温是否正常;有无异常感觉,如麻木等;功能锻炼程度评估,患者是否按计划进行康复训练,效果如何;相关并发症评估,关节僵硬、臂丛神经损伤(肩关节脱位)等。

(三)护理诊断(问题)

1.疼痛

疼痛与关节脱位引起局部组织损伤及神经受压有关。

2.躯体活动障碍

躯体活动障碍与关节脱位、疼痛、制动有关。

3.知识缺乏

缺乏有关复位后继续治疗及正确功能锻炼的知识。

4.焦虑

焦虑与担忧预后有关。

5.潜在并发症

(1)关节僵硬与关节脱位后复位需固定关节有关。

(2)血管、神经受损。

(四)主要护理措施

1.术前护理

(1)休息与体位:急性期患者应适当休息、抬高患肢,促进局部血液回流和减轻肿胀;保持患肩于功能位,以预防关节畸形及病理性脱位;关节脱位复位后外固定时间一般为3~4周,合并骨折者适当延长外固定时间。

(2)饮食:易消化食物,多进含蛋白质、维生素、钙、铁丰富的食物;预防便秘者选用富含植物纤维食物,如粗粮、蔬菜、水果等;多饮水,每天饮水量大于3 000 mL,防止粪便干燥;多食酸奶,以促进肠蠕动;避免食用刺激性食物,如辣椒等。

(3)用药护理:遵医嘱及时用药,观察药效及不良反应,及时记录及处理。

(4)专科护理。①疼痛的护理:评估患者疼痛程度,及时合理给予非药物止痛,如早期局部冷疗、心理疗法等,疼痛评分为4分以上者,按需予药物止痛。及时评估用药后的疼痛缓解情况。②肿胀的护理:早期冷敷,减轻损伤部位的出血和水肿;24小时后热敷,以减轻肌肉的痉挛;后期理疗,改善血液循环,促进渗出液的吸收。③外固定的护理:密切观察固定位置有无移动,保持有效固定;有无局部压迫症状及皮肤情况;让患者了解固定时限。④患肢末梢血运观察:注意观察肢端末梢血运、运动、感觉情况。如发现肢体远端苍白、厥冷、发绀、疼痛、感觉减退及麻木等异常情况,应及时通知医师妥善处理。

2.术后护理

(1)生命体征的测量:术后24小时内,密切观察生命体征的变化,进行床边心电监护,每30分钟～1小时记录1次,观察有无因术中出血、麻醉等引起血压下降。

(2)体位的护理:全身麻醉术后应去枕平卧6小时,6小时后可予适当摇高床头或取半卧位,术后1～2天可根据患者情况考虑起床活动;术后患肢用三角巾悬吊于胸前,保持肘关节屈曲90°。

(3)切口的观察:保持切口敷料清洁干燥,一旦被血液渗透应及时更换,以防止切口感染。

(4)患肢肢端血液循环的观察:密切观察患肢桡动脉搏动及手指的感觉活动情况,注意有无血管神经的损伤,出现异常时及时通知医师处理。

3.术后并发症护理

(1)肩关节僵硬的护理:循序渐进进行康复训练。固定期间行肌肉等长缩,如前臂肌肉收缩、股四头肌收缩训练;远端关节早期活动,如手指抓捏、握拳活动、前臂伸展运动等,促进血液循环;去除外固定后,练习脱位关节的活动及关节周围肌力训练,以主动锻炼为主,以不引起剧烈疼痛为度,切忌粗暴进行被动活动。

(2)血管、神经受损的护理:肩关节脱位或术后发生神经损伤并不多见,但如果出现患肢无力,肩外展功能丧失,要考虑有臂丛神经损伤,应及时通知医师,给予神经营养药物,局部理疗,加强手指各关节及腕关节的主、被动活动,防止肌肉萎缩和关节僵硬。一般采用非手术治疗可恢复,观察3个月,如无恢复迹象应行手术探查。

4.心理护理

关节脱位多由意外事故造成,患者常焦虑、恐惧及自信心不足等,在生活上给予帮助,加强沟通,耐心开导,使之心情舒畅,从而愉快地接受配合治疗及康复。

5.健康教育

向患者及家属讲解肩关节脱位治疗和康复的知识。说明复位后固定的目的、方法、重要意义及注意事项,使其充分了解固定的重要性、必要性及复位后必须固定的时限。讲述功能锻炼的重要性和必要性,并指导其进行康复锻炼,使患者能自觉按计划实施。固定期间进行肌肉舒缩活动及邻近关节主动活动,切忌被动运动;固定拆除后,逐步进行肢体的全范围功能锻炼,防止关节粘连和肌萎缩。习惯性反复脱位者,须保持有效固定并严格遵医嘱坚持功能锻炼,避免各种导致再脱位的原因。

(五)护理效果评估

(1)患者疼痛是否得到有效控制,疼痛主诉减少。

(2)患者是否掌握关节功能康复训练相关知识,关节功能恢复程度,能否满足日常活动需要

(3)有无血管、神经损伤或发生时能否及时发现和护理。

(4)手术切口能否保持清洁干燥,有无切口感染的发生。

(5)有无相关并发症发生。

二、髋关节脱位

(一)疾病概述

1.概念

髋关节由股骨头和髋臼构成,是杵臼关节。髋臼为半球形,深而大,周围有坚韧带与肌群,结构相当稳定,故往往只有强大暴力才能导致髋关节脱位;约50%髋关节脱位同时合并有骨折。

2.相关病理生理

创伤性关节脱位后,主要表现为构成关节的骨端移位,关节囊破裂,关节腔周围积血。血肿机化后,形成肉芽组织,继而发展成为纤维组织,与关节周围组织粘连。脱位可伴关节附近韧带、肌和肌腱损伤,也可伴撕脱性骨折及周围血管、神经损伤。

3.病因和分类

髋关节脱位根据股骨头的位置可分为以下3种脱位。

(1)髋关节后脱位:髋关节于屈曲、内收位时,股骨头顶在髋臼后上缘,若暴力由前向后冲击膝部,并经股骨干纵轴传递到股骨头,使股骨头冲破关节囊后上部分而发生脱位。如撞车、高处坠落或弯腰姿势时重物打击于腰背部时。

(2)髋关节前脱位:髋关节处于过度外展外旋位时,遭到外展暴力使大转子顶端与髋臼上缘相撞击,使股骨头冲破前方关节囊而脱出到闭孔或耻骨处,也称闭孔部脱位或耻骨部脱位。

(3)髋关节中心脱位:当暴力作用于大转子外侧时,使股骨头冲击髋臼底部,引起髋臼底部骨折,如外力继续作用,股骨头连同髋臼骨折片一齐向盆腔内移位时,为中心脱位。

后脱位最常见,占全部髋关节脱位的85%～90%。脱位时常造成关节囊撕裂、髋臼后缘或股骨头骨折。有时合并坐骨神经挫伤或牵拉伤。

4.临床表现

(1)症状:患侧髋关节疼痛,主动活动功能丧失,被动活动时引起剧烈疼痛。

(2)体征:①髋关节后脱位时,患肢呈屈曲、内收、内旋或缩短畸形。臀部可触及脱出的股骨头,大粗隆上移。髋部疼痛、关节功能障碍明显,肿胀不明显;可合并坐骨神经损伤,大多为挫伤,主要原因为股骨头压迫。表现为大腿后侧、小腿后侧及外侧和足部全部感觉消失,膝关节的屈肌,小腿和足部全部肌瘫痪,足部出现神经营养性改变。②髋关节前脱位时,患肢呈轻度屈髋、过度外展、外旋畸形。耻骨脱位时患肢极度外旋90°畸形,髋外侧较平,患肢屈髋15°～20°外展畸形,腹股沟区可触及股骨头;会阴部脱位时在会阴部可触及股骨头。③髋关节中心脱位时,如股骨头移位不多者只有局部疼痛、肿胀及活动障碍,无特殊体位畸形;股骨头移位严重者患肢有轻度缩短畸形,大转子因内移而不易摸到。

5.辅助检查

X线检查可了解脱位的类型及有无合并髋臼或股骨头骨折。

6.治疗原则

(1)非手术治疗:①手法复位,髋关节脱位后宜尽早复位,最好在24小时内,超过24小时后

手复位,十分困难。髋关节前脱位,常用的复位方法为提拉法。②固定,复位后,用持续皮牵引或予丁字鞋固定患肢,保持患肢于伸直、外展位,防止髋关节屈曲、内收、内旋,禁止患者坐起。一般固定2～3周。③功能锻炼,固定期间患者可进行股四头股收缩锻炼,患肢距小腿关节的活动及其余未固定关节的活动;3周后开始活动关节;4周后,去除皮牵引,指导患者扶双拐下地活动;3个月内,患肢不负重,以免发生股骨头缺血性坏死或因受压而变形;3个月后,经X线检查证实股骨头血液供应良好者,可尝试去拐步行,进行步态训练。

(2)手术治疗:对手法复位失败者或髋臼后上缘有大块骨片复位不良或不稳者,应选择早期髋关节切开复位内固定术。

(二)护理评估

1.一般评估

(1)健康史:评估患者受伤的原因、时间;受伤的姿势;外力的方式、性质;脱位的轻重程度;评估患者受伤时的身体状况及病情发展情况;了解伤后急救处理措施。

(2)生命体征(T、P、R、BP):评估意识等,观察有无休克。

(3)患者主诉:外伤史及脱位的原因、时间,疼痛的程度。

(4)相关记录:疼痛评分、全身皮肤及其他部位外伤情况。

2.身体评估

(1)术前评估。①视诊:患者有无被迫性体位;患肢有无短缩、屈曲、内收内旋或外展外旋畸形;脱位关节有无肿胀、皮下瘀斑;有无血管及神经受压的表现、皮肤有无受损。②触诊:有无压痛、是否触及脱出的关节头;患肢足背动脉搏动的情况、有无感觉异常。③叩诊:患肢神经反射是否正常。④动诊:脱位关节活动能力,患肢肌力。⑤量诊:患肢有无短缩、双侧肢体周径大小、关节活动度。术前准备评估:术前实验室检查结果评估:血常规及血生化、胸片、心电图等;术区皮肤、饮食、肠道、用药准备;评估患者对手术过程的了解程度,有无过度焦虑或者担忧;对预后的期望值等。

(2)术后评估:了解麻醉和手术方法、手术经过是否顺利、术中出血情况;了解术后生命体征、切口及引流情况等;观察有无并发血管神经损伤。①视诊:手术切口有无红肿;术区敷料有无渗血、渗液;患肢的颜色及有无肿胀。②触诊:患肢动脉搏动是否可扪及;患肢感觉有无异常。③动诊:观察患肢关节主动活动及被动活动情况,有无关节僵硬。④量诊:使用疼痛评分尺进行疼痛评分;使用皮尺及量角器分别测量患肢肿胀度及关节活动度。

3.心理-社会评估

评估患者的心理状况,了解患者及家属对疾病、治疗及预后的认知程度,家庭的经济承受能力,对患者的支持态度及其他社会支持系统情况。

4.辅助检查阳性结果评估

X线检查结果,确定脱位类型及骨折情况,并与股骨颈骨折鉴别。

5.治疗效果评估

(1)非手术治疗效果评估要点:①评估外固定是否有效,松紧度是否适宜,患髋是否固定于关节功能位,有无相关并发症,如皮肤压疮、下肢深静脉血栓形成等。②评估患肢末梢血运感觉,患肢动脉搏动是否可扪及;肢端活动是否正常;皮温是否正常;有无异常感觉,如麻木、感觉消退等。③评估患者功能锻炼情况,如肌力、关节活动范围等,锻炼进程有无按计划进行。

(2)手术治疗效果评估要点。①生命体征的评估:是否能维持生命体征的平稳,有无发生出血性休克等。②体位评估:是否采取正确的体位,以保持关节功能位及舒适为标准。③手术切口评估:敷料是否干洁固定,弹性绷带包扎松紧是否适宜。④术肢末梢血运评估:术肢桡动脉搏动是否可扪及;足趾活动是否正常;术肢有无肿胀,皮温是否正常;有无异常感觉,如麻木、感觉消退等。⑤功能锻炼程度评估:患者是否按计划进行康复训练,效果如何。⑥相关并发症评估:便秘、压疮、下肢深静脉血栓形成、坠积性肺炎等。

(三)护理诊断(问题)

1.疼痛

疼痛与关节脱位引起局部组织损伤及神经受压有关。

2.身体活动障碍

身体活动障碍与关节脱位、疼痛、制动有关。

3.知识缺乏

缺乏有关复位后继续治疗及正确功能锻炼的知识。

4.焦虑

焦虑与担忧预后有关。

5.潜在并发症

便秘、压疮、下肢深静脉血栓形成、坠积性肺炎、血管神经受损。

(四)主要护理措施

1.术前护理

(1)体位:髋关节后脱位患者固定于轻度外展,前脱位固定于内收、内旋、伸直位,中心脱位固定于外展位。抬高患肢并保持患肢于关节功能位,以利静脉回流,减轻肿胀。

(2)缓解疼痛:①局部冷热敷,受伤24小时内局部冷敷,达到消肿止痛的目的;受伤24小时后,局部热敷以减轻肌肉痉挛引起的疼痛。②避免加重疼痛的因素,进行护理操作或移动患者时,托住患肢,动作轻柔,避免不适活动加重疼痛。③镇痛,应用心理暗示、转移注意力或松弛疗法等非药物镇痛方法缓解疼痛,必要时遵医嘱应用镇痛剂。

(3)外固定护理:使用石膏固定或牵引的患者,密切观察固定是否有效,固定物压迫处皮肤有无受损;患肢末梢血运感觉情况。

(4)皮肤护理:髋关节脱位固定后需长期卧床的患者,鼓励其经常更换体位,保持床单整洁,预防压疮产生。对于皮肤感觉功能障碍的肢体,防止烫伤和冻伤。

2.术后护理

(1)生命体征的测量:术后24小时内,密切观察生命体征的变化,进行床边心电监护,每30分钟~1小时记录1次,观察有无因术中出血、麻醉等引起血压下降。

(2)体位的护理:全身麻醉术后应去枕平卧6小时,6小时后可予适当摇高床头或取半卧位,保持患肢外展中立位。

(3)切口的观察:保持切口敷料清洁干燥,一旦被血液渗透应及时更换,以防止切口感染。

(4)患肢肢端血液循环的观察:密切观察患肢足背动脉搏动及足趾的感觉活动情况,注意有无血管神经的损伤,出现异常时及时通知医师处理。

3.术后并发症护理

(1)便秘:重建正常排便形态:定时排便,注意便意,食用促进排泄的食物,如粗粮、蔬菜、水果、豆类及其他粗糙食物;摄取充足水分,进行力所能及的活动等;必要时使用甘油栓、开塞露等塞肛或进行灌肠。

（2）压疮。①预防压疮：原则是防止组织长时间受压，改善营养及血液循环情况；重视局部护理；加强观察，对发生压疮危险度高的患者进行预防。②护理措施：采用 Braden 评分法来评估发生压疮的危险程度，评分值越小，说明器官功能越差，发生压疮的危险性越高；间歇性解除压迫，卧床患者每 2～3 小时翻身 1 次，有条件者可使用减压贴、气垫床等；保持皮肤清洁和完整；加强营养，补充丰富蛋白质、足量热量、维生素 C 和维生素 A 及矿物质。③发生压疮后，评估压疮分期，进行对应处理。

（3）下肢深静脉血栓。①评估危险因素：手术种类、创伤程度、手术时间及术后卧床时间；年龄，年龄越大，发病率明显升高；制动时间，固定姿势；既往史，既往有静脉血栓形成史者的发病率为无既往史者的5倍；恶性肿瘤；其他，如肥胖、血管内插管等。②预防措施：活动，卧床者至少每2～3 小时翻身 1 次；手术患者术后抬高患肢高于心脏水平，利于静脉回流；鼓励尽早床上行踝泵运动、股四头肌舒缩运动等；鼓励早期下床活动；穿弹力长袜或弹性绷带包扎，可减少静脉瘀滞和增加回流，降低末端腓肠静脉血栓；使用间歇外部回压装置，增加血流速度；尽量避免下肢血管穿刺；遵医嘱使用抗凝药物，如低分子肝素钙、利伐沙班片等。③下肢深静脉血栓形成后处理：绝对卧床休息，抬高患肢20°～30°；床上活动时避免动作过大，禁止患肢按摩，避免用力排便，以防血栓脱落而致肺栓塞；观察患肢肿胀程度、末梢循环等变化；遵医嘱使用抗凝、溶栓药物，并观察有无出血倾向，监测凝血功能；警惕肺栓塞的形成，临床无症状肺栓塞多见，一般在血栓形成1～2 周内发生，且多发生在久卧开始活动时，当下肢深静脉血栓患者出现气促、咳嗽、呼吸困难、咯血样泡沫痰等症状时应及时处理。

（4）坠积性肺炎：鼓励患者有效咳嗽及咳痰；翻身叩击背部每 2 小时 1 次；痰液黏稠不易咯出时行雾化吸入，以稀释痰液，利于引流；指导行深呼吸训练等。

4.心理护理

关节脱位多由意外事故造成，患者常焦虑、恐惧及自信心不足等，在生活上给予帮助，加强沟通、耐心开导，使之心情舒畅，从而愉快地接受配合治疗及康复。

5.健康教育

向患者及家属讲解髋关节脱位治疗和康复的知识。说明复位后固定的目的、方法、重要意义及注意事项，使其充分了解固定的重要性、必要性及复位后必须固定的时限。讲述功能锻炼的重要性和必要性，并指导其进行康复锻炼，使患者能自觉按计划实施。固定期间进行肌肉舒缩活动及邻近关节主动活动，切忌被动运动；固定拆除后，逐步进行肢体的全范围功能锻炼，防止关节粘连和肌萎缩。

（五）护理效果评价

（1）患者疼痛是否得到有效控制，疼痛主诉减少。

（2）患者是否掌握关节功能康复训练相关知识，关节功能恢复程度，能否满足日常活动需要。

（3）患者有无发生血管神经损伤，能否得到及时发现及处理。

（4）手术切口能否保持清洁干燥，有无感染的发生。

（5）有无发生相关并发症。

三、肘关节脱位

（一）疾病概述

1.概念

肘关节脱位发病率仅次于肩关节，多发生于 10～20 岁青少年，男性多于女性，多为运动损伤。

2.相关病理生理

脱位后局部肿胀明显,如不及时复位,易导致前臂缺血性痉挛。

3.病因和分类

脱位多由间接暴力引起。根据脱位的方向可分为后脱位、前脱位、侧方脱位。后脱位为最常见的肘关节脱位,当肘关节处于伸直位,前臂旋后位跌倒时,暴力经前臂传递至尺、桡骨上端,在尺骨鹰嘴处产生杠杆作用,导致前方关节囊撕裂,使尺、桡骨近端同时脱向肱骨远端的后方,发生肘关节后脱位;当肘关节处于内翻或外翻位时遭受暴力,可发生尺侧或桡侧侧方脱位;当肘关节处于屈曲位时,肘后方受到直接暴力作用,可产生尺骨鹰嘴骨折和肘关节前脱位,此类相对少见

4.临床表现

(1)症状:肘关节局部疼痛、肿胀、弹性固定,功能受限。肘关节处于半屈近于伸直位,患者以健手支托患肢前臂。

(2)体征:脱位后,肘部变粗后突,前臂短缩,肘后凹陷,鹰嘴后突显著,肘后三角关系失常鹰嘴突高出内外髁,可触及肱骨下端。若局部明显肿胀,则可能出现正中神经或尺神经损伤,亦可出现动脉受压的临床表现。

(3)后脱位时,可合并正中神经或尺神经损伤,偶尔可损伤肱动脉。①正中神经损伤表现为拇指、示指、中指的感觉迟钝或消失,不能屈曲,拇指不能外展和对掌,形成典型的"猿手"畸形。②尺神经损伤主要表现为手部尺侧皮肤感觉消失、小鱼际肌及骨间肌萎缩、掌指关节过伸、拇指不能内收、其他四指不能外展及内收、呈"爪状手"畸形。③动脉受压可出现患肢血液循环障碍,主要表现为患肢苍白、发冷、大动脉搏动减弱或消失等。

5.辅助检查

X线检查可明确脱位的类型、移位情况及有无合并骨折。对于陈旧性关节脱位,能明确有无骨化性肌炎或缺血性骨坏死。

6.治疗原则

(1)非手术治疗方法。①复位:一般情况下,通过闭合方法可完成脱位关节的复位。复位方法为助手配合沿畸形关节方向行前臂和上臂牵引和反牵引,术者从肘后用双手握住肘关节,以指推压尺骨鹰嘴向前下,同时矫正侧方移位,助手在复位过程中维持牵引并逐渐屈肘,出现弹跳感表示复位成功。②固定:复位后,用超过关节夹板或长臂石膏托固定于屈肘90°位,再用三角巾悬吊于胸前,一般固定2~3周。③功能锻炼:固定期间,可做伸掌、握拳、手指屈伸等活动,同时在外固定保护下做肩、腕关节、手指活动。去除固定后,练习肘关节的屈伸、前臂旋转活动及锻炼肘关节周围肌力,通常需要3~6个月方可恢复。

(2)手术治疗方法:手法复位失败时,不可强行复位,应采取手术复位。合并有神经损伤者,手术时先探查神经,在保护神经的前提下进行手术复位。

(二)护理评估

1.一般评估

(1)健康史:评估患者的一般情况,如年龄、性别;评估患者受伤的原因、时间;受伤的姿势;外力方式、性质;评估患者受伤时的身体状况及病情发展情况;了解伤后急救处理措施。

(2)生命体征(T、P、R、BP):创伤性脱位合并血管损伤时,可能导致血压下降等,观察有无休克。

（3）患者主诉：脱位原因、时间，有无外伤史，导致脱位的外力方式、性质，脱位后处理措施，疼痛性质及程度。

（4）相关记录：疼痛评分、全身皮肤及其他外伤情况。

2.身体评估

（1）术前评估。①视诊：患肢局部情况，脱位关节有无肿胀、皮下瘀斑、畸形。②触诊：有无压痛、是否触及脱出的关节头及空虚的关节盂、患肢动脉搏动的情况、有无感觉异常。③叩诊：患肢神经反射是否正常。④动诊：脱位关节活动能力，患肢肌力。⑤量诊：患肢有无短缩、双侧肢体周径大小、关节活动度。

（2）术前准备评估。①术前实验室检查结果评估：血常规及血生化、胸片、心电图等；术前术区皮肤、饮食、肠道、用药准备。②患者准备：评估患者对手术过程的了解程度，有无过度焦虑或者担忧；对预后的期望值等。

（3）术后评估：了解麻醉和手术方法、手术经过是否顺利、术中出血情况；了解术后生命体征、刀口及引流情况等；观察有无并发血管神经损伤。①视诊：手术切口有无红肿；术区敷料有无渗血、渗液；患肢的颜色及有无肿胀。②触诊：患肢动脉搏动是否可扪及；患肢感觉有无异常。③动诊：观察患肢关节主动活动及被动活动情况，有无关节僵硬。④量诊：使用疼痛评分尺进行疼痛评分；使用皮尺及量角器分别测量患肢肿胀度及关节活动度。

3.心理-社会评估

评估患者有无恐惧、紧张心理；家庭及社会支持情况；患者对预后的认知程度等，引导患者正角配合疾病的治疗与护理。

4.辅助检查阳性结果评估

X线检查结果，确定脱位类型及骨折情况。

5.治疗效果的评估

（1）非手术治疗效果评估要点：①评估外固定（夹板、石膏）是否有效，松紧度是否适宜，有无相关并发症，如皮肤压疮、前臂缺血性坏死、关节僵硬等。②评估患肢末梢血运感觉，患肢桡动脉搏动是否可扪及；肢端活动是否正常；皮温是否正常；有无异常感觉，如麻木等。③评估患者功能锻炼情况，如肌力、关节活动范围等，锻炼进程有无按计划进行。

（2）手术治疗评估要点。①生命体征的评估：能否维持生命体征平稳。②术区切口评估：敷料是否干洁固定，弹性绷带包扎松紧是否适宜。③术肢末梢血运评估：术肢桡动脉搏动是否可扪及；手指活动是否正常；术肢皮温是否正常；有无异常感觉，如麻木等。④体位评估：是否采取正确的体位，以保持关节功能位及舒适为标准。⑤功能锻炼程度评估：患者是否按计划进行康复训练，效果如何。⑥相关并发症评估：关节僵硬、前臂缺血性坏死等。

（三）护理诊断（问题）

1.疼痛

疼痛与关节脱位引起局部组织损伤及神经受压有关。

2.躯体活动障碍

躯体活动障碍与关节脱位、疼痛，制动有关。

3.知识缺乏

缺乏有关复位后继续治疗及正确功能锻炼的知识。

4.焦虑

焦虑与担忧预后有关。

5.潜在并发症

(1)前臂缺血性坏死与肘关节脱位外固定装置压迫血管、神经等有关。

(2)关节僵硬与关节脱位后复位需固定关节有关。

(四)主要护理措施

1.术前护理

(1)休息:急性期患者应适当休息、抬高患肢,促进局部血液回流和减轻肿胀;保持患肢于功能位,以预防关节畸形及病理性脱位。

(2)饮食:易消化食物,多进含蛋白质、维生素、钙、铁丰富的食物。

(3)体位:肘关节脱位复位后肘关节固定于 90°,前臂固定于旋前、旋后中间位,用三角巾或前臂吊带固定患侧肩,避免前臂下垂。

(4)用药护理:遵医嘱及时用药,观察药效及不良反应,及时记录及处理。

(5)专科护理。①疼痛的护理:评估患者疼痛程度,及时合理给予非药物止痛如早期局部冷疗、心理疗法等,疼痛评分为 4 分以上者,按需予药物止痛。及时评估用药后的疼痛缓解情况。②肿胀的护理:早期冷敷,减轻损伤部位的出血和水肿;24 小时后热敷,以减轻肌肉的痉挛;后期理疗,改善血液循环,促进渗出液的吸收。③外固定的护理:根据外固定方式(夹板、石膏等)进行对应护理;密切观察固定位置有无移动,保持有效固定;有无局部压迫症状及皮肤情况;让患者了解固定时限(一般为 4 周,如合并骨折可适当延长时间),若固定时间过长易发生关节僵硬,过短损伤的关节囊、韧带得不到充分修复,易发生再脱位。④患肢末梢血运观察:注意观察肢端末梢血运、运动、感觉情况。如发现肢体远端苍白、厥冷、发绀、疼痛、感觉减退及麻木等异常情况,应及时通知医师妥善处理。

2.术后护理

(1)生命体征的测量:术后 24 小时内,密切观察生命体征的变化,进行床边心电监护,每 30 分钟~1 小时记录 1 次,观察有无因术中出血、麻醉等引起血压下降。

(2)体位的护理:全身麻醉术后应去枕平卧 6 小时,6 小时后可予适当摇高床头或取半卧位,保持患肢抬高位,利于血液回流,减轻肿胀。

(3)切口的观察:保持切口敷料清洁干燥,一旦被血液渗透予及时更换,以防止切口感染。

(4)患肢肢端血液循环的观察:密切观察患肢桡动脉搏动及手指的感觉活动情况,注意有无血管神经的损伤,出现异常时及时通知医师处理。

3.术后并发症护理

(1)前臂缺血性坏死的护理:密切观察外固定装置的松紧度,随时调整,避免前臂血管、神经受压;密切观察手的感觉、运动和循环情况,出现麻木、疼痛、皮温凉时,及时报告医师处理。

(2)关节僵硬的护理:循序渐进进行康复训练。固定期间行肌肉等长收缩,如前臂肌肉收缩;远端关节早期活动,如手指抓捏、握拳活动、前臂伸展运动等,促进血液循环;去除外固定后,练习脱位关节的活动及关节周围肌力训练,以主动锻炼为主,以不引起剧烈疼痛为度,切忌粗暴进行被动活动,以免引起骨化性肌炎而加重肘关节僵硬。

4.心理护理

关节脱位多由意外事故造成,患者常焦虑、恐惧及自信心不足等,在生活上给予帮助,加强沟通,耐心开导,使之心情舒畅,从而愉快地接受配合治疗及康复。

5.健康教育

向患者及家属讲解肘关节脱位治疗和康复的知识。说明复位后固定的目的、方法、重要意义及注意事项,使其充分了解固定的重要性、必要性及复位后必须固定的时限。讲述功能锻炼的重要性和必要性,并指导其进行康复锻炼,使患者能自觉按计划实施。固定期间进行肌肉舒缩活动及邻近关节主动活动,切忌被动运动;固定拆除后,逐步进行肢体的全范围功能锻炼,防止关节粘连和肌萎缩。

(姜丽梅)

第二节 脊髓损伤

一、疾病概述

(一)概念

脊髓损伤是脊柱骨折最严重的并发症,由于椎体的移位或碎骨片突出于椎管内,是脊髓或马尾神经产生不同程度的损伤,多发生于颈椎下部和胸腰段。

(二)相关病理生理

按脊髓损伤和马尾损伤的程度可有不同的病理生理变化。

1.脊髓震荡

脊髓震荡属最轻微的脊髓损伤,损伤后脊髓有暂时性功能抑制,呈弛缓性瘫痪,损伤平面以下的感觉、运动、反射及括约肌功能全部丧失,常在数分钟或数小时内逐渐恢复,最后可完全恢复。无组织形态学病理变化。

2.脊髓挫伤和出血

脊髓挫伤和出血为脊髓的实质性破坏,脊髓外观完整,但内部可有出血、水肿、神经细胞破坏和神经传导纤维束的中断。脊髓挫伤的程度很大,轻者少量点状出血、水肿,重者有成片脊髓挫伤和出血,导致脊髓软化及瘢痕形成,预后差。

3.脊髓断裂

脊髓的连续性中断可为完全性或不完全性。不完全性常伴挫伤,又称挫裂伤,脊髓断裂者预后极差。

4.脊髓受压

骨折移位或破碎的椎间盘和碎骨片挤入椎管可直接压迫脊髓,而后方皱褶的黄韧带与血肿便可压迫脊髓,产生一系列病理变化,若能及时解除脊髓压迫,脊髓功能可望得到部分或完全恢复;若压迫时间过久可发生脊髓软化,萎缩或瘢痕形成,瘫痪难以恢复。

5.马尾神经损伤

马尾神经起自第2腰椎的骶脊髓,一般终止于第1骶椎下缘。第2腰椎以下的骨折脱位可引起马尾神经损伤,受伤平面以下出现弛缓性瘫痪。

除上述各种病理生理变化外,在各种较重的脊髓损伤后均可立即发生损伤平面以下的弛缓性瘫痪,属失去高级中枢控制的一种病理生理现象,称为脊髓休克。2~4周后,随脊髓实质性损伤程度不同而发生损伤平面以下不同程度的痉挛性瘫痪。

(三)病因与诱因

常见于各种外伤(如交通事故、高空坠落等)所致的椎体移位或碎骨片突出于椎管内,使脊髓或马尾神经产生不同程度的损伤。

(四)临床表现

脊髓损伤可因损伤部位和程度不同而有不同表现。

1.脊髓损伤

其主要表现为受伤平面以下单侧或双侧感觉、运动、反射的全部或部分丧失,可出现随意运动功能丧失。因膀胱平滑肌麻痹和排尿反射消失,可有尿潴留或充盈性尿失禁。C_8以上水平损伤者可出现四肢瘫,C_8以下水平损伤可出现截瘫。弛缓性瘫痪患者为肌张力降低和反射减弱;痉挛性瘫痪患者为肌张力增强和反射亢进,瘫痪的早期呈弛缓性瘫痪,胸髓及颈髓损伤患者常在伤后3~6周逐渐转变为痉挛性瘫痪。

2.脊髓半横切损伤时

损伤平面以下同侧肢体的运动和深感觉消失,对侧肢体的痛觉和温觉消失,称为脊髓半切征。

3.脊髓圆锥损伤

第1腰椎骨折可造成脊髓圆锥损伤。表现为会阴部皮肤鞍状感觉缺失,括约肌功能丧失,大小便不能控制,性功能障碍。两下肢的感觉、运动正常。

4.马尾神经损伤

第2腰椎以下骨折脱位可马尾神经损伤,表现为受伤平面以下弛缓性瘫痪,感觉和运动障碍,括约肌功能丧失,腱反射消失。

(五)治疗原则

1.非手术治疗

(1)固定和制动:一般先采用枕颌带牵引或持续颅骨牵引,以防因损伤部位移位而产生脊髓再损伤。

(2)减轻脊髓水肿和继发性损害。①激素治疗:地塞米松10~20 mg静脉滴注,连续5~7天后,改为口服,每次0.75 mg,3次/天,维持2周左右。②脱水:20%甘露醇250 mL静脉滴注,2次/天,连续5~7天。③甲泼尼龙冲击治疗:只适用于受伤8小时内者。每公斤体重30 mg剂量1次给药,15分钟内静脉注射完毕,休息45分钟,在以后23小时内以5.4 mg/(kg·h)剂量持续静脉滴注。④高压氧治疗:一般在伤后4~6小时内应用。

2.手术治疗

目前在于尽早解除对脊髓的压迫和稳定脊柱,手术方式和途径需视骨折的类型和受压部位而定。手术指征包括以下4种:①脊柱骨折-脱位有关节交锁者。②脊柱骨折复位后不满意或仍有不稳定因素存在者。③影像学显示有碎骨片突至椎管内压迫脊髓者。④截瘫平面不断上升,提示椎管内有活动性出血者。

二、护理评估

(一)一般评估

1.健康史

(1)一般情况:了解患者的年龄、职业特点、运动爱好、日常饮食结构、有无酗酒等。

(2)受伤情况:了解患者受伤的原因、部位和时间,受伤时的体位、症状和体征、搬运方式、现场及急诊室急救情况,有无昏迷史和其他部位复合伤等。

(3)既往史与服药史:有无脊柱受伤或手术史,近期是否因其他疾病而服用激素类药物,以及应用的剂量、时间和疗程。

2.生命体征(T、P、R、BP)与意识

评估患者的呼吸、血压、脉搏、体温及意识情况。其包括呼吸形态、节律、频率、深浅,呼吸道是否通畅,患者能否有效咳嗽和排除分泌物;有无心动过缓和低血压;有无出汗,患者皮肤的颜色、温度;有无体温调节障碍。对伴有颅脑损伤的患者,可用格拉斯昏迷量表评估患者的意识情况。排尿和排便情况:患者有无尿潴留或充盈性尿失禁,尿液颜色、量和比重,有无便秘或大便失禁。

3.患者主诉

受伤的时间、原因和部位,受伤时的体位、症状和体征、搬运方式、现场及急诊室急救的情况,有无昏迷史和其他部位的合并伤。

4.相关记录

疼痛评分、全身皮肤及其他外伤情况。

(二)身体评估

1.视诊

受伤部位有无皮肤组织破损,局部肤色和温度,有无活动性出血及其他复合性损伤的迹象。

2.触诊

评估感觉和运动情况:患者的痛、温、触觉及位置觉的丧失平面及程度。

3.叩诊

患肢神经反射是否正常。

4.动诊

肢体感觉,活动和肌力的变化,双侧有无差异,有无腹胀和麻痹性肠梗阻征象。

5.神经系统检查

躯体痛觉、温度觉、触觉及位置觉的丧失平面及程度,肢体运动、反射和括约肌功能损伤情况。

脊髓功能丧失程度评估:可以用截瘫指数来表示。"0"代表功能完全或接近正常,"1"代表功能部分丧失,"2"代表完全或者接近完全瘫痪。一般记录肢体的自主运动,感觉及两便的三项功能情况,相加即为该患者的截瘫指数,范围为0~6。

(三)心理-社会评估

评估患者有无恐惧、紧张心理;评估患者和亲属对疾病的心理承受能力和对相关康复知识的认知程度,家庭及社会支持情况。

（四）辅助检查阳性结果评估

评估患者的影像学检查和实验室检查结果有无异常，以帮助判断病情和预后。

（五）治疗效果的评估

（1）患者躯体感觉、运动和各项生理功能康复情况。

（2）患者有无呼吸系统或泌尿系统功能障碍、压疮等并发症发生。

（3）患者是否按计划进行功能锻炼，有无活动障碍引起的并发症。

三、护理诊断（问题）

（一）低效性呼吸形态

低效性呼吸形态与脊髓损伤、呼吸肌无力、呼吸道分泌物存留有关。

（二）体温过高或体温过低

体温过高或体温过低与脊髓损伤、自主神经系统功能紊乱有关。

（三）尿潴留

尿潴留与脊髓损伤、逼尿肌无力有关。

（四）便秘

便秘与脊髓神经损伤、液体摄入不足、饮食和活动受限有关。

（五）有皮肤完整性受损的危险

皮肤完整性受损与肢体感觉及活动障碍有关。

（六）体象紊乱

体象紊乱与受伤后躯体运动障碍或肢体萎缩变形有关。

四、主要护理措施

（一）甲泼尼龙冲击治疗的护理

1.适应证

只适用于受伤 8 小时内者。

2.用法及用量

每公斤体重 30 mg 剂量，一次给药，15 分钟内静脉注射完毕，休息 45 分钟，在以后 23 小时内以 5.4 mg/(kg·h)剂量持续静脉滴注。

3.注意事项

严格遵医嘱按要求输液，同时必须使用心电监护仪和输液泵，密切观察患者的生命体征变化，同时观察患者有无消化道出血、心律失常等并发症。

（二）术后护理

1.体位

瘫痪肢体保持关节于功能位，防止关节屈曲、过伸或过展。用矫正鞋或支足板固定足部，以防足下垂。

2.观察感觉与运动功能

脊髓受手术刺激易出现水肿反应，术后严密观察躯体及肢体感觉、运动情况，当出现瘫痪平面上升、肢体麻木、肌力减弱或不能活动时，应立即通知医师，及时处理。

3.引流管护理

观察引流量与引流液颜色，保持引流通畅，以防积血压迫脊髓。

4.活动

对于瘫痪肢体每天被动的全范围关节活动和肌肉按摩，以防止肌萎缩和关节僵硬，减少截瘫后并发症。对于未瘫痪部位，可以通过举哑铃和拉拉力器等方法增强上肢力量，通过挺胸和俯卧撑等增加背部力量，为今后的自理活动准备，增强患者的信心和对生活的热爱。

(三)并发症的预防与护理

1.呼吸衰竭与呼吸道感染

(1)病情观察：观察患者的呼吸功能，如呼吸频率、节律、深浅，有无异常呼吸音、呼吸困难等。若患者呼吸>22次/分、鼻翼翕动、摇头挣扎、嘴唇发绀等，则立即吸氧，寻找和解除原因，必要时办助医师气管插管、气管切开或呼吸机辅助呼吸等。

(2)给氧：给予氧气吸入，根据血气分析结果调整给氧浓度、流量和持续时间，改善机体的缺氧状态。及时处理肠胀气、便秘，不用沉棉被压盖胸腹，以免影响患者呼吸。

(3)减轻脊髓水肿：遵医嘱给予地塞米松、甘露醇、甲泼尼龙等治疗，以避免因进一步脊髓损伤而抑制呼吸功能。

(4)保持呼吸道通畅：预防因气道分泌物阻塞而并发坠积性肺炎和肺不张。指导患者深呼吸和咳嗽咳痰，每2小时协助翻身叩背1次，遵医嘱雾化吸入，经常做深呼吸和上肢外展运动，以促进肺膨胀和有效排痰。对不能自行咳嗽咳痰或有肺不张者及时吸痰。对气管插管或气管切开者做好相应护理。

(5)控制感染：已经发生肺部感染者应遵医嘱选用合适的抗生素，注意保暖。

2.高热和低温

颈脊髓损伤后，自主神经系统功能紊乱，受伤平面以下毛细血管网舒张而无法收缩，皮肤不能出汗，对气温的变化丧失了调解和适应能力。室温>32 ℃时，闭汗使患者容易出现高热(>40 ℃)；若未有效保暖，大量散热也可使患者出现低温(<35 ℃)，这些都是病情危险的征兆。

患者体温升高时，以物理降温为主，如冰敷、乙醇或温水擦浴、冰盐水灌肠等，必要时予输液和冬眠药物。夏季将患者安置在阴凉或设有空调的房间。对低温患者以物理复温为主，如使用电热毯、热水袋或电烤架等逐渐复温，但要防止烫伤，同时注意保暖。

3.泌尿系统感染和结石

(1)留置导尿管或间歇导尿管：在脊髓休克期间应留置导尿管，持续引流尿液并记录尿量，以防膀胱过度膨胀。2~3周后改为每4~6小时开放1次尿管，或白天每4小时导尿1次，晚间6小时导尿1次，以防膀胱萎缩。

(2)排尿训练：根据脊髓损伤部位和程度不同，3周后部分患者排尿功能可逐渐恢复，但是脊髓完全损伤者则需要进行排尿功能训练。当膀胱胀满时，鼓励患者增加腹压，用右手由外向内按摩下腹部，待膀胱缩成球状，紧按膀胱底向前下方挤压，在膀胱排尿后用左手按在右手背上加压，待尿不再排出时，可松手再加压1次，待尿排尽，训练自主性膀胱排尿，争取早日拔去导尿管，这种方法对马尾神经损伤者特别有效。同时，根据患者病情训练膀胱的反射排尿功能。

(3)预防感染：鼓励患者每天饮水量最好达3 000 mL以上，以稀释尿液；尽量排尽尿液，减少残余尿；每天清洁会阴部；根据需要更换尿袋及导尿管；必要时做膀胱冲洗，以冲出膀胱中积存的沉渣;定期检查残余尿量、尿常规和中段尿培养,及时发现泌尿系统感染征象。一旦发生感染,抬高床头,增加饮水或输液量,持续开放导尿管,遵医嘱使用广谱抗生素。需长期留置尿管而又无法控制泌尿系统感染者,教会患者遵循无菌操作方法进行间歇导尿,也可作永久性耻骨上膀胱造瘘术。

4.便秘

指导患者多食富含膳食纤维的食物、新鲜水果和蔬菜,多饮水。在餐后 30 分钟做腹部按摩,从左到右,沿大肠行走的方向,以刺激肠蠕动。对顽固性便秘者可遵医嘱给予灌肠或缓泻剂。部分患者通过持续的训练可逐渐建立起反射性排便,方法为用手指按压肛门周围或者扩张肛门,刺激括约肌,反射性引起肠蠕动。当反射建立后用手指按压肛门时即可有大便排出。

(四)心理护理

帮助患者掌握正确的应对技巧,提高其自我护理能力,发挥其最大潜能。家庭成员和医护人员相信并认真倾听患者的诉说。可让患者和家属参与制订护理计划,帮助患者建立有效的社会支持系统,包括家庭成员、亲属、朋友、医护人员和同事等。

(五)健康教育

(1)指导患者出院后继续康复锻炼,并预防并发症的发生。

(2)指导患者练习床上坐起,使用轮椅、拐杖或助行器等移动工具,练习上下床和行走方法。

(3)指导患者和家属应用清洁导尿术进行间歇导尿,预防长期留置导尿管而引起泌尿系统感染。

(4)告知患者需定期返院检查,进行理疗有助于刺激肌肉收缩和功能恢复。

五、护理效果评估

(1)患者能否保持呼吸道通畅,维持正常呼吸功能。

(2)患者的体温能否维持在正常范围。

(3)患者是否能有效排尿或建立膀胱的反射性排尿功能。

(4)患者是否能有效排便。

(5)患者的皮肤是否清洁、完整,未发生压疮。

(6)患者是否能接受身体及生活改变的现实。

(姜丽梅)

第三节　肩关节周围炎

一、概述

肩关节周围炎,又称"五十肩""冻结肩""漏肩风",属中医肩痹,肩凝等范畴。是肩关节周围肌肉,肌腱滑液囊及关节囊的慢性损伤性炎症,以肩部疼痛,肩关节活动受限或僵硬等为临床特征。肩周炎的发生与发展大致可分为急性期、粘连期、缓解期。①急性期:病程约 1 个月,主要表现为肩部疼痛,肩关节活动受限,但有一定的活动度。②粘连期:病程 2～3 个月,本期患者疼痛症状已明显减轻,主要表现为肩关节活动严重受限,肩关节因肩周软组织广泛性粘连,活动范围及小,以外展及前屈运动时,肩胛骨随之摆动而出现耸肩现象。③缓解期:病程 2～3 个月,患者疼痛减轻,肩关节粘连逐渐消除而恢复正常功能。

二、治疗原则

主要采取非手术治疗。治疗方法:推拿、中药熏洗、封闭、理疗、小针刀、针灸、药物治疗、功能锻炼。

三、护理措施

(一)心理护理

肩周炎因病程长,患者畏痛而不敢活动,首先护理人员以亲切的语言同患者交谈,介绍肩周炎的发生发展及形成机制,使患者对自己的病情有所了解,鼓励患者树立战胜疾病的信心,积极配合治疗护理。

(二)侵入性治疗的护理

环境宜保持温暖,防止局部暴露受凉,同时要严格消毒,防止感染,注意观察患者面色、神志,防止晕针。封闭、针刺后 24 小时以内不宜熏洗,小针刀治疗 1 周内局部保持干燥。熏洗时,按中药熏洗护理常规护理。

四、功能锻炼

护士亲自示范讲解,教会患者主动行肩关节功能锻炼的方法,与患者一起制定锻炼计划和工作量。

(一)手指爬墙

双足分开与肩同宽面向墙壁或侧向墙壁站立,在墙壁画一高度标志,用患手指沿墙徐徐上爬。使上肢抬举到最大限度,然后沿墙回位,反复进行。每天 2～3 次,每次 10～15 分钟。

(二)手拉滑车

患者坐位或站立,双手拉住滑轮上绳子的把手,以健肢带动患肢,慢慢拉动绳子一高一低,两手轮换进行,逐渐加力,反复运动 5～10 分钟。

(三)弯腰划圈

两足分开与肩同宽站立,向前弯腰,上肢伸直下垂做顺逆时针方向划圈,幅度由小到大,速度由慢到快,每天 2 次,每次 5～10 分钟。

(四)其他

梳头,摸耳,内收探肩,后伸揉背,外展指路。

五、出院指导

(1)继续肩部功能锻炼,预防关节粘连,防止肌肉萎缩。

(2)日常生活中注意颈肩部保暖防寒,夏季防止肩部持续吹风,避免受凉,在阴凉处过久暴露。防止过猛过快、单调重复的肩部活动,提重物,承受应力时要有思想准备,防止肩损伤。

(3)加强营养,积极锻炼身体,多晒太阳,打太极拳。做好预防保健。

(姜丽梅)

第四节 颈 椎 病

一、疾病概述

(一)概念

颈椎病指因颈椎间盘退行性变及其继发性改变,刺激或压迫相邻脊髓、神经、血管和食管组织,并引起相应症状和体征。颈椎病是 50 岁以上人群的常见病,男性居多,好发部位依次为 $C_{5\sim6}$,$C_{6\sim7}$。

(二)相关病理生理

颈椎病的发生和发展必须具备以下条件:一是以颈椎间盘为主的退行性变;二是退变的组织和结构必须对颈部脊髓或血管或神经或气管等器官或组织构成压迫或刺激,从而引起临床症状。椎间盘是无血运的组织,由于软骨板营养代谢的改变,致使髓核、纤维环发生退变。一方面退变的髓核后突,穿过破裂的纤维环直接压迫脊髓;另一方面髓核脱水使椎间隙高度降低,椎体间松动,刺激椎体后缘骨赘形成;而且椎节的松动还使钩椎关节、后方小关节突及黄韧带增生。

从病理角度看,颈椎病是一个连续的病理反应过程,可将其分为 3 个阶段:椎间盘变性阶段、骨刺形成阶段和脊髓损害阶段。

(三)病因与分类

1.病因

(1)颈椎间盘退行性变:颈椎病发生和发展的最基本原因。颈椎活动度大,随年龄增长,椎间盘逐渐发生退行性变,使椎间隙狭窄,关节囊、韧带松弛,脊柱活动时稳定性下降,进一步发展引起椎体、椎间关节及其周围韧带发生变性、增生、钙化,最后致相邻脊髓、神经、血管受到刺激或压迫。

(2)先天性颈椎管狭窄:颈椎管的矢状内径对颈椎病的发病有密切关系。椎管矢状内径小于正常(14～16 mm)时,即使退行性变比较轻,也可产生临床症状和体征。

(3)损伤:急性损伤可使原已退变的椎体,椎间盘和椎间关节损害加重而诱发颈椎病;慢性损伤可加速其退行性变的过程。

2.分型

根据受压部位的临床表现不同,一般分为 4 类。但有些患者以某型为主,同时伴有其他型的部分表现,称为复合型颈椎病。

(1)神经根型颈椎病:在颈椎病中发病率占 50%～60%,是由于椎间盘向后外侧突出,致钩椎关节或椎间关节增生、肥大,刺激或压迫单侧或双侧神经根所致。

(2)脊髓型颈椎病:占颈椎病的 10%～15%。由于后突的髓核、椎体后缘的骨赘、增生肥厚的黄韧带及钙化的后纵韧带等压迫或刺激脊髓所致。

(3)椎动脉型颈椎病:由于颈椎横突孔增生狭窄、颈椎稳定性下降、椎间关节活动移位等直接压迫或刺激椎动脉,使椎动脉狭窄或痉挛,造成椎-基底动脉供血不足所致。

(4)交感神经型颈椎病:由于颈椎各种结构病变的刺激或压迫颈椎旁的交感神经节后纤维

所致。

（四）临床表现

根据颈椎病的类型可有不同表现。

1.神经根型颈椎病

(1)症状：患者常先有颈痛及颈部僵硬，短期内加重并向肩部及上肢放射。用力咳嗽、打喷嚏及颈部活动时疼痛加剧。皮肤可有麻木、过敏等感觉改变；上肢肌力减退、肌萎缩，以大、小鱼际肌和骨间肌最为明显，手指动作不灵活。

(2)体征：颈部肌痉挛，颈肩部有压痛，颈部和肩关节活动有不同程度受限。上肢肌腱反射减弱或消失，上肢牵拉试验阳性。

2.脊髓型颈椎病

(1)症状：手部麻木，运动不灵活，特别是精细活动失调、握力减退、下肢无力、步态不稳、有踩棉花样的感觉、躯干有紧束感等；后期出现大小便功能障碍，表现为尿频或排尿、排便困难。

(2)体征：肌力减退，四肢腱反射活跃或亢进，腹部反射、提睾反射和肛门反射减弱或消失。Hoffmann征、髌阵挛及 Babinski 征等阳性。

3.椎动脉型颈椎病

(1)症状：①眩晕，最常见，多伴有复视、耳鸣、耳聋、恶心呕吐等症状，头颈部活动或姿势改变可诱发或加重眩晕。②猝倒，本型特有的症状，表现为四肢麻木、软弱无力而跌倒，多在头部突然活动后姿势改变时发生，倒地后再站立起来可继续正常活动。③头痛，表现为发作性胀痛，以枕部、顶部为主，发作时可有恶心、呕吐、出汗、流涎、心慌、憋气及血压改变等自主神经功能紊乱症状。

(2)体征：颈部疼痛，活动受限。

4.交感神经型颈椎病

交感神经型颈椎病表现为一系列交感神经症状。①交感神经兴奋症状：如头痛或偏头痛、视物模糊、眼球胀痛、耳鸣、听力下降、心前区疼痛、心律失常、血压升高等。②交感神经抑制症状，如畏光、流泪、头晕、眼花、血压下降等。

（五）辅助检查

1.影像学检查

(1)X 线检查：神经根型颈椎病患者和脊髓型颈椎病患者，X 线正侧位摄片可显示颈椎生理前凸减小、消失或反常，椎间隙变窄，椎体后缘骨赘形成，椎间孔狭窄。

(2)脊髓造影、CT、MRI：可显示颈椎间盘突出，颈椎管矢状径变小，脊髓受压情况。

2.实验室检查

脑脊液动力学试验：脊髓型颈椎病患者显示椎管有梗阻现象。

（六）治疗原则

神经根型、椎动脉型和交感型颈椎病以非手术治疗为主；脊髓型颈椎病由于疾病自然史逐渐发展使症状加重，故确诊后应及时行手术治疗。

1.非手术治疗

原则是去除压迫因素，消炎止痛，恢复颈椎稳定性。

(1)颌枕带牵引：取坐位或卧位，头前屈 10°左右，牵引重量 2～6 kg，每天 2 次，每次1～1.5 小时，也可作持续牵引，每天 6～8 小时，2 周为 1 个疗程。脊髓型颈椎病一般不宜作此牵引。

(2)颈托或颈领:限制颈椎过度活动。如充气型颈托除可固定颈椎,还有牵张作用。

(3)推拿按摩:可减轻肌痉挛,改善局部血液循环。脊髓型颈椎病不宜采用此疗法。

(4)理疗:采用热疗、磁疗、超声疗法等,可改善颈部血液循环,促进局部水肿消退和肌肉松弛。

(5)药物治疗:目前无治疗颈椎病的特效药物,所用药物皆属对症治疗,如非甾体抗炎药、肌松弛剂及镇静剂等。

2.手术治疗

手术治疗适用于诊断明确,且出现以下情况时考虑手术。①保守治疗半年无效或影响正常生活和工作。②神经根性剧烈疼痛,保守治疗无效。③上肢某些肌肉尤其手内在肌无力、萎缩,经保守治疗4~6周后仍有发展趋势。

手术的目的是通过切除对脊髓、神经造成压迫的组织、骨赘、椎间盘和韧带,或椎管扩大成形,使脊髓和神经得到充分减压;或通过植骨,内固定行颈椎融合,获得颈椎稳定性。手术可分前路、前外侧和后路手术。常用的术式有颈椎间盘摘除、椎间植骨融合术、前路侧方减压术、颈椎半椎板切除减压或全椎板切除术、椎管成形术等。

二、护理评估

(一)术前评估

1.健康史

(1)一般情况:了解患者的性别、年龄、职业、营养状况、生活自理能力、大小便情况等。

(2)既往史:有无颈肩部急慢性损伤和肩部长期固定史,以往的治疗方法和效果。以往是否有高血压,以及病糖尿病等病史。

(3)家族史:家中有无类似病史。

2.生命体征(T、P、R、BP)

按护理常规监测生命体征。

3.患者主诉

有无颈肩痛,肢体麻木、无力,大、小便障碍等症状。

4.相关记录

疼痛部位及程度,疼痛与活动、体位有无明显关系,有无颈部活动受限,四肢感觉运动情况等。有无眩晕、头痛、视物模糊、耳鸣、心跳加速或猝倒等,导致症状加重或减轻的因素。

(二)身体评估

1.术前评估

(1)视诊:观察步态有无跛行、摇摆步态等,椎旁皮肤有无红肿、破损,脊柱有无畸形。

(2)触诊:棘突、椎旁有无压痛,评估患者躯干、四肢感觉功能。

(3)叩诊:局部有无叩击痛,肢体腱反射。

(4)动诊:颈椎及肢体活动度、肌力、肌张力情况,观察对比双侧有无差异。

(5)特殊试验:臂丛牵拉试验、压颈试验、椎间孔挤压、分离试验,病理征(Hoffmann征,Babinski征等)。

2.术后评估

(1)视诊:手术切口、步态。

(2)触诊:评估患者躯干、四肢感觉功能。

(3)叩诊:四肢腱反射。

(4)动诊:肢体肌力、肌张力情况。

(三)心理-社会评估

患者及家属对该病的认识、心理状态,有无焦虑及焦虑的原因,家庭及社会对患者的支持程度。

(四)辅助检查阳性结果评估

X线片显示颈椎曲度改变、椎间隙变窄、椎间孔狭窄等。CT、MRI显示椎间盘突出的部位、程度及与有无神经根受压。

(五)治疗效果的评估

1.非手术治疗评估要点

(1)病史评估:了解与患者相关的情况,例如,职业、有无外伤、发病时间、治疗经过等。

(2)影像资料评估:查看CT、MRI,了解椎管形态、观察颈椎间盘突出、颈椎管狭窄、脊髓受压情况。

2.手术治疗评估要点

(1)心理评估:向患者介绍与疾病相关的知识,说明手术的重要性,解释手术的方式、术前术后的配合事项及目的,耐心解答问题,消除不良心理,使其增加战胜疾病的信心,积极配合治疗。

(2)既往史:了解患者全身的情况,是否有心脏病、高血压、糖尿病等,如有异常积极治疗,减少术后并发症的发生。

(3)疼痛评估:评估患者疼痛诱发因素、部位、性质、程度和持续时间,并进行疼痛评分。

(4)神经功能评估:严密观察四肢感觉运动及会阴部神经功能情况,并进行术前术后对比,可了解神经受压症状有无改善或加重。

三、护理诊断(问题)

(一)低效型呼吸形态

低效型呼吸形态与颈髓水肿、植骨块脱落或术后颈部水肿有关。

(三)有受伤害的危险

受伤与肢体无力及眩晕有关。

(三)潜在并发症

术后出血、脊髓神经损伤。

(四)躯体活动障碍

躯体活动障碍与颈肩痛及活动受限有关。

四、主要护理措施

(一)术前护理

1.心理护理

向患者解释病情,告知其治疗的周期较长,术后恢复可能需要数月甚至更长时间,让患者做好充分的思想准备。对患者焦虑的心情表示理解,向患者介绍治疗方案及手术的必要性、手术目的及优点、目前医院的医疗护理情况和技术水平,使其产生安全感,愉快地、充满信心的接受手术。重视社会支持系统的影响,尤其是亲人的关怀和鼓励。

2.术前训练

(1)呼吸功能训练:术前指导患者练习深呼吸、行吹气泡或吹气球等训练,以增加肺的通气功能。

(2)气管食管推移训练:适用于颈椎前路手术患者。指导患者用自己的2～4指插入切口侧的内脏鞘与血管神经鞘间隙处,持续将气管、食管向非手术侧推移。用力要缓和,如出现头晕、恶心、呕吐等不适,可休息后再继续。

(3)俯卧位训练:适用于后路手术的患者,以适应术中长时间俯卧位并预防呼吸受阻。开始每次30～40分钟,每天3次;以后逐渐增至每次3～4小时,每天1次。

3.安全护理

患者存在肌力下降致四肢无力时,应防烫伤和跌倒,指导患者不要自行倒开水,穿防滑鞋,在干燥地面、有人陪同的情况下行走。

(二)术后护理

1.密切监测生命体征

注意呼吸频率、深度的改变,脉搏节律、速率的改变,保持呼吸道通畅,低流量给氧。呼吸困难是前路手术最危急的并发症,多发生在术后1～3天内。因此,颈椎手术患者床旁应常规准备气管切开包。

2.体位护理

行内固定植骨融合的患者,加强颈部制动。患者取平卧位,颈部稍前屈,两侧颈肩部置沙袋以固定头部,侧卧位时枕与肩宽同高,在搬动或翻身时,保持头、颈和躯干在同一平面上,维持颈部相对稳定。下床活动时,需行头颈胸支架固定颈部。

3.并发症的观察与护理

(1)术后出血:注意观察生命体征、伤口敷料及引流液。如24小时出血量超过200 mL,检查是否有活动性出血;若引流量多且呈淡红色,考虑脑脊液漏发生,及时报告医师处理。注意观察颈部情况,检查颈部软组织张力。若发现患者颈部明显肿胀,并出现呼吸困难、烦躁、发绀等表现时,报告并协助医师剪开缝线、清除血肿。若血肿清除后,呼吸仍不改善应实施气管切开术。

(2)脊髓神经损伤:手术牵拉和周围血肿压迫均可损伤脊髓及神经,患者出现声嘶、四肢感觉运动障碍及大小便功能障碍。手术牵拉所致的神经损伤为可逆的,一般在术后1～2天内明显好转或消失;血肿压迫所致的损伤为渐进的,术后应注意观察,以便及时发现问题并处理。

(3)植骨块脱落、移位:多发生在术后5～7天内,系颈椎活动不当时椎体与植骨块间产生界面间的剪切力使骨块移位、脱落。所以,颈椎术后应重视体位护理。

4.功能训练

指导肢体能活动的患者做主动运动,以增强肢体肌肉力量;肢体不能活动者,病情许可时,协助并指导其做各关节的被动运动,以防肌肉萎缩和关节僵硬。一般术后第1天,开始进行各关节的主被动功能锻炼;术后3～5天,引流管拔出后,可戴支架下地活动,坐位和站立位平稳训练及日常生活能力的训练。

（三）健康教育

1.纠正不良姿势

在日常生活、工作、休息时注意纠正不良姿势,保持颈部平直,以保护头、颈、肩部。

2.保持良好睡眠体位

理想的睡眠体位应该是使头颈部保持自然仰伸位、胸部及腰部保持自然曲度、双髋及双膝略呈屈曲,使全身肌肉、韧带及关节获得最大限度的放松和休息。

3.选择合适枕头

以中间低两端高、透气性好、长度超过肩宽 $10\sim16$ cm、高度以颈部压下一拳头高为宜。

4.避免外伤

行走或劳动时注意避免损伤颈肩部。一旦发生损伤,尽早诊治。

5.加强功能锻炼

长期伏案工作者,宜定期远视,以缓解颈部肌肉的慢性劳损。

五、护理效果评估

(1)患者维持正常、有效的呼吸。

(2)患者安全,未发生眩晕和意外伤害、能陈述预防受伤的方法。

(3)患者术后未发生相关并发症,或并发症发生后得到及时的治疗处理。

(4)患者肢体感觉和活动能力逐渐恢复正常。

(姜丽梅)

第五节　腰椎间盘突出症

一、疾病概述

（一）概念

腰椎间盘突出症是腰椎间盘变性,纤维环破裂,髓核突出刺激或压迫神经根、马尾神经所表现的一种综合征,是腰腿疼痛最常见的原因之一。腰椎间盘突出中以 $L_{4\sim5}$、$L_5\sim S_1$ 间隙发病率高,占 $90\%\sim96\%$,多个椎间隙同时发病者占 $5\%\sim22\%$。

（二）分型及病理

腰椎间盘突出症的分型方法较多,各有其根据及侧重面。从病理变化及 CT、MRI 发现,结合治疗方法可作如下分型。

1.膨隆型

纤维环有部分破裂,而表层完整,此时髓核因压力而向椎管局限性隆起,但表面光滑。这一类型经保守治疗大多数可缓解或治愈。

2.突出型

纤维环完全破裂,髓核突向椎管,但有后纵韧带或一层纤维膜覆盖,表面高低不平或呈菜花状。常需手术治疗。

3.脱垂游离型

破裂突出的椎间盘组织或碎块脱入椎管内或完全游离。此型不单可引起神经根症状,还易压迫马尾神经。非手术治疗往往无效。

4.Schmorl结节及经骨突出型

前者是指髓核经上、下软骨终板的发育性或后天性裂隙突入椎体松质骨内;后者是髓核沿椎体软骨终板和椎体之间的血管通道向前纵韧带方向突出,形成椎体前缘的游离骨块。这两型临床上仅出现腰痛,而无神经根症状,无须手术治疗。

(三)病因

1.椎间盘退行性变

椎间盘退行性变是椎间盘突出的基本病因。随年龄增长,纤维环和髓核含水量逐渐减少,使髓核张力下降,椎间盘变薄。同时,透明质酸钠及角化硫酸盐减少,低分子量糖蛋白增加,原纤维变性及胶原纤维沉积增加,髓核失去弹性,椎间盘结构松弛、软骨板囊性变。

2.损伤

积累伤力是椎间盘变性的主要原因,也是椎间盘突出的诱因。积累伤力中,反复弯腰、扭转动作最易引起椎间盘损伤,故本症与某些职业、工种有密切关系,例如:驾驶员、举重运动员和从事重体力劳动者。

3.遗传因素

有色人种本症发病率较低,<20岁的青少年患者中约32%有阳性家族史。

4.妊娠

妊娠期盆腔、下腰部组织充血明显,各种结构相对松弛,而腰骶部又承受较平时更大的重力,这样就增加了椎间盘损害的机会。

5.其他

如遗传、吸烟及糖尿病等诸多因素。

上腰段椎间盘症少见,其发生多存在下列因素:①脊柱滑脱症。②病变间隙原有异常。③过去有脊柱骨折或脊柱融合术病史。

(四)临床表现

腰椎间盘突出症常见于20~50岁患者,男女之比为(4~6):1。20岁以内占6%,老人发病率最低。患者多有弯腰劳动或长期坐位工作室,首次发病常是半弯腰持重或突然扭腰动作过程中,其症状、体征如下所述。

1.症状

(1)腰痛:大多数本症患者最先出现的症状,发生率约91%。由于纤维环外层及后纵韧带受到突出髓核刺激,经窦椎神经而产生的下腰部感应痛,有时亦影响到臀部。

(2)坐骨神经痛:虽然高位腰椎间盘突出($L_{2\sim3}$,$L_{3\sim4}$)可引起股神经痛,但其发病率不足5%。绝大多数患者是$L_{4\sim5}$、$L_5\sim S_1$间隙突出,故坐骨神经痛最为多见,发生率达97%。典型坐骨神经痛是从下腰部向臀部、大腿后方、小腿外侧直到足部的放射痛。约60%患者在喷嚏或咳嗽时由于增加腹压而使疼痛加剧。早期为痛觉过敏,病情较重者出现感觉迟钝或麻木。少数患者可有双侧坐骨神经痛。

(3)马尾神经受压:向正后方突出的髓核或脱垂、游离椎间盘组织可压迫马尾神经,出现大小便障碍、鞍区感觉异常。发生率占0.8%~24.4%。

2.体征

(1)腰椎侧凸:是一种为减轻疼痛的姿势性代偿畸形,具有辅助诊断价值。如髓核突出在神经根外侧,上身向健侧弯曲,腰椎侧凸向患侧可松弛受压的神经根;当突出的髓核在神经根内侧时,上身向患侧弯曲,腰椎凸向健侧可缓解疼痛。如神经根与脱出的髓核已有粘连,则无论腰椎凸向何侧均不能缓解疼痛。

(2)腰部活动受限:几乎全部患者都有不同程度的腰部活动受限。其中以前屈受限最明显,是由于前屈位时进一步促使髓核向后移位并增加对受压神经根的牵张之故。

(3)压痛及骶棘肌痉挛:89%患者在病变间隙的棘突间有压痛,其旁侧 1 cm 处压之有沿坐骨神经的放射痛。约 1/3 患者有腰部骶棘肌痉挛,使腰部固定于强迫体位。

(4)直腿抬高试验及加强试验:患者仰卧、伸膝、被动抬高患肢。正常人下肢抬高到60°～70°始感腘窝不适。本症患者神经根受压或粘连,下肢抬高在 60°以内即可出现坐骨神经痛,成为直腿抬高试验阳性。其阳性率约 90%。在直腿抬高试验阳性时,缓慢降低患肢高度,待放射痛消失,这时再被动背屈患肢踝关节以牵拉坐骨神经,如又出现放射痛成为加强试验阳性。有时因突出髓核较大,抬高健侧下肢也可因牵拉硬脊膜而累及患侧诱发患侧坐骨神经发生放射痛。

(五)辅助检查

1.X 线平片

单纯 X 线平片不能直接反应是否存在椎间盘突出。片上所见脊柱侧凸,椎体边缘增生及椎间隙变窄等均提示退行性变。如发现腰骶椎结构异常(移行椎、椎弓根崩裂、脊椎滑脱等),说明相邻椎间盘将会由于应力增加而加快变性,增加突出的机会。

2.CT 和 MRI 检查

CT 可显示骨性椎管形态,黄韧带是否增厚及椎间盘突出的大小、方向等,对本病有较大诊断价值,目前已普遍采用。MRI 可全面地观察各腰椎间盘是否病变,也可在矢状面上了解髓核突出的程度和位置,并鉴别是否存在椎管内其他占位性病变。

3.其他检查

电生理检查(肌电图、神经传导速度及诱发电位)可协助确定神经损害的范围及程度,观察治疗效果。

(六)治疗原则

1.非手术治疗

腰椎间盘突出症中多数患者可经非手术疗法缓解或治愈。其目的是使椎间盘突出部分和受到刺激的神经根的炎性水肿加速消退,从而减轻或解除对神经根的刺激或压迫。非手术治疗主要适用于:①年轻、初次发作或病程较短者。②休息后症状可自行缓解者。③X 线检查无椎管狭窄。方法包括绝对卧床休息,持续牵引,理疗、推拿、按摩,封闭,髓核化学溶解法等。

2.经皮髓核切吸术

经皮髓核切吸术是通过椎间盘镜或特殊器械在 X 线监视下直接进入椎间隙,将部分髓核搅碎吸出,从而减轻了椎间盘内压力达到缓解症状的目的。主要适用于膨出或轻度突出型的患者,且不合并侧隐窝狭窄者。对明显突出或髓核已脱入椎管者仍不能回纳。与本方法原理和适应证类似的尚有髓核激光气化术。

3.手术治疗

已确诊的腰椎间盘突出症患者,经严格非手术治疗无效,马尾神经受压者或伴有椎管狭窄者可考虑行髓核摘除术。手术治疗有可能发生椎间盘感染、血管或神经根损伤,以及术后粘连症状复发等并发症,故应严格掌握手术指征及提高手术技巧。

近年来采用微创外科技术使手术损伤减小,取得良好效果。

(七)预防

由于腰椎间盘突出症是在退行性变基础上受到积累伤力所致,而积累伤又是加速退变的重要因素,故减少积累伤就显得非常重要。长期坐位工作者需注意桌、椅高度,定时改变姿势。职业工作中常弯腰劳动者,应定时伸腰、挺胸活动,并使用宽腰带。治疗后患者在一定期间内佩戴腰围,但应同时加强腰背肌训练,增加脊柱的内在稳定性。长期使用腰围而不锻炼腰背肌,反可因失用性肌萎缩带来不良后果。如需弯腰取物,最好采用屈髋、屈膝下蹲方式,减少对椎间盘后方的压力。

二、护理评估

(一)一般评估

1.健康史

(1)一般情况:了解患者的性别、年龄、职业、营养状况、生活自理能力等。

(2)既往史:是否有先天性的椎间盘疾病、既往有无腰部外伤、慢性损伤史,是否做过腰部手术。

(3)外伤史:评估患者有无急性腰扭伤或损伤史。询问受伤时患者的体位、外来撞击的着力点、受伤后的症状和腰痛的特点和程度、致腰痛加剧或减轻的相关因素、有无采取制动和治疗措施。

(4)家族史:家中有无类似病史。

2.生命体征(T、P、R、BP)

按护理常规监测生命体征。

3.患者主诉

有无腰背痛、下肢痛、麻木、大小便障碍等症状。

4.相关记录

疼痛部位及程度,疼痛与腹压、活动、体位有无明显关系,有无跛行、脊柱畸形及活动受限,有无压痛、反射痛,双下肢肢体感觉运动情况等。

(二)身体评估

1.术前评估

(1)视诊:观察步态有无跛行、摇摆步态等;椎旁皮肤有无破损,肢体有无肿胀或肌萎缩;脊柱有无畸形。

(2)触诊:棘突、椎旁有无压痛,下肢、肛周感觉有无减退,肛门括约肌功能等。

(3)动诊:腰椎活动范围,腰部有无叩击痛,双下肢的运动功能、肌力、肌张力的变化,对比双侧有无差异等。

(4)量诊:肢体长度测量、肢体周径测量及腰椎活动度测量。

(5)特殊检查试验:直腿抬高试验、股神经牵拉试验、肛门反射等。

2.术后评估

(1)视诊:患者手术切口、步态、肢体有无肿胀或肌萎缩等。

(2)触诊:切口周围皮温有无增高,下肢有无肌肉萎缩,下肢、肛周感觉情况。

（3）动诊：双下肢的运动功能、肌力的变化，双侧有无差异，腰椎活动范围。

（4）量诊：肢体长度测量、肢体周径测量。

（5）特殊检查试验：直腿抬高试验、股神经牵拉试验、肛门反射等。

（三）心理-社会评估

观察患者的情绪变化，了解其对疾病的认知程度及对手术的了解程度，有无紧张、恐惧心理；评估患者的家庭及支持系统对患者的支持帮助能力等。

（四）辅助检查阳性结果评估

X线片显示腰椎生理曲度消失，侧突畸形、椎间隙变窄及椎体边缘骨质增生等。CT、MRI显示椎间盘突出的部位、程度及与有无神经根受压。

（五）治疗效果的评估

1.非手术治疗评估要点

（1）病史评估：了解与患者相关的情况，例如，职业、有无外伤、发病时间、治疗经过等。

（2）影像资料评估：查看CT、MRI，了解椎管形态、观察腰椎间盘髓核突出的程度和位置等，分析是否需要手术治疗。

2.手术治疗评估要点

（1）心理评估：向患者介绍与疾病相关的知识，说明手术的重要性，解释手术的方式、术前术后的配合事项及目的，耐心解答问题，消除不良心理，使其增加战胜疾病的信心，积极配合治疗。

（2）既往史：了解患者全身的情况，是否有心脏病、高血压、糖尿病等，如有异常，积极治疗，减少术后并发症的发生。

（3）疼痛评估：评估患者疼痛诱发因素、部位、性质、程度和持续时间，并进行疼痛评分。

（4）神经功能评估：严密观察双下肢感觉运动及会阴部神经功能情况，并进行术前术后对比，可了解神经受压症状有无改善或加重。

三、护理诊断（问题）

（一）疼痛

疼痛与髓核受压水肿、神经根受压及肌痉挛有关。

（二）躯体移动障碍

躯体移动障碍与椎间盘突出或手术有关。

（三）便秘

便秘与马尾神经受压或长期卧床有关。

（四）知识缺乏

缺乏对疾病的认识。

（五）潜在并发症

脑脊液漏、椎间隙感染。

四、主要护理措施

（一）减轻疼痛

1.休息

长时间站立或坐立使腰椎负荷增加，神经根受压症状加重，故减轻腰椎负荷的方法就是卧床休息,卧硬板床,采取舒适、腰背肌放松体位。翻身时保持脊柱成一直线。

2.心理护理

指导患者放松心情,可让患者听音乐、看电视或与人聊天,分散其注意力。

3.药物镇痛

根据医嘱使用镇痛药或非甾体抗炎药。

(二)患者活动能力改善、舒适度增加

(1)体位护理:术后平卧 2 小时后即可协助患者轴线翻身,四肢成舒适体位摆放。

(2)按摩受压部位,避免压疮发生,更换床单时避免拖、拉、推等动作。指导患者进行功能锻炼。

(3)协助患者做好生活护理。

(三)预防便秘

1.排便训练

多数患者不习惯床上排便而导致便秘,应指导患者床上使用便盆,指导床上排便。

2.饮食指导

指导患者多饮水,给予富含膳食纤维的易消化饮食,多食新鲜蔬菜、水果。

3.药物通便

根据医嘱使用开塞露、麻仁软胶囊等通便药物。

4.适宜环境及心理疏导

可在患者排便时挡上屏风,尽可能减少病房人员,并给予患者心理支持,给其提供适宜的环境和时间。

(四)功能锻炼

向患者说明术后功能锻炼对预防深静脉血栓、防止神经根粘连及恢复腰背肌功能的重要性。功能锻炼的原则:幅度由小到大、次数由少到多,以身体无明显不适为宜。

1.术后第 1 天

(1)踝泵运动:全范围地伸屈踝关节或 360°旋转踝关节,在能承受的范围内尽可能多做,200～300 次/天,以促进血液循环,防止深静脉血栓的形成。

(2)股四头肌舒缩运动:主动收缩和放松大腿肌肉,每次持续 5～10 秒,如此反复进行,100～200 次/天,锻炼下肢肌力。

2.术后第 2 天

(1)直腿抬高运动:患者平卧于床上,伸直膝关节并收缩股四头肌后抬高患肢,抬到最高点时停留10～15 秒,再缓慢放下,双下肢交替进行,每天 3～4 次,每次 20 分钟。

(2)屈膝屈髋运动:患者平卧于床上,下肢屈曲,双手抱住膝关节,使其尽可能向胸前靠近。

3.术后 1 周

腰背肌锻炼:采用 5 点支撑法,患者仰卧,屈肘伸肩,然后屈膝伸髋,以双脚双肘及头部为支点,使腰部离开床面,每天坚持数十次。

(五)并发症的护理

1.脑脊液漏

表现为恶心、呕吐和头痛等,伤口引流量大、色淡。给予去枕平卧、头低脚高位,伤口局部用沙袋压迫,同时放松引流负压,将引流瓶放置于床缘水平,遵医嘱补充大量液体。必要时探查伤口,行裂口缝合或修补硬膜。

2.椎间隙感染

椎间隙感染是椎节深部的感染,表现为腰背部疼痛和肌肉痉挛,并伴有体温升高。一般采用抗生素治疗。

(六)用药护理

遵医嘱按时、按量口服止痛药、神经营养药物。

(七)健康教育

1.起卧方法

术后坐位或下床时需戴腰围,起床时先平卧戴好腰围,然后侧卧,用双上肢慢慢撑起身体坐立。禁止平卧位突然起床的动作。由坐位改为卧位时先双手支撑慢慢侧卧,然后平卧,松开腰围。

2.维持正常体重

因肥胖会加重腰椎的负荷,超重或肥胖者必要时应控制饮食和减轻体重。

3.休息

术后注意劳逸结合,避免长时间坐位或站立,三个月内避免弯腰负重、提重物等活动,戴腰围6～8周。

五、护理效果评估

(1)患者舒适度增加,疼痛症状减轻或消失。

(2)患者躯体活动能力改善。

(3)患者下肢肌力增强。

(4)患者无并发症发生,或发生后得到及时处理。

(姜丽梅)

第六节 腰椎椎管狭窄症

一、概述

凡造成腰椎椎管、神经根管及椎间孔变形或狭窄而引起马尾神经或神经根受压、并产生相应的临床症状者,称为腰椎椎管狭窄症。它是由先天性或后天性等各种原因使椎管前后、左右内径缩小或断面形状异常,而使腰椎椎管狭窄。这种狭窄可能使骨的变化,如腰椎骨质增生,小关节突肥大等,也可能是软组织的改变,如腰椎间盘后突,黄韧带肥厚所引起。患者的主要症状是腰、腿疼痛和间歇性跛行,腰痛的特点多显于站立位或走路过久时,若躺下或蹲位及骑自行车时,疼痛多能缓解或自行消失,腿疼是一侧、双侧或双下肢交替出现,鞍区麻木、肢体感觉减退。X线、CT、MRI检查能进一步确定并定性。

二、治疗原则

(一)非手术治疗

骨盆牵引,推拿按摩,手法复位,骶管注射。

(二)手术治疗

全椎板切除术、椎管扩大成形术及植骨内固定术。

三、护理措施

(一)心理护理

患者病情重,病程长,容易出现焦虑悲观情绪,多与患者交谈,给患者以安慰和必要的解释。介绍治疗成功的病例,增强其战胜疾病的信心。

(二)牵引护理

嘱患者仰卧于硬板床上行胸腰对抗牵引,牵引带松紧适宜,以不影响患者呼吸为度,髋部的牵引带应在髂前上棘稍上的位置,以患者能忍受不滑脱为度,牵引过程中要加强巡视,保持有效牵引,询问患者有无疼痛加重,给予及时处理,牵引后嘱患者卧床休息10~20分钟。

(三)骶管注射护理

简单介绍骶疗的过程,解除紧张不安心理,血糖控制在正常范围内。骶管注射过程询问患者有无特殊不适,如双下肢感觉、运动等情况。骶管注射后嘱患者卧床休息30~60分钟,观察小便及双下肢感觉运动,针眼处保持干燥清洁,避免感染。

(四)腰部中药熏蒸护理

熏蒸时应巡视患者情况,调节适宜的温度,防止烫伤。如年老患者合并心脏病、高血压病,熏蒸时有头晕、心慌、乏力等不适,应及时处理。熏蒸完毕,用干毛巾擦干,并用衣物围腰,局部保暖,防止受凉感冒,忌用凉水或凉性药物外洗及外敷。

(五)手法复位前后患者护理

(1)复位前嘱患者在床上练习大小便。

(2)腰椎复位后,嘱其绝对卧床制动72小时,协助其直线翻身,平卧时腰部加垫厚约2 cm。

(3)观察大小便及双下肢感觉运动情况。

(4)做好皮肤护理,防止压伤。

(5)指导行双下肢肌肉等长收缩锻炼,每天2次,每次10~20分钟。

(6)初次由医护人员指导佩戴腰围下床,观察是否有头晕等不适,并及时处理。

(六)术前训练

指导患者床上练习大小便,进行四肢的各项锻炼及俯卧位训练,坚持每次30分钟,循序渐进至俯卧位2小时,使其适应手术。

(七)饮食护理

手术前,尊重患者的饮食习惯,进食高蛋白,高维生素,高纤维素易消化的食物,每天饮鲜牛奶250~500 mL。准备手术的患者应在麻醉前6~8小时禁食,4~6小时禁水。手术当天根据麻醉方式选择进食的时间,硬膜外麻醉禁食4~6小时后进流食,全麻手术6小时后无胃肠道反应者可先进流食,逐渐改为半流食或普食。术后第2天可根据患者的食欲习惯,宜食清淡高维生素的易消化食物,如新鲜蔬菜,香蕉,稀饭,面条等;忌食生冷、辛辣、油腻、煎炸食物。以后可指导其进食高蛋白,高营养的食物,如牛奶、鸡蛋、瘦肉、骨头汤等,节制饮食,鼓励少食多餐,防止腹胀、便秘。

(八)体位护理

手术后患处制动,搬动时平抬平放,保持脊柱平直,避免腰部扭曲。指导正确的翻身方法,防止发生畸形或进一步损伤,滚动式翻身,每2小时翻身1次。

(九)病情观察

手术后,严密观察患者的肢体感觉运动情况,注意大小便情况,并与术前相比较,发现异常,通知医师处理。观察伤口渗血情况,引流管是否通畅及引流量和颜色,如果刀口处渗血较多,通知医师及时更换敷料,若24小时引流量超过300 mL且色淡呈血清样,伴有恶心、呕吐,可能有脑脊液漏,应报告医师关闭或拔除引流管,抬高床尾,俯卧与侧卧位交替,局部加压,并注意观察神志、瞳孔、生命体征及是否有颈项强直等症状出现。

(十)预防并发症

1.尿潴留

尿潴留者给予局部热敷、刺激、按摩、诱导,必要时留置导尿管,引流袋不能高于膀胱水平,勿用力挤压,同时注意关闭开关,定时放尿,引流袋应放置妥当,固定牢靠,避免引流管弯曲受压,保持通畅。保持会阴部清洁干燥,尿道外口及接近尿道口段的导尿管应每天用0.5%碘伏擦拭消毒2遍;若有大便污染或女性月经期时,应及时清洗消毒,保持干燥;告知患者禁饮浓茶和咖啡等,多饮水,每天2 500~3 000 mL,以便有足够的尿液自然冲洗尿道。

2.坠积性肺炎

卧床患者协助进行翻身拍背,鼓励主动排痰,咳嗽,指导进行深呼吸和吹气球锻炼,鼓励患者早期进行主动活动,经常改变体位,病房内定时通风。

3.血栓性静脉炎

术后6小时协助患者做下肢伸屈运动,改善肢体及足趾的血运,协助患者翻身,鼓励在床上做肢体活动;活动不便者,应做肢体被动活动或按摩;对于手术大、时间长,或有下肢静脉曲张者,应密切观察病情,早发现及时治疗;如发生血栓性静脉炎时,应绝对卧床休息,避免肢体活动忌按摩,保持患肢抬高,以利于静脉回流。

4.压疮

卧床患者保持床铺平整、松软、清洁、干燥,保持皮肤的清洁;条件允许的情况下,最好每天用温水擦浴,使局部皮肤血液循环得到改善,定时翻身,防止局部长期受压。在为患者翻身、按摩、床上使用大小便器时,应注意不要推、拉、拖,以免损伤局部皮肤,增加营养,多食富含高蛋白,脂肪,维生素等营养食物,增强机体抵抗能力。必要时卧气垫床。

5.便秘

术后应指导患者保证足够的饮水量,注意饮食搭配,在保证营养摄入的基础上,进食新鲜的水果和富含纤维素的蔬菜,如芹菜,韭菜,青菜等;还可嘱患者可服适量的蜂蜜,养成定时排便的习惯,在不影响病情的条件下,改变体位,以利通便。卧床时间较长的患者,进行腹部按摩,以一手示、中、无名指放于患者右下腹,另一手三指重叠于上,按顺时针方向,沿升结肠、横结肠、降结肠方向依次按摩,促进肠管蠕动,必要时可使用药物或灌肠等方法解除便秘。

四、功能锻炼

手术当天做踝关节的背伸跖屈旋转,上肢的伸屈外展、抓举等活动,术后第1天主动加被动直腿抬高及双下肢各关节活动,每天 2~3 次,每次 5~10 分钟,以后逐渐增加次数,以不疲劳为度。根据病情术后 2~3 周,指导进行腰背肌功能锻炼,每天 2~3 次,每次 5~10 分钟,逐渐增加次数,以不疲劳为度,坚持 1 年以上。

五、出院指导

(1)慎起居,避风寒,腰部注意保暖。保持日常生活的正确站姿、坐姿及行走姿势,避免久坐久站,弯腰扭腰。

(2)加强营养,增加机体抵抗能力,根据不同体质进行饮食调护,如肾阳虚者多食温补之品,如羊肉,猪肉,桂圆等;肝肾阴虚者,多食清补之品,如山药、鸭肉、牛肉、百合、枸杞等;一般患者可食胡桃、瘦肉、骨头汤、黑芝麻等补肝肾强筋骨的食物。

(3)继续佩戴腰围 1~3 个月。

(4)继续进行双下肢及腰背肌功能锻炼,进行倒走锻炼,3 个月内避免弯腰,拾取低处物品应先下蹲,6 个月内避免挑抬重物。宜多躺,不宜久坐,经常变换姿势,适当卧床休息。保持正确的站姿,坐姿及行走姿势。

(5)定期复查。

(姜丽梅)

第九章

肛肠外科护理

第一节 痔

痔是肛垫的病理性肥大、移位及肛周皮下血管丛血流淤滞形成的团块。痔是一种常见病、多发病,其发病率占肛门直肠疾病的首位,约为 80.6%。随着年龄的增长,发病率逐渐增高。任何年龄皆可发病,但以 20~40 岁为最多,主要表现为便血、肿物脱出及肛缘皮肤突起三大症状。

一、病因与发病机制

痔的确切病因尚不完全明了,可能与以下学说有关。

(一)肛垫下移学说

1975 年,Thomson 提出肛垫病理性肥大和下移是内痔的原因,亦是目前临床上最为接受的痔的原因学说。肛垫具有协助肛管闭合、节制排便。若肛垫发生松弛,导致肛垫病理性肥大、移位,从而形成痔。

(二)静脉曲张学说

早在 18 世纪,Huter 在解剖时发现痔内静脉中呈连续扩张为依据,认为痔静脉扩张是内痔发生的原因。但现代解剖已证实痔静脉丛的扩张属生理性扩张,内痔的好发部位与动脉的分支类型无直接联系。

(三)血管增生学说

其认为痔的发生是由于黏膜下层类似勃起的组织化生而成。

(四)慢性感染学说

直肠肛管区的感染易引起静脉炎,使周围的静脉壁和周围组织纤维化、失去弹性、扩张而形成痔。

此外,长期饮酒、嗜食刺激性食物、肛周感染、长期便秘、慢性腹泻、妊娠分娩及低膳食纤维饮食等因素都可诱发痔的发生。

二、临床表现

临床上,痔分为内痔、外痔、混合痔及环形痔 4 种(图 9-1)。

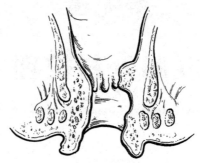

图 9-1　痔的分类

(一)内痔

临床上最多见,占 64.1%。主要临床表现是无痛性便血和肿物脱出。常见于右前、右后和左侧。根据内痔的脱出程度,将内痔分为 4 期。Ⅰ期:便时带血、滴血或喷射状出血,色鲜红,便后自行停止,无肛内肿物脱出。Ⅱ期:常有便血,色鲜红,排便时伴有肿物脱出肛外,便后可自行还纳。Ⅲ期:偶有便血,便后或久站、久行、咳嗽、劳动用力、负重远行增加腹压时肛内肿物脱出,不能自行还纳,需休息或手法还纳。Ⅳ期:痔体增大,肛内肿物脱出肛门外,不能还纳,或还纳后又脱出。

1.便血

便血特点是无痛性、间歇性便后出鲜血,是内痔及混合痔的早期的常见症状。便血较轻时表现为大便表面附血或手纸上带血,继而滴血,严重时则可出现喷射状出血。长期出血可导致患者发生缺铁性贫血。

2.肿物脱出

肿物脱出常是晚期症状。轻者可自行回纳,重者需手法复位,严重时,因不能还纳,常可发生嵌顿、绞窄。

3.肛门疼痛

单纯性内痔无疼痛,当合并有外痔血栓形成内痔、感染或嵌顿时,可出现肛门剧烈疼痛。

4.肛门瘙痒

痔块外脱时常有黏液或分泌物流出,可刺激肛周皮肤引起肛门瘙痒。

(二)外痔

平时无感觉,仅见肛缘皮肤突起或肛门异物感。当排便用力过猛时,肛周皮下静脉破裂形成血栓或感染,出现剧烈疼痛。

(三)混合痔

兼有内痔和外痔的症状同时存在。

三、辅助检查

(一)直肠指诊

内痔早期无阳性体征,晚期可触到柔软的痔块。其意义在于除外肛管直肠肿瘤性疾病。

(二)肛门镜检查

肛门镜检查是确诊内痔的首选检查方法。不仅可见到痔的情况,还可观察到直肠黏膜有无出血、水肿、溃疡、肿块等,以及排除其他直肠疾病。

(三)直肠镜检查

图文并茂,定位准确,防止医疗纠纷,可准确诊断痔、直肠肿瘤等肛肠疾病。

(四)肠镜检查

对于年龄超过45岁便血者,应建议行电子结肠镜检查,除外结直肠肿瘤及炎症性肠病等。

四、治疗要点

痔的治疗遵循3个原则。①无症状的痔无须治疗,仅在合并出血、痔块脱出、血栓形成和嵌顿时才需治疗;②有症状的痔重在减轻或消除其主要症状,无须根治;③首选保守治疗,失败或不宜保守治疗时才考虑手术治疗。

(一)非手术治疗

1.一般治疗

适用于痔初期及无症状静止期的痔。

(1)调整饮食:多饮水,多吃蔬菜、水果,如韭菜、菠菜、地瓜、香蕉、苹果等,忌食辣椒、芥末等辛辣刺激性食物。多进食膳食纤维性食物,改变不良的排便习惯。

(2)热水坐浴:改善局部血液循环,有利于消炎及减轻瘙痒症状。便后热水坐浴擦干、便纸宜柔软清洁、肛门要保温、坐垫要柔软。

(3)保持大便通畅:通过食物来调整排便,养成定时排便,每1~2天排出一次软便,防止便秘或腹泻。

(4)调整生活方式,改变不良的排便习惯,保持排便通畅,禁烟酒。

2.药物治疗

药物治疗是内痔首选的治疗方法,能润滑肛管,促进炎症吸收,减轻疼痛,解除或减轻症状。局部用痔疾洗液或硝矾洗剂(张有生方)熏洗坐浴,可改善局部血液循环,有消肿、止痛作用;肛内注入痔疮栓剂(膏)或奥布卡因凝胶,有止血、止痛和收敛作用。

3.注射疗法

注射疗法较常用,适用于Ⅰ期、Ⅱ期内痔。年老体弱、严重高血压、有心、肝、肾等内痔患者均可适用。常用的硬化剂有聚桂醇注射液、芍倍注射液、消痔灵注射液等。

4.扩肛疗法

扩肛疗法适用于内痔、嵌顿或绞窄性内痔剧痛者。

5.胶圈套扎疗法

胶圈套扎疗法适用于单发或多发Ⅰ~Ⅲ期内痔的治疗。

6.物理治疗

物理治疗包括HCPT微创技术、激光治疗及铜离子电化学疗法等。

(二)手术治疗

当非手术治疗效果不满意,痔出血、脱出严重时,则有必要采用手术治疗。常用的方法主要有以下6种。

1.内痔结扎术

内痔结扎术常用于Ⅱ～Ⅲ期内痔。

2.血栓外痔剥离术

血栓外痔剥离术适用于血栓较大且与周围粘连者或多个血栓者。

3.外剥内扎术

目前临床上最常用的术式,是在外切内扎术和中医内痔结扎术基础上发展演变而成,简称外剥内扎术。适用于混合痔和环状痔。

4.分段结扎术

分段结扎术适于环形内痔、环形外痔、环形混合痔。

5.吻合器痔上黏膜环切术

该方法微创、无痛,是目前国内外首选的治疗方法(图 9-2)。主要适用于Ⅱ～Ⅳ期环形内痔、多发混合痔、以内痔为主的环状混合痔,也适用于直肠前突和直肠内脱垂。由于此手术保留了肛垫,不损伤肛门括约肌,故与传统手术相比具有术后疼痛轻、住院时间短、恢复快、无肛门狭窄及大便失禁、肛门外形美观等优点,临床效果显著。

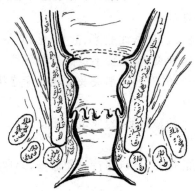

图 9-2　术后吻合口示意图

6.选择性痔上黏膜切除术

选择性痔上黏膜切除术是一种利用开环式微创痔吻合器进行治疗的手术方式。适用于Ⅱ～Ⅳ期内痔、混合痔、环状痔、严重脱垂痔、直肠前突、直肠黏膜脱垂等。可准确定位目标组织,做到针对性切除,并保护非痔脱垂区黏膜组织,该术式更加符合肛管形态和生理,有效预防术后大出血、肛门狭窄等并发症,值得临床推广应用。

五、护理评估

(一)术前评估

1.健康史

(1)了解患者有无长期饮酒的习惯,有无喜食刺激性食物或低纤维素饮食的习惯。

(2)有无长期便秘、腹泻史,长期站立、坐位或腹压增高等因素,或有无痔疮药物治疗、手术史,有无糖尿病、血液疾病史。

(3)了解患者有无肛隐窝炎、肛周感染、营养不良等情况促进痔的形成。

(4)家族中有无家族性息肉,家族中有无大肠癌或其他肿瘤患者。

(5)既往是否有溃疡性结肠炎、克罗恩病、腺瘤病史、手术治疗史及用药情况。

2.身体状况

(1)注意观察患者的生命体征、神志、尿量、皮肤弹性等。

(2)排便时有无疼痛及排便困难,大便是否带鲜血或便后滴血、喷血,有无黏液,有无脓血、便血量、发作次数等。

(3)注意患者的营养状况,有无消瘦、头晕、眼花、乏力等贫血的体征。

(4)肛门有无肿块脱出,能否自行回纳或用手推回,有无肿块嵌顿史。

(5)直肠指诊肛门有无疼痛、指套退出有无血迹、直肠内有无肿块等。

3.心理-社会状况

(1)疾病认知:了解患者及家属对疾病相关知识的认知程度,评估患者及家属对所患疾病及治立方法的认识,对手术的接受程度,对痔传统手术或微创手术知识及手术前配合知识的了解和掌握程度。

(2)心理承受程度:患者和家属对接受手术及手术可能导致的并发症带来的自我形象紊乱和生理功能改变的恐惧、焦虑程度和心理承受能力。

(3)经济情况:家庭对患者手术及并发症进一步治疗的经济承受能力。

(二)术后评估

1.手术情况

了解麻醉方式、手术方式,手术过程是否顺利,术中有无出血、出血部位、出血量,有无输血及输血量。

2.病情评估

观察患者神志和生命体征变化,生命体征是否平稳,切口敷料是否渗血,出血量多少,引流是否通畅,引流液的颜色、性质和引流量,切口愈合情况,大便是否通畅,有无便秘或腹泻等情况。

3.切口情况

切口渗出、愈合情况,有无肛缘水肿、切口感染,引流是否通畅,有无假性愈合情况。定期进行血常规、血生化等监测,及时发现出血、切口感染、吻合口出血、吻合口瘘等并发症的发生。

4.评估手术患者的肛门直肠功能

有无肛门狭窄、肛门失禁,包括排便次数、控便能力等。

5.心理-社会状况

患者对手术后康复知识的了解程度。评估患者有无焦虑、失眠,家庭支持系统等。

六、护理诊断

(一)恐惧

恐惧与出血量大或反复出血有关。

(二)便秘

便秘与不良饮食、排便习惯及惧怕排便有关。

(三)有受伤的危险

出血与血小板减少、凝血因子缺乏、血管壁异常有关。

(四)潜在并发症

尿潴留、肛门狭窄、排便失禁等。

七、护理措施

(一)非手术治疗护理/术前护理

1.调整饮食

嘱患者多饮水,多进食新鲜蔬菜、水果,多食粗粮,少食辛辣刺激性食物,忌烟酒。养成良好生活习惯。适当增加运动量,促进肠蠕动,切忌久站、久坐、久蹲。

2.热水坐浴

便后及时清洗,保持局部清洁舒适。必要时用 1∶5 000 高锰酸钾溶液或复方荆芥熏洗剂熏洗坐浴,控制温度在 43～46 ℃,每天 2 次,每次 20～30 分钟,可有效改善局部血液循环,减轻出血、疼痛症状。

3.痔块还纳

痔块脱出时应及时还纳,嵌顿性痔应尽早行手法复位,防止水肿、坏死;不能复位并有水肿及感染者用复方荆芥熏洗剂坐浴,局部涂痔疮膏,用手法再将其还纳,嘱其卧床休息。注意动作轻柔,避免损伤。

4.纠正贫血

缓解患者的紧张情绪,指导患者进少渣食物,术前排空大便,必要时灌肠,做好会阴部备皮及药敏试验,贫血患者应及时纠正。贫血体弱者,协助完成术前检查,防止排便或坐浴时晕倒受伤。

5.肠道准备

术前 1 天予全流质饮食,手术当天禁食,术前晚口服舒泰清 4 盒,饮水 2 500 mL 或术晨 2 小数甘油灌肠剂 110 mL 灌肠,以清洁肠道。

(二)术后护理

1.饮食护理

术后当天应禁食或给无渣流食,次日半流食,以后逐渐恢复普食。术后 6 小时内尽量卧床休息,减少活动。6 小时后可适当下床活动,如厕排尿、散步等,逐渐延长活动时间,并指导患者进行轻体力活动。

2.疼痛护理

因肛周末梢神经丰富,痛觉十分敏感,或因括约肌痉挛、排便时粪便对创面的刺激、敷料堵塞过多导致大多数肛肠术后患者创面剧烈疼痛。疼痛轻微者可不予处理,但疼痛剧烈者应给予处理。指导患者采取各种有效止痛措施,如分散注意力、听音乐等,必要时遵医嘱予止痛药物治疗。

3.局部坐浴

术后每次排便或换药前均用 1∶5 000 高锰酸钾溶液或痔疾洗液熏洗坐浴,控制温度在43～46 ℃,每天 2 次,每次 20～30 分钟,坐浴后用凡士林油纱覆盖,再用纱垫盖好并固定。

4.保持大便通畅

术后早期患者有肛门下坠感或便意,告知其是敷料压迫刺激所致;术后 3 天内尽量避免解大便,促进切口愈合,可于术后 48 小时内口服阿片酊以减少肠蠕动,控制排便。术后第 2 天应多吃新鲜蔬菜和水果,保持大便通畅。如有便秘,可口服液体石蜡或麻仁软胶囊等润肠通便药物,宜用缓泻剂,忌用峻下剂或灌肠。避免久站、久坐、久蹲。

5.避免剧烈活动

术后 7～15 天应避免剧烈活动,防止大便干燥,以防痔核或吻合钉脱落而造成继发性大出血。

6.并发症的观察与护理

(1)尿潴留:因手术、麻醉刺激、疼痛等原因造成术后尿潴留。若术后8小时仍未排尿且感下腹胀痛、隆起时,可行诱导、热敷或针刺帮助排尿。对膀胱平滑肌收缩无力者,肌内注射新斯的明mg(1支),增强膀胱平滑肌收缩,可以排尿。必要时导尿。

(2)创面出血:术后7~15天为痔核脱落期,因结扎痔核脱落、吻合钉脱落、切口感染、用力排便等导致创面出血。如患者出现恶心、呕吐、头昏、眼花、心慌、出冷汗、面色苍白等并伴肛门坠胀感和急迫排便感进行性加重,敷料渗血较多,应及时通知医师行相应消除处理。

(3)切口感染:直肠肛管部位由于易受粪便、尿液等的污染,术后易发生切口感染。应注意术前改善全身营养状况;术后2天内控制好排便;保持肛门周围皮肤清洁,便后用1:5 000高锰酸钾液坐浴;切口定时换药,充分引流。

(4)肛门狭窄:术后观察患者有无排便困难及大便变细,以排除肛门狭窄。术后15天左右应行直肠指诊如有肛门狭窄,定期扩肛。

八、护理评价

(1)患者便血、脱出明显减轻或消失。

(2)患者及家属知晓所患疾病名称、手术术式、优缺点及相关知识,能复述并遵从护士指导。

(3)患者是否能正确面对手术,积极参与手术的自我护理并了解手术并发症的预防和处理,如大出血、切口感染、肛门狭窄等。未发生并发症或并发症被及时发现和处理。

(4)患者排便正常、顺畅,无腹泻、便秘或排便困难。肛周皮肤完整清洁无损。

九、健康教育

(1)指导患者合理搭配饮食,多饮水,多食蔬菜、水果及富含纤维素的食物,少食辛辣等刺激性食物,忌烟酒。

(2)指导患者养成良好的排便习惯,保持排便通畅,避免久蹲、久坐。

(3)便秘时,应增加粗纤维食物,必要时口服适量蜂蜜或润肠通便药物。

(4)出院后近期可坚持熏洗坐浴,保持会阴部卫生清洁,并有利于创面愈合。

(5)术后适当活动,切勿剧烈活动。若出现创面出血,随时与医师联系,及早处理。

(6)术后早期做提肛运动,每天2次,每次30分钟,促进局部血液循环。一旦出现排便困难或便条变细情况时,应及时就诊,定期进行肛门扩张。

(吴慧芬)

第二节 肛 瘘

肛瘘是指肛门直肠因肛门周围间隙感染、损伤、异物等病理因素形成的与肛门周围皮肤相通,形成异常通道的一种疾病。肛瘘是常见的直肠肛管疾病之一,发病年龄以20~40岁青壮年为主,男性多于女性。

一、病因与发病机制

大多数肛瘘由直肠肛周脓肿发展而来。由内口、瘘管和外口三部分组成。内口即原发感染灶,外口为脓肿破溃处或手术切开引流部位,内外口之间由脓腔周围增生的纤维组织包绕的管道即瘘管,近管腔处有炎性肉芽组织。其内口多在肛窦内及其附近,外口位于肛门周围的皮肤上,内、外口既可为单个,也可以为多个。由于致病菌不断由内口进入,而瘘管迁曲,少数存在分支,常引流不畅,且外口皮肤生长速度较快,常发生假性愈合并形成脓肿。脓肿可从原外口溃破,也可从他处穿出形成新的外口,反复发作,发展为有多个瘘管和外口的复杂性肛瘘。

二、临床表现

肛门周围流脓水、潮湿、瘙痒,甚至出现湿疹。外口处有脓性、血性、黏液性分泌物流出,有时有粪便及气体排出。外口因假性愈合或暂时封闭时,脓液积存,形成脓肿,可出现肛周肿痛、发热、寒战、乏力等症状。脓肿破溃或切开引流后,脓液排出,症状缓解,上述症状反复发作是肛瘘的特点。

三、辅助检查

(一)直肠指诊

在内口处有轻压痛,瘘管位置表浅时可触及硬结内口及条索样肛瘘。

(二)探针检查

探针检查是最常用、最简便、最有效的方法。自外口处插入,沿瘘管轻轻探向肠腔,可找到内口的位置。

(三)染色检查

自外口注入 1% 亚甲蓝溶液,检查确定内口位置。

(四)实验室检查

发生肛周脓肿时,血常规中可出现白细胞计数及中性粒细胞比例增高。

(五)X 线造影

碘油造影或 70% 泛影葡胺造影,适用于高位复杂性肛瘘的检查。检查自外口注入造影剂,可判定瘘管的分布、多少、位置、走行和内口的位置。

(六)MRI 检查

可清晰显示瘘管位置及括约肌间的关系,明确肛瘘分型。

另外,特别注意复杂性肛瘘青年患者是否合并炎症性肠病可能,必要时行肠镜检查。

四、治疗要点

肛瘘一般不能自愈,必须手术治疗。手术成败的关键:①准确寻找和处理内口;②切除或清除全部瘘管和无效腔;③合理处理肛门括约肌;④创口引流通畅。

(一)堵塞法

适用于单纯性肛瘘。瘘管用 1% 甲硝唑、生理盐水冲洗后,自外口注入生物蛋白胶。治愈率较低。

(二)手术治疗

1.肛瘘切开术

肛瘘切开术主要应用于单纯性括约肌间型肛瘘和低位经括约肌间型肛瘘。用探针自外口进入瘘管,沿瘘管到达位于齿状线附近的内口。将探针上方的组织切开,将肉芽组织用刮匙刮除,若存在高位盲道或继发分支,则需彻底清除。

2.肛瘘切除术

在瘘管切开的基础上,将瘘管壁全部切除,直至健康组织,并使创面呈内小外大,以利引流。

3.肛瘘切开挂线术

肛瘘切开挂线术适用于距肛缘 3～5 cm,有内外口的单纯性肛瘘、高位单纯性肛瘘,或坐位复杂性肛瘘切开、切除的辅助治疗。利用橡皮筋或有腐蚀作用药线的机械性压迫作用,使结扎处组织发生血运障碍而坏死,以缓慢切开肛瘘。

4.经肛直肠黏膜瓣内口修补术

经肛直肠黏膜瓣内口修补术是治疗复杂性肛瘘的一种保护括约肌的技术,切除内口及其周围约 1 cm 的全厚直肠组织,然后游离其上方的直肠瓣,并下移修复内口处缺损。通过清除感染灶,游离内口上方直肠黏膜肌瓣或内口下方肛管皮瓣覆盖缝合于内口上,阻碍直肠内容物使之不能进入瘘管管道。

五、护理评估

(一)术前护理评估

1.健康史

了解有无肛管直肠周围脓肿自行溃破或切开引流的病史。

2.病情评估

(1)肛门皮肤有无红、肿。

(2)肛周外口有无反复流脓及造成皮肤瘙痒感。

(3)了解直肠指检、内镜及钡灌肠造影等检查结果。

3.心理-社会状况

对肛瘘的认知程度及心理承受能力。

4.其他

自理能力。

(二)术后护理评估

(1)肛门皮肤有无红、肿、疼痛,肛周外口有无反复流脓及造成皮肤瘙痒感。

(2)了解辅助检查结果及手术方式。

(3)患者的饮食及排便情况。

(4)评估患者对术后饮食、活动、疾病预防的认知程度。

六、护理诊断

(一)急性疼痛

急性疼痛与肛周炎症及手术有关。

（二）完整性受损

完整性受损与肛周脓肿破溃、皮肤瘙痒、手术治疗等有关。

（三）潜在并发症

肛门狭窄、肛门松弛。

七、护理措施

（一）术前护理措施

（1）观察患者有无肛门周围皮肤红、肿、疼痛、流脓或排便困难。症状明显时，嘱其卧床休息，肛门局部给予热水坐浴，以减轻疼痛，利于大便的排出。

（2）鼓励患者进高蛋白、高热量、高维生素、易消化的少渣饮食，多食新鲜蔬菜、水果及脂肪类食物，保持大便通畅。

（3）急性炎症期，遵医嘱给予抗生素，每次排便后用清水冲洗干净，再用 1：5 000 高锰酸钾溶液温水坐浴，每次 20 分钟，3 次/天。

（4）术前一天半流质饮食，术前晚进食流质，视所采取的麻醉方式决定术前是否禁食禁饮。术前晚按医嘱给予口服泻药，但应具体应用时视患者有无长期便秘史进行调整。若排便不充分时，可考虑配合灌肠法，洗至粪便清水样，肉眼无粪渣为止。

（5）准备手术区域皮肤，保持肛门皮肤清洁，予修剪指甲。

（二）术后护理措施

（1）腰麻、硬膜外麻醉，术后需去枕平卧 6 小时，避免脑脊液从蛛网膜下腔针眼处漏出，致脑脊液压力降低引起头痛。监测脉搏、呼吸、血压 6～8 小时，至生命体征平稳。

（2）加强伤口换药，避免假性闭合。伤口距离肛门近，有肠黏液或粪便污染时，需拆除敷料，温水冲洗、1：5 000 的高锰酸钾溶液或中药熏洗坐浴，洗净沾在伤口上的粪渣和脓血水；伤口换药要彻底、敷料填塞要达深部，保证有效引流，避免无效腔。行挂线术的患者创面换药至挂线脱落后 1 周。

（3）做好排便管理术前给予口服泻药或清洁灌肠，术后给予轻泻软便药乳果糖或麻仁丸及纤维增加剂，使粪便松软，易于排出。排便后及时坐浴和换药，以保持伤口和肛门周围皮肤清洁。

（4）肛门括约肌松弛者，术后 3 天可指导患者进行提肛运动。

八、护理评价

（1）能配合坐浴、换药，肛周皮肤清洁，术后伤口未发生二次感染。

（2）能配合术后的饮食、活动及提肛训练技巧。

（3）掌握复诊指征。

九、健康教育

（1）饮食指导：术后 1～2 天少渣半流饮食，之后正常饮食，忌辛辣刺激性食物如辣椒及烈性酒等，多食粗纤维富营养的食物，如新鲜蔬菜、水果等，切忌因惧怕疼痛而少吃饭或不吃饭。鼓励患者多饮水，防止便秘。

（2）肛门伤口的清洁：每天排便后用 1：5 000 高锰酸钾溶液或痔疮洗液坐浴，坐浴时应将局部创面全部浸入药液中，药液温度适中。平时排便后，可用温水清洗肛门周围，由周边向中间洗净分泌物。

（3）术后活动指导：手术创面较大，而伤口尚未完全愈合期间，应尽量少走路，避免伤口边缘因用力摩擦而形成水肿，延长创面愈合时间。创面愈合后3个月左右不要长时间骑自行车，以防愈合的创面因摩擦过多而引起出血。

（4）如发现排便困难或大便失禁，应及时就诊。

（吴慧芬）

第三节　肛管直肠狭窄

肛管直肠狭窄是指由于先天缺陷或后天炎症反复刺激、肛门直肠损伤、肿瘤等因素，正常的肠道黏膜被瘢痕组织取代或者肠管被瘢痕组织包绕，直肠、肛管、肛门进而出现管径缩小变窄，患者出现排便困难或排便时间延长，常伴有便时肛门疼痛、便形细窄等症状。

一、病因与发病机制

（一）直肠肛门损伤

直肠肛门在受到外伤、烧伤、烫伤、药物腐蚀、分娩时会阴的裂伤、直肠及肛门部手术后出现瘢痕生长，形成的直肠与肛门狭窄。

（二）慢性炎症或溃疡粘连

如克罗恩病，结肠与肛门瘢痕会形成挛缩，进而造成结肠、肛门狭窄。

（三）直肠肛门肿瘤等因素

因直肠恶性肿瘤、肛门部肿瘤、性病、淋巴肉芽肿、平滑肌瘤、畸胎瘤等，也可引起肛门和肛管狭窄。

二、临床表现

（一）排便困难或排便时间延长

排便困难是肛门狭窄最常见的临床表现之一。肛门直肠腔瘢痕导致肛门直肠腔径变小，瘢痕缺乏弹性使较硬或较粗的粪便较难通过，排便时间延长。

（二）粪便形状改变

由于肛门狭窄、排便困难，服用泻药后，粪便可成扁形或细条状，且自觉排便不净。即使排便次数增加，也多为少量稀便排出。

（三）疼痛

由于粪便通过困难，排粪便时经常导致肛管裂伤，造成持续性钝痛。也可在排粪便后出现持续性剧痛，甚至长达数小时。

（四）出血

肛门弹性差，粪便通过肛门时，使肛管皮肤破裂而导致出血。

（五）肛门瘙痒

肛门狭窄常合并肛门炎症，肛门狭窄也会导致直肠肛管黏膜或肛门皮肤的裂伤，使分泌物明

345

显增加,导致肛门瘙痒和皮炎。

(六)肛门失禁

括约肌损伤导致的纤维化瘢痕形成会使肛门失去良好弹性,一方面表现为肛门狭窄,另一方面表现为肛门收缩功能差,出现肛门失禁,难于控制气体、液体甚至固体的排出。

(七)全身表现

肛门狭窄,会造成不同程度的肠道机械性梗阻,故部分患者出现腹痛、腹胀的症状;而且部分患者由于出现肛门狭窄、排便困难、排便疼痛等问题,会伴有不同程度的精神症状,如焦虑、紧张。

三、辅助检查

(一)直肠指检

直肠指检可判断肛门狭窄及较低位的直肠狭窄或肛管直肠狭窄。狭窄处不能通过指尖,并可扪及程度不同的坚硬瘢痕组织。

(二)气钡双重造影和排粪造影

气钡双重造影和排粪造影可明确狭窄位置及诊断直肠狭窄。

四、治疗要点

(一)非手术治疗

通过高纤维膳食、灌肠等疗法缓解患者的排便困难及便时疼痛的症状;渐进式扩肛法,如手指扩张法或扩张器扩张法,使狭窄处扩张来缓解症状;内镜下置入球囊扩张器的方法进行扩肛,可获得较好的疗效。

(二)直肠狭窄治疗

对于较低位的直肠狭窄,可应用超声刀、激光、尿道切开器在狭窄环后方切开狭窄,完成纵切横缝的手术;或者经肛门直肠狭窄环切除术也可达到比较好的疗效。

(三)肛门狭窄的手术治疗

瘢痕松解同时行内括约肌切开手术。中至重度的肛门狭窄,可考虑应用皮瓣转移的肛门成形术。

五、护理评估

(1)既往是否有肠道炎症、结直肠肛门部手术、痔注射治疗及臀部外伤或使用腐蚀性药物史。

(2)排便困难的严重程度,是否可以通过高纤维膳食、灌肠等疗法缓解患者的排便困难及便时疼痛的情况。

(3)了解辅助检查结果及主要治疗方式。

(4)心理状态和认知程度,是否存在紧张、焦虑的心理状态,对术后的扩肛是否配合,对术后的康复是否有信心,对出院后的继续扩肛是否清楚。

六、护理诊断

(一)急性疼痛

急性疼痛与肛门狭窄、排便困难有关。

(二)完整性受损

完整性受损与肛周炎症、皮肤瘙痒等有关。

(三)潜在并发症

出血、肛门狭窄。

(四)焦虑

焦虑与担心治疗效果有关。

七、护理措施

(一)术前护理措施

(1)观察患者排便情况,有无腹胀、腹痛、排便出血。

(2)有无肛门周围皮肤红、肿、疼痛、流脓、瘙痒,症状明显时,嘱其卧床休息,肛门局部给予热水坐浴,以减轻疼痛。

(3)鼓励患者进食高纤维的蔬菜、水果,如番薯叶、芹菜、韭菜、竹笋、茼蒿及苹果、香蕉,主食以燕麦、麦皮、番薯等为主,以软化大便,缓解患者的排便困难。

(4)术前一天半流质饮食,术前晚进食流质,配合灌肠,以减少术后早期粪便排出。术前视手术和麻醉方式给予禁食禁饮。

(5)准备手术区域皮肤,保持肛门皮肤清洁。

(二)术后护理措施

(1)腰麻、硬膜外麻醉,术后需去枕平卧6小时,避免脑脊液从蛛网膜下腔针眼处漏出,致脑脊液压力降低引起头痛。监测脉搏、呼吸、血压持续6～8小时,至生命体征平稳。

(2)做好排便管理。术后给予轻泻软便药乳果糖或麻仁丸及纤维增加剂,使粪便松软,易于排出。排便后及时坐浴和换药,以保持肛门周围皮肤清洁。

(3)术后7～10天,指导患者扩肛。术后扩肛治疗必须长期坚持,半年以上的扩肛会减少肛门部手术再次导致肛门狭窄的可能性,可以巩固手术的治疗效果。

八、护理评价

(1)能配合术前的饮食,灌肠,保证粪便的排出。

(2)能配合坐浴、换药,肛周皮肤清洁。

(3)能配合术后的饮食、活动及扩肛训练技巧。

(4)掌握复诊指征。

九、健康教育

(1)饮食指导:术后1～2天少渣半流饮食,之后正常饮食,忌辛辣刺激性食物如辣椒及烈性酒等,进食高纤维的蔬菜、水果,如番薯叶、芹菜、韭菜、竹笋、茼蒿及苹果、香蕉,主食以燕麦、麦皮、番薯等,以软化大便,利于粪便排出。

(2)肛门伤口的清洁:每天排便后用1:5 000高锰酸钾溶液或温水坐浴,坐浴时应将局部创面全部浸入药液中,药液温度适中。

(3)术后扩肛指导:渐进式扩肛法,用手指扩张或扩张器扩张,通过逐步增加手指数目或扩张器的大小使狭窄处扩张以达到缓解症状的目的。

(4)如发现排便困难或大便变细、变硬,应及时就诊。

(吴慧芬)

第四节 肛门失禁

肛门失禁又称大便失禁,是指因各种原因引起的肛门自制功能紊乱,以致不能随意控制排气和排便,不能辨认直肠内容物的物理性质,不能保持排便能力。它是多种复杂因素参与而引起的一种临床症状。据过外文献报道,大便失禁在老年人中的发生率高达1.5%,女性多于男性。

一、病因及发病机制

(一)先天异常

肛门闭锁、直肠发育不全、脊椎裂、脊髓膜突出等先天性疾病均可造成肛门失禁。

(二)解剖异常

医源性损伤、产科损伤(阴道分娩)、直肠肛管手术、骨盆骨折、肠道切除手术后、肛门撕裂、直肠脱垂、内痔脱出等。

(三)神经源性

各种精神及中枢、外周神经病变和直肠感觉功能改变如痴呆、脑动脉硬化、运动性共济失调、脑萎缩、精神发育迟缓;中风、脑肿瘤、脊柱损伤、多发性硬化、脊髓瘤;马尾损伤,多发性神经炎,肛门、直肠、盆腔及会阴部神经损伤、"延迟感知"综合征等疾病均能导致肛门失禁。

(四)平滑肌功能异常

放射性肠炎、炎症性肠病、直肠缺血、粪便嵌顿、糖尿病、儿童肛门失禁。

(五)骨骼肌疾病

重症肌无力、肌营养不良、硬皮病、多发性硬化等。

(六)其他

精神疾病、全身营养不良、躯体残疾、肠套叠、肠易激综合征、特发性甲状腺功能减退等。

二、临床表现

(一)症状特点

患者不能随意控制排便和排气。完全失禁时,粪便自然流出,污染内裤,睡眠时粪便排出污染被褥;肛门、会阴部经常潮湿,粪性皮炎、疼痛瘙痒、湿疹样改变。不完全失禁时,粪便干时无失禁,粪便稀时和腹泻时则不能控制。

(二)专科体征

1.视诊

(1)完全性失禁:视诊常见肛门张开呈圆形,或有畸形、缺损、瘢痕、肛门部排出粪便、肠液,肛门部皮肤可有湿疹样改变或粪性皮炎的发生。

(2)不完全失禁:肛门闭合不紧,腹泻时可在肛门部有粪便污染。

2.直肠指诊

肛门松弛,收缩肛管时括约肌及肛管直肠环收缩不明显和完全消失,如损伤引起,则肛门部可扪及瘢痕组织,不完全失禁时指诊可扪及括约肌收缩力减弱。

3.肛门镜检查

肛门镜检查可观察肛管部有无畸形,肛管皮肤黏膜状态,肛门闭合情况。

三、辅助检查

(一)肛管直肠测压

可测定内、外括约肌及耻骨直肠肌有无异常。肛门直肠抑制反射,了解其他基础压、收缩压和直肠膨胀耐受容量。失禁患者肛管基础、收缩压降低,内括约肌反射松弛消失,直肠感觉膨胀耐受容量减少。

(二)肌电图测定

可测定括约肌功能范围,确定随意肌、不随意肌及其神经损伤恢复程度。

(三)肛管超声检查

应用肛管超声检查,能清晰显示出肛管直肠黏膜下层、内外括约肌及其周围组织结构,可协助诊断肛门失禁,观察有无括约肌受损。

四、治疗要点

(一)非手术治疗

1.提肛训练

通过提肛训练以改进外括约肌、耻骨直肠肌、肛提肌随意收缩能力,从而锻炼盆底功能。

2.电刺激治疗

常用于神经性肛门失禁。将刺激电极置于内、外括约肌和盆底肌,使之有规律收缩和感觉反馈,提高患者对大便的感受,增加直肠顺应性,调节局部反射,均可改善肛门功能。

3.生物反馈治疗

生物反馈治疗是一种有效的治疗肛门失禁的方法。生物反馈仪监测到肛周肌肉群的生物信号,并将信号以声音传递给患者,患者通过声音和图片高低形式显示进行模拟排便的动作,达到锻炼盆底肌功能的作用。生物反馈的优点是安全无痛,但需要医患双方的耐心和恒心。

(二)手术治疗

由于手术损伤或产后、外力暴力损伤括约肌致局部缺陷。先天性疾病、直肠癌术后肛管括约肌切除等则需要进行手术治疗,手术方式较多,根据情况选用包括肛管括约肌修补术、括约肌折叠术、肛管成形术等。

五、护理评估

(一)焦虑

焦虑与大便不受控制影响生活质量有关。

(二)自我形象紊乱

自我形象紊乱与大便失禁污染有关。

(三)粪性皮炎

粪性皮炎与大便腐蚀肛周皮肤有关。

(四)睡眠形态紊乱

睡眠形态紊乱与大便失禁影响睡眠质量有关。

(五)疼痛

疼痛与术后伤口有关。

(六)潜在并发症

尿潴留、出血、伤口感染。

六、护理措施

(一)焦虑护理

(1)术前患者心理护理:与患者及家属进行沟通,向患者及家属讲解所患疾病发生的原因、治疗方法、护理要点、影响手术效果的因素、可能出现的并发症和不适,使其对肛门失禁有正确的认识,积极配合手术治疗,对术后出现的并发症有心理准备。

(2)术后做好家属宣教使其亲人陪护在身边,使患者有安全感。向患者讲解手术的过程顺利使其放心,护士在护理过程中以耐心、细心的优质服务理念贯穿整个护理工作中让患者感到安心。

(二)自我形象紊乱的护理

护士做好患者基础护理,保持肛周及会阴清洁。及时协助患者更换衣裤及病床。护理操作过程中注意保护患者隐私。

(三)粪性皮炎护理

(1)一旦患者发生粪性皮炎护士应指导患者正确清洗肛周的方法。

(2)及时更换被粪便污染的衣裤。

(3)保持肛周、会阴局部清洁干燥。需要在护理粪性皮炎时同压疮做好鉴别。

(四)睡眠形态紊乱护理

病房保持安静,定时通风,鼓励患者养成良好的睡眠习惯。向患者及家属做好沟通,使其放松心情,评估影响患者睡眠的因素,帮助其排除,并讲解良好的睡眠质量对术后恢复的重要性。

(五)疼痛护理

术后建立疼痛评分表,根据评分值采取相应的护理措施,必要时常规使用镇痛泵。给予患者心理疗法,让其分散注意力,以缓解疼痛。

(六)并发症的护理

1.尿潴留

嘱患者小便时可听流水声、热敷小腹诱导排便。

2.出血

严密观察患者伤口敷料是否有渗血渗液;严密观察患者的生命体征、脉搏、心率、呼吸、神志、体温;观察患者排便时有无带血,嘱患者勿用力排便,以免引起伤口出血。如患者伤口敷料有鲜红色血液渗出,应立即通知医师并协助医师进行止血甚至抢救处理。

3.伤口感染

每天给予伤口换药,严密观察患伤口愈合情况及有无发热等症状。

七、护理评价

患者围术期细致的护理不仅是提高患者满意度,也是提高手术成功的重要保障,通过相应的护理措施可促进患者早日康复,在治疗护理过程中,心理护理尤为重要,可帮助患者及家属减轻心理负担,减少和消除患者术后不必要的并发症,提高患者的生活质量,使患者早日回归社会。

八、健康教育

(1)嘱患者清淡饮食避免刺激辛辣等食物。

(2)指导患者正确的提肛运动。

(3)向患者讲解扩肛的目的、方法、注意事项。

(4)以多种形式的健康教育指导患者包括口头讲解、书面法、操作示范等,使患者充分掌握自我观察和自我调护的方法。

(5)对出院患者进行出院指导,并讲解随访时间,定期随访。

(6)告知患者适当活动,不可进行剧烈运动,保持肛周局部清洁干燥。

(吴慧芬)

第五节　肛门周围化脓性汗腺炎

肛门周围化脓性汗腺炎是由于各种因素导致的肛周大汗腺开口发生角化性阻塞而继发的慢性复发性感染,是一种慢性蜂窝织炎样皮肤病。本病特点为肛周、会阴、臀部或骶尾反复出现疖肿,自行溃破或切开后形成窦道和瘘管,反复发作,病程较长,发病缓慢,常影响患者生活质量,若疏于治疗有恶变倾向。

一、病因与发病机制

人体大汗腺有较复杂的腺管,一般位于真皮深度,分布在腋下、腹股沟、阴囊、颈后、会阴部和肛门周围。分布在肛门周围的大汗腺约占11%,这种大汗腺由毛囊发育而来。当全身或局部的汗腺分泌功能障碍,或腺管阻塞、水肿感染,即可引起化脓性汗腺炎。若多数腺体均有严重的感染,即可发生脓肿。由于肛门周围的皮下毛囊与汗腺之间有导管相通,并和淋巴管相连,炎症可沿淋巴管或导管向会阴、臀部蔓延,形成广泛性脓肿和蜂窝织炎。反复感染即造成慢性化脓性汗腺炎,在皮下形成复杂性窦道和瘘管,甚至相互连通而形成"桥形瘢痕"。致病菌主要为金黄色葡萄球菌、链球菌。本病以20~40岁青壮年男性为多,尤其是有吸烟习惯、糖尿病、痤疮和肥胖者易患此病,可能与雄性激素分泌异常相关,由于本病有家族高发倾向,因此可能存在遗传易感性。

二、临床表现

(一)症状和体征

1.症状

初起肛门周围皮肤表面出现单发或多发的皮下或皮内、大小不等、与汗腺毛囊位置一致的小硬结,色红肿胀时有脓液,形如疖肿,触痛明显。脓肿自溃或切开后排出黏稠糊状有臭味的脓性分泌物,反复发作,愈合与复发交替出现,逐渐形成广泛皮下窦道和瘘口融合成片,瘘口可达数个至数十个。一般全身症状较轻,若继发感染,向深部蔓延,则有发热、头痛、全身不适、白细胞升高、淋巴结疼痛肿大等症。病程较长的可表现为慢性病容,贫血、消瘦、低蛋白血症等。

2.体征

病变部位色素沉着,皮肤呈褐色;皮肤萎缩、变硬、肥厚,形成片状瘢痕;窦道、瘘管和小脓肿融合成片,相互连通,炎症可广泛蔓延至会阴、臀部等处。病变一般相对浅表,仅位于皮下,但极少情况下也可侵犯深部组织;一般不深入内括约肌。若伴有腋窝、乳腺等大汗腺分布处相同的感染,则更易确诊。

(二)分类

赫尔利分期。Ⅰ期:单发或多发的孤立性脓肿形成,不伴窦道和瘢痕。Ⅱ期:≥1个复发性脓肿,伴有窦道形成和瘢痕。Ⅲ期:多个窦道相互联通和广泛脓肿形成。

三、辅助检查

彩超检查可见瘘管表浅,位于皮下组织,未深及肌肉筋膜。

四、治疗要点

肛周化脓性汗腺炎的治疗,初期以抗感染治疗为主,可以局部或系统使用抗生素治疗;成脓、形成窦道或反复感染者,以手术彻底切除炎症累及的大汗腺组织为主。

(一)非手术治疗

1.抗生素的使用

抗生素可根据培养加药敏决定,针对软组织感染推荐的抗生素有头孢菌素类、克林霉素、青霉素、米诺环素、环丙沙星等,虽然抗生素不能治愈,但能有效缓解疼痛和减少排脓,可以对赫尔利Ⅰ期的患者起到控制感染的作用,宜早期介入。由于本病病变部位长期慢性炎症刺激,局部病灶纤维化明显,药物浸润困难,所以药敏试验不一定与临床效果一致。

2.抗雄性激素治疗

没有足够的证据支持化脓性汗腺炎患者使用抗雄激素治疗。对于疾病分期为轻、中度(赫尔利Ⅰ、Ⅱ期),抗感染治疗无效的女性患者或激素水平异常的女性患者可考虑抗雄激素治疗。

3.激素治疗

早期皮损局部使用激素软膏可以迅速缓解局部症状。大剂量抗生素控制不佳的患者可全身性使用激素,阻止硬结形成脓肿。激素治疗需要尽快减量并撤药。

4.急性炎症期

可局部应用温高渗性盐水冲洗。

(二)手术治疗

反复发作形成皮内窦道、瘘管及瘢痕时,应选择手术治疗。

1.术前准备

完善术前辅助检查:血常规、尿常规、凝血机制、生化等实验室检查,腹部彩色多普勒超声等影像学检查。清洁灌肠1~2次。根据病情选择腰部麻醉、硬膜外麻醉或全身麻醉,需术前禁食禁水。一般取侧卧位或折刀位。

2.手术方法

(1)急性期:可简单切开引流术。

(2)缓解期:根据病变情况,手术可一期或分期进行。①初期阶段,各病变部位范围局限且独立未融合,可将各病灶分别切开,并充分敞开引流。②病灶广泛,有感染,深达正常筋膜者可行扩创术,充分切开潜在皮下瘘管,术中将病变区瘘管全部切开,彻底搔刮管壁,术中用过氧化氢溶液冲洗。手术时充分暴露化脓性汗腺炎瘘管的基底,修剪时必须在正常组织的边缘,目的是去除可能因炎症的纤维化反应而使汗腺管道堵塞,防止病变复发。要细心检查残留的瘘管基底。任何微小的残留肉芽都应用细探针详细探查,以发现极微细的瘘管,广泛切除感染灶,开放引流,用填塞法或袋形缝合术创口Ⅱ期愈合或植皮。切除时,既要范围广泛,使窦道彻底开放,又要尽量保留皮岛或真皮小岛,以利于伤口愈合。③病灶特大者,可行广泛切除加转流性结肠造口术。造口是为了避免创口污染,并非常规,一般不轻易采用。

3.术后处理

由于本病的手术主要是扩创,故术后换药至关重要,密切观察创面,直到整个创面完全被皮肤覆盖。可选用甲硝唑、碘伏等局部换药,紫草膏等促进愈合。

4.注意事项

(1)汗腺炎的治疗必须个体化,并且涉及多学科。对于皮肤缺损大的患者可采用皮瓣移植的方法,本病对患者的心理影响也不能被医师忽视。

(2)易复发是本病的特点,尽管有多种治疗方式,复发仍然很常见。

(3)皮肤或皮下有较多窦道,故应注意探查切除,以免遗漏。切除时,既要范围广泛,切开全部瘘管,使窦道彻底开放,又要尽量保留皮岛或真皮小岛,以利于伤口的愈合。

五、护理评估

(一)健康史

了解患者年龄、性别、身高、体重、既往史(肛周有反复发作的化脓性感染、破溃或切开引流史,病程持续 3 个月以上)、家族史、职业、生活及饮食习惯等,找出诱发疾病发生发展的因素。本病以 20~40 岁青壮年男性为多,尤其是有吸烟习惯、糖尿病、痤疮和肥胖者易患此病,由于本病有家族高发倾向,因此可能存在遗传易感性。

(二)身体情况

典型的症状:肛门周围可见数个甚至数十个瘘口,瘘口周围增厚、变硬,色素沉着,呈暗紫色,瘘口处瘢痕多,融合成片,以致病变区凹凸不平。

(三)心理-社会状况

由于本病发病年龄较年轻,多有痤疮和肥胖,病程较长,发病缓慢,又容易反复发作,易形成瘢痕,常影响患者生活质量,若疏于治疗有恶变倾向。给患者生活和工作带来痛苦和不适,而产生焦虑、恐惧或自卑心理。

(四)辅助检查

彩色多普勒超声检查可见瘘管表浅,位于皮下组织,未深及肌肉筋膜。

六、护理诊断

(一)疼痛

疼痛与肛周疾病或手术创伤有关。

(二)便秘

便秘与饮水或纤维素摄入量不足、惧怕排便时疼痛有关。

(三)潜在并发症

切口出血、感染等。

(四)尿潴留

尿潴留与麻醉后抑制排尿反射、切口疼痛等有关。

(五)焦虑

焦虑与病情反复、病程长、易形成瘢痕等因素有关。

(六)知识缺乏

缺少有关疾病的治疗和术后康复知识。

七、护理措施

(一)非手术治疗护理

1.饮食护理

高脂食物会使皮脂腺分泌过量皮脂。含糖高的食品如摄入过量,大量的糖可以转化为脂类,可加重痤疮生长。因而嘱家属为患者提供低脂、低糖、高维生素、高蛋白质饮食,并鼓励患者多饮水,多进食新鲜蔬菜、水果,避免辛辣刺激性食物。

2.养成良好排便习惯

习惯性便秘者,轻症可每天服用适量蜂蜜,重症可用缓泻药。粪便过于干结有排便困难者,可考虑灌肠通便。

3.肛周中药熏洗

可以清洁肛门,改善局部血液循环、促进炎症吸收、缓解括约肌痉挛、减轻疼痛。

4.缓解疼痛

对有剧烈疼痛的患者,可肛周使用消炎镇痛的药膏。

5.保持肛周清洁

每天便后或睡前清洗肛周。

(二)手术治疗护理

1.术前护理

(1)饮食:术前1天禁食辛辣、刺激、肥腻的食物。术前晚6点遵医嘱服用清肠药。术前禁食10小时,禁水4小时。

(2)肠道准备:术日晨给予清洁灌肠,以确保肠道清洁。

2.术后护理

(1)饮食:手术当天宜进少渣的半流质饮食,如稀饭、米粥、面条等。不宜过早饮用豆浆、牛奶,以免肠胀气不适;术后第1天可进普食,适当摄入肉、蛋等营养食物;术后第2天可进食含纤维素的蔬菜、水果。禁烟酒、辛辣刺激、肥甘食品,同时应多饮水以软化大便。

(2)保持大便通畅:48小时后鼓励患者排便,并要养成每天定时排便的习惯,保持大便通畅。便秘时,用手绕脐周顺时针按摩腹部,每天3次,每次20~30圈。有一部分患者因为害怕排便引起伤口疼痛,故通过严格控制饮食来控制排便,常常因此导致营养不良使伤口愈合延迟,作为护理人员应及时发现此类患者并加以劝导,告之为控制饮食而控制排便会人为导致排便困难的后果,应顺其自然形成规律饮食、规律排便的良性循环。

（3）疼痛护理：由于肛周部血管、神经丰富,神经末梢对炎症、水肿、压力等刺激非常敏感,也和患者对疼痛的耐受性有关。要多与患者交谈,分散其注意力,如疼痛较重不能耐受者,中医疗法可给予中药熏洗、耳穴压豆、穴位按摩、理疗、中药湿敷等,必要时遵医嘱给予止痛药物。

（4）病情观察：密切观察术后情况,及时测量血压、脉搏、呼吸及面色变化,注意创面有无渗血,敷料是否染血等。观察有无切口感染等其他并发症。如发现异常,应及时报告医师,做到及时处理。

（5）尿潴留处理：术后患者出现排尿障碍是因为麻醉、精神紧张、切口疼痛等所致,要做到心平气和,不要急躁,正常饮水。可听流水声,热敷小腹部,一般都能自行排出,如上述措施无效,可遵医嘱给予耳穴压豆。若患者腹部难忍、有急迫排尿感、膀胱充盈,小便仍未自行解出,则考虑为尿潴留,遵医嘱可导尿。

（6）换药与肛周中药熏洗：术后应保持伤口清洁,要每天换药。伤口在排便后中药熏洗,并更换敷料。护理程序：先排便-再清洗-再熏洗-后换药。

3.心理护理

在护理本病患者时,护理人员首要问题是鼓励患者主动宣泄疾病带来的各种身心压抑,用心倾听患者,主动调动患者积极性,对患者表示理解与同情。耐心向患者讲解肛门周围化脓性汗腺炎的病情及相关知识,消除或减轻患者的焦虑、恐惧、自卑心理。

八、护理评价

（1）患者疼痛是否减轻或消失。

（2）患者的排便是否正常。

（3）患者有无并发症发生或并发症得以及时发现或处理。

（4）患者的排尿是否正常。

（5）患者是否发生过焦虑或焦虑减轻。

（6）患者是否了解肛门周围化脓性汗腺炎治疗和术后康复知识的方法。

九、健康教育

（1）患者应多进食新鲜蔬果,发病时禁饮酒或食辛辣刺激食物,少食厚味食物。

（2）加强局部卫生护理,保持皮肤功能的完整性及肛周干燥,对于皮肤病,尤其是瘙痒性皮肤病,应及时进行合理治疗,防治皮肤损伤,避免搔抓及皮肤摩擦等刺激。嘱患者注意个人卫生,既要保持皮肤、头发清洁,又要避免过度清洗。清洁皮肤时应以温水为宜,如需选择洗涤剂,则应选择中性、柔和的洗涤剂,不能选择碱性或刺激性强的洗涤剂。穿着以宽松、柔软的棉质衣服为宜,尤其是贴身衣服,宜勤换并用开水烫洗或阳光曝晒消毒。嘱患者不与他人混用梳子,宜选用稀齿梳,尖端不可过锐,用力不能过猛,以免损伤头皮,用后定时清洁消毒。

（3）养成良好的生活习惯,勤剪指甲,勿搔抓、搓擦皮肤,严禁挤压痤疮脓点,尤其面部三角区部位的脓点,防止继发颅内感染。

（4）本病易发生于肥胖人群,故控制吸烟、减轻体重、多运动,有利于改善患者内环境的代谢紊乱。

（5）给予患者适当的心理疏导,帮助患者建立正确的疾病观,益于治疗。　　　　**（吴慧芬）**

第十章

儿 科 护 理

第一节 动脉导管未闭

动脉导管未闭（patent ductus arteriosus，PDA）是因动脉导管在成长发育过程中没有关闭（约90％的婴儿在出生2周内即自动关闭），使左心室血液进入主动脉后，有一部分由动脉导管进入肺循环，多见于女性。

一、临床特点

（一）症状

未闭的动脉导管直径小，左向右分流小，小儿可无症状，常在体格检查时发现心脏杂音。导管粗大者分流量大，婴儿期可因左心衰竭而产生急性呼吸困难，有些患儿可表现为反复呼吸道感染，如扩大的肺动脉压迫喉返神经易引起声音嘶哑。

（二）体征

胸骨左缘第2肋间可闻及连续机器样杂音，以收缩末期明显。在胸骨左缘第2肋间肺动脉区能扪及震颤，这是由于主动脉血流进入肺动脉所致，震颤呈持续性或出现在收缩期。四肢血压脉压增大，周围血管征阳性。若肺动脉压力升高超过主动脉压力，右向左分流可形成差异性发绀。

（三）辅助检查

1.X线检查

分流小者，心影正常；分流量大者，多见左心室增大（左心房也可增大），主动脉结增宽，可有漏斗征，肺动脉段突出，肺血增多，有"肺门舞蹈症"。

2.超声心动图检查

左心房、左心室增大，肺动脉与降主动脉之间有交通。

3.心电图检查

心电图正常或左心房、左心室增大，或双室增大。

一般超声心动图检查能准确判定导管的解剖和分流，无须行心导管检查，除非超声心动图提示有严重肺动脉高压,应进行心导管检查,了解有无手术指征。

二、护理评估

(一)健康史

评估活动耐受力、进食、体重增加情形。了解平常是否服用药物及其药名等。询问家长在患儿出生时是否有早产或缺氧现象,有无反复呼吸道感染、有无心力衰竭史。

(二)症状、体征

评估有无活动量减少、呼吸困难、呼吸道感染,有无心力衰竭表现,有无差异性青紫。评估四肢血压,有无脉压增大。

(三)心理-社会评估

评估患儿情绪、认知、心理行为反应,家庭经济状况,社会支持情况,患儿及其家长对疾病的了解程度。

(四)辅助检查

了解胸片、超声心动图、心导管等辅助检查结果。

三、常见护理问题

(一)有感染的危险

感染与肺充血及肺水肿有关。

(二)清理呼吸道无效

清理呼吸道无效与伤口疼痛、咳嗽无力、痰多有关。

(三)有血压升高的危险

血压升高与术后体循环血量增多、疼痛反射有关。

(四)疼痛

疼痛与手术切口、引流管刺激有关。

(五)知识缺乏

缺乏术后康复知识。

四、护理措施

(一)术前

1.预防感染

耐心向家长解释预防感染的重要意义。对患儿进行保护性隔离,限制探视人数,保证室内空气新鲜,每天通风 2 次,每次 15～30 分钟,评估患儿体温变化,监测血常规,尤其是白细胞计数。

2.饮食护理

给患儿进食高蛋白、高热量、高维生素、易消化的食物。分流量大的患儿由于气急,进食易疲劳,宜少量多餐,注意休息。

(二)术后

1.呼吸道护理

听诊双肺呼吸音,评估呼吸频率、节律,咳嗽是否有效,痰液的性质和量。了解肺部情况。按时雾化吸入、吸痰,每 4 小时 1 次胸部物理疗法。鼓励患儿在深呼吸后进行有效咳嗽,咳嗽时用手压住伤口以减轻咳嗽时引起的疼痛。

2.预防高血压危象

严密监测体温、脉搏、呼吸,特别是血压的变化,遵医嘱予降压药、镇静药,并观察药物疗效,保证患儿安静、舒适。

3.疼痛护理

评估引起患儿疼痛的原因、疼痛的性质和程度,鼓励患儿诉说疼痛。指导患儿采用精神放松法分散注意力,如听音乐、玩玩具等,缓慢深呼吸。注意保护好引流管,防止牵拉、移位引起疼痛和不适,必要时使用镇痛药并评估效果。

4.定时挤压引流管,保持引流通畅,及时观察、记录引流液量及性质

如引流量>3 mL/(kg·h)且连续超过3小时的,要怀疑术后出血的可能;如进食后引流液为乳白色牛奶状,要怀疑术后乳糜胸的可能,需立即通知医师。更换引流袋要严格无菌操作。观察切口敷料渗出情况,保持敷料清洁干燥。

5.饮食护理

术后当天禁食,拔除气管插管后12~24小时可进流食,逐渐恢复到半流食,少量多餐,逐渐恢复到正常饮食。

(三)健康教育

(1)根据患儿及其家长的知识层次鼓励提问,结合书面与口头教育,使家长及较大患儿了解疾病相关知识及手术的必要性,解释术前准备的必要性,取得理解及主动配合。

(2)指导术后如何增加营养,少量多餐,注意婴儿有无呛咳等情况。

(3)解释术后短时间声音嘶哑是因为喉返神经局部水肿所致,不必紧张,1~2个月会恢复。

五、出院指导

(1)患儿在院期间就应开始制订出院指导,探讨他们的家庭关系,了解家长对患儿将来的期望,帮助其情绪上的调适,避免过度保护,渐渐恢复患儿身体活动。

(2)饮食指导:采用低脂、少刺激、高蛋白饮食,少量多餐,促进伤口愈合。

(3)伤口护理:伤口在1周内保持干燥,2周后可淋浴,避免用力摩擦。伤口愈合需1~2个月,适当限制活动量,避免剧烈活动及碰撞伤口。

(4)预防感染:接受拔牙等治疗时,遵医嘱预防性应用抗生素,以预防感染性心内膜炎,若患儿伴有心功能不全,则出院后仍需继续接受药物治疗。

(5)病情观察:如患儿出现不明原因发热、胸痛、呼吸困难或乏力等症状,应立即到医院复诊。

(6)复查:术后3个月复查胸部X线片、心电图、心脏超声,观察心脏功能恢复情况。

(王目香)

第二节 完全性大动脉错位

完全性大动脉错位(D-transposition of great arteries,D-TGA)是常见的发绀型先天性心脏病,其发病率占先天性心脏病的7%~9%,本病是指主动脉与肺动脉干位置互换,主动脉接受体

循环的静脉血,而肺动脉干接受肺静脉的动脉血即氧合血,大多伴 VSD、ASD、PDA 或其他复杂畸形,使体循环血液在心脏内相互混合,否则患儿难以存活。如不接受手术治疗 80%～90% 的患儿将于 1 岁内死亡。

一、临床特点

(一)缺氧及酸中毒

多属单纯性 D-TGA,两个循环系统之间缺乏足够的交通。无 VSD 或仅有小的 VSD 存在,两个循环间血液混合不充分,出生后不久即出现发绀和呼吸困难,吸氧后并无改善。

(二)充血性心力衰竭

多为 D-TGA 伴有较大的 VSD。由于循环间有较大的交通,血液混合较充分,发绀及酸中毒不明显,症状出现较晚,出生后数周或数月内可有心力衰竭表现,易发生肺部感染。

(三)肺血减少

多为 D-TGA 伴有 VSD 及肺动脉瓣狭窄或解剖左心室(功能右心室)流出道狭窄的病例,症状出现迟,发绀较轻,出现心力衰竭及肺充血的症状较少,自然生存时间最长。

(四)辅助检查

1.超声心动图检查

大动脉短轴可见主动脉瓣口移至右前方与右心室相连,肺动脉瓣口在左后方与左心室相连。四腔切面可显示房间隔或室间隔连续性中断,胸骨上主动脉长轴和胸骨旁主动脉长轴可发现未闭动脉导管。

2.右心导管及造影

右心导管检查显示右心室压力增高,收缩压与主动脉收缩压相似,右心室血氧含量增高,心导管可自右心室进入主动脉,导管也可从右心室经室间隔缺损进入左心室而进入肺动脉,肺动脉压力和血氧含量显著增高。心室造影可显示主动脉起源于右心室,肺动脉起源于左心室。主动脉瓣位置高于肺动脉,与正常相反,主动脉位于正常时的肺动脉处,而肺动脉位于右后侧接近脊柱。

二、护理评估

(一)健康史

了解母亲妊娠史,询问患儿发绀出现的时间及进展情况,有无气促及气促程度,询问家族中有无类似疾病发生。

(二)症状、体征

评估发绀、呼吸困难的程度,有无心力衰竭。

(三)心理-社会评估

了解家长对疾病知识的认识程度和经济支持能力,了解家长对患儿的关爱程度和对手术效果的认知水平。评估较大患儿是否有自卑心理,有无因住院和手术而感到恐惧。

(四)辅助检查

了解 X 线检查及心电图、超声心动图、心导管及造影结果,了解血气分析及电解质测定结果。

三、常见护理问题

(一)气体交换功能受损
气体交换功能受损与大血管起源的异常,使肺循环的氧合血不能有效地进入体循环有关。

(二)有发生心力衰竭的危险
心力衰竭与心脏长期负荷过重有关。

(三)有低心排血量的危险
低心排血量与手术致心肌损害使心肌收缩力减弱,术后严重心律失常有关。

(四)有出血的危险
出血与大血管吻合口渗血、术中止血不彻底、肝素中和不良有关。

(五)有感染的危险
感染与手术切口、各种引流管及深静脉置管、机体抵抗力下降有关。

(六)合作性问题
切口感染。

四、护理措施

(一)术前
(1)密切观察生命体征、面色、口唇的发绀情况及 SpO_2。

(2)对伴有 PDA 的患儿,为了防止导管关闭,遵医嘱微泵内泵入前列腺素 E,以保持动脉导管的通畅。

(3)吸氧的观察:对伴有 PDA 的患儿,术前仅靠 PDA 分流含氧量高的血到体循环以维持生命,因此应予低流量吸氧,流速为 $0.5\sim1.0$ L/min,用呼吸机辅助呼吸时选择 21% 氧浓度,使 SpO_2 维持在 60%~70% 即可。

(4)根据血气分析的结果,遵医嘱及时纠正酸中毒。

(5)做好术前禁食、备皮、皮试等各项术前准备。

(二)术后
(1)患儿回监护室后,取平卧位,接人工呼吸机辅助呼吸,按呼吸机护理常规进行。

(2)持续心肺监护:密切监测心率、心律、血压、各种心内压。收缩压和左心房压应维持在正常低限水平,并观察是否有良好的末梢循环。术后常规做床边全导联心电图,注意 ST 段、T 波、Q 波的改变,并与术前心电图比较。

(3)严格控制液体出入量:手术当天,严格控制输液速度,以 5 mL/(kg·h)泵入,密切注意各心内压力、血压、心率的情况,及时调整。同时密切注意早期的出血量,如术后连续 3 小时 >3 mL/(kg·h)或任何1小时>5 mL/(kg·h),应及时报告医师。维持尿量 1 mL/(kg·h)。每小时总结一次液体出入量,保持其平衡。

(4)正确应用血管活性药物:术后常规静脉泵入血管活性药物,根据心率、血压和心内压调节输入量。在更换药物时动作要快,同时具备两条升压药物静脉通路,并密切观察血压、心率的变化。药物必须从中心静脉内输入,以防外渗。

(5)加强呼吸道管理:每 2 小时翻身、拍背(未关胸者除外)及气管内吸痰,动作轻,保持无菌,加强对通气回路的消毒,每 48 小时更换呼吸机管道。

（6）观察切口有无渗血、渗液和红肿,保持切口敷料清洁、干燥,以防切口感染。

（7）饮食:呼吸机使用期间,禁食24～48小时,待肠蠕动恢复、无腹胀情况时予鼻饲牛奶。呼吸机撤离后12～24小时无腹胀者予鼻饲牛奶,从少到多,从稀到浓,并密切观察有无腹胀、呕吐及大便的性状。指导家长合理喂养,喂奶时注意患儿体位以防窒息。

（三）健康教育

（1）护理人员应热情、耐心介绍疾病的发生、发展过程及主要的治疗方法、手术目的及必要性,排除家长顾虑,给予心理支持,使其积极配合治疗。

（2）认真做好各项术前准备,向患儿及其家长讲解备皮、禁食、皮试、术前用药的目的及注意事项,取得家长的理解和配合。

（3）在术后康复过程中,指导家长加强饮食管理,掌握正确的喂养方法。

五、出院指导

（1）合理喂养:少量多餐,不宜过饱。多吃含蛋白质和维生素丰富的食物。

（2）适当活动:避免上下举逗孩子,术后3个月内要限制剧烈活动,小学生6个月内不宜参加剧烈的体育活动。

（3）切口护理:保持切口清洁,1周内保持干燥,2周后方可淋浴,避免用力摩擦。

（4）防止交叉感染:因手术后体质较弱,抵抗力差,故不宜去公共场所。

（5）出院时如有药物带回,应按医嘱定时服用,不得擅自停服或加服。

（6）按医嘱定期复查。

（王目香）

第三节　肺动脉狭窄

肺动脉狭窄是指由于右心室先天发育不良而与肺动脉之间的血流通道产生狭窄。狭窄发生于从三尖瓣至肺动脉的任何部位,其可各自独立存在,也可合并存在。该病占先天性心脏病的25％～30％。

一、临床表现

（一）症状

肺动脉狭窄严重的新生儿,出生后即有发绀。重症患儿表现气急、躁动及进行性低氧血症。轻症或无症状的患儿可随着年龄的增长出现劳累后心悸、气促、胸痛或晕厥,严重者可有发绀和右心衰竭。

（二）体征

胸骨左缘第二肋间闻及粗糙收缩期喷射样杂音,向左颈根部传导,可触及震颤,肺动脉瓣第二心音减弱或消失。严重或病程长的患儿有发绀及杵状指(趾)及面颊潮红等缺氧表现。

二、辅助检查

(一)心电图检查

电轴右偏,P波高尖,右心室肥厚。

(二)X线检查

右心室扩大,肺动脉圆锥隆出,肺门血管阴影减少及纤细。

(三)彩色多普勒超声心动图检查

右心室增大,确定狭窄的解剖学位置及程度。

(四)心导管检查

可测定右心室压力是否显著高于肺动脉压力,并连续描记肺动脉至右心室压力曲线;鉴别狭窄的类型(瓣膜型或漏斗型);测定心腔和大血管血氧含量;注意有无其他先天性异常。疑为漏斗部狭窄或法洛三联症者,可行右心导管造影。

(五)选择性右心室造影

可确定病变的类型及范围,瓣膜型狭窄,可显示瓣膜交界融合的圆顶状征象。若为肺动脉瓣发育不良,在心动周期中可显示瓣膜活动度不良,瓣环窄小及瓣窦发育不良,则无瓣膜交界融合的圆顶状征象。

三、治疗原则

(一)介入治疗

绝大多数这类患者可以进行介入治疗,包括肺动脉瓣球囊扩张、经皮肺动脉瓣置入及肺动脉分支狭窄的支架置入。

(二)外科手术治疗

球囊扩张不成功或不宜行球囊扩张者,如狭窄上下压力阶差>5.3 kPa(40 mmHg)应采取手术治疗。

四、护理诊断

(1)活动无耐与心脏畸形导致的心排血量下降有关。

(2)营养失调(低于机体需要量)与疾病导致的生长发育迟缓有关。

(3)潜在并发症:心力衰竭、肺部感染、感染性心内膜炎。

(4)焦虑与自幼患病,症状长期反复存在有关。

(5)知识缺乏:缺乏疾病相关知识。

五、护理目标

(1)患者活动耐力有所增加。

(2)患者营养状况得到改善或维持。

(3)未发生相关并发症,或并发症发生后能得到及时治疗与处理。

(4)患者焦虑减轻或消除,情绪良好。

(5)患者或家属能说出有关疾病的自我保健方面的知识。

六、护理措施

(一)术前护理

(1)重症肺动脉瓣狭窄伴有重度发绀的新生儿,术前应静脉给予前列腺素 E,以延缓动脉导管闭合。

(2)休息:由于肺动脉瓣狭窄,右心室排血受阻,致右心室压力增高,负荷加重,患者可出现发绀和右心衰竭情况,故应卧床休息,减轻心脏负担。

(3)氧气吸入:发绀明显者或有心力衰竭的患者,术前均应给予氧气吸入,每天 2 次,每次半小时,改善心脏功能,必要时给予强心、利尿剂。

(二)术后护理

1.循环系统

(1)建立有创血压监测,持续观察血压变化。对于较重患者,用微量泵泵入升压药物,并根据血压的变化随时进行调整,使血压保持稳定,切勿忽高忽低。

(2)注意中心静脉压的变化,以便了解右心有无衰竭和调节补液速度,必要时应用强心药物。此类患者由于狭窄解除后,短时间内心排血量增多,如心脏不能代偿容易造成心力衰竭。

(3)注意末梢循环的变化,如周身皮肤、口唇、指甲颜色、温度及表浅动脉搏动情况。

(4)维持成人尿量>0.5 mL/(kg·h),儿童尿量>1 mL/(kg·h)以上。

2.呼吸系统

(1)术后使用呼吸机辅助呼吸,保持呼吸道通畅,及时吸痰。用脉搏血氧监测仪观察氧饱和度的变化并监测 PaO_2,如稳定在 10.7 kPa(80 mmHg),可在术后早期停用呼吸机。如发生低氧血症[PaO_2<10.7 kPa(80 mmHg)]应及时向医师报告,如明确存在残余狭窄,及时做好再次手术的准备。

(2)协助患者排痰和翻身,听诊双肺呼吸音,必要时雾化吸入。

3.婴幼儿及较大的肺动脉狭窄患儿术后

婴幼儿及较大的肺动脉狭窄患儿,术后早期右心室压力及肺血管阻力可能仍较高,术后注意观察高压是否继续下降,如有异常表现,及时报告医师,必要时做进一步检查及处理。

(三)出院指导

(1)患儿出院后需要较长期的随诊,如发现残余狭窄导致右心室压力逐渐增加,或肺动脉瓣环更加变窄,均应再入院检查,可能需要再次手术,进一步切开狭窄或用补片加宽。

(2)逐步增加活动量,在术后 3 个月内不可过度劳累,以免发生心力衰竭。

(3)儿童术后应加强营养供给,多进高蛋白、高热量、高维生素的食物,以利生长发育。

(4)注意气候变化,尽量避免到公共场所,避免呼吸道感染。

(王目香)

第四节 急性感染性喉炎

急性感染性喉炎是由病毒或细菌等引起的喉部黏膜的急性炎症,多见于 5 岁以下的儿童,冬、春季发病较多。由于小儿喉腔狭小、黏膜下血管淋巴组织丰富,声门下组织疏松等解剖特点,患儿易出现犬吠样咳嗽、声音嘶哑、吸气性喉鸣伴呼吸困难,严重时出现喉梗阻症状,若处理不及时,可危及生命。

一、临床特点

(一)症状

1.发热

患儿可有不同程度的发热,严重时体温可高达 40 ℃以上并伴有中毒症状。

2.咳嗽

轻者为刺激性咳嗽,伴有声音嘶哑,较重的有犬吠样咳嗽。

3.喉梗阻症状

呈吸气性喉鸣、三凹征,重者迅速出现烦躁不安、吸气性呼吸困难、青紫、心率加快等缺氧症状。临床将喉梗阻分为 4 度。

(1)Ⅰ度喉梗阻:安静时如常人,但活动(或受刺激)后可出现喉鸣及吸气性呼吸困难。胸部听诊呼吸音清晰,心率无改变。

(2)Ⅱ度喉梗阻:即使在安静状态下也有喉鸣和吸气性呼吸困难。听诊可闻喉鸣传导或气管呼吸音,呼吸音强度大致正常。心率稍快,一般状况尚好。

(3)Ⅲ度喉梗阻:吸气性呼吸困难严重,除上述表现外,还因缺氧严重而出现明显发绀,患儿常极度不安、躁动、恐惧、大汗,胸廓塌陷,呼吸音明显减低。心率增快,常＞140 次/分,心音低钝。

(4)Ⅳ度喉梗阻:由于呼吸衰竭及逐渐体力耗竭,患儿极度衰竭,呈昏睡状或进入昏迷,三凹征反而不明显,呼吸微弱,呼吸音几乎消失,胸廓塌陷明显,心率或慢或快,心律不齐,心音微弱,面色由发绀变成苍白或灰白。

(二)体征

咽部充血,肺部无湿性啰音。直达喉镜检查可见黏膜充血肿胀,声门下黏膜呈梭状肿胀,黏膜表面有时附有黏稠性分泌物。

二、护理评估

(一)健康史

询问发病情况,病前有无上呼吸道感染现象。

(二)症状、体征

检查患儿有无发热、声音嘶哑、咳嗽、气促、三凹征。

(三)心理-社会评估

评估患儿及其家长的心理状态,对疾病的了解程度,家庭环境及经济情况,了解患儿有无住院的经历。

(四)辅助检查

了解病原学及血常规检查结果。

三、常见护理问题

(一)低效性呼吸形态

低效性呼吸形态与喉头水肿有关。

(二)舒适的改变

与咳嗽、呼吸困难有关。

(三)有窒息的危险

窒息与喉梗阻有关。

(四)体温过高

体温过高与感染有关。

四、护理措施

(一)改善呼吸功能,保持呼吸道通畅

(1)保持室内空气清新,每天定时通风2次,保持室内相对湿度在60%左右,以缓解喉肌痉挛,湿化气道。

(2)适当抬高患儿颈肩部,怀抱小儿使头部稍后仰以保持气道通畅,体位舒适。

(3)Ⅱ度以上喉梗阻患儿应给予吸氧。

(4)吸入用布地奈德混悬液＋肾上腺素用生理盐水稀释后雾化吸入,每天3~4次,以消除喉水肿,恢复气道通畅。

(5)指导较大患儿进行有效的咳嗽,当患儿剧烈咳嗽时,可嘱患儿深呼吸以抑制咳嗽。

(二)密切观察病情变化

根据患儿三凹征、喉鸣、青紫及烦躁的表现来判断缺氧的程度,及时发现喉梗阻,积极处理,避免窒息。如有喉梗阻先兆,立即通知医师,备好抢救物品,积极配合抢救。

(三)发热护理

监测体温变化,发热时给温水擦浴,解热贴敷前额,必要时按医嘱给予药物降温。

(四)提高患儿的舒适度

卧床休息,减少活动,各种护理操作尽量集中进行,避免哭闹。一般情况下不用镇静剂,若患儿过度烦躁不安,可遵医嘱用地西泮、苯巴比妥肌内注射或10%水合氯醛灌肠。因氯丙嗪及吗啡有抑制呼吸的作用,不宜应用。

(五)健康教育

(1)向患儿家长讲解疾病的有关知识和护理要点,指导家长耐心细致地喂养,进食易消化的流质或半流质,多饮水,不吃有刺激性的食物,避免患儿进食时发生呛咳。

(2)向家长说明雾化吸入的重要性,鼓励患儿配合治疗。

(3)避免哭闹时间过长,吸入有害气体或进食辛辣食物,刺激损伤喉部。

五、出院指导

(1)注意锻炼身体,合理喂养,增强机体抵抗力。

(2)养成良好卫生生活习惯,饭后漱口,多饮水,保持口腔清洁。

(3)一旦发生痉挛性喉炎(出现呼吸紧促如犬吠,喉鸣,吸气困难,胸廓塌陷,唇色青紫)应立即送医院治疗,并保持气道通畅(患儿头向后仰,解开衣领)。

(王目香)

第五节 腹 泻 病

腹泻病是由多病原、多因素引起的消化道疾病,以大便次数增多,大便性状改变为特点,是小儿时期的常见病,多见于<2岁的婴幼儿。严重腹泻者除有较重的胃肠道症状外,还伴有水、电解质、酸碱平衡紊乱和全身中毒症状。

一、临床特点

(一)一般症状

1.轻型腹泻

大便次数5~10次/天,呈黄色或绿色稀水样,食欲减退,伴有轻度的恶心、呕吐、溢乳、腹痛等症状,临床上无明显脱水症状或仅有轻度脱水,体液丢失<50 mL/kg。

2.重型腹泻

大便次数>10次/天,甚至达数十次。大便水样、量多,少量黏液、腥臭,伴有不规则的发热,并伴呕吐,严重的可吐咖啡样物,体液丢失>120 mL/kg,有明显的水和电解质紊乱症状。

(二)水和电解质紊乱症状

1.脱水

根据腹泻的轻重,失水量多少可分为轻、中、重度脱水。由于腹泻时水和电解质两者丧失的比例不同,从而引起体液渗透压的变化,临床上以等渗性脱水最常见。

2.代谢性酸中毒

中、重度脱水多有不同程度的酸中毒,主要表现精神萎靡、嗜睡、呼吸深快、口唇樱桃红色,严重者可意识不清,呼气有酮味。<6月龄婴儿呼吸代偿功能差,呼吸节律改变不明显,应加以注意,尤其当pH下降<7.0时,患儿往往有生命危险。

3.低钾血症

当血钾<3.5 mmol/L时,患儿表现为精神萎靡,四肢无力,腱反射减弱,腹胀,肠鸣音减弱,心音低钝,重者可出现肠麻痹、呼吸肌麻痹、腱反射消失、心脏扩大、心律不齐,从而危及生命。

4.低钙、低镁血症

当脱水酸中毒被纠正时,原有佝偻病的患儿,大多有低钙血症,甚至出现手足搐搦等低钙症状。

(三)几种常见不同病原体所致腹泻的临床特点

1.轮状病毒肠炎

轮状病毒肠炎又称秋季腹泻,多发生于6~24个月婴幼儿。其起病急,常伴发热和上呼吸道感染症状;病初即有呕吐,常先于腹泻;大便次数多、量多、水分多,为黄色水样或蛋花汤样,无腥臭味;常并发脱水和酸中毒。本病为自限性疾病,病程为3~8天。

2.致病性大肠埃希菌肠炎

大便每天5~15次,为稀水样带有黏液,无脓血,但有腥味。可伴发热、恶心、呕吐或腹痛。病程1周左右,体弱者病程迁延。

3.鼠伤寒沙门菌肠炎

近年来有上升趋势,可占沙门菌感染中的 $40\%\sim80\%$。全年均有发生,夏季发病率高,绝大多数患儿为小于 2 岁的婴幼儿,新生儿和婴儿尤易感染。临床表现多种多样,轻重不一,胃肠型表现为呕吐、腹泻、腹痛、腹胀、发热等,大便稀糊状,带有黏液甚至脓血,性状多变,有特殊臭味,易并发脱水、酸中毒。重症可呈菌血症或败血症,可出现局部感染灶,病程常迁延。

4.空肠弯曲菌肠炎

全年均可发病,以 $7\sim9$ 月份多见,可散发或暴发流行,常伴发热,继而腹泻、腹痛、呕吐,大便为水样、黏液或典型菌痢样脓血便。

(四)辅助检查

1.大便常规

病毒、非侵袭性细菌性及非感染性腹泻大便无或偶见少量白细胞,侵袭性细菌感染性腹泻大便有较多白细胞或脓细胞、红细胞。

2.大便 pH 和还原糖测定

乳糖酶缺乏大便 $pH<5.5$,还原糖 $>++$。

3.血生化检查

可有电解质紊乱。

二、护理评估

(一)健康史

询问喂养史,有无饮食不当及肠道内、外感染表现,询问患儿腹泻开始时间,大便次数、颜色、性状、量,有无发热、呕吐、腹胀、腹痛、里急后重等不适。

(二)症状、体征

评估患儿生命体征、脱水程度,有无电解质紊乱,检查肛周皮肤有无发红、破损。

(三)心理-社会评估

评估家长对疾病的了解程度和紧张、恐惧心理。

(四)辅助检查

了解大便常规、大便致病菌培养、血气分析等化验结果。

三、常见护理问题

(一)体液量不足

与排泄过多及摄入减少有关。

(二)腹泻

与肠道内、外感染,饮食不当导致肠道功能紊乱有关。

(三)有皮肤完整性受损的危险

与大便次数增多刺激臀部皮肤有关。

(四)营养失调:低于机体需要量

与摄入减少及腹泻呕吐丢失营养物质过多有关。

(五)知识缺乏

家长缺乏饮食卫生及腹泻患儿护理知识。

四、护理措施

(一)补充体液,纠正脱水

1.口服补液

适用于轻度脱水及无呕吐、能口服的患儿。世界卫生组织推荐用口服补液盐溶液(ORS)。

(1)补液量:累积损失量 50 mL/kg(轻度脱水),继续损失量一般可按估计大便量的 1/2 补给。

(2)补液方法:2 岁以下患儿每 1～2 分钟喂 5 mL,稍大患儿可用杯少量多次喂,也可随意口服,若出现呕吐,停 10 分钟后再喂,每 2～5 分钟喂 5 mL。累积损失量于 8～12 小时内补完。

2.静脉补液

适用于中度以上脱水和呕吐较重的患儿。迅速建立静脉通道,保证液体按计划输入,对重度脱水伴有周围循环衰竭的患儿必须尽快(30～60 分钟)补充血容量,补液时按先盐后糖、先浓后淡、先快后慢、见尿补钾的原则补液,严禁直接静脉推注含钾溶液。密切观察输液速度,准确记录输液量,根据病情调整输液速度,并了解补液后第一次排尿的时间。

(二)合理喂养,调整饮食

腹泻患儿存在消化功能紊乱,应根据病情合理安排饮食,以达到减轻消化道负担的目的,原则上腹泻患儿不主张禁食。母乳喂养者,可继续母乳喂养,暂停辅食;人工喂养者应将牛奶稀释或喂以豆制代乳品或发酵奶、去乳糖奶。已断奶者,喂以稠粥、面条加一些熟植物油、蔬菜末、精肉末等,少量多餐。腹泻停止后继续给予营养丰富的食物,并每天加餐一次,共 2 周,以赶上其正常生长发育。

(三)严密观察病情

1.监测体温变化

体温过高者应采取适当的降温措施,做好口腔及皮肤护理。鼓励患儿增加口服液体的摄入,提供患儿喜爱的饮料,尤其是含钾、钠高的饮料。

2.判断脱水程度

通过观察患儿的神志、精神、皮肤弹性、前囟及眼眶有无凹陷、尿量等临床表现,估计患儿脱水程度。同时观察经过补液后脱水症状是否得到改善。

3.观察代谢性酸中毒

当患儿呼吸深快、精神萎靡、口唇樱红、血 pH 下降时积极准备碱性液体,配合医师抢救。

4.观察低钾血症表现

低血钾常发生在输液脱水纠正时,当患儿出现精神萎靡、吃奶乏力、腹胀、肌张力低、呼吸频率不规则等临床表现,及时报告医师,做血生化测定及心电图检查。

5.注意大便的变化

观察记录大便的次数、颜色、性状,若出现脓血便,伴有里急后重的症状,考虑是否有细菌性痢疾的可能,立即送检大便化验,为输液和治疗方案提供可靠的依据。

(四)注意口腔清洁、加强皮肤护理

(1)口腔黏膜干燥的患儿,每天至少2次口腔护理,以保持口腔黏膜的湿润和清洁。如口腔黏膜有白色分泌物附着考虑为鹅口疮,可涂制霉菌素甘油。

（2）保持床单位清洁、干燥、平整，及时更换衣裤。每次便后及时更换尿布，用温水冲洗臀部后擦干，保持肛周皮肤清洁、干燥，臀部涂呋锌油或宝婴药膏。

（3）严重的尿布疹给予红外线照射臀部，每天2次；或1：5 000高锰酸钾溶液坐浴，每天次；也可用5%碘伏溶液外涂，每天1～2次。

（五）做好消毒隔离，防止交叉感染

做好床边隔离，护理患儿前后要彻底洗手，食具、衣物、尿布应专用。对传染性较强的感染患儿用后的尿布要焚烧。

（六）健康教育

（1）评估患儿家长的文化程度，对知识的接受能力，选择适当的教育方案，教给家长腹泻的病因及预防方法，讲述调整饮食的目的、方法及步骤，示范配置和服用ORS的方法，示范食具的清洗消毒方法，讲述观察及处理呕吐物和大便的方法。

（2）合理喂养，宣传母乳喂养的优点，如何合理调整饮食，双糖酶缺乏者不宜用蔗糖，并暂时停喂含双糖的乳类。

（3）急性腹泻患儿出院无须带药，迁延性或慢性腹泻患儿可遵医嘱继续服药，如微生态制剂、蒙脱石散、多种维生素、消化酶等，以改善消化功能。告知家长微生态制剂应温水冲服，水温<37 ℃，以免杀伤有关的活菌。蒙脱石散最好在空腹时服用（尤其是小婴儿）以免服用该药呕吐误吸入气道，每次至少用30～50 mL温开水冲服，有利于药物更好地覆盖肠黏膜。具体剂量：岁以下，每天1袋；1～2岁，每天1～2袋；2岁以上，每天2～3袋，每天3次口服。

五、出院指导

（一）指导合理喂养

宣传母乳喂养的优点，避免在夏季断奶，按时逐步添加辅食，切忌几种辅食同时添加，防止过食、偏食及饮食结构突然变动。

（二）注意饮食卫生

培养良好的卫生习惯。注意食物新鲜、清洁及食具消毒，避免肠道内感染，教育儿童饭前便后洗手，勤剪指甲。

（三）增强体质

适当户外运动，及早治疗营养不良、佝偻病。

（四）注意气候变化

防止受凉或过热，冬天注意保暖，夏季多喂水。

（五）防止脱水

可选用以下效果较好的口服补液方法。

1.米汤加盐溶液

米汤500 mL＋细盐1.75 g，或炒米粉25 g＋细盐1.75 g＋水500 mL，煮2～3分钟。此液体为1/3张，且不含糖，口感好。用法：20～40 mL/kg，4小时内服完，以后随意口服。

2.糖盐水

饮用水500 mL＋白糖10 g＋细盐1.75 g，煮沸后备用，用法用量同上。

3.口服补液盐（ORS）

此液体为2/3张，用于预防脱水时张力过高，可用白开水稀释降低张力。用法：每次腹泻后，

2 岁以下服 50～100 mL；2～10 岁服 100～200 mL；＞10 岁的能喂多少就给多少，也可按 40～60 mL/kg 预防脱水，腹泻开始即服用。

（王目香）

第六节　肠　套　叠

肠套叠是指肠管的一部分及其相邻的肠系膜套入邻近肠腔内的一种肠梗阻，以 4 月龄至 2 岁以内小儿多见，冬春季发病率较高。

一、临床特点

（一）腹痛

表现为阵发性哭闹，20～30 分钟发作一次，发作时脸色发白、拒奶、手足乱动、呈异常痛苦的表情。

（二）呕吐

在阵发性哭闹开始不久，即出现呕吐，开始时呕吐物为奶汁或其他食物，呕吐次数增多后可含有胆汁。

（三）血便

血便是肠套叠的重要症状，一般多在套叠后 8～12 小时排血便，多为果酱色黏液血便。

（四）腹部肿块

在右侧腹或右上腹季肋下可触及一腊肠样肿块，但腹胀明显时肿块不明显。

（五）右下腹空虚感

右下腹空虚感是因回盲部套叠使结肠上移，故右下腹较左侧空虚，不饱满。

（六）肛门指诊

指套上染有果酱样血便，若套叠在直肠，可触到子宫颈样套叠头部。

（七）其他

晚期患儿一般情况差，精神萎靡，反应迟钝，嗜睡甚至休克。若伴有肠穿孔则情况更差，腹胀明显，有压痛、肠鸣音减弱，腹壁水肿，发红。

（八）辅助检查

1.空气灌肠

对高度怀疑肠套者，可选此检查，确诊后，可直接行空气灌肠整复。

2.腹部 B 超检查

套叠肠管肿块的横切面似靶心样同心圆。

3.腹部立位片

腹部见多个液平面的肠梗阻征象。

二、护理评估

（一）健康史

了解患儿发病前有无感冒、突然饮食改变及腹泻、高热等症状。询问以前有无肠套史。

（二）症状、体征

询问腹痛性质、程度、时间、发作规律和伴随症状及诱发因素,有无腹部肿块及血便。评估呕吐情况,有无发热及脱水症状。

（三）心理-社会评估

评估家长对小儿喂养的认知水平和对疾病的了解程度,以及对预后是否担心。

（四）辅助检查

分析辅助检查结果,了解腹部 B 超、腹部 X 线立位片等结果。

三、常见护理问题

（一）体温过高

体温过高与肠道内毒素吸收有关。

（二）体液不足

体液不足与呕吐、禁食、胃肠减压、高热、术中失血失液有关。

（三）舒适的改变

舒适的改变与腹痛、腹胀有关。

（四）合作性问题

合作性问题肠坏死、切口感染、粘连性肠梗阻。

四、护理措施

（一）术前

(1)监测生命体征,严密观察患儿精神、意识状态、有无脱水症状及腹痛性质、部位、程度,观察呕吐次数、量及性质。呕吐时头侧向一边,防止窒息,及时清除呕吐物。

(2)开放静脉通路,遵医嘱使用抗生素,纠正水、电解质紊乱。

(3)术前做好禁食、备皮、皮试等准备,禁用止痛剂,以免掩盖病情。

（二）术后

(1)术后患儿回病房,去枕平卧 4～6 小时,头侧向一边,保持呼吸道通畅,麻醉清醒后可取平卧位或半卧位。

(2)监测血压、心率、尿量,评估皮肤弹性和黏膜湿润情况。

(3)监测体温变化,由于肠套整复后毒素的吸收,应特别注意高热的发生,观察热型及伴随症状,及早控制体温,防止高热惊厥。出汗过多时,及时更换衣服,以免受凉。发热患儿每 4 小时一次监测体温,给予物理降温或药物降温,并观察降温效果,保持室内通风。

(4)观察肠套整复术后有无阵发性哭闹、呕吐、便血,以防再次肠套。

(5)禁食期间,做好口腔护理,根据医嘱补充水和电解质溶液。

(6)密切观察腹部症状,有无呕吐、腹胀、肛门排气,观察排便情况并记录,保持胃肠减压引流通畅,观察引流液量、颜色、性质。

(7)肠蠕动恢复后,饮食以少量多餐为宜,逐步过渡,避免进食产气、胀气的食物,并观察进食后有无恶心、呕吐、腹胀情况。

(8)观察伤口有无渗血、渗液、红肿,保持伤口敷料清洁、干燥,防止大小便污染伤口。

(9)指导家长多安抚患儿、分散注意力,避免哭闹。

(三)健康教育

(1)陌生的环境,对疾病相关知识的缺乏及担心手术预后,使患儿及其家长易产生恐惧、焦虑的心理,护理人员应热情、耐心介绍疾病的发生、发展过程及主要的治疗方法、手术目的及必要性,排除顾虑,给予心理支持,使其积极配合治疗。

(2)认真做好各项术前准备,向患儿及其家长讲解备皮、禁食、皮试、术前用药的目的及注意事项,取得家长的理解和配合。

(3)术后康复过程中,指导家长加强饮食管理,防止再次发生肠套叠。

五、出院指导

(1)饮食:合理喂养,添加辅食应由稀到稠,从少量到多量,从一种到多种,循序渐进。注意饮食卫生,预防腹泻,以免再次发生肠套叠。

(2)伤口护理:保持伤口清洁、干燥,勤换内衣,伤口未愈合前禁止沐浴,忌用手抓伤口。

(3)适当活动,避免上下举逗孩子。

(4)如患儿出现阵发性哭闹、呕吐、便血或腹痛、腹胀,伤口红肿等情况及时去医院就诊。

(王目香)

第七节　先天性巨结肠

先天性巨结肠(又称赫希施普龙病)是一种较为多见的肠道发育畸形。它主要是因结肠的肌层、黏膜下层神经丛内神经节细胞缺如,引起该肠段平滑肌持续收缩,呈痉挛状态,形成功能性肠梗阻,而近端正常肠段因粪便滞积,剧烈蠕动而逐渐代偿性扩张、肥厚形成巨大的扩张段。

一、临床特点

(1)新生儿首次排胎粪时间延迟,一般于出生后 48～72 小时才开始排便,或需扩肛、开塞露通便后才能排便。

(2)顽固性便秘:大便几天 1 次,甚至每次都需开塞露塞肛或灌肠后才能排便。

(3)呕吐、腹胀:由于是低位性、不全性、功能性肠梗阻,呕吐、腹胀出现较迟,腹部逐渐膨隆呈蛙腹状,一般为中度腹胀,可见肠型、肠鸣音亢进,儿童巨结肠左下腹有时可触及粪石块。

(4)全身营养状况:病程长者可见消瘦、贫血貌。

(5)直肠指检:直肠壶腹部空虚感,在新生儿期,拔出手指后有爆发性肛门排气、排便。

(6)辅助检查。①钡剂灌肠造影:显示狭窄的直肠、乙状结肠、扩张的近端结肠,若肠腔内呈鱼刺或边缘呈锯齿状,表明伴有小肠结肠炎。②腹部 X 线立位平片:结肠低位肠梗阻征象与近端结肠扩张。③直肠黏膜活检:切取一小块直肠黏膜及肌层做活检,先天性巨结肠者神经节细胞缺如,异常增生的胆碱能神经纤维增多、增粗。④肛管直肠测压法或下消化道动力测定:当直肠壶腹内括约肌处受压后正常小儿和功能性便秘小儿,其内括约肌会立即出现松弛反应,但巨结肠患儿未见松弛反应,甚至可见压力增高。此法用于两周内的新生儿时可出现假阴性结果。

二、护理评估

(一)健康史

了解患儿出现便秘腹胀的时间、进展情况及家长对患儿排便异常的应对措施。评估患儿生长发育有无落后,询问家族中有无类似疾病发生。

(二)症状、体征

询问有无胎便延迟排出及顽固性便秘时间,有无呕吐及呕吐的时间、性质、量,腹胀程度,有无消瘦、贫血貌。

(三)心理-社会评估

评估较大患儿是否有自卑心理、有无因住院和手术而感到恐惧,了解家长对疾病知识的认识程度和经济支持能力,了解家长对患儿的关爱程度和对手术效果的认知水平。

(四)辅助检查

直肠黏膜活检神经节细胞缺如支持本病诊断。了解钡剂灌肠造影、腹部立位 X 线平片、肛管直肠测压、下消化道动力测定结果。

三、常见护理问题

(一)舒适的改变

与腹胀、便秘有关。

(二)营养失调:低于机体需要量

与食欲缺乏、肠道吸收功能障碍有关。

(三)有感染的危险

感染与手术切口、机体抵抗力下降有关。

(四)体液不足

体液不足与术中失血失液、禁食、胃肠减压有关。

(五)合作性问题

巨结肠危象。

四、护理措施

(一)术前

(1)给予高热量、高蛋白质、高维生素和易消化的无渣食物,禁食有渣的水果及食物,以利于灌肠。

(2)巨结肠灌肠的护理:彻底灌净肠道积聚的粪便,为手术做好准备。在灌肠过程中,操作应轻柔、肛管应插过痉挛段,同时注意观察患儿的反应,洗出液的颜色,保持液体出入量平衡,灌流量每次 100 mL/kg 左右。

(3)肠道准备手术晨灌肠排出液必须无粪渣。手术前日、手术日晨予甲硝唑口服或保留灌肠。

(4)做好术前禁食、备皮、皮试、用药等术前准备。

(二)术后

(1)患儿回病房后,去枕平卧 4～6 小时,头侧向一边,保持呼吸道通畅,防止术后呕吐或舌后坠引起窒息。

（2）监测心率、血压、尿量，评估黏膜和皮肤弹性，根据医嘱补充水和电解质溶液。

（3）让患儿取仰卧位，两大腿分开略外展，向家长讲明肛门夹钳固定的重要性，必要时用约束带约束四肢，使之基本制动，防止肛门夹钳戳伤肠管或过早脱落。

（4）术后需禁食3～5天和胃肠减压，禁食期间，做好口腔护理，每天2次，并保持胃肠减压引流通畅，观察引流液的量、颜色和性质，待肠蠕动恢复后可进食流质的食物并逐步过渡为半流质的食物，限制粗粮，饮食宜少量多餐。

（5）观察腹部体征变化，注意有无腹胀、呕吐、伤口有无渗出，肛周有无渗血、渗液，随时用无菌生理盐水棉球或PVP碘棉球清洁肛周及肛门夹钳，动作应轻柔。清洁用具需每天更换。

（6）指导家长如何保持患儿肛门夹钳的正确位置，使夹钳位置悬空、平衡。更换尿布时要轻抬臀部，避免牵拉夹钳。

（7）肛门夹钳常在术后7～10天自然脱落，脱落时观察钳子上夹带的坏死组织是否完整，局部有无出血。

（8）对留置肛管者，及时清除从肛管内流出的粪便，保护好臀部皮肤，防止破损。

（9）观察患儿排便情况，肛门狭窄时指导家长定时扩肛。

（10）观察有无夹钳提早或延迟脱落，有无结肠小肠炎、闸门综合征等并发症的发生。

（三）健康教育

（1）耐心介绍疾病的发生、发展过程，手术的必要性及预后等，以排除患儿及其家长的顾虑。

（2）向患儿及其家长讲解各项术前准备（备皮、禁食、皮试、术前用药）的目的和注意事项，以取得患儿及其家长的配合。

（3）向患儿及其家长讲解巨结肠灌肠的目的，灌肠时间及注意事项，以及进食无渣饮食的目的。

（4）解释术后注意保持肛管和肛门夹钳位置固定的重要性，随时清除粪便，保持肛门区清洁及各引流管引流通畅，以促使患儿早日康复。

五、出院指导

（1）饮食适当：增加营养，3～6个月给予高蛋白、高热量、低脂、低纤维、易消化的食物，以促进患儿的康复。限制粗粮。

（2）伤口护理：保持伤口清洁，敷料干燥。小婴儿忌用手抓伤口。如发现伤口红肿及时就诊。

（3）出院后密切观察排便情况，若出现果酱样伴恶臭大便，则提示可能发生小肠结肠炎，应及时去医院诊治。

（4）肛门狭窄者要定时扩肛，教会家长正确的扩肛方法，并定期到医院复查。

（王目香）

第八节 腹股沟斜疝

小儿腹股沟疝均是斜疝，几乎没有直疝，在腹股沟或阴囊有一可复性肿块，它与腹膜鞘状突未完全闭合或腹股沟解剖结构薄弱有关，而腹内压增高是其诱发因素，如剧烈哭闹、长期咳嗽、便秘和排尿困难。它可发生在任何年龄,右侧多于左侧。

一、临床特点

(1)腹股沟部有弹性的可复性不痛肿物,哭闹或用力排便时明显,安静平卧或轻轻挤压肿块能消失,随着腹压的增大,肿块逐渐增大并渐坠入阴囊。

(2)斜疝嵌顿时,肿块变硬、疼痛,伴呕吐、哭闹不安,无肛门排气排便。晚期则有发热、肿块表皮红肿、便血及触痛加剧。

(3)局部无肿块时指检可感皮下环宽松,可触到增粗的精索,咳嗽时手指可在内环感到冲动感。

(4)辅助检查。①B超检查:可鉴别腹股沟肿块为肠管或液体。②骨盆部立位X线片:阴囊部肿块有气体或液平面可诊断为斜疝,在鉴别嵌顿疝时有诊断价值。

二、护理评估

(一)健康史

了解腹股沟部第一次出现肿块的时间、肿块的性状及与腹内压增高的关系,询问出现肿块的频率,有无疝嵌顿史。

(二)症状、体征

评估腹股沟部有无肿块,肿块的大小及导致肿块改变的相关因素。观察肿块表皮有无红肿、触痛。评估有无疝嵌顿的表现。

(三)心理-社会评估

评估较大患儿是否因手术而感到情绪紧张,评估家长对此疾病知识和治疗的了解程度和心理反应。

(四)辅助检查

了解B超和骨盆部X线立位片的检查结果。

三、常见护理问题

(一)焦虑

焦虑与环境改变、害怕手术有关。

(二)疼痛

疼痛与疝嵌顿、腹部切口有关。

(三)合作性问题

阴囊血肿或水肿。

(四)知识缺乏

缺乏本病相关知识。

四、护理措施

(一)术前

(1)避免哭闹和剧烈咳嗽,哭闹或剧烈咳嗽时可抬高臀部。保持大便通畅,防止斜疝嵌顿。

(2)注意冷暖及饮食卫生,防止感冒及腹泻。

（3）做好禁食、备皮、皮试等术前准备。

（二）术后

（1）术后去枕平卧4～6小时，头侧向一边，防止呕吐引起窒息。

（2）监测生命体征，保持呼吸道通畅。

（3）给予高蛋白、高热量、高维生素、适当纤维素、易消化的食物，保持大便通畅。

（4）观察切口有无渗血、渗液、红肿，保持切口敷料清洁干燥，防止婴儿大小便污染。注意观察腹股沟、阴囊有无血肿、水肿及其消退情况。

（5）指导家长多安抚小患儿，分散其注意力，避免哭闹。

（三）健康教育

（1）对陌生的环境，疾病相关知识的缺乏及担心，使患儿及其家长易产生恐惧、焦虑的心理，护理人员应耐心介绍疾病的发展过程、治疗方法和手术的目的及重要性，以排除顾虑，给予心理支持，使其积极配合。

（2）认真做好各项术前准备，向患儿及其家长讲解备皮、禁食、皮试、术前用药的目的及注意事项，以取得理解和配合。

（3）避免哭闹和剧烈咳嗽，保持大便通畅，避免增加腹压，防止术侧斜疝复发嵌顿。单侧斜疝术后需注意另一侧腹股沟有无斜疝发生。

五、出院指导

（1）饮食：适当增加营养，给易消化的食物，多吃新鲜水果蔬菜。

（2）伤口护理：保持伤口的清洁、干燥，小婴儿的双手用干净的手套套住或予以约束，伤口痒时切忌用手抓伤口，以防伤口发炎，伤口未愈合前忌过早浸水洗浴。

（3）注意观察腹股沟、阴囊红肿消退情况，观察腹股沟有无肿物突出。

（王目香）

第九节　先天性肥厚性幽门狭窄

先天性肥厚性幽门狭窄是由幽门环肌增生肥厚使幽门管腔狭窄引起的不全梗阻，一般出生后2～4周发病。

一、临床特点

（一）呕吐

呕吐是该病早期的主要症状，每次喂奶后数分钟即有喷射性呕吐，呈进行性加重。呕吐物常有奶凝块，不含有胆汁，少数患儿因呕吐频繁致胃黏膜渗血而使呕吐物呈咖啡色。呕吐后即有饥饿感。

（二）进行性消瘦

因呕吐、摄入量少和脱水，患儿消瘦，出现老人貌、皮肤松弛、体重下降。

（三）上腹部膨隆

偶可见上腹部膨隆,有自左向右移动的胃蠕动波,右上腹可触及橄榄样肿块,是幽门狭窄的特有体征。

（四）辅助检查

1.X 线钡餐检查

透视下可见胃扩张,胃蠕动波亢进,钡剂经过幽门排出时间延长,胃排空时间也延长,幽门前区呈鸟嘴状。

2.B 超检查

其典型声源图改变为幽门环肌增厚,＞4 mm。

3.血气分析及电解质测定

可表现为低氯、低钾性碱中毒。晚期脱水加重,可表现代谢性酸中毒。

二、护理评估

（一）健康史

了解患儿呕吐出现的时间、呕吐的程度及进展情况。评估患儿的营养状况及生长发育情况,了解家族中有无类似疾病发生。

（二）症状、体征

了解呕吐的次数、性质、量,大小便次数、量。评估营养状况,有无脱水及其程度。

（三）心理-社会评估

了解家长对患儿手术的认识水平及对治疗护理的需求。

（四）辅助检查

了解 X 线钡餐检查及 B 超检查结果,了解血气分析及电解质测定结果。

三、常见的护理问题

(1)窒息与呕吐有关。

(2)营养失调:低于机体需要量与频繁呕吐,摄入量少有关。

(3)体液不足:与呕吐、禁食、术中失血失液、胃肠减压有关。

(4)组织完整性受损与手术切口、营养状态差有关。

(5)合作性问题:切口感染、裂开或延期愈合。

四、护理措施

（一）术前

(1)监测生命体征变化,观察呕吐的情况,了解呕吐方式、呕吐物性质和量,并及时清除呕吐物。

(2)喂奶应少量多餐,喂奶后应竖抱并轻拍婴儿背部,促使胃内的空气排出,待打嗝后再平抱,以预防和减少呕吐的发生。睡眠时应尽量右侧卧,防止呕吐物误吸引起窒息。

(3)做好禁食、备皮、皮试等术前准备。

（二）术后

(1)术后应去枕平卧位,头偏向一侧,保持呼吸道通畅,监测血氧饱和度,清醒后可取侧卧位。

(2)监测体温变化,如体温不升,需采取保暖措施。

(3)监测血压、心率、尿量,评估黏膜和皮肤弹性。

(4)术后大多数患儿呕吐还可持续数天才能逐渐好转,评估呕吐的量、性质、颜色,及时清除呕吐物,防止误吸。

(5)进腹的幽门环肌切开术一般需禁食 24～48 小时、胃肠减压、做好口腔护理,并保持胃管引流通畅,观察引流液的量、颜色及性质。腹腔镜下幽门环肌切开术 6 小时后即可进食。奶量应由少到多,耐心喂养。

(6)保持伤口敷料清洁干燥,观察伤口有无红肿、渗血、渗液,避免剧烈哭闹,防止切口裂开。

(三)健康教育

(1)应该热情接待,耐心向家长介绍疾病发生、发展过程和手术治疗的必要性等;讲解该疾病的近、远期治疗效果是良好的,不会影响孩子的生长发育。

(2)向患儿家长仔细讲解术前准备的主要内容、注意事项、用药目的,充分与其沟通,取得家长积极配合。

(3)对家长进行喂奶的技术指导,注意喂乳方法,预防和减少呕吐的发生,防止窒息。

五、出院指导

(1)饮食指导:少量多餐,合理喂养。介绍母乳喂养的优点,提倡母乳喂养。4 个月后可逐渐添加辅食。

(2)伤口护理:保持伤口敷料清洁,切口未愈合时禁止浸水沐浴,小婴儿的双手要套上干净的手套,避免用手抓伤口导致发炎。如发现伤口红肿及时去医院诊治。

(3)按医嘱定期复查。

(王目香)

第十节　白　血　病

白血病是造血组织中某一系造血细胞滞留于某一分化阶段并克隆性扩增的恶性增生性疾病。它的主要临床表现为贫血、出血、反复感染及白血病细胞浸润各组织、器官引起的相应症状。根据白血病细胞的形态及组织化学染色表现,可分为急性淋巴细胞性白血病和急性非淋巴细胞性白血病两大类。小儿以急性淋巴细胞性白血病为主(占 75%)。病因及发病机制尚不完全清楚,可能与病毒感染、电离辐射、化学因素、遗传因素等引起免疫功能紊乱有关。

一、临床特点

(一)症状与体征

主要表现为乏力、苍白、发热、贫血、出血,白血病细胞浸润的表现为肝、脾、淋巴结肿大、骨关节疼痛。白血病细胞侵犯脑膜时可出现头痛及中枢神经系统体征。

(二)辅助检查

(1)血常规:白细胞总数明显增高或不高甚至降低,原始细胞比例增加,白细胞数正常或减少者可无幼稚细胞,血红蛋白和血小板数常降低。

(2)骨髓象:细胞增生明显或极度活跃,原始及幼稚细胞占有核细胞总数的30%以上。红细胞系及巨核细胞系极度减少。

(3)脑脊液:脑膜白血病时脑脊液压力>2.0 kPa(200 mmH$_2$O),白细胞数>10×10^6/L,蛋白>450 mg/L,涂片找到原始或幼稚细胞。

二、护理评估

(一)健康史

询问患儿乏力、面色苍白出现的时间及体温波动情况。询问家族史,了解患儿接触的环境、家庭装修情况,既往感染史,所服的药物及饮食习惯。

(二)症状、体征

评估全身出血的部位、程度和相关伴随症状,有无头痛及恶心、呕吐,有无骨关节疼痛尤其是胸骨疼痛情况。评估患儿生命体征、脸色。

(三)心理-社会评估

评估家长对本病的了解程度及心理承受能力,评估患儿的理解力及战胜疾病的信心,评估家庭经济状况及社会支持系统情况。

(四)辅助检查

了解血常规、骨髓检查及脑脊液化验结果。

三、常见护理问题

(1)活动无耐力与骨髓造血功能紊乱、贫血有关。

(2)疼痛与白血病细胞浸润有关。

(3)营养失调:低于机体需要量,与疾病及化学治疗致食欲下降、营养消耗过多有关。

(4)有出血的危险:与血小板计数减少有关。

(5)有全身感染的危险:与中性粒细胞减少,机体抵抗力差有关。

(6)焦虑与疾病预后有关。

(7)知识缺乏:缺乏白血病相关知识。

四、护理措施

(1)病情较轻或经治疗缓解者,可适当下床活动;严重贫血、高热及有出血倾向者,应绝对卧床休息。

(2)根据患者病情和生活自理能力为患者提供生活护理,如洗脸、剪指甲、洗头、床上擦浴、洗脚、剃胡子等。

(3)给予高蛋白、高热量、高维生素、易消化的食物。化学治疗期间饮食应清淡,鼓励患者多饮水。

(4)正确执行医嘱,密切观察各种药物疗效和不良反应。

(5)观察有无感染发生,监测体温,有无口腔溃疡、咽部及肺部感染的体征。

(6)保持口腔清洁卫生,进食后漱口,预防口腔黏膜溃疡。若化学治疗后出现口腔炎,可给予口腔护理及局部用溃疡散。

（7）保持大便通畅，必要时便后用 $1:5\,000$ 的高锰酸钾溶液坐浴，防止发生肛裂及肛周感染。

（8）观察有无出血倾向，皮肤有无出血点，观察有无呕血、便血及颅内出血表现等。

（9）使用化学治疗药物时注意观察药物的不良反应，注意保护静脉。

（10）保持病室空气清新，每天定时开窗通风。严格限制探视和陪护人员，若患儿白细胞数低于 $1.0\times10^9/L$，应实施保护性隔离。

（11）做好心理疏导，引导患者积极配合治疗与护理。

（王目香）

第十一节　再生障碍性贫血

再生障碍性贫血（aplastic anemia，AA）简称再障，是一种由多种原因引起的骨髓造血功能代偿不全，临床上出现全血细胞减少而肝、脾、淋巴结大多不肿大的一组综合征。它可继发于药物、化学品、物理或病毒感染等因素。按病程长短及症状轻重可分为急性再障和慢性再障。其发病机制可归纳为造血干细胞缺陷、造血微环境损害及免疫性造血抑制等。

一、临床特点

（一）症状

急性再障起病急，病程短，一般为 $1\sim7$ 个月，贫血呈进行性加重，感染时症状严重，皮肤黏膜广泛出血，重者内脏出血。慢性再障起病缓慢，病程长，达一年以上，贫血症状轻，感染轻，皮肤黏膜散在出血，内脏出血少见。

（二）体征

急性再障 1/3 患儿可有肝轻度肿大（肋下 $1\sim2$ cm），脾、淋巴结不肿大；慢性再障肝、脾、淋巴结均不肿大。

（三）辅助检查

1.血常规

急性再障除血红蛋白下降较快外，须具备以下 3 项之中 2 项：①网织红细胞<1%、绝对值< $15\times10^9/L$。②白细胞总数明显减少，中性粒细胞绝对值< $0.5\times10^9/L$。③血小板< $20\times10^9/L$。慢性再障血红蛋白下降速度较慢，网织红细胞、白细胞、中性粒细胞及血小板常较急性型为多。

2.骨髓象

急性型多部位增生减低。慢性型至少一个部位增生不良，巨核细胞减少。均有三系血细胞不同程度减少。

3.其他

骨髓造血干细胞减少。淋巴细胞亚群改变，出现 $CD4^+/CD8^+$ 比值下降或倒置（$CD4^+\downarrow$，$CD8^+\uparrow$），慢性型主要累及 B 淋巴细胞。

二、护理评估

(一)健康史

询问家族史,了解母亲怀孕时期和患儿出生后服用过的各种药物,暴露过的环境,感染情况等。询问患儿乏力、面色苍白出现的时间,高热时的体温,鼻出血的程度及其他部位出血的伴随症状。

(二)症状、体征

测量生命体征,评估患儿贫血程度,皮肤、黏膜出血情况及有无内脏出血征象。

(三)心理-社会评估

评估患儿对疾病的耐受状况,评估患儿家长对本病的了解程度和焦虑程度,评估家庭经济状况及社会支持系统的情况。

(四)辅助检查

了解血常规、骨髓等各项检查结果,判断疾病的种类及严重程度。

三、常见护理问题

(1)活动无耐力与骨髓造血功能不良、贫血有关。

(2)有出血的危险:与血小板计数减少有关。

(3)有感染的危险:与白细胞低下,机体抵抗力差有关。

(4)焦虑与疾病预后有关。

(5)知识缺乏缺乏疾病相关知识。

(6)自我形象紊乱:与服用雄性激素及环孢霉素引起容貌改变有关。

四、护理措施

(1)按出血性疾病护理常规。

(2)做好保护性隔离,保持床单、衣服清洁和干燥,白细胞计数低时嘱戴口罩,减少探视,避免交叉感染,有条件者进层流室。

(3)特殊药物的应用及观察。

1)环孢霉素 A(CsA):总疗程至少 3 个月,应用时应注意以下几点。①密切监测肝肾功能情况,并及时反馈给医师。②减轻药物胃肠道反应:大孩子可于饭后服,婴幼儿可将 CsA 滴剂掺入牛奶、饼干、果汁内摇匀服用。③正确抽取血液以检测血药浓度:应在清晨未服药前抽取 2 mL 血液,盛于血药浓度特殊试管内摇匀及时送检。④服药期间应避免进食高钾食物、含钾药物及保钾利尿剂,以防高血钾发生。⑤密切监测血压变化,注意有无头痛、恶心、痉挛、抽搐、惊厥等,以防高血压脑病的发生。

2)抗胸腺细胞免疫球蛋白(ATG):本制剂适用于血小板计数>$10×10^9$/L 的病例。常见的不良反应有变态反应和血清病样反应。在应用 ATG 时应注意以下几点:①静脉输注 ATG 前,应遵医嘱先用日需要量的皮质醇和静脉抗组织胺类药物,如氢化可的松、异丙嗪等。②选择大静脉缓慢滴注,开始时速度宜慢,根据患儿对药物的反应情况调节速度,使总滴注时间不短于 4 小时。③密切观察患儿面色、生命体征变化,观察有无寒战、高热、心跳过速、呕吐、胸闷、气急、血压下降等,如有不适应及时通知医师,减慢滴速或暂停输液,必要时予心肺监护、吸氧、降温等。一般这些反应经对症处理后逐渐好转。④输液过程中应注意局部有无肿胀外渗。一旦渗出应重新穿刺,局部用 25％的硫酸镁湿敷,尽量选择粗大的静脉,以避免血栓性静脉炎的发生。⑤观察血清病样反应发生:初次使用后 7～15 天,患儿若出现发热、瘙痒、皮疹、关节痛、淋巴结肿大,严重者出现面部及四肢水肿、少尿、喉头水肿、哮喘、神经末梢炎、头痛、谵妄,甚至惊厥,应考虑血清病样反应。一旦发生,应立即报告医师,及时处理。

(4)健康教育。①疾病相关知识宣教:疾病确诊后应向家长讲解引起再障的各种可能因素,尽可能找到致病因素,避免再次接触,向家长宣传再障治疗的新进展,树立战胜疾病的信心。②宣传做好各种自我防护的必要性:如白细胞数低时能使患儿自觉戴上口罩或进层流室隔离,血小板数降至 $50×10^9/L$ 以下时减少活动,卧床休息。③做好各种治疗、用药必要性的宣教:向家长详细说明使用免疫抑制剂及雄激素等药物可能会出现的各种并发症及应对措施,以减轻患儿及家长的顾虑,积极配合治疗。

五、出院指导

(1)饮食指导:除遵守饮食护理原则外,可吃些红枣、带衣花生、黑木耳等补血食物,以促进造血;多食菌类食物及大蒜等,增强机体抵抗力,应用激素时需补充钙剂及含钙丰富的食物。

(2)运动指导:适当运动,劳逸结合,促进骨髓血循环,促进造血。

(3)环境及温度:居室及周边环境空气新鲜,温度适宜,定时通风换气。不去公共场所,注意冷暖,及时增减衣服,防止感冒、发热。

(4)卫生指导:注意个人卫生,勤换内衣,勤剪指甲,不用手指甲挖鼻,不用力搔抓皮肤。

(5)就医指导:定时复查血常规,如有异常及时就医。按医嘱定时服药,正确掌握服药的方法,不随意增减药量,用药过程如出现较严重的不良反应,应及时来院咨询。

(6)告知药物不良反应:长期应用环孢霉素及雄激素类药物会出现容貌改变及多毛、皮肤色素沉着、牙龈肿胀、乳腺增生、水、钠潴留、手足烧灼感、震颤、肌肉痉挛及抽搐、高血压及头痛等,告知家长对于药物引起的体形及容貌方面的改变停药后会逐渐恢复,不必为此担忧而擅自停药,其他不良反应严重时应及时来院就诊。

(7)病情稳定时可予中药调理。

(王目香)

第十二节　溶血性贫血

溶血性贫血是由于红细胞破坏增多、增快,超过造血代偿能力所发生的一组贫血。按发病机制可分为葡萄糖-6-磷酸脱氢酶缺陷症、免疫性溶血性贫血等。

一、临床特点

(一)葡萄糖-6-磷酸脱氢酶缺陷症

葡萄糖-6-磷酸脱氢酶(G-6-PD)缺陷症是一种伴性不完全显性遗传性疾病,因缺乏 G-6-PD 致红细胞膜脆性增加而发生红细胞破坏,男性多于女性。临床上可分为无诱因的溶血性贫血、蚕豆病、药物诱发和感染诱发等溶血性贫血及新生儿黄疸5种类型。此病在我国广西壮族自治区、海南岛黎族、云南省傣族为最多。

1.症状和体征

发病年龄越小,症状越重。患儿常有畏寒、发热、恶心、呕吐、腹痛和背痛等,同时出现血红蛋白尿,尿呈酱油色、浓茶色或暗红色。血红蛋白含量迅速下降,多有黄疸。极重者甚至出现惊厥、休克、急性肾衰竭和脾肿大,如不及时抢救可于1～2天内死亡。

2.辅助检查

(1)血常规:溶血发作时红细胞与血红蛋白迅速下降,白细胞数可增高,血小板数正常或偏高。

(2)骨髓象:粒系、红系均增生,粒系增生程度与发病年龄呈负相关。

(3)尿常规:尿隐血试验60%～70%呈阳性。严重时可导致肾功能损害,出现蛋白尿、红细胞尿及管型尿,尿胆原和尿胆红素增加。

(4)血清游离血红蛋白增加,结合珠蛋白降低,Coombs试验阴性,高铁血红蛋白还原率降低。

(二)免疫性溶血性贫血

由于免疫因素如抗体、补体等导致红细胞损伤、寿命缩短而过早地破坏。产生溶血和贫血症状者称为免疫性溶血性贫血,常见为自身免疫性溶血性贫血。

1.症状和体征

多见于2～12岁的儿童,男性多于女性,常继发于感染尤其是上呼吸道感染后,起病大多急骤,伴有虚脱、苍白、黄疸、发热、血红蛋白尿等。病程呈自限性,通常2周内自行停止,最长不超过6个月。溶血严重者可发生急性肾功能不全。

2.辅助检查

(1)血常规:大多数病例贫血严重,血红蛋白<60 g/L,网织红细胞可高达50%。慢性迁延型者严重时可发生溶血危象或再生障碍性贫血危象,可出现类白血病反应。

(2)红细胞脆性试验:病情进展时红细胞脆性增加,症状缓解时脆性正常。

(3)Coombs试验:大多数直接试验强阳性,间接试验阴性或阳性。

二、护理评估

(一)健康史

询问家族中有无类似患儿;有无可疑药物、食物接触史,如注射维生素K或接触樟脑丸或食用过蚕豆及其蚕豆制品;最近有无上呼吸道感染史;发病季节。

(二)症状、体征

评估患儿有无畏寒、发热、面色苍白、黄疸、茶色尿和腹痛、背痛及其程度与性质,有无脏器衰竭的表现。

(三)心理-社会评估

评估患儿家长对本病的了解程度,家庭经济状况及社会支持系统。

(四)辅助检查

了解血红蛋白、红细胞、网织细胞数量、骨髓化验结果、尿常规等。

三、常见护理问题

(1)活动无耐力与贫血致组织缺氧有关。

(2)体温过高与感染、溶血有关。

(3)有肾脏受损危险:与血红蛋白尿有关。

(4)焦虑与病情急、重有关。

(5)知识缺乏:家长及患儿缺乏该疾病相关知识。

(6)自我形象紊乱:与长期应用大剂量糖皮质激素,引起库欣貌有关。

四、护理措施

(1)急性期卧床休息,保持室内空气新鲜,避免受凉,血红蛋白低于 70 g/L 者应绝对卧床休息,减少耗氧量。

(2)明确疾病诊断及发病原因后,G-6-PD 缺陷者应避免该病可能的诱发因素如感染、服用某些具有氧化作用的药物、蚕豆等。

(3)溶血严重时要密切观察生命体征、尿量、尿色的变化并记录。若每天尿量少于 250 mL/m^2,或学龄儿童每天<400 mL,学龄前儿童<300 mL,婴幼儿<200 mL,应警惕急性肾衰竭的可能,要控制水的入量(必要时记 24 小时液体出入量),注意水、电解质紊乱,防止高钾血症,遵医嘱纠正酸中毒,及时碱化尿液以防急性肾衰竭。

(4)自身免疫性溶血性贫血患儿应遵嘱及时应用免疫抑制剂,并观察免疫抑制剂,如糖皮质激素、环孢霉素 A(CsA)、环磷酰胺(CTX)等药物的不良反应。

(5)溶血严重时应立即抽取血交叉,遵嘱输洗涤红细胞并做好输血相关护理。

(6)行脾切除的患儿应做好术前、术后的护理。

(7)健康教育:①疾病确诊后应向家长讲解引起溶血性贫血的各种可能因素,尽可能找到致病因素,避免感染,G-6-PD 缺乏患儿应避免服用氧化类药物、蚕豆,避免接触樟脑丸等,以免引起疾病复发。②告知家长该病的相关症状及干预措施,如血红蛋白低时应绝对卧床休息,出现腹痛、腰酸、背痛、尿色变化时应及时告知医护人员。②做好各种治疗、用药知识的宣教,向家长详细说明使用激素及其他免疫抑制剂等药物可能会出现的各种并发症及应对措施,以减轻患儿及家长的顾虑,积极配合治疗。②做好脾切除的术前、术后健康宣教。

五、出院指导

(1)饮食指导:给以营养丰富,富含造血物质的食物。G-6-PD 缺陷患儿(蚕豆黄)应避免食用蚕豆及其制品,避免应用氧化类的药物(磺胺类、呋喃类、奎宁、解热镇痛类、维生素 K 等),小婴儿要暂停母乳喂养(疾病由母亲食用蚕豆后引起者),防止接触樟脑丸。

(2)脾大的患儿平时生活中要注意安全,防止外伤引起脾破裂。脾切除患儿免疫功能较低,应注意冷暖,做好自身防护,避免交叉感染。

(3)定期检查血常规(包括网织细胞计数),如发现面色发黄、血红蛋白低于 70 g/L 应来院复诊,必要时输血治疗。

(4)G-6-PD 缺陷症的患儿要随身携带禁忌药物卡。

(5)自身免疫性溶血病患儿要按医嘱继续正确用药,注意激素药物的不良反应(高血压、高血糖、精神兴奋、库欣貌、水肿等)。告知家长,服药后引起的容貌改变是暂时的,不能擅自停药或减药,以免病情反复或出现其他症状;如出现发热及严重药物不良反应应及时来院就诊。

(王目香)

第十三节　营养性贫血

贫血是指单位容积中红细胞数、血红蛋白量低于正常或其中一项明显低于正常。营养性贫血是由于各种原因导致造血物质缺乏而引起的贫血,如缺铁引起营养性缺铁性贫血,缺乏叶酸、维生素 B_{12} 引起营养性巨幼红细胞贫血等。

一、临床特点

(一)营养性缺铁性贫血

营养性缺铁性贫血是体内铁缺乏致使血红蛋白合成减少而发生的一种小细胞低色素性贫血。临床上除出现贫血症状外,还可因含铁酶活性降低而出现消化道功能紊乱、循环功能障碍、免疫功能低下,出现精神神经症状及皮肤黏膜病变等一系列非血液系统的表现。可由早产、喂养不当、摄入不足、偏食、吸收障碍、失血等原因引起。

1.症状和体征

发病高峰年龄在 6 个月～2 岁,贫血呈渐进性,患儿逐渐出现面色苍白,不爱活动,食欲缺乏,甚至出现异食癖。新生儿或小婴儿可有屏气发作;年长儿童可诉头晕、目眩、耳鸣、乏力等,易患各种感染。患儿毛发干枯,缺乏光泽,脉搏加快,心前区可有收缩期吹风样杂音,贫血严重时可有心脏扩大和心功能不全,肝脾淋巴结可轻度肿大。

2.辅助检查

(1)血常规:红细胞、血红蛋白低于正常,血红蛋白减少比红细胞减少更明显。红细胞体积小、含色素低。白细胞和血小板计数正常或稍低。

(2)骨髓象:涂片见幼红细胞内、外可染铁明显减少或消失。幼红细胞比例增多,有核细胞增生活跃。

(3)其他:血清铁蛋白减少($<12~\mu g/L$),血清铁减低($<50~\mu g/dL$),总铁结合力增高($>62.7~\mu mol/L$),运铁蛋白饱和度降低($<15\%$),红细胞游离原卟啉增高($>9~\mu mol/L$)。

(二)营养性巨幼红细胞性贫血

营养性巨幼红细胞性贫血又称大细胞性贫血,主要由叶酸和/或维生素 B_{12} 直接或间接缺乏所致,大多因长期单一母乳喂养而导致直接缺乏引起。临床除有贫血表现外,还常伴有精神、神经症状。

1.症状、体征

好发于 6 个月～2 岁的婴幼儿,病程进展缓慢,逐渐出现贫血,面部水肿,常有厌食、恶心、呕吐、腹泻,偶有吞咽困难、声音嘶哑。患儿面色蜡黄,烦躁不安,表情呆滞,舌、肢体颤抖,食欲差,疲乏无力,呼吸、脉搏快,舌面光滑,头发稀黄。肝脾淋巴结及心脏病变同缺铁性贫血。维生素 B_{12} 缺乏可出现明显的精神神经症状及智力障碍。

2.辅助检查

(1)血常规:红细胞较血红蛋白降低得更明显,红细胞体积增大,中央淡染区缩小。粒细胞及血小板数量减少,出血时间延长。

(2)骨髓象:骨髓细胞大多数代偿性增生旺盛,均有红细胞巨幼变。

(3)其他:血清叶酸及维生素 B_{12} 含量减低,胃酸常减低,个别内因子缺乏。

二、护理评估

(一)健康史

询问母亲怀孕时期的营养状况及患儿出生后的喂养方法和饮食习惯,有无饮食结构不合理或患儿偏食导致铁、叶酸、维生素 B_{12} 长期摄入不足。对小婴儿则应询问有无早产、多胎、胎儿失血等引起先天储铁不足的因素,了解有无因生长发育过快造成铁相对不足及有无慢性疾病如慢性腹泻、肠道寄生虫、反复感染使铁丢失、消耗过多或吸收减少等现象。了解患儿乏力、面色苍白出现的时间。

(二)症状、体征

评估贫血程度,注意患儿面色、皮肤、毛发色泽,评估有无肝、脾大等其他系统受累的表现。

(三)心理-社会评估

了解家长对本病相关知识的熟知程度,评估家长的焦虑水平及患儿对疾病的承受能力。

(四)辅助检查

了解各项相关检查如血红蛋白值、红细胞数量及形态变化、骨髓变化等。

三、常见护理问题

(1)活动无耐力:与贫血致组织缺氧有关。

(2)营养失调:低于机体需要量,与相关元素供应不足、吸收不良、丢失过多或消耗增加有关。

(3)有感染的危险:与营养失调、免疫功能低下有关。

(4)知识缺乏:缺乏营养知识。

四、护理措施

(一)注意休息,适当活动

应根据患儿的病情制订适合个体的运动方案。贫血较轻者,对日常活动均可耐受,但应避免剧烈运动,以免疲乏而致头晕目眩;严重贫血或因贫血已引起心功能不全者,应注意休息,减少活动,有缺氧者酌情吸氧。

(二)饮食护理

应予高蛋白、高维生素、适量脂肪的食物,营养搭配应均衡,纠正患儿偏食、挑食等不良饮食习惯,多吃含铁或含叶酸、维生素 B_{12} 丰富的食物。积极治疗原发病如胃炎、腹泻、感染等,促进营养物质的吸收和利用。巨幼红细胞性贫血患儿伴有吞咽困难者要耐心喂养,防止窒息。

(三)铁剂应用的注意事项

(1)铁剂对胃肠道有刺激,可引起胃肠道反应及便秘或腹泻,故口服铁剂应从小剂量开始,在两餐之间服药。

(2)可与稀盐酸和/或维生素 C 同服以利吸收,忌与抑制铁吸收的食物同服,如茶、咖啡、牛奶等。

（3）注射铁剂时应精确计算剂量,分次深部肌内注射,每次应更换注射部位,以免引起组织坏死。首次注射后应观察1小时,以免个别患儿因应用右旋糖酐铁引起过敏性休克的发生。

（4）疗效的观察:铁剂治疗1周后可见血红蛋白逐渐上升,血红蛋白正常后继续服用铁剂2个月,以增加储存铁,但需防止铁中毒。如用药3~4周无效,应查找原因。

（四）安全护理

巨幼红细胞性贫血患儿伴有精神、神经症状者要做好安全防护工作,防止摔伤、跌伤、烫伤等;对智障者要有同情心和耐心,积极争取患儿配合治疗和护理。

（五）输血护理

严重贫血(Hb<70 g/L)或因贫血引起心功能不全者,应少量多次输血,以减轻慢性缺氧。输血时注意点滴速度要缓慢(<20滴/分),并注意观察输血不良反应。

（六）健康教育

1.疾病相关知识

疾病确诊后应向家长讲解引起营养性贫血的各种因素,积极查找和治疗原发病,宣教合理饮食的重要性,纠正不良饮食习惯。

2.治疗与用药相关知识

向家长详细说明骨髓穿刺的重要性,使家长积极配合,尽快明确病因;说明应用铁剂可能会出现的不良反应,如胃肠道反应、便秘、腹泻、牙黑染、大便呈黑色等,以消除患儿及家长的顾虑,积极配合治疗;告知减轻或避免服用铁剂不良反应的应对措施,如餐后服,用吸管吸取,避免与牙齿接触。

3.教育和培训

对于智力低下、身材矮小、行为异常的患儿应耐心教育和培训,不应歧视和谩骂,帮助患儿提高学习成绩,过正常儿童的生活,养成良好的性格和行为。

五、出院指导

（一）饮食指导

遵守饮食护理原则,多吃些含铁丰富的食物,如红枣、花生、黑木耳、猪肝、各种动物蛋白、豆类等以促进造血。维生素C、氨基酸、果糖、脂肪酸可促进铁吸收,可与铁剂或含铁食品同时进食,忌与抑制铁吸收的食物如茶、咖啡、牛奶、蛋类等同服。婴幼儿时应及时添加含铁丰富的辅食,提倡母乳喂养。富含叶酸及维生素B_{12}的食物有红苋菜、龙须菜、菠菜、芦笋、豆类、酵母发酵食物及苹果、柑橘等。应用叶酸时需补充铁剂及含钾丰富的食物。

（二）运动指导

适当运动,劳逸结合,增强机体抵抗力,促进骨髓血循环,促进造血。

（三）环境及温度

居室及周边环境空气新鲜,温度适宜,定时通风换气。不去公共场所,注意冷暖,及时增减衣服,防止感冒、发热。

（四）用药就医指导

定时复查血常规,如有异常及时就医。按医嘱定时服药,正确掌握服药的方法,不随意增加药量,以防铁中毒。巨幼红细胞性贫血者须每3天肌内注射维生素B_{12} 1次,共2~3周,伴有神经系统症状者可加用维生素 B_6,适当加服铁剂以供制造红细胞所用,多食含钾丰富的食物,如香蕉、橘子、含钾饮料等。用药过程如出现较严重的不良反应,应及时来院咨询。

（王目香）

第十四节　维生素 D 缺乏性佝偻病

维生素 D 缺乏性佝偻病(简称佝偻病)是由于体内维生素 D 不足而使钙、磷代谢失常,钙盐不能正常沉积于骨骼的生长部分,造成以骨骼病变为特征的一种慢性营养缺乏性疾病。其主要见于婴幼儿,发病的主要原因是日光照射不足、维生素 D 摄入不足、食物中钙磷比例不当、生长过快、对维生素 D 需要量增多、疾病影响。我国患本病者北方多于南方。

一、临床特点

本病常见于 3 个月～2 岁的小儿,临床上将其分为 3 期,即活动期(初期、激期)、恢复期和后遗症期。

(一)活动期

初期多于出生后 3 个月左右开始起病,主要表现为易激惹、烦躁、睡眠不安、易惊、夜啼、多汗、枕秃等非特异性症状,骨骼改变轻。激期除上述非特异的神经精神症状外,骨骼改变加重,出现颅骨软化、方颅、前囟增宽、闭合延迟、出牙延迟、牙釉质缺乏、手镯、足镯、肋骨串珠、鸡胸或漏斗胸、肋膈沟。常久坐者有脊柱后突或侧突畸形;下肢可见"O"型或"X"型腿;肌肉发育不良、肌张力低下、韧带松弛,故坐、立、行等运动功能落后。条件反射形成缓慢,表情淡漠,免疫功能低下,常伴感染。

(二)恢复期

临床症状减轻或消失。

(三)后遗症期

多见于 3 岁以后,仅留下不同程度的骨骼畸形。

(四)辅助检查

1.活动期

血钙正常或稍低、血磷减低,钙、磷乘积常低于 30,碱性磷酸酶增高。X 线检查显示长骨骺端膨大,临时钙化带模糊或消失,有杯口状改变;骨骺软骨明显增宽,骨质疏松。

2.恢复期

血钙、血磷浓度、碱性磷酸酶水平恢复正常,X 线检查显示骨骼异常明显改善。

3.后遗症期

血生化及 X 线检查正常。

二、护理评估

(一)健康史

注意询问患儿每天户外活动的时间、饮食情况、生长发育的速度,有无肝、肾及胃肠疾病。母亲怀孕晚期有无严重缺乏维生素 D 的情况,小儿开始补充维生素 D 的时间和量。

(二)症状、体征

评估患儿有无骨骼病变体征,如有无方颅、颅骨软化、前囟过大或闭合延迟,胸部有无肋骨串珠、鸡胸、漏斗胸改变,四肢有无"O"型"X"型腿改变。

(三)心理-社会评估

评估家长对疾病了解程度、心理需求和对患儿的关注程度。

(四)辅助检查

了解血钙、血磷及钙磷乘积,碱性磷酸酶是否增多,X 线长骨有无异常等。

三、护理问题

(一)营养失调:低于机体需要量

与户外活动过少、日光照射不足和维生素 D 摄入不足有关。

(二)潜在并发症

骨骼畸形、药物不良反应。

(三)有感染的危险

感染与免疫功能低下有关。

(四)知识缺乏

家长缺乏对佝偻病的预防及护理知识。

四、护理措施

(一)增加内源性维生素 D 合成

指导家长带小儿定期户外活动,直接接受阳光照射。一般来说户外活动越早越好,初生儿可在满 1~2 个月开始,时间由少到多,从数分钟增加至 1 小时,以上午 9~10 时、下午 3~4 时为合适,避免太阳直射。

(二)增加外源性维生素 D 供给量

提倡母乳喂养,指导按时添加辅食,帮助家长选择含维生素 D 丰富的婴儿食品。活动期供给维生素 D 制剂,使每天维生素 D 的摄入量能满足患儿需要。口服法:每天给维生素 D 0.5 万~2 万单位,连服 1 月后改预防量,直至 2 岁。突击治疗常用于重症或合并肺炎、腹泻、急性传染病者,维生素 D_3 10 万~30 万单位,注射 1 次,同时给予钙剂,1 个月后复查。痊愈后改预防量口服,直至 2 岁。

(三)限制活动

活动性佝偻患儿在治疗期间应限制其立、坐、走等,以免加重脊柱弯曲、"O"形、"X"形腿畸形。护理操作时动作轻柔,换尿布拉抬小儿双腿时要轻而慢,以免发生骨折。

(四)预防感染

重度佝偻病患儿免疫功能低下,胸廓畸形致肺扩张不良,故易患呼吸道感染性疾病,应避免与感染性疾病患儿同一病室,防止交叉感染。

(五)健康教育

(1)对患儿父母进行佝偻病护理知识教育,讲述佝偻病病因、护理及预防方法。

(2)指导家长加强患儿的体格锻炼,对骨骼畸形可采用主动和被动运动的方法进行矫正。

(3)3 岁后的佝偻病骨畸形者,应予矫形疗法。如遗留胸廓畸形,可做俯卧位抬头展胸运动;下肢畸形可施行肌肉按摩,"O"型腿按摩外侧肌,"X"型腿按摩内侧肌,以增加肌张力,矫正畸形。

(4)遗留严重骨骼畸形者,可于 4 岁后行外科手术矫治,此时应督促家长正确使用矫形器具。

五、出院指导

(1)维生素 D 过量中毒的观察及指导:维生素 D 中毒,多在连续服用过量维生素 D 制剂 1~3 个月出现,中毒早期症状有厌食、体重减轻、低热、精神不振、恶心、呕吐、顽固性便秘、腹泻,甚至脱水、酸中毒。如遇过量应立即停服维生素 D。

(2)出院后患儿应每天坚持户外活动至少 2 小时。指导家长给予小儿正确的户外活动。给家长示教日光浴。

(3)指导家长学习按摩肌肉纠正畸形的方法。

(4)指导正确服用维生素 D,冬春季补充预防量维生素 D 400 U/d,直到 2 岁。

(5)对小婴儿要强调母乳喂养,合理添加辅食,食物中应富有维生素 D、钙、磷和蛋白质。及早治疗腹泻及其他慢性疾病。

(王目香)

第十五节　维生素 D 缺乏性手足搐搦症

维生素 D 缺乏性手足搐搦症又称佝偻性手足搐搦症或佝偻性低钙惊厥。因维生素 D 缺乏而甲状旁腺调节反应迟钝,骨钙不能及时游离入血,致使血钙降低。当总血钙 <1.75 mmol/L（$7.0\sim7.5$ mg/dL）或离子钙 <1 mmol/L 时,可导致神经肌肉兴奋性增高,出现全身惊厥、喉痉挛或手足搐搦等症状。该病多见于婴幼儿期。

一、临床特点

典型的临床表现为惊厥、手足搐搦、喉痉挛发作,常伴有烦躁、睡眠不安、易惊、夜啼、多汗等症状,常不伴发热。

(一)惊厥

惊厥多见于婴儿,表现为突然四肢抽动,两眼上翻,面肌抽动,短暂意识丧失,大小便失禁,发作时间持续数秒至数分钟,发作可数天 1 次或 1 天数次。发作停止后意识恢复,但精神萎靡而入睡,醒后精神正常。

(二)喉痉挛

喉痉挛多见于婴儿,声门及喉部肌肉痉挛表现为吸气性呼吸困难,可出现喉鸣,哭闹时加剧,严重者可窒息。

(三)手足搐搦

手足搐搦多见于>2 岁的小儿。其表现为腕部屈曲、手指伸直、拇指贴近掌心;足痉挛时,踝关节伸直、足趾弯曲向下,似"芭蕾舞"足。

（四）辅助检查

血钙降低而血磷正常或升高。

二、护理评估

（一）健康史

同佝偻病。

（二）症状、体征

评估除佝偻病体征外，有无神经肌肉兴奋性增高的体征。惊厥时小儿有无两眼上翻、面肌抽动，甚至四肢抽动；有无吸气性呼吸困难，面色有无发绀；手足搐搦发作时两手腕部、足部有无异常。此外，无发作时有无神经肌肉兴奋性增高的隐性体征，如面神经征阳性、腓反射或陶瑟征阳性。

（三）心理-社会评估

评估家长对疾病了解程度、恐惧心理和对患儿的关注程度。

（四）辅助检查

了解血清钙降低情况。

三、护理问题

（一）神经肌肉兴奋性增高

神经肌肉兴奋性增高与血钙降低有关。

（二）有窒息的危险

窒息与喉痉挛有关。

（三）有受伤的危险

受伤与惊厥、静脉注射钙剂外漏有关。

四、护理措施

（一）控制惊厥、喉痉挛发作

遵医嘱首先给予苯巴比妥钠，每次 $5\sim7$ mg/kg 肌内注射，或 10% 水合氯醛每次 $40\sim50$ mg/kg 保留灌肠，或地西泮 $0.1\sim0.3$ mg/kg 肌内或静脉注射。同时应用 10% 葡萄糖酸钙 $5\sim10$ mL 稀释后静脉推注或滴注。惊厥、喉痉挛发作控制后，可给 10% 氯化钙或 10% 葡萄糖酸钙口服。

（二）防止窒息

惊厥和喉痉挛是维生素 D 缺乏性手足搐搦症患儿发生窒息的危险因素。对有惊厥和喉痉挛发作的患儿应置于监护病房，密切观察，做好气管插管或气管切开的准备。一旦发现症状及时抢救。患儿头偏向一侧，保持呼吸道通畅，避免窒息。喉痉挛一旦发生应立即将患儿舌头拉出口外，进行人工呼吸，给氧，必要时行气管插管或气管切开。

（三）避免组织损伤

（1）惊厥发生时为防止舌咬伤，可在上下磨牙之间放置用纱布包裹的压舌板或牙垫，但应避免强行塞入，同时可在腋下置一纱布以防皮肤擦伤。

（2）静脉注射钙剂时应先用生理盐水针筒穿刺，穿刺成功后再接钙剂针筒；推注钙剂的浓度和速度不能过高过快,以防心搏骤停;推注时密切观察局部有无红肿,随时回抽血液,避免药液外漏引起组织坏死;一旦渗漏,立即用 0.25% 普鲁卡因局部封闭或 20% 硫酸镁湿敷。

(四)健康教育

(1)给家长讲解本病的病因,惊厥及喉痉挛发作的护理知识和本病预防知识。

(2)告诉家长在惊厥发作时保持冷静,勿大哭大叫,勿摇晃及搬动患儿,应让患儿平卧,松开衣领,头偏向一侧,保持呼吸道通畅,并及时呼叫医护人员。

五、出院指导

指导家长科学合理喂养,改进喂养方法,按时添加辅食,及时补充维生素 D 制剂,适量补充钙,小儿户外活动每天 2 小时左右。

(王目香)

第十六节 锌 缺 乏 症

锌缺乏症是由各种原因引起体内必需微量元素锌缺乏所致的疾病。近年来经调查发现,锌缺乏症在某些地区小儿中发病率有增高,越来越受到人们重视。锌为人体必需微量元素之一,在体内参与 90 多种酶的合成,与 200 多种酶活性有关,在核酸与蛋白质代谢中发挥重要作用。锌缺乏症主要表现为食欲下降、生长发育迟缓、免疫功能低下、性成熟延迟等。造成锌缺乏的主要原因是摄入不足,需要量增加,体内吸收障碍、机体丢失增多所致。

一、临床特点

(一)机体多种生理功能紊乱

患儿常有食欲减退、味觉异常、异食癖、毛发易脱落、怠倦、精神抑郁、暗适应力减低。由于锌缺乏可影响核酸及蛋白质的合成,使脑垂体生长激素分泌减低,引起发育停滞,骨骼发育障碍,第二性征发育不全,致使患儿身材矮小。锌缺乏时,肠腺、脾脏萎缩,免疫功能减低,易发生各种感染,尤其是呼吸道感染。此外,患儿伤口愈合延迟,常出现口腔溃疡。少数患儿有抗维生素 A 夜盲症。

(二)辅助检查

血清锌<11.47 μmol/L(75 μg/dL)提示锌缺乏。毛发锌测定干扰因素多,结果波动大,仅作为过去体内锌营养状况的参考,一般不做个体锌缺乏的诊断依据。

二、护理评估

(一)健康史

注意询问患儿出生史,有无早产、双胎、小样儿等情况,喂养史中有无动物性食物缺乏史。年长儿有无偏食、挑食等不良饮食习惯,有无慢性腹泻、多汗、反复失血等疾病史。

(二)症状、体征

评估小儿有无生长发育延迟,毛发有无枯黄脱落,智能发育与第二性征发育情况;评估食欲、味觉、免疫情况、创伤愈后情况,有无口腔溃疡及暗适应情况的改变。

(三)心理-社会评估

评估家长对喂养知识及本病预后的了解程度,有无焦虑心理,有条件还应了解居住地是否为锌缺乏地区。

(四)辅助检查

及时了解血锌检查结果。

三、常见护理问题

(一)营养失调:低于机体需要量

与锌摄入不足或疾病影响有关。

(二)有感染的危险

感染与免疫力低下有关。

(三)知识缺乏

家长缺乏喂养知识及不了解本病。

四、护理措施

(一)饮食护理

鼓励患儿多进食含锌丰富的食物,如鱼、肝脏、肉类、蛋黄、牡蛎、花生、豆类、面筋等,在缺锌地区可在生长发育迅速时期给予锌强化乳制品。

(二)按医嘱补锌剂

补给量每天按元素锌计算,为 0.5～1.0 mg/kg(相当于葡萄糖酸锌 3.5～7.0 mg/kg),常用葡萄糖酸锌,也可用硫酸锌、醋酸锌等,疗程一般为 2～3 个月,注意勿长期过量使用。

(三)健康教育

(1)介绍喂养知识,提倡母乳喂养,尤其是初乳不要随意丢弃。合理添加辅食,注意培养小儿良好的饮食习惯,为小儿提供平衡饮食,多吃富含锌的食品。

(2)介绍锌剂服用的剂量,防止过量使用引起中毒症状,如恶心、呕吐、腹泻、腹痛等消化道症状,脱水、电解质紊乱、急性肾衰竭等表现。

五、出院指导

(1)让家长了解导致患儿缺锌的原因,以配合治疗,防止复发。

(2)由于锌缺乏使患儿免疫功能受损而易发生感染,故应保持居室空气清新,注意口腔护理,告知家长少带患儿去拥挤的公共场所,积极参加户外活动,坚持合理喂养,合理安排膳食,并养成良好的饮食习惯。

(王目香)

第十一章

感染科护理

第一节 手足口病

一、概述

手足口病是由一组肠道病毒引起的急性传染病,其中以柯萨奇病毒 A 组 16 型和肠道病毒 71 型感染最常见。本病传染源为患者和隐性感染者,传染性强,患者和病毒携带者的粪便、呼吸道分泌物及黏膜疱疹液中含有大量病毒,主要经粪—口途径传播,其次是呼吸道飞沫传播。一年四季均可发病,以夏、秋季节最多。多发生在 10 岁以下的婴幼儿,临床以发热及手、足、口腔等部位皮肤黏膜的皮疹、疱疹、溃疡为典型表现,少数患儿可引起心肌炎、肺水肿、无菌性脑脊髓膜炎、脑炎等并发症,个别重症患儿病情发展快,会导致死亡。手足口病的治疗目前尚缺乏特异、高效的抗病毒药物,以一般治疗、对症和病原治疗为主。

二、护理

(一)一般护理

(1)执行内科一般护理常规。

(2)休息:一周内绝对卧床,加强生活护理。

(3)皮肤疱疹护理:加强口腔护理,每天餐后用温水漱口。衣物被褥保持清洁,剪短指甲,必要时包裹双手,防止抓破皮肤。

(4)隔离预防措施:在标准预防的基础上,执行接触和飞沫隔离。隔离至皮疹消退及水疱结痂,一般需 2 周。

(二)饮食护理

多饮水,饮食宜清淡、富含维生素、易消化的流质或半流质饮食,禁食刺激性食物,不能进食者给予鼻饲或静脉补充营养治疗,并做好留置胃管的护理。

(三)用药护理

遵医嘱予以病原及对症治疗,观察治疗疗效。颅内高压患儿应限制入量,控制输液速度,给予20%甘露醇治疗,15~30分钟滴入,并详细记录24小时液体出入量。应用米力农、多巴胺、多巴酚丁胺等血管活性药物,密切监测血压及循环系统的变化。

(四)并发症护理

1.神经系统受累

观察患儿有无头痛、呕吐、嗜睡、抽搐、瘫痪、脑膜刺激征、谵妄甚至昏迷,颅内高压或脑疝的表现等。

2.呼吸、循环衰竭

观察患儿有无呼吸困难、呼吸浅促或节律改变、咳白色、粉红色泡沫样痰、面色苍白、四肢发冷等,保持呼吸道通畅,吸氧。呼吸功能障碍者应及时行气管插管,使用正压机械通气。在维持血压稳定的情况下限制液体入量,遵医嘱应用血管活性药物,观察用药疗效。

(五)病情观

密切观察病情变化,及时发现重症患者。

(1)密切观察体温、脉搏、呼吸、血压、血氧饱和度的变化。

(2)密切监测神经系统表现,如精神差、嗜睡、易惊、头痛、呕吐、谵妄、肢体抖动等。

(3)密切观察呼吸系统表现,如呼吸困难、呼吸浅促或节律改变,咳白色、粉红色泡沫样痰等,需警惕神经源性肺水肿。

(4)密切观察循环系统表现,如心率增快或减慢,出冷汗、四肢凉、皮肤花纹、血压升高或下降等。

(六)健康指导

(1)疾病预防指导:执行接触和飞沫隔离。隔离至皮疹消退及水疱结痂,一般需2周。患儿所用物品应消毒处理,可用含氯消毒液浸泡或煮沸消毒,不宜浸泡的物品可放在日光下曝晒。粪便需经含氯消毒液消毒浸泡2小时后倾倒。

(2)休息与饮食:卧床休息,饮食清谈、易消化、富含维生素,多饮水。

(3)养成良好的个人卫生习惯,口咽部疱疹者每天餐后应用温水漱口,手足疱疹者保持衣服、被褥清洁、干燥,剪短患儿指甲,必要时包裹双手,防止抓破皮肤。家属接触患儿前后及处理粪便后均要洗手。

(4)讲解早期重症手足口病症状体征,如高热持续不退、精神差、肢体抖动、呼吸节律改变等,以便及早识别重症患者,及时救治。

(公丕秀)

第二节 猩 红 热

一、概述

猩红热是A组β型链球菌引起的急性呼吸道传染病。患者及带菌者是主要传染源,主要经空气、飞沫传播。全年均可发病,以冬、春季多见。其临床特征为发热、咽峡炎、全身弥漫性鲜红色皮疹和疹后明显脱屑。少数患者病后出现心、肾、关节损害。临床分为普通型、脓毒型、中毒型及外科型四型。A 组链球菌对青霉素敏感,应用青霉素治疗。

二、护理

(一)一般护理

(1)执行内科一般护理常规。

(2)休息:急性期宜卧床休息,加强口腔护理。

(3)高热护理:以物理降温为主,药物降温为辅。

(4)皮疹护理:皮疹可用温水清洗,禁用肥皂水擦洗,大片脱皮避免手撕,使其自然脱落或用无菌剪刀剪掉。

(二)隔离预防措施

在标准预防的基础上,执行飞沫和接触隔离。隔离至症状消退后一周或每天一次,连续 3 次咽拭子培养阴性。有化脓性并发症者隔离至治愈为止。

(三)饮食护理

饮食宜清淡、富含维生素、营养丰富易消化的流质或半流质饮食,保证足够入量,禁食刺激性食物。并发肾炎时给予低钠饮食。

(四)用药护理

遵医嘱应用青霉素治疗时保证足量、足疗程,密切观察药物疗效及不良反应,如发热、咽炎及皮疹消退情况。

(五)并发症护理

常见并发症有化脓性淋巴结炎、心肌炎、肾小球肾炎和关节炎,密切观察病情,用抗生素进行病原治疗,对已化脓病灶,可切开引流或手术治疗。

(六)病情观察

(1)密切观察体温变化及伴随症状等,发热程度、热型及持续时间等。

(2)密切观察咽峡炎表现,有无咽痛、吞咽痛、局部充血及脓性渗出液。

(3)密切观察皮疹变化,包括出疹时间、部位、先后顺序、形态及皮疹消退等,并详细记录。

(4)观察肾损害表现,如眼睑水肿、尿少、血尿等。

(5)观察中毒型表现,有无如高热、头痛、剧烈呕吐、意识不清、中毒性心肌炎及感染性休克等表现。

(七)健康指导

(1)疾病预防指导在流行期间注意室内通风换气,尽量避免携带儿童到人员聚集的公共场所,外出戴口罩。猩红热主要经空气、飞沫传播。隔离期至症状消退后一周或每天一次,连续 3 次咽拭子培养阴性。对密切接触者,应严密观察 7 天。对可疑猩红热、咽峡炎患者及带菌者,均应隔离治疗。

(2)高热期:多饮水,饮食清淡易消化,避免进食辛辣、刺激性食物。

(3)皮肤的护理:出疹患儿皮肤瘙痒,禁止抓挠以免引起皮肤感染。勤剪指甲,温水擦洗皮肤。脱皮时不要用力搓或撕剥,以免引起皮肤感染。衣着宽松,勤换内衣。

(公丕秀)

第三节 细菌性痢疾

一、概述

细菌性痢疾是由志贺菌引起的肠道传染病。细菌性痢疾主要通过消化道传播,终年散发,夏、秋季可引起流行,人群普遍易感。其主要病理变化为直肠、乙状结肠的炎症和溃疡,临床表现为腹痛、腹泻、里急后重和黏液脓血便等,可伴有发热及全身毒血症状。严重者可有感染性休克和/或中毒性脑病,预后凶险。由于志贺菌各组及各血清型之间无交叉免疫,且病后免疫力差,故可反复感染。一般为急性菌痢,少数迁延成慢性菌痢。急性菌痢经病原治疗、对症治疗后大部分于1~2周后痊愈;中毒性菌痢应采取综合急救措施,力争早期治疗;慢性菌痢病因复杂,可采用全身和局部治疗相结合的原则。

二、护理

(一)一般护理

(1)执行内科一般护理常规。

(2)休息与体位:急性期患者腹泻频繁、毒血症状严重,必须卧床休息。中毒性菌痢者应绝对卧床休息,专人监护,置患者平卧位或休克体位,同时注意保暖。

(二)隔离预防措施

在标准预防的基础上,执行接触隔离。至临床症状消失、粪便培养2次阴性,方可解除隔离。

(三)饮食护理

严重腹泻伴呕吐者暂禁食,静脉补充所需营养。能进食者宜进食高热量、高蛋白、高维生素、少渣、少纤维清淡易消化流质或半流质饮食为原则,避免生冷、多渣、油腻或刺激性食物。

(四)用药护理

(1)遵医嘱使用抗生素、喹诺酮类药物,该药抗菌谱广,口服吸收好,常用药物环丙沙星等,用药过程中密切观察胃肠道反应、肾毒性、过敏、粒细胞减少等变态反应。因影响骨骼发育,故儿童、孕妇及哺乳期妇女如非必要不宜使用。小檗碱因其有减少肠道分泌作用,故可与抗生素同时使用。

(2)中毒性菌痢:①周围循环衰竭型遵医嘱扩容、纠正酸中毒等抗休克治疗,给予葡萄糖盐水、5%碳酸氢钠及低分子右旋糖酐等液体。扩容时应根据血压、尿量随时调整输液速度。在快速扩容阶段,应观察患者有无肺水肿及左心衰竭表现;改善微循环障碍,应用血管活性药物,给予山莨菪碱、酚妥拉明、多巴胺等,以改善重要脏器血液灌注,密切观察药物的疗效及变态反应。②脑型遵医嘱给予20%甘露醇治疗,在15~30分钟滴入,以减轻脑水肿,并详细记录24小时液体出入量,应用血管活性药物以改善脑部循环,出现呼吸衰竭给予洛贝林,密切观察药物疗效。

(3)慢性菌痢采用全身与局部治疗相结合的原则,疗程适当延长。

(五)症状护理

1.发热

给予物理降温,必要时遵医嘱服用退热剂,高热伴烦躁、惊厥者,可采用亚冬眠疗法,应避免搬动患者,保持呼吸道通畅,密切观察生命体征变化。

2.腹泻

密切观察排便次数、量、性状及伴随症状、采集含有脓血、黏液新鲜粪便标本,及时送检。维持水、电解质平衡,排便次数多时注意肛周皮肤清洁。

3.感染性休克

密切观察病情,应卧床休息,予以休克体位,注意保暖,给予吸氧,持续监测血氧饱和度,观察氧疗效果,抗休克治疗及护理。

4.中枢性呼吸衰竭

中毒性菌痢呼吸衰竭型遵医嘱给予20％甘露醇静脉滴注,15～30分钟滴入。应用血管活性药物,保持呼吸道通畅、吸氧,遵医嘱给予呼吸兴奋剂,注意观察药物疗效。必要时应用呼吸机治疗。

(六)病情观察

(1)密切观察患者毒血症状及肠道症状的轻重,如发热、乏力、头痛、食欲减退、腹痛、腹泻、里急后重等,详细记录大便次数、性质及量等。

(2)密切观察有无中毒性菌痢的表现。①周围循环衰竭型表现:如面色苍白、四肢湿冷、血压下降、脉搏细速、尿少、烦躁等感染性休克症状。②呼吸衰竭型表现:如剧烈头痛、频繁喷射状呕吐、惊厥、昏迷、瞳孔不等大、对光反射消失、中枢性呼吸衰竭等中枢神经系统症状。

(七)健康指导

(1)疾病预防指导:细菌性痢疾主要通过消化道传播,做好饮水、食品、粪便的卫生管理及防蝇灭蝇工作。隔离期至症状消失后7天或粪便培养2～3次阴性。

(2)菌痢患者应及时隔离治疗,其粪便需消毒处理。遵医嘱按时、按量、按疗程坚持服药。

(3)慢性菌痢患者应避免诱发因素,如进食生冷食物、暴饮暴食、过度紧张、受凉等。

(4)慢性患者和带菌者应隔离或定期访视,并给予彻底治疗。

(5)加强体育锻炼,保持生活规律,复发时及时治疗。

(公丕秀)

第四节　肾综合征出血热

一、概述

肾综合征出血热(流行性出血热)是由汉坦病毒属的各型病毒引起的,以鼠类为主要传染源的一种自然疫源性疾病。广泛流行于亚欧等国,我国为高发区。本病主要病理变化是全身小血管和毛细血管广泛性损害,临床以发热、低血压休克、充血、出血和肾损害为主要表现,典型患者病程呈五期经过。本病以综合治疗为主,早期应用抗病毒治疗,中晚期则针对病理生理进行对症治疗,"三早一就"为本病的治疗原则,即早发现、早期休息、早期治疗和就近治疗。

二、护理

(一)一般护理

(1)执行内科一般护理常规。

(2)休息与体位:绝对卧床休息,注意保暖,且不宜搬动,以免加重血浆外渗和组织脏器的出血。

(二)隔离预防措施

在标准预防的基础上,执行空气和接触隔离。

(三)饮食护理

遵医嘱给予清淡、易消化、高维生素的流质或半流质饮食。发热期应注意适当补充液体;少尿期应给予高碳水化合物、高维生素和低蛋白饮食,限制液体量的摄入;多尿期应注意补充液体量及钾盐。有消化道出血的患者应禁食。

(四)用药护理

1.发热期

治疗原则抗病毒、减轻外渗、改善中毒症状及防治弥散性血管内凝血为主。抗病毒治疗能抑制病毒,减轻病情和缩短病程,常用药物为利巴韦林,遵医嘱尽早用药;减轻外渗遵医嘱补充血容量,给予降低血管通透性药物,如维生素 C 等;改善中毒症状高热以物理降温为主,忌用强烈发汗退热药,以防大汗而进一步丧失血容量;防治弥散性血管内凝血遵医嘱给予低分子右旋糖酐或丹参注射液,以降低血液黏滞性。

2.低血压休克期

治疗原则为积极补充血容量、纠正酸中毒和改善微循环。遵医嘱补充血容量,宜早期、快速和适量,力争血压在 4 小时内稳定回升,液体应晶胶结合;纠正酸中毒主要用 5%碳酸氢钠溶液;改善微循环经补液、纠酸后,血压仍不稳定的可用血管活性药物,如多巴胺等,注意滴速,并监测血压变化。

3.少尿期

治疗原则为稳定内环境、促进利尿、导泻和透析为主。若在透析过程中进行超滤,应注意超滤总量与超滤速度不宜过大或过快,同时密切观察血压变化。

4.多尿期

治疗原则为多尿后期注意维持水和电解质的平衡,防止继发感染。

(五)并发症护理

常见并发症有腔道出血、肺水肿、脑炎、脑膜炎、颅内出血等。

1.腔道出血

密切监测生命体征变化,遵医嘱进行病因治疗,执行相应护理常规。

2.中枢神经系统并发症

密切观察中枢神经系统的表现,脑水肿或颅内出血所致颅内压增高应用甘露醇治疗,在15~30 分钟滴入,同时观察呼吸、心率、血压、瞳孔的变化,颅内高压表现有无改善,并详细记录 24 小时液体出入量。

3.急性呼吸窘迫综合征

密切观察患者有无呼吸急促、发绀等,应限制入量和进行高频通气,必要时给予呼气末正压通气方式辅助呼吸。

4.心力衰竭、肺水肿

密切观察患者有无呼吸困难、呼吸频率加快、咳嗽、咳粉红色泡沫痰等症状。

(六)病情观察

(1)密切观察体温变化,发热程度、热型及持续时间等,一般体温越高,热程越长,病情越重。

(2)密切观察有无全身中毒症状及毛细血管损伤的表现,如"三痛""三红"的表现,全身酸痛、头痛、腰痛和眼眶痛,颜面、颈、胸部皮肤充血潮红。观察有无鼻出血、咯血、黑便或血尿。

(3)密切观察血压的变化及有无休克表现,如面色苍白、四肢厥冷、脉搏细速、烦躁不安、谵妄、嗜睡或昏迷等。

(4)密切监测尿量变化,详细准确记录 24 小时液体出入量。

(5)密切观察肾损害的表现,主要为尿毒症、酸中毒和水电解质平衡紊乱,严重的出现高血容量综合征和肺水肿,如厌食、恶心、呕吐、腹胀等,观察有无头晕、头痛、烦躁、嗜睡、谵妄,甚至昏迷和抽搐等,观察有无电解质紊乱表现,如高血钾和低血钾引起的心律失常,低血钠引起的头晕、倦怠、视力模糊及脑水肿等。

(七)健康指导

(1)疾病预防指导:鼠为肾综合征出血热的主要传染源,灭鼠和防鼠是预防本病的关键,防止鼠类排泄物污染食物和水。野外作业加强个人防护,不要用手直接接触鼠类或鼠的排泄物。

(2)休息和活动:早期绝对卧床休息,过多活动会加重血浆外渗和组织器官的出血。肾功能恢复需较长时间,故患者出院后仍需要休息1~3个月,逐步恢复工作。

(3)饮食给予清淡、易消化、高热量、高维生素的流质或半流质饮食。发热期应注意适当补充液体;少尿期量出为入,宁少勿多;多尿期应注意补充液体量及钾盐。

(4)出院后生活要有规律,保证足够睡眠,定期复查。

(公丕秀)

第十二章

助 产 护 理

第一节 催产、引产的观察与护理

一、概述

(一)定义

1.催产

催产是指正式临产后因宫缩乏力需用人工及药物等方法,加强宫缩促进产程进展,以减少由于产程延长而导致母儿并发症。催产常用方法包括人工破膜、缩宫素应用、刺激乳头、自然催产法(如活动、变换体位、进食饮水、放松等)。

2.引产

引产是指在自然临产之前通过药物等手段使产程发动,达到分娩的目的,是产科处理高危妊娠常用的手段之一。引产是否成功主要取决于宫颈的成熟程度。但如果应用不得当,将危害母儿健康,因此,应严格掌握引产的指征、规范操作,以减少并发症的发生。促宫颈成熟的目的是促进宫颈变软、变薄并扩张,降低引产失败率、缩短从引产到分娩的时间。若引产指征明确但宫颈条件不成熟,应采取促宫颈成熟的方法。

(二)主要作用机制

1.催产

通过输入人工合成缩宫素和/或刺激内源性缩宫素的分泌,增加缩宫素与体内缩宫素受体的结合,达到诱发和增强子宫收缩的目的。

2.引产

通过在宫颈口放置前列腺素制剂,改变宫颈状态,宫颈变软、变薄并扩张;或通过人工破膜、机械性扩张等,刺激内源性前列腺素释放,诱发宫缩,从而促使产程发动,达到分娩的目的。

(三)原则

严格掌握催产引产的指征、规范操作,以减少并发症的发生。

二、护理评估

(一)健康史

既往病史、孕产史、分娩史、月经周期及末次月经、本次妊娠经过,查看历次产前检查记录,核对孕周。

(二)生理状况

1.评价宫颈成熟度

目前公认的评估成熟度常用的方法是 Bishop 评分法,包括宫口开大、宫颈管消退、先露位置、宫颈硬度、宫口位置五项指标,满分 13 分,评分≥6 分提示宫颈成熟。评分越高,引产成功率越高。评分<6 分提示宫颈不成熟,需要促宫颈成熟。

2.产科检查

判断是否临产及产程进展(有规律宫缩及每小时 1 cm 的宫口开大)、母儿头盆关系。

3.辅助检查

行胎心监护,了解胎儿宫内状况;行超声检查,了解胎盘功能及胎儿成熟度。

(三)适应证和禁忌证

1.引产的主要指征

(1)延期妊娠(妊娠已达 41 周仍未临产者)或过期妊娠。

(2)妊娠期高血压疾病:达到一定孕周并具有阴道分娩条件者。

(3)母体合并严重疾病需提前终止妊娠,如严重的糖尿病、高血压、肾病等。

(4)足月妊娠胎膜早破,2 小时以上未临产者。

(5)胎儿及其附属物因素,如严重胎儿生长受限、死胎及胎儿严重畸形;附属物因素如羊水过少、生化或生物物理监测指标提示胎盘功能不良,但胎儿尚能耐受宫缩者。

2.引产绝对禁忌证

(1)孕妇严重并发症,不能耐受阴道分娩者或不能阴道分娩者(如心功能衰竭、重型肝肾疾病、重度子痫前期并发器官功能损害者等)。

(2)子宫手术史,主要是指古典式剖宫产术,未知子宫切口的剖宫产术,穿透子宫内膜的肌瘤剔除术,子宫破裂史等。

(3)完全性及部分性前置胎盘和前置血管。

(4)明显头盆不称,不能经阴道分娩者。

(5)胎位异常,如横位,初产臀位估计经阴道分娩困难者。

(6)宫颈浸润癌。

(7)某些生殖道感染性疾病,如疱疹感染活动期。

(8)未经治疗的 HIV 感染者。

(9)对引产药物过敏者。

(10)其他,包括生殖道畸形或有手术史,软产道异常,产道阻塞,估计经阴道分娩困难者;严重胎盘功能不良,胎儿不能耐受阴道分娩;脐带先露或脐带隐性脱垂。

3.引产相对禁忌证

(1)臀位(符合阴道分娩条件者)。

(2)羊水过多。

（3）双胎或多胎妊娠。

（4）分娩次数≥5 次者。

4.催产主要适应证

宫颈成熟的引产；协调性子宫收缩乏力；死胎，无明显头盆不称者。

5.缩宫素应用禁忌证

（1）胎位异常或子宫张力过大如羊水过多、巨大儿或多胎时避免使用。

（2）多次分娩史（6 次以上）避免使用。

（3）瘢痕子宫（既往有古典式剖宫产术史）且胎儿存活者禁用。

6.前列腺素制剂应用禁忌证

（1）孕妇有下列疾病，包括哮喘、青光眼、严重肝肾功能不全；急性盆腔炎；前置胎盘或不明原因阴道流血等。

（2）有急产史或有 3 次以上足月产史的经产妇。

（3）瘢痕子宫妊娠。

（4）有宫颈手术史或宫颈裂伤史。

（5）已临产。

（6）Bishop 评分≥6 分。

（7）胎先露异常。

（8）可疑胎儿窘迫。

（9）正在使用缩宫素。

（10）对地诺前列酮或任何赋形剂成分过敏者。

（四）心理-社会因素

（1）渴望完成分娩，难以忍受缓慢的产程进展，管理"不确定"有困难。

（2）担心孩子在子宫内的情况，又担心催产、引产方法及药物对孩子不好。

（3）害怕疼痛，自感无力应对，担心强烈的子宫收缩会导致子宫破裂。

（4）担心引产不成功，要做剖宫产。

三、护理措施

（一）引产的护理

（1）核对预产期，确定孕周。

（2）查看医师查房记录和辅助检查结果，了解宫颈成熟度、胎儿成熟度、头盆关系、妊娠并发症的防治方案。

（3）协助完成胎心监护和超声检查，了解胎儿宫内状况。

（4）若胎肺未成熟，遵医嘱，先完成促胎肺成熟治疗后引产。

（5）根据医嘱准备药物。①可控释地诺前列酮栓：1 种可控制释放的前列腺素 E_2 栓剂，含有 10 mg 地诺前列酮，以 0.3 mg/h 的速度缓慢释放，需低温保存。②米索前列醇：1 种人工合成的前列腺素 E_1 制剂，有 100 μg 和 200 μg 两种片剂。

（6）做好预防并发症的准备，包括阴道助产及剖宫产的人员和设备准备。

（二）用药护理

协助医师完成药物置入，并记录上药时间。

1.可控释地诺前列酮栓促宫颈成熟

(1)方法:外阴消毒后将可控释地诺前列酮栓置于阴道后穹隆深处,并旋转90°角,使栓剂横置于阴道后穹隆,在阴道口外保留2~3 cm终止带以便于取出。

(2)护理:置入地诺前列酮栓后,嘱孕妇平卧20~30分钟以利栓剂吸水膨胀;2小时后经复查,栓剂仍在原位,孕妇可下地活动。

2.米索前列醇促宫颈成熟

(1)方法:外阴消毒后将置米索前列醇于阴道后穹隆深处,每次阴道内放药剂量为25 μg,放药时不要将药物压成碎片。

(2)护理:用药后,密切监测宫缩、胎心率及母儿状况。

3.药物取出指征

出现下列情况,应通知医师评估后取出药物。①规律宫缩,Bishop评分≥6分。②自然破膜或行人工破膜术。③子宫收缩过频(每10分钟5次及以上的宫缩)。④置药24小时。⑤有胎儿出现不良状况的证据:胎动减少或消失、胎动过频、电子胎心监护结果分级为Ⅱ类或Ⅲ类。⑥出现不能用其他原因解释的母体不良反应,如恶心、呕吐、腹泻、发热、低血压、心动过速或者阴道流血增多。

(三)催产护理

根据产程评估情况,选择催产方法,并准备相应设备、用具和药品。

(1)选择人工破膜者,按人工破膜操作准备。

(2)选择自然催产法者,提供活动放松、变换体位、进食饮水的支持和指导。

(3)选择应用缩宫素者,则遵医嘱准备药物及溶酶、胎心监护仪,安排专人守护。

(四)用药护理

缩宫素应用。

(1)开放静脉通道。先接入乳酸钠林格液500 mL(不加缩宫素),行静脉穿刺,按8滴/分调节好滴速。

(2)遵医嘱,配置缩宫素。将2.5 U缩宫素加入500 mL林格液或生理盐水中,充分摇匀,配成0.5%浓度的缩宫素溶液,相当于每毫升液体含5 mU缩宫素,以每毫升15滴计算相当于每滴含缩宫素0.33 mU。从每分钟8滴开始。若使用输液泵,起始剂量为0.5 mL/min。

(3)根据宫缩、胎心情况调整滴速,一般每隔20分钟调整1次。应用等差法,即从每分钟8滴(2.7 mU/min)调整至16滴(5.4 mU/min),再增至24滴(8.4 mU/min);为安全起见也可从每分钟8滴开始,每次增加4滴,直至出现有效宫缩(10分钟内出现3次宫缩,每次宫缩持续30~60秒)。最大滴速不得超过40滴/分(13.2 mU/min),如达到最大滴速仍不出现有效宫缩,可增加缩宫素的浓度,但缩宫素的应用量不变。增加浓度的方法是以乳酸钠林格注射液500 mL中加5 U缩宫素变成1%缩宫素浓度,先将滴速减半,再根据宫缩情况进行调整,增加浓度后,最大增至每分钟40滴(26.4 mU),原则上不再增加滴数和缩宫素浓度。

(4)专人守护,密切监测宫缩情况、产程进展及胎心率变化,有条件者建议使用胎儿电子监护仪连续监护。

(五)心理护理

(1)关注孕妇焦虑、紧张程度并分析原因;营造安全舒适的环境,缓解紧张情绪,降低焦虑水平。

（2）向孕产妇及家人讲解催产引产相关知识，做到知情选择。

（3）专人守护，增加信任度和安全感，降低发生风险的可能。

（4）允许家人陪伴，可降低孕产妇焦虑水平。

（六）危急状况处理

若出现宫缩过强或过频（连续两个 10 分钟内都有 6 次或以上宫缩，或者宫缩持续时间超过 120 秒）、胎心率变化（＞160 次/分或＜110 次/分，宫缩过后不恢复）、子宫病理性缩复环、孕产妇呼吸困难等，应进行下述处理。

（1）立即停止使用催产引产药物。

（2）立即改变体位呈左侧或右侧卧位，面罩吸氧 10 L/min；静脉输液（不含缩宫素）。

（3）报告责任医师，遵医嘱静脉给子宫松弛剂，如利托君或 25％硫酸镁等。

（4）立即行阴道检查，了解产程进展，未破膜者给予人工破膜术，观察羊水有无胎粪污染及其程度。

（5）如果胎心率不能恢复正常，进行可能剖宫产的准备。

（6）如母儿情况、时间及条件允许，可考虑转诊。

四、健康指导

（1）向孕妇及家人讲解催产引产的目的、药物和方法选择，达到充分知情，理性选择。

（2）讲解催产、引产的注意事项。①不得自行调整缩宫素滴注速度。②未征得守护医护人员的允许，不得自行改变体位及下床活动。

（3）随时告知临产、产程及母儿状况的信息，增强缩宫引产成功的信心。

（4）孕产妇在催产、引产期间须经守护的医护人员判断，符合如下条件：①缩宫素剂量稳定。②孕产妇情况稳定，没有并发症。③胎儿情况稳定，没有窘迫的征象时，才被允许活动、改变体位。

（5）指导孕产妇利用呼吸的方法来放松及减轻宫缩痛。

（沙涟漪）

第二节　分娩期焦虑及疼痛产妇的护理

一、焦虑产妇的护理

分娩是一个生理过程，但对产妇而言却是一个持久而强烈的应激源。由于分娩阵痛的刺激及对分娩结局的担忧、产室环境陌生、分娩室的紧张氛围等常使产妇处于焦虑不安甚至恐惧的心理状态。其护理要点如下。

（一）心理护理

建立良好的护患关系，尊重产妇并富有同情心，态度和蔼，耐心听取并解答产妇及家属的疑惑，促使产妇积极配合。允许家属陪伴，减轻产妇的焦虑心理。

（二）产前教育

认真仔细地向产妇讲明妊娠和分娩的经过、可能的变化及出现的问题，帮助产妇了解分娩的过程，还要教给产妇一些分娩过程中的放松技术，使产妇对分娩有充分的思想准备，增强顺利分娩的信心，以减轻产妇的焦虑、恐惧心理。勤测胎心音和监测产妇的生命体征，让产妇休息好，鼓励产妇在宫缩间歇期间，少量多次进食易消化、富有营养的食物，供给足够的饮水，以保证分娩时充沛的精力和体力。

（三）产时指导

指导或帮助按摩下腹部及腰骶部以减轻疼痛，避免消耗过多的体力。第一产程适时鼓励产妇下地活动，促进产程进展。第二产程指导产妇正确使用腹压，使产妇保持信心，顺利娩出胎儿。待产妇有过度换气时，指导其进行深而慢的呼吸，并应用放松技巧，转移其注意力。

（四）做好家属的宣教工作

发挥社会支持系统的作用，产前向产妇的丈夫、父母讲解有关知识和信息，如分娩过程及必要的检查、治疗等，鼓励家人参与及配合，帮助产妇减轻焦虑情绪。

二、疼痛产妇的护理

分娩疼痛主要来自宫缩、宫颈扩张、盆底组织受压、阴道扩张、会阴拉长等，产妇对疼痛的感受因人而异。通过药物性或非药物性干预，疼痛可以减轻。其护理要点如下。

（一）心理支持

态度和蔼，认真听取产妇有关疼痛的诉说，对其予以同情和理解。让产妇的丈夫、家人或医务人员陪伴在旁以便让其随时诉说疼痛，有助于缓解疼痛。

（二）产前教育

向产妇解释分娩过程可能产生的疼痛及原因、疼痛出现的时间及持续时间，使产妇有充分的思想准备，增加自信性和自控感。指导产妇减轻分娩疼痛的方法（如呼吸训练）和放松的方法。

（三）产时指导

在活跃期后，除指导产妇做深呼吸外，医务人员可按压腰骶部的酸胀处或按摩子宫下部，减轻产妇的疼痛感。

（四）暗示、转移方法

通过让产妇听音乐、看相关图片，或和产妇进行谈话等方法转移产妇对疼痛的注意，也可用按摩、热敷、淋浴等方法减轻疼痛。

（五）配合应用镇痛药、麻醉药

按医嘱给予镇静止痛剂可缓解疼痛。用药前应认真评估，并取得产妇同意；用药时应注意剂量、时间、方法；用药后观察产妇及胎儿对药物的反应，发现异常应及时报告医师并进行相应护理。

（沙涟漪）

第三节 分娩期非药物镇痛的应用及护理

一、概述

(一)定义

1.分娩痛

分娩痛是分娩时子宫平滑肌生理性收缩的独具特征,分娩痛伴随着分娩的发动而出现,分娩的结束而消失,因有节律性,也称分娩阵痛。

2.分娩期非药物镇痛

分娩期非药物镇痛是帮助孕产妇应对分娩疼痛的有用的工具和方法,可用来替代类阿片活性肽和硬膜外镇痛或作为其辅助手段而使母婴受益。常用方法:①自然分娩法(于 20 世纪30 年代由 Dick-Read 创建)。②Lamaze 呼吸减痛分娩法(于 1951 年由法国产科医师 Lamaze 创建)。③陪伴分娩(于 20 世纪 80 年代提出,已作为现代助产服务模式的基本内容之一)。④自由体位。⑤水疗法(20 世纪 80 年代开始出现在产科文献上)。⑥针刺或经皮电刺激法(中国传统治疗方法之一)。

(二)主要镇痛机制

1.自然分娩法

认为分娩痛源于社会诱导的期待,"恐惧-紧张-疼痛"综合征是大部分分娩痛的原因,通过产程教育,纠正关于分娩痛的错误期待,将呼吸技巧与放松技巧结合应用,并鼓励丈夫参与,共同面对,达到疼痛缓解。

2.Lamaze 呼吸减痛分娩法

Lamaze 呼吸减痛分娩法又称精神预防性无痛分娩法、心理助产法,是一种分娩预备和训练方法,将孕产妇的正条件反射和产程教育结合起来,通过训练放松来缓解肌肉的紧张,通过集中精力于呼吸的调整来建立新的注意中心,分散对产痛的注意,达到呼吸的频率与宫缩的节律相一致;呼吸的深度与宫缩的强度相协调,从而于宫缩时放松身体,增加子宫肌的供氧,达到缓解疼痛的效果。

3.陪伴分娩

通过陪伴者持续的情感支持(陪伴、倾听、承诺、鼓励、分享信息等)来降低产妇的情绪紧张和焦虑,从而缓解疼痛。

4.自由体位

产妇通过频繁变换身体姿势,找到相对舒适的体位,增加产妇的自我控制能力和自主的感受,达到减轻疼痛的效果。

5.水疗法

通过浮力、流体静压及特殊的热量,达到镇静和放松的作用。

6.针刺或经皮电刺激法

针刺疗法通过纠正"气"的不平衡来缓解分娩痛;经皮电刺激通过电刺激传入神经系统来阻

断痛觉的传导,达到止痛的效果。

(三)原则

所有措施必须安全,无不良反应。WHO提倡非药物性镇痛。

二、护理评估

(一)健康史

既往病史、孕产史、分娩史、月经周期及末次月经、本次妊娠经过,查看历次产前检查记录,核对孕周。

(二)生理状况

1.临床表现

(1)疼痛评估与分级:可选用Mc Gill疼痛调查表或简易疼痛评估量表。

(2)产程进展情况:评估宫颈变化及宫颈口扩张情况,宫缩持续时间、间隔时间、节律性、极性,胎先露下降程度及速度,胎方位及头盆关系等。

(3)胎儿情况:大小、胎心率及胎儿宫内状况。

2.适应证和禁忌证

非药物镇痛技术适用于所有孕产妇,没有禁忌证。

3.辅助检查

行胎心监护,了解胎儿宫内状况;行超声检查,了解胎盘功能及胎儿成熟度;实验室检查,血尿常规及出凝血时间。

(三)心理-社会因素

(1)孕产妇对自然分娩是否充满信心及对产痛的恐惧程度。

(2)孕产妇及家人对分娩期非药物镇痛技术的了解及接受程度。

(3)家人的支持及孕产妇配合程度。

(4)医院能否提供单间产房、分娩陪伴及责任制助产服务等。

三、护理措施

(一)一般护理

同分娩期妇女的护理。

(二)分娩期非药物镇痛的护理

1.自然分娩法的应用

(1)做好正常分娩产程教育,纠正错误的分娩观念。

(2)进行肌肉放松和呼吸技巧的训练。

(3)提供条件让丈夫参与训练,并教其在产妇分娩中紧紧围绕。

2.Lamaze呼吸减痛分娩法的应用

(1)廓清式呼吸的训练。①目标:身体真正放松。②应用时间:每项运动开始和结束前。③训练方法:坐、躺皆可,眼睛注视一个焦点,身体完全放松,用鼻慢慢吸气至腹部,用口唇像吹蜡烛一样慢慢呼气。④检查判断放松的程度:将检查的部位(一般选择上肢和下肢)慢慢抬起时会感觉肢体的重量,放开时,被抬起的部位会因重力作用而重重下垂,则表示完全松弛;否则应继续练习,直到孕妇完全放松。

（2）神经-肌肉控制运动。①目标：通过缩紧身体的某一部位，模拟子宫收缩，同时训练身体其他部位的放松，直到形成条件反射，一旦宫缩真正来临，即可在子宫收缩时，达到身体放松。②应用时间：妊娠期间，≥1次/天，15～20分钟/次。③训练方法：廓清式呼吸-缩紧身体的某一部位（右臂、左臂、右腿、左腿、右手右腿、左手左腿、右手左腿、左手右腿，每次一个部位）-放松-廓清式呼吸。

（3）呼吸运动。①目标：用意志控制呼吸，建立新的注意中心。②应用时间：妊娠满7个月后至分娩时。将产程分为4个阶段，即初步阶段（生产早期，收缩波不太规则，宫口开大约3 cm）、加速阶段（收缩波高且持久，宫口开4～8 cm）、转变阶段（收缩波起伏而尖锐，宫口开8～10 cm）、胎儿娩出阶段。不同阶段采用不同呼吸模式，呼吸时间与宫缩时间一致。③训练方法：初步阶段胸式呼吸，由鼻孔吸气口吐气，腹部保持放松，一次吸气吐气过程8～10秒；加速阶段浅而慢加速胸式呼吸，随子宫收缩增强而加速呼吸，随子宫收缩减缓而减慢呼吸，每次缩短2～4秒，至宫缩峰位时快速吸吐，宫缩减弱时每次增加2～4秒，直到平常状态呼吸；转变阶段浅的胸部高位呼吸，微张嘴快速吸吐，气流在喉头处打转发出"嘻嘻"音，又称"嘻嘻轻浅式呼吸"，完全用口呼吸，吸气与呼气相等量，避免换气过度；胎儿娩出阶段，学会聆听身体的感受，直到有不由自主用力地冲动，大口吸气，憋气（下巴往前缩，眼睛看肚脐），往下用力（像解大便一样），吐气（预产期前3周开始练习，只可模拟不要真的用力）；哈气运动，嘴巴张开，像喘息式急促呼吸，同时全身放松，直至想用力地冲动过去。训练时偶尔下口令："不要用力"，及时哈气，达到快速的本能反应。

（4）体操运动。①运动种类：腿部运动、盘腿坐式、脊柱伸展运动、产道肌肉收缩运动、腰部运动、膝胸卧式。②训练方法：在日常起居中有意识进行，随时可做。③目标：锻炼腹肌、臀肌、肛提肌、会阴肌群等分娩中使用的组织和器官，增加其韧性与支撑力，有利于分娩正常进行。

3.陪伴分娩的应用

分娩过程中有一个支持伙伴是帮助孕产妇处理疼痛的最成功方式之一。

4.自由体位的应用

分娩时常用体位有立位、行走、跪立、双手双膝位、蹲坐位、仰卧及侧卧位。①完成孕期自然分娩教育，教会使用各种分娩支持工具（分娩球、助行车等）。②分娩时，为产妇提供各种分娩支持工具，供选择分娩体位时使用。③按常规监测孕产妇及胎儿情况，并做好记录。

5.水疗法的应用

（1）提供水疗环境和设备。

（2）调节好水温。

（3）保持水的清洁，防止交叉感染。

6.针刺或经皮电刺激法的应用

针刺法因效果缺乏实证资料且操作有创而要求高，临床几乎不用；经皮电刺激法伴随技术的改进与革新，有一定的应用空间，详见相关设备及技术说明或相应的培训。

（三）心理护理

（1）鼓励产妇表达自己的感受与需求，加强与医护人员的沟通，消除紧张恐惧情绪。

（2）提供陪伴支持，充分发挥陪伴的作用，应用各种非药物镇痛技术，增加分娩信心。

（沙涟漪）

第十三章

血液透析室护理

第一节 血液透析护理操作

血液透析护理技术的专业性、技术性很强，随着透析技术的不断扩大和发展，血液透析专业护理的技术培训日益受到重视。合理规范的护理操作将不断提高护士工作能力，降低职业风险，加强护患、医护之间的沟通，提高专业护理人员的临床能力。

一、血液透析机使用前准备

现代血液透析机主要包括透析液自动配比系统、血液和透析液监视系统。在血液透析过程中，各种监控装置（包括操作人员对血液、透析液和患者的监控）及传感软件联合对血液透析各个环节进行监控和连续记录，保证整个透析系统及透析过程安全、持续地进行。在血液透析治疗前必须对透析机进行消毒、冲洗和检测，以保证血液透析治疗的安全性和有效性。

（一）上机前冲洗

在接受患者血液透析前对血液透析机进行前冲洗，目的在于防止消毒液的残留，防止透析液输送管道和排出道的污染。方法：①打开总电源和总水源，连接水处理设备。②打开血液透析机电源。③打开血液透析机冲洗键，根据机器说明书提供前冲洗时间。

（二）透析机自检

血液透析前，必须对透析机进行自检，为可靠、安全的临床治疗提供良好的基础。自检过程包含透析液供给系统、血循环控制系统和超滤控制系统。透析液自检包括透析液的配比浓度和温度、透析液的流量、透析液的漏血探测、透析液的电导度等。血循环控制系统自检包括动脉和静脉压力监测器、空气探测器、静脉夹、肝素泵等。超滤控制系统自检包括跨膜压监测、超滤平衡腔监测、压力传感器监测等。

二、血液透析机使用后的清洁、消毒

血液透析结束后，为防止患者透析过程中排出的废液对机器管道系统的污染或透析液本身对机器的物理反应，每次血液透析后，需对机器进行内部和外部的清洁、消毒，选择合适的消毒液

和冲洗方法。

（1）机器的外部清洁、消毒：患者血液或体液污染透析机时，应立即用有效消毒剂对机器表面进行擦洗、消毒。

（2）机器的内部清洁、消毒：血液透析结束后，按照厂家提供的方法，先反渗水冲洗，然后用柠檬酸或冰醋酸进行脱钙，再用化学或物理方法进行消毒，最后用反渗水冲洗干净。消毒、脱钙、冲洗过程按各类型机器的标准在机器内设置。常用的消毒方法可参考厂家提供的消毒方法，如化学消毒和热消毒。

（3）同日两次透析之间，机器必须消毒、冲洗。

（4）血液透析过程中如发生破膜、传感器渗漏，透析结束时应立即消毒机器。

（5）透析机应定期保养，保养内容包括机器内的除尘、机器管道的清洗（除锈、除垢）、电导度测试、平衡腔检测、血液泵保养等，并建立档案。

（6）如血液透析机闲置48小时以上，应消毒后再用。

三、透析液的准备及配制

血液透析液是一种含有电解质的液体，其溶质成分及离子浓度取决于临床需要，根据临床需求可含或不含葡萄糖。

在血液透析治疗过程中，透析液流动于半透膜的外侧，即患者血液的对侧，通过对流及溶质弥散等物理过程，达到纠正电解质失衡、酸碱平衡紊乱、清除体内代谢产物或毒性物质的目的。血液透析浓缩液是将血液透析干粉用透析用水配制而成，使用时按照血液透析浓缩液特定比例用透析用水稀释后使用。血液透析浓缩液包括酸性浓缩液（A液）和碳酸氢盐浓缩液（B液）两种。

（一）透析液应具备的基本条件

（1）透析液内电解质成分和浓度应和正常血浆中的成分相似。

（2）透析液的渗透压应与血浆渗透压相近，即等渗，为280～300 mmol/L。

（3）透析液应略偏碱性，pH 7～8，以纠正酸中毒。

（4）能充分地清除体内代谢废物，如尿素、肌酐等。

（5）对人体无毒、无害。

（6）容易配制和保存，不易发生沉淀。

（二）透析浓缩液的准备

1.环境和设施准备

（1）浓缩液配制室应位于血液透析室清洁区内的相对独立区域，周围无污染源，保持环境清洁，每班用紫外线消毒一次。

（2）配制A液或B液应有两个搅拌桶，并有明确标识；浓缩液配制桶须标明容量刻度，保持容器清洁，定期消毒。

（3）浓缩液配制桶每天用透析用水清洗一次；每周至少用消毒剂消毒一次，并用测试纸确认无残留消毒液。配制桶消毒时，须在桶外悬挂"消毒中"警示牌。

（4）浓缩液配制桶滤芯每周至少更换一次。

（5）浓缩液分装容器应符合中华人民共和国药典和国家/行业标准中对药用塑料容器的规定。用透析用水将容器内外冲洗干净，晾干，并在容器上标明更换日期，每周至少更换一次或消毒一次。

2.人员要求

用干粉配制浓缩液(A液、B液),应由经过培训的血液透析室护士或技术人员实施,做好配制记录,并有双人核对、登记。

(三)透析浓缩液的配制方法

1.单人份

取量杯一只,用透析用水将容器内外及量杯冲洗干净,按所购买的干粉产品说明的要求,将所需量的干粉倒入量杯内,加入所需量的透析用水,混匀后倒入容器内,加盖后左右、上下摇动容器,至容器内干粉完全融化即可。

2.多人份

根据患者人数准备所需量的干粉。将浓缩液配制桶用透析用水冲洗干净后,将透析用水加入浓缩液配制桶,同时将所需量的干粉倒入配制桶内。按所购买的干粉产品说明书,按比例加入相应的干粉和透析用水,开启搅拌开关,至干粉完全融化即可。将已配制的浓缩液分装在清洁容器内。

(四)透析浓缩液配制的注意事项

(1)浓缩 B 液应在配制后 24 小时内使用,建议现配现用。

(2)浓缩 B 液在配制装桶后应旋紧盖子,防止 HCO_3^- 挥发。

(3)浓缩 B 液在配制过程中不得加温,搅拌时间不得大于 30 分钟。

四、透析器与体外循环血液管路准备

透析器是血液透析中最重要的组成部分,它基本具备两大功能:溶质清除和水的超滤。透析膜是透析器的主要部分,它将血液和透析液分开。常用的透析膜有铜氨纤维素、醋酸纤维素、聚丙烯腈、聚碳酸酯、聚砜、聚醚砜膜。其中以聚碳酸酯、聚砜、聚醚砜膜的合成膜透析器是目前国际上最流行的透析器,它的特点是通透性高,对中、小分子物质的清除率高,生物相容性好而不发生补体激活。体外血液循环管路由动脉管路和静脉管路组成,它的主要功能是将患者的血液通路、透析器进行连接,达到排气、预冲、引血、循环、监测的目的。

透析器常用消毒方法为环氧乙烷、γ射线、高压蒸汽和电子束消毒。蒸汽、γ射线和电子束消毒对患者危害性小,透析管路常规用环氧乙烷消毒。新的透析器和透析管路使用前应用≥800 mL的生理盐水进行预冲处理,以避免透析器中的“碎片”(可以进入身体的固体物质或可溶解复合物)进入体内,同时清除透析器生产过程中其他潜在的污染物和消毒剂。如怀疑患者过敏,增加预冲量,并上机循环。

(一)一次性透析器与体外循环血液管路的准备与预冲

1.物品准备与核对

(1)准备透析器、体外循环血液管路(含收液袋)、预冲液或生理盐水 1 000 mL、肝素液、输液器。

(2)检查物品使用型号是否正确,包装有无破损、潮湿,以及消毒方式、有效期等。

(3)操作前应仔细阅读透析器说明书,了解不同透析膜对冲洗的要求,并严格按要求操作。

2.透析器准备

(1)确认透析器已消毒、冲洗并通过自检。

(2)连接 A、B 液,透析器进入配制准备状态。

3.患者的核对

(1)体外循环血液管路安装前再次核对患者姓名,确定透析器型号。

(2)患者在血液透析过程中更换透析器型号时,应按照说明书选择厂方提供的预冲方法。

4.评估

操作前进行评估,内容包括患者姓名及透析器和体外循环血液管路的型号、有效期、包装情况、操作方法和物品准备。

5.操作方法

(1)确认透析器及体外循环血液管路的型号、有效期、包装有无破损,按照无菌原则进行操作。

(2)将透析器置于支架上。透析器的动脉端连接循环管路的动脉端(透析器动脉端向下),透析器的静脉端连接体外循环血液管路的静脉端。

(3)连接预冲液于动脉管路补液管处或动脉管路端口锁扣处,排尽泵前动脉管处的空气。

(4)启动血泵,流速≤100 mL/min(也可参照厂家提供的透析器说明书所建议的流速)。先后排出动脉管路、透析器膜内及静脉管路内的空气。液体从静脉管路排出至废液袋(膜内预冲),建议膜内预冲量≥600 mL。

(5)连接透析液,排出膜外空气(膜外预冲)。

(6)进行闭路循环,循环时间≥5 分钟(过敏的患者可延长时间)。闭路循环时流速为250～300 mL/min,并设定超滤量为 200 mL 左右(跨膜预冲)。

(7)总预冲量也可按照厂家提供的说明书操作。

(8)停血泵,关闭补液管和输液器开关,透析器进入治疗状态,准备透析。

(9)注意不得逆向冲洗,密闭循环前应达到预冲量。建议闭路循环时从动脉端注入循环肝素。

(10)建议使用湿膜透析器时,先弃去透析器内保留的液体。

(二)重复使用透析器的准备与预冲

透析器重复使用(简称复用技术)始于 20 世纪 60 年代,20 世纪 70 年代后期有不少报道。透析器重复使用涉及医学、经济、伦理、工程技术等多方面理论。透析器的重复使用是指在同一患者身上使用,不可换人使用。

1.物品的准备与检查

(1)可复用透析器、生理盐水 1 000～1 500 mL、输液器、消毒液浓度测试纸和残余浓度测试纸。

(2)检查复用的透析器是否在消毒有效期内,检查透析器复用次数、有无破损,检查透析器内消毒液是否泄漏,测试消毒液的有效浓度。

(3)两人核对患者姓名及透析器型号。

(4)确认复用透析器的实际总血室容积(TVC/FBV)和破膜试验。

2.透析器准备

(1)确认透析器已消毒、冲洗。

(2)连接 A、B 液,并通过自检,透析器进入配置准备状态。

3.患者的核对

(1)核对患者的姓名与透析器上标注的姓名是否一致。

(2)核对透析器重复次数与记录是否一致。

4.冲洗方法

(1)再次检查透析器上姓名是否与所治疗患者一致。

(2)排空透析器内消毒液。

(3)将生理盐水 1 000 mL 接上输液器,连接于动脉管路补液管处。

(4)安装管路,启动血泵,流速≤150 mL/min,先后排出动脉管路、透析器及静脉管路内的空气,液体从静脉管路排出至收液袋。

(5)冲洗量 1 000 mL(膜内冲洗)。

(6)冲洗量 1 000 mL 后,连接透析液,排出膜外空气(膜外冲洗),形成闭路循环,调节流速 250 mL/min,超滤量 200～300 mL,循环时间 10～15 分钟。

(7)密闭循环时从动脉端注入肝素 10 mg(肝素 1 250 U),循环时间结束后,从动、静脉端管路的各侧支管逐个排出生理盐水 30～50 mL。

(8)检测消毒剂残余量,若不合格,则应加强冲洗和延长循环时间,直到合格。

(9)停血泵,关闭补液管和输液器开关,进入治疗状态,准备透析。

5.护理评估

连接患者前做好下列评估。

(1)确认患者姓名与透析器标识、型号、消毒有效期相同。

(2)确认透析器残余消毒液试验呈阴性。

(3)确认透析器无破膜,实际的总血室容积(TVC/FBV)和破膜试验在正常范围。

(4)确认循环血液管道内没有空气。

五、血液透析上、下机操作技术

以血液透析通路为动静脉内瘘为例,说明血液透析上机、下机操作技术。

(一)血液透析上机护理

患者在洗手、更衣后进入治疗室,由指定护士接诊,核对医嘱,评估后进行治疗。

1.物品准备

(1)透析器、体外循环血液管路、动静脉内瘘穿刺针、生理盐水、输液器、透析液、止血带等。

(2)治疗盘、皮肤消毒液。

(3)根据医嘱准备抗凝剂。

2.患者评估

(1)测量体温、脉搏、呼吸、血压,称体重并记录。

(2)了解患者的病史、病情,核对治疗处方。

(3)确认透析器的型号、治疗时间、血液流量、透析液流量、抗凝剂、治疗药物、化验结果等。

(4)血管通路评估:听诊及触诊患者动静脉内瘘有无震颤、血肿、感染或阻塞征象。

3.设备评估

(1)透析机运行正常,透析液连接准确。

(2)正确设定透析器报警范围。

(3)复用透析器使用前,消毒剂残留检测试验应为阴性。

4.操作方法

(1)血液透析机按常规准备并处于治疗前状态,透析器、体外循环血液管路预冲完毕,确认循环血液路内空气已被排去,动、静脉管路与透析器衔接正确,等待上机。

(2)根据医嘱设置治疗参数:超滤量、治疗时间、追加肝素用量、追加肝素泵停止时间、机器温度、电导度等。

(3)检查循环血液管路连接是否正确紧密,有无脱落、漏水,管路内有无气泡,不使用的血路管分支是否都已夹闭,动、静脉壶的液面是否调整好。

(4)检查透析液是否连接在透析器的动、静脉端,连接是否正确、紧密,有无脱落、漏水。

(5)建立血管通路。

(6)根据医嘱从血液透析通路的静脉端推注抗凝剂,应用常规肝素者,设定追加肝素。

(7)连接体外循环血液管路和血液透析通路的动脉端,打开夹子,妥善固定。

(8)调整血液流量<100 mL/min,开泵,放预冲液,引血(患者有低血压等症时,根据病情保留预冲液)。

(9)引血至静脉壶,停泵,夹闭体外循环血液管路静脉端(注:停泵和夹闭体外循环管路同时进行,可减少小气泡残留),将其连接于血液透析通路的静脉端,打开夹子,妥善固定。

(10)再次检查循环血液管路连接是否紧密,有无脱落、漏水、漏血,管路内有无气泡。

(11)启动血泵,开始计时并进入治疗状态,打开肝素泵。

(12)准备 500 mL 生理盐水,并连接体外循环血液管路,以备急用。

(13)再次核对治疗参数,逐渐加大至治疗血液流量。

5.护理要点

(1)操作过程中,护士应集中注意力,严格无菌操作,特别注意保护动、静脉端连接口,避免污染。

(2)上机前和上机后应仔细检查体外循环血液管路安装是否正确、紧密,有无脱落、漏水,管路内有无气泡,管路各分支是否都夹闭。

(3)根据医嘱正确设置各治疗参数(超滤量、治疗时间、追加肝素用量、机器温度、电导度等)。

(4)引血时,血液流量≤100 mL/min。

(5)密切观察患者有无胸闷、心悸、气急等不适主诉。若患者出现不适主诉,应立即减慢引血流量,通知医师,必要时停止引血。注意观察血液透析通路引血时的流量状况,若流量不佳,应暂停引血,调整穿刺针或置管的方向,确定血液透析通路通畅的情况下,再继续引血。

(6)机器进入治疗状态后检查循环血液管路是否妥善固定,避免管路受压、折叠和扭曲。

(7)操作结束时,提醒患者如有任何不适,应及时告诉医护人员。

(8)护士结束操作后,脱手套,洗手,记录。

(二)血液透析下机护理

血液透析结束时,血液透析机发出听觉或视觉的提示信号,提醒操作者治疗程序已经结束,需将患者的血液收纳入体内。

1.物品准备

(1)生理盐水 500 mL。

(2)弹力绷带、消毒棉球或无菌敷贴。

（3）医疗废弃物盛物筒。

2.患者评估

（1）测量患者血压，如血压较低时应增加回输的生理盐水量。

（2）提示患者治疗将结束，指导患者共同对动静脉内瘘进行止血和观察。

（3）核对患者目标治疗时间和目标超滤量，并记录。

（4）询问患者有无头晕、出冷汗等不适。

3.操作方法

（1）调整血液流量≤100 mL/min，关闭血泵，分离体外循环血液管路动脉端的连接。

（2）动脉端管路连接生理盐水。

（3）用消毒棉球（纱布、敷贴）压迫穿刺点止血。

（4）开启血泵。在回血过程中，可翻转透析器，使透析器静脉端朝上，有利于空气和残血排出；也可用双手轻搓透析器，以促进残血排出。

（5）静脉管路内的液体为淡粉红色或接近无色时关闭血泵，夹闭静脉穿刺针。

（6）分离体外循环血液管路静脉的连接（若回血前患者出现低血压症状，回血后先保留静脉穿刺针备用，待血压恢复正常、症状明显改善后再拔除静脉穿刺针），消毒棉球或无菌敷贴压迫穿刺点止血。

（7）在回血过程中注意观察按压点有无移位、出血等情况。

（8）按要求处理医疗废弃物。

（9）总结、记录治疗单。协助患者称体重，向患者或家属交代注意事项。

4.护理要点

（1）回血时，护士注意力要集中，严格无菌操作。

（2）禁忌用空气回血。及时处理穿刺针，防止针刺伤。

（3）患者在透析过程中如有出血倾向，如不慎咬破舌头、牙龈出血等，在透析结束后，根据医嘱用鱼精蛋白对抗肝素。

（4）注意观察透析器和体外循环血液管路的残、凝血状况，并记录。

（5）穿刺点应用无菌敷料覆盖后，指导患者对穿刺点进行按压，防止出血；也可用弹力绷带加压包扎，松紧以能止住血、可扪及瘘管震颤和搏动为宜。

（6）告知患者起床速度不要太快，以防止发生直立性低血压，对伴有低血压、头晕、眼花者，再次测量血压。

（7）告知患者透析当天穿刺处敷料要保持干燥，穿刺侧的手臂不要用力，防止感染、出血。

（8）对老人、儿童和不能自理的患者，护士应协助称体重，并加强护理。

5.2010年SOP推荐的密闭式回血方法

（1）调整血液流量至50～100 mL/min。

（2）打开动脉端预冲侧管，用生理盐水将残留在动脉侧管内的血液回输到动脉壶。

（3）关闭血泵，靠重力将动脉侧管近心侧的血液回输入患者体内。

（4）夹闭动脉管路夹子和动脉穿刺针处的夹子。

（5）打开血泵，用生理盐水全程回血。回血过程中，可双手揉搓滤器，但不得用手挤压静脉端管路。当生理盐水回输至静脉壶、安全夹自动关闭后，停止继续回血。不宜将管路从安全夹中强制取出，不宜将管路液体完全回输至患者体内，否则易发生凝血块入血或空气栓塞。

（冯　丽）

第二节　临时性血管通路护理

一、经典临时性血管通路

经典临时性血管通路包括直接动脉穿刺、临时性的中心静脉留置导管(包括股静脉、颈内静脉、锁骨下静脉)。

临时性血管通路的适应证:①急性肾损伤患者需要紧急血液透析。②终末期肾脏病患者内瘘未成熟或未建立血管通路前出现各种危及生命的并发症,如高血钾症、急性左心衰、严重酸中毒等,需紧急血液透析。③动静脉内瘘失功能、血栓形成、流量不足、感染等。④其他疾病需行血液净化治疗,如血液灌流、免疫吸附、CRRT、血浆置换等。⑤腹膜透析患者出现紧急并发症,需血液透析治疗。

(一)直接动脉穿刺

临床常选择桡动脉、足背动脉、肱动脉。

1.穿刺技术

(1)穿刺前可先局部用利多卡因皮下少量注射,以减轻疼痛、减少血管收缩。

(2)充分暴露血管,摸清血管走向。

(3)动脉穿刺针可选用较细有侧孔的针(常规穿刺针为 16 号,动脉穿刺时可选用 14 号,以减少血管损伤)先进针于皮下,摸到明显搏动后再沿血管壁进入血管。

(4)见有冲击力的回血和搏动,固定针翼。

2.护理要点

(1)穿刺时尽量做到一针见血,如穿刺不成功、反复穿刺容易引起血肿。

(2)刚开始血液透析时血流量欠佳,大多因为血管痉挛所致,只要穿刺到位,血流量会逐渐改善。

(3)透析结束注意压迫,防止血肿和出血。穿刺点应先指压 30 分钟,然后用纱球压迫 30 分钟,再用弹力绷带包扎 2～4 小时。

(4)宣教和自我护理:注意观察局部穿刺点有无出血、血肿,如有出血即刻采用指压法;出现血肿当天冷敷,次日开始热敷或用多磺酸黏多糖乳膏按摩;局部保持清洁,防止感染;穿刺侧肢体不建议提重物、负重;建议穿刺部位 6～12 小时进行无菌包扎,不宜包扎过紧,注意肢体温度改变;穿刺前建议用温水清洗穿刺部位。

通过直接动脉穿刺进行血液透析是有争议的。绝大多数学者不主张选用动脉穿刺,特别是桡动脉和肱动脉是动静脉内瘘手术首选的血管,反复穿刺造成动脉血管狭窄,影响内瘘的成功及血流量,会对手术产生影响。

(二)颈内静脉留置导管

对于熟练掌握置管技术的操作者,颈内静脉是首选的途径。

1.患者准备

(1)术前介绍置管的重要性,以取得配合。

(2)身体状况许可条件下,先洗头、清洁皮肤。

(3)体位:患者取仰卧位,头部略转向左侧(一般选右侧穿刺),肩下可放置一块软垫,使头后仰。

2.穿刺技术

以胸锁乳突肌的胸骨头、锁骨头和锁骨构成的三角形顶点为穿刺点,触到颈内动脉搏动后,向内推开颈内动脉,在局麻下用针头探测到静脉血后,再用连接 5 mL 注射器的 16 号套管针,对着同侧乳头方向与皮肤呈 45°向后稍向外缓慢进针,边进针边抽回血。刺入静脉后见回血,固定好穿刺针,嘱患者不要深吸气或咳嗽,卸下针筒,快速放入导引钢丝,退出穿刺针,用扩张管扩张皮下隧道后置入颈内静脉留置导管,抽出钢丝。见回血通畅时分别注入肝素生理盐水(临床上常用生理盐水 500 mL+肝素 20 mg),夹闭管道。此时颈内静脉内的压力是负压,应注意不要将夹子打开,防止空气进入体内。当患者出现容量负荷过多时,静脉压力升高,血液会回流。缝针固定留置导管,覆盖无菌纱布。

3.优缺点

(1)优点:操作较锁骨下静脉置管容易,狭窄发生率低,可留置 3~4 周,血流量较好。

(2)缺点:头颈部运动可受限,往往影响患者美观。

(三)股静脉留置导管

股静脉留置导管是最简单、安全的方法,但是容易出现贴壁现象,导致血流量欠佳和感染,适合于卧床患者。

1.患者准备

(1)术前介绍置管的重要性,以取得配合。

(2)清洁局部皮肤,并备皮。

(3)体位:患者取仰卧位,膝关节弯曲,大腿外旋、外展,穿刺侧臀部垫高,充分显露股三角。

(4)注意隐私部位的保护。

2.穿刺技术

以髂前上棘与耻骨结节连线的中、内 1/3 交界点下方 2 cm 处、股动脉内侧 0.5~1.0 cm 为穿刺点。左手压迫股动脉,局麻后用穿刺针探测到静脉血后再用连接 5 mL 注射器的 16 号套管针与皮肤呈 30°~40°刺入,针尖向内向后,朝心脏方向,以免穿入股动脉或穿破股静脉。穿刺时右手针筒可呈负压状,见到强有力的回血后卸下针筒,快速放入导引钢丝,退出穿刺针,用扩张管扩张皮下隧道后置入股静脉留置导管,抽出钢丝。见回血通畅时注入肝素生理盐水,夹闭管道。缝针固定留置导管,覆盖无菌纱布。

3.优缺点

(1)优点:操作容易,方法简便,尤其是心力衰竭患者呼吸困难不能平卧时,应首选股静脉。

(2)缺点:由于解剖位置的原因,较颈内静脉容易感染,血流量较差,血栓发生率较高;同时股静脉置管会给患者行动带来不便。

(四)锁骨下静脉留置导管

锁骨下静脉留置导管操作难度和风险较大,易出现血、气胸等并发症。

1.患者准备

(1)术前介绍置管的重要性,以取得配合。

(2)身体状况许可条件下,先洗头、清洁皮肤。

(3)体位:患者平卧于30°～40°倾斜台面,肩胛间垫高,头偏向对侧,穿刺侧上肢外展45°、后伸30°,以向后牵拉锁骨。

2.穿刺技术

以锁骨中、内1/3交界处、锁骨下方1 cm为穿刺点。在局麻下进针,与胸骨纵轴呈45°、胸壁呈25°,指向胸锁关节,针尖不可过度向上向后,以免伤及胸膜。穿刺方法同颈内静脉置管。

3.优缺点

(1)优点:不影响患者行动及美观,可留置3～4周,血流量较好。

(2)缺点:置管技术要求较高,易发生血、气胸并发症,血栓和狭窄发生率也较高。

二、带涤纶套深静脉留置导管

经典临时性中心静脉留置导管简便、易于掌握,但保留时间短、并发症多。而一些需长期透析的患者因曾实施多次动静脉内瘘术或人造血管搭桥术,无法再用动静脉内瘘作为血管通路。因此,具有涤纶套的双腔留置导管就应运而生,临床上也称永久性(或半永久性)留置导管。

带涤纶套深静脉留置导管的适应证:①动静脉内瘘尚未成熟而需立即血液透析的患者。②一小部分生命期有限的尿毒症患者。③无法建立动静脉瘘管且不能进行肾移植的患者。④有严重动脉血管病的患者。⑤低血压而不能维持透析时血流量的患者。⑥心功能不全不能耐受动静脉内瘘的患者。

(一)材料特性

外源性材料进入血液可导致血小板黏附、聚集于导管表面,形成纤维蛋白鞘和凝血块,从而激活体内凝血机制。其中,导管的材料和硬度是两个重要因素。目前认为,最佳的导管材料是聚氨酯,尤其以聚矽氧烷生物材料为好。目前最常用的是带涤纶毡套的双腔导管,也有使用两根单腔导管进行透析的。近年来,临床上又出现了几种改良的导管,如抗生素(药物)外涂层和肝素外涂层的导管,可以减少导管感染概率和预防导管外纤维蛋白鞘的形成。

(二)体位

患者取仰卧位,颈部置于正中位。

(三)穿刺技术

置管可以在手术室或放射介入室进行。以右胸锁乳突肌内缘环状软骨水平、颈内动脉搏动最显著之右侧旁开0.8 cm处作为穿刺点。常规消毒铺巾后,局麻穿刺处及皮下隧道处,穿刺针与皮肤呈30°～45°,针头朝向同侧乳头方向,探及静脉后将导丝从穿刺针芯送入,固定导丝,在导丝出口处做一个1.5 cm长的皮肤切口,然后在同侧锁骨下3～4 cm做长约1 cm的皮肤切口,用隧道针在切口间做一皮下隧道,把双腔管从锁骨下隧道口放入,从另一隧道口拉出,管壁涤纶套距出口2 cm,扩张器从导丝处放入,扩张后把双腔管套在导丝外置入颈内静脉,边送边撤去双腔管外硬质层,拔出导丝。抽吸通畅,注入管腔相同容积的肝素封管液,肝素帽封管,缝合皮下隧道口(上口),无菌敷料覆盖,10天左右拆除缝线。

(四)特点

(1)手术相对简单,一般术后即可使用,不需成熟期。

(2)每次血液透析时不需静脉穿刺,减少了患者的痛苦。

(3)不影响血流动力学特性,心脏功能较差的患者适用。

(4)与临时置管相比较,留置时间长,而且涤纶套与皮下组织黏合,降低了感染发生可能,并使导管固定合理,减少了因牵拉等外界因素造成的导管移位和滑脱。

三、深静脉留置导管护理流程

(一)换药

1.物品准备

一次性无菌换药包(内含一次性换药碗、无菌棉球、无菌纱布、一次性镊子等)、无菌手套、无菌贴膜、消毒液、胶布。

2.患者准备

患者平卧,头侧向一侧,暴露导管穿刺部位皮肤。建议患者戴口罩。

3.工作人员准备

洗手、戴口罩、帽子。

4.核对

患者姓名、性别、年龄、透析号、床号、透析时间、治疗模式。

5.换药过程

(1)取下覆盖导管出口处的敷料和导管口的纱布。

(2)评估导管出口处有无红肿,局部有无渗血、渗液现象,导管周围皮肤有无破溃,导管有无脱出及破损情况。

(3)快速洗手液洗手。

(4)打开无菌换药包,倒入消毒液,戴无菌手套。

(5)以导管入口处为中心,用消毒剂由内向外进行皮肤消毒,消毒范围直径>10 cm。清除导管入口处血垢,正反各两遍。

(6)导管消毒:用消毒剂消毒导管的软管部分及动静脉外露部分,同时要彻底清除导管表面血迹及污迹,切忌反复涂擦。

(7)在导管入口处覆盖2～3块无菌纱布或贴膜,并给予妥善固定。

(二)上机

1.物品准备

一次性无菌上机包(内含一次性换药碗、无菌棉球、无菌纱布、一次性镊子等)、无菌手套、消毒液、无菌治疗盘(无菌注射器、抗凝剂)。

2.工作人员准备

洗手,戴口罩、帽子。

3.上机护理操作

(1)无菌治疗巾铺于穿刺处。

(2)分离动脉端的肝素帽(注意:动脉夹子必须在关闭状态),用消毒棉球消毒导管横截面和导管螺纹口,连接无菌注射器,抽出导管内的封管液及可能形成的血凝块(2～3 mL);注意纱布,观察是否有血凝块;导管口套上注射器。

(3)分离静脉端的肝素帽(注意:静脉夹子必须在关闭状态),用消毒棉球消毒导管横截面和导管螺纹口,连接无菌注射器,抽出导管内的封管液及可能形成的血凝块(2～3 mL);注意纱布,观察是否有血凝块;导管口套上注射器。

(4)在静脉端注入抗凝剂(遵医嘱)。

(5)取下动脉端的注射器,连接动脉血路管,打开夹子。

(6)调整血液流量≤100 mL/min,开泵,引血。

(7)引血至静脉壶,停泵,夹闭静脉端管路,连接于静脉端(注意排出空气),打开夹子。

(8)开泵,调整治疗参数。

(9)留置导管连接处用无菌纱布或治疗巾包裹,妥善固定。

(三)下机

留置导管下机护理操作可采用一人边回血边封管的方法;也可两人协作,一人回血,一人封管。

1.物品准备

一次性无菌下机包(内含一次性换药碗、无菌棉球、无菌纱布、一次性镊子等)、无菌手套、消毒液、无菌治疗盘(含20 mL生理盐水的注射器2支、肝素封管液2支)、肝素帽2个、500 mL生理盐水。

2.工作人员准备

洗手,戴口罩、帽子。

3.下机护理操作

(1)评估患者生命体征及治疗参数是否完成。选择回血状态,血液流量≤100 mL/min,动脉端连接生理盐水,将管路内血液缓慢回输入患者体内。

(2)戴无菌手套,用消毒棉球消毒动脉端导管横截面和螺纹口,用脉冲式方法在动脉端侧注入20 mL生理盐水(注射器留于导管),夹闭动脉端夹子。

(3)回血完毕,停泵,夹闭管路静脉端与导管夹子后断离,消毒静脉端导管横截面和导管螺纹口,用脉冲式方法在静脉端侧注入20 mL生理盐水(注射器留于导管),夹闭静脉端夹子。

(4)在导管动、静脉端侧注入导管相应容量的肝素(肝素浓度视患者的凝血功能而定),夹闭夹子,连接无菌肝素帽。

(5)导管口用无菌敷料包裹妥善固定。

(四)并发症及护理

常见并发症有导管感染、血流不畅、出血。

1.导管感染

(1)常见原因。①深静脉留置导管感染分为导管出口部感染、隧道感染和血液扩散性感染或导管相关性菌血症。②感染的局部危险因素包括患者皮肤完整性受损和个人卫生习惯差、使用不透气敷料、伤口出汗、鼻腔及皮肤葡萄球菌定植等;感染的全身危险因素包括导管使用和管理不当。③感染的其他因素包括出口周围渗血、血液流量不畅或处理血液流量不畅过程中导管的反复开放及导管留置时间过长、创伤性重建手术(如取栓)等。另外,导管留置部位不同,感染发生率也不同,如股静脉置管较锁骨下静脉及颈内静脉置管感染发生率高。

(2)临床表现。①导管出口部位感染:导管出口处或周围皮肤红、肿、热,并有脓性分泌物。②隧道感染:皮下隧道肿胀,轻轻按压出口处可见脓性分泌物。③血液扩散性感染:血透开始15分钟～1小时,出现畏寒、发热。

(3)护理评估。①透析前、透析中和透析后观察患者体温变化,注意有否发冷、发热、寒战等症状。②观察穿刺伤口、隧道出口处有否红、肿或渗出物。③评估患者的自我护理及卫生习惯。

(4)干预。①常规消毒导管周围皮肤,更换无菌敷料,一般用消毒剂由内向外消毒,直径

＞10 cm,并清除局部的血垢,覆盖透气性较好的伤口敷料,妥善固定。②换药过程中应观察穿刺部位有无早期感染迹象,若导管不完全滑脱或感染,应拔除而不应推入;管腔不能暴露于空气中,操作中取下肝素帽应立即接上注射器。③告知患者应养成良好的卫生习惯,注意鼻腔护理,勤换内衣,伤口敷料保持清洁干燥。建议操作时患者戴口罩或头侧向一边。④工作人员规范洗手可使感染率下降,导管护理时应遵循无菌操作原则。

(5)护理。①轻微的出口感染不合并菌血症和/或隧道感染时,局部定时消毒、更换敷料,予局部抗生素治疗或口服抗生素,一般炎症即可消退。②隧道感染时临床上必须使用有效抗生素2～3周,严重者要拔管,在其他部位重新置管或新隧道换管。③血液扩散性感染时应予以拔管,并留取外周血标本和导管血标本进行细菌培养和药物敏感试验。可先予经验性抗生素静脉治疗,血培养阳性者根据药物敏感试验结果选用抗生素,抗生素治疗至少3周。

2.导管血流不畅

(1)常见原因:留置导管使用时间过长;患者高凝状态;抗凝剂用量不足;导管扭曲、移位;导管周围纤维蛋白鞘形成;静脉狭窄;血栓形成等。

(2)临床表现:血液透析开始抽吸不畅,血液透析过程中血液流量不畅或下降。

(3)护理评估:①血液透析过程不能达到理想的血液流速。②抽吸导管过程中,导管有"吸力",出现不畅。③推注通畅,回抽有阻力。

(4)预防和护理:①每次血液透析后准确的肝素封管可以最大限度地降低血栓形成。②变换体位或变换导管位置,可改善血液流量。③抽吸过程中出现血液流量不畅,切忌强行向导管内推注液体,以免血凝块脱落而引起栓塞。④血栓形成或纤维蛋白鞘形成时可采用尿激酶溶栓法。方法:生理盐水3～5 mL＋尿激酶5万～15万单位,利用"负压吸引方法"缓慢注入留置导管,保留15～20分钟,回抽出被溶解的纤维蛋白或血凝块。若一次无效,可重复进行(注意:尿激酶溶栓法应在医师指导下进行,患者无高血压、无出血倾向方可使用),如反复溶栓无效,可使用生理盐水100 mL＋尿激酶25万单位,导管内维持滴注7天,每天4～6小时。如溶栓仍无效,则予拔管。⑤当出现抽吸不畅时,建议血液透析结束时应用尿激酶加肝素封管。

3.导管出血

(1)常见原因和临床表现:①穿刺经过不顺利,血管因反复穿刺导致损伤,穿刺处局部出现血肿。②尿毒症患者由于造血功能障碍,红细胞和血小板计数大多低于正常,加之血液透析过程中应用抗凝剂等,留置导管伤口处出现渗血、皮下瘀血及血肿。③留置导管时间太长,造成出血和渗血。

(2)护理评估:①上机前进行换药时,观察导管局部有无出血倾向,若瘀斑、血肿、渗血、出血。②了解患者有否贫血、凝血功能障碍。③评估患者对留置导管自我护理的认知度。④透析前后检查导管的位置、伤口,并做好宣教。

(3)预防和护理:①穿刺过程如误穿动脉或反复穿刺,应充分按压,防止穿刺点出血;沿皮肤血管穿刺点进行有效按压,再用冰袋冷敷;如需立即透析,应减少或避免使用抗凝剂。②严重贫血及红细胞和血小板较低的患者,血液透析过程中少用或慎用抗凝剂,视病情可采用小剂量或无抗凝剂透析。③妥善固定导管,告知患者注意留置导管的自我护理,减少穿刺部位的活动,减少牵拉,预防导管的滑出。④每次透析应严格检查患者的导管固定、导管位置、导管出口的皮肤等,及时发现问题并解决。⑤穿刺部位出现血肿时,先指压、冷敷,待无继续出血时,再行血液透析,并严格观察抗凝剂使用后的出血并发症。⑥对长期留置导管的患者应加强观察和护理,防止导管滑脱,引起出血。⑦局部血肿较大难以压迫或症状严重者,可平卧后拔管止血,并严密观察。

(4)自我护理及宣教:①留置导管期间养成良好的个人卫生习惯,保持局部干燥、清洁。如需淋浴,一定要将留置导管及皮肤出口处用伤口敷料密封,以免淋湿后感染,若穿刺处出现红、肿、热、痛症状,应立即就诊,以防感染扩散。②除股静脉留置导管不宜过多起床活动外,其余活动均不受限制,但也不宜剧烈活动,以防留置导管滑脱;同时还要提醒患者,尽量穿对襟上衣,以免脱衣服时将留置导管拔出。一旦滑脱,应压迫止血并立即就诊。③血液透析患者的深静脉留置导管,一般不宜做他用,如抽血、输液等。

(冯　丽)

第三节　血液透析监控与护理

患者在接受血液透析治疗时,由于各种因素会导致发生与透析相关的一系列并发症。血、液透析护士在患者接受治疗前、治疗中、治疗结束后加强护理并严密监控是降低血液透析急性并发症发生率、保证治疗安全性和治疗效果的重要手段。

一、患者入室教育

患者在接受血液透析前,建议血液透析护士对患者进行一次入室教育,内容包括以下几条。

(1)让患者了解为什么要进行血液透析,了解血液透析对延长患者生命和提高生活质量的意义。重要的是,让患者理解并接受血液透析将是一种终身的替代治疗。

(2)介绍血液透析在国内外的进展情况,建议带患者和家属参观血液透析室,提高患者对治疗的信心。

(3)了解患者的心理问题,进行辅导和心理安抚。

(4)指导患者掌握自我保护和自我护理的技能。

(5)签署医疗风险知情同意书和治疗同意书。

(6)介绍血液透析的环境和规章制度:挂号、付费、入室流程及透析作息制度、透析室消毒隔离制度,并介绍护士长、主治医师等工作人员。

(7)进行全套生化(肾功能、电解质)检查,并了解患者的肝功能及乙型肝炎病毒(HBV)、丙型肝炎病毒(HCV)、人类免疫缺陷病毒(HIV)、梅毒(RPR)等感染情况。

(8)填写患者信息:姓名、性别、年龄、婚姻状况、原发病、家庭角色、家庭地址、联系方法(必须有2个家庭主要成员)、医疗费用支付情况等。做好实名制登记,患者需提供身份证。

二、患者透析前准备及评估

透析前对患者进行评估是预防和降低血液透析并发症的重要环节,内容如下。

(1)了解患者病史(原发病、治疗方法、治疗时间),透析间期自觉症状及饮食情况,查看患者之前的透析记录。

(2)测量血压、脉搏,有感染、发热及中心静脉留置导管者必须测量体温。

(3)称体重,了解患者干体重和体重增长情况,同时结合临床症状与尿量,评估患者水负荷状况,为患者超滤量的设定提供依据。

(4)抗凝:抗凝应个体化并经常进行回顾性分析,可根据患者凝血机制、有无出血倾向、结束回血后透析器残血量等诸多因素,遵医嘱采用抗凝方法和抗凝剂量。

(5)血液通道评估:检查动静脉内瘘有无感染、肿胀和皮疹,吻合口是否扪及搏动和震颤,以确定血液通道是否畅通,做好内瘘穿刺前的准备;检查中心静脉导管的固定、穿刺出口处有否血肿及感染等情况。

(6)对于维持性透析患者,要进行心理、营养状况、居家自我照顾能力及治疗依从性的评估,以便对患者实施个体化护理方案,提高治疗的顺应性;对糖尿病或老年患者应采取针对性的护理措施;对危重患者,应详细了解病情,在及时正确执行医嘱之外,应进行重病患者的风险评估,并积极做好相应的风险防范准备,如备齐各种抢救用品及药物等。

(7)透析前治疗参数的设定。①透析时间:诱导期透析患者,每次透析时间为2~3小时;维持性血液透析患者每周透析3次,每次透析时间为4.0~4.5小时。②目标脱水量的设定:根据患者水潴留情况和干体重,结合临床症状,按医嘱设定,并可采用超滤曲线进行脱水,有助于改善患者对水分超滤的耐受性。若透析机有血容量监测(BVM)装置,可借助其确定超滤量。同时,也可应用钠曲线帮助达到超滤目标,降低高血压或低血压的发生率,但应注意钠超负荷的风险。③肝素追加剂量:常规透析患者全身肝素化后,按医嘱设定每小时追加剂量,若应用低分子肝素或无抗凝剂透析则关闭抗凝泵。④血液流量的设定(开始透析后):血液流量值(以 mL/min 为单位)一般取患者体重(以 kg 为单位)的 4 倍,在此基础上可根据患者的年龄和心血管状况予以增减。

以上各项参数在治疗过程中均可根据患者治疗状况予以调整。

三、首次血液透析护理

首次血液透析的患者需要经过诱导透析。诱导透析是指终末期肾衰竭患者从非透析治疗向维持性透析过渡的一段适应性的透析过程。诱导血液透析的目的是最大限度地减少透析中渗透压梯度对血流动力学的影响和毒素的异常分布,防止发生失衡综合征,如恶心、呕吐、头痛、血压增高、肌肉痉挛等症状。因此,首次血液透析通常采用低效透析,使血液尿素氮下降不超过30%,增加透析频率,使机体内环境有一个平衡适应过程。

(一)诱导血液透析前评估

(1)确认已签署了透析医疗风险知情同意书,已做了肝炎病毒标志物、HIV 和 RPR 检查,并根据检验结果确定患者透析区域。

(2)评估患者病情,如原发病、生化检查等;评估患者对自己疾病的认知度;询问患者的饮食情况,观察有无水肿、意识和精神状况异常等其他并发症,根据患者病情制定诱导透析的护理方案。

(二)诱导透析监护

除常规内容之外,诱导期内的透析监护还应包括以下内容。

(1)使用小面积、低效率透析器,尿素氮清除率(KOA)不超过 400。

(2)原则上超滤量不超过 2.0 L,如患者有严重的水钠潴留或心力衰竭可选用单纯超滤法。

(3)血液流量150~200 mL/min,必要时降低透析液流量。体表面积较大者或体重较重者,可适当增加血液流量。

（4）首次透析时间一般为2小时，通常第2次为3小时，第3次为4小时。如第2天或第3天患者透析前尿素浓度仍旧很高，同样需要缩短时间。通过几次短而频的诱导，逐渐延长透析时间，过渡至规律性透析。

（5）最初几次透析中，患者容易出现失衡症状，因此应密切注意患者透析中有无恶心、呕吐、头痛、血压增高等症状，出现上述症状时应及时处理，必要时根据医嘱终止透析。

（6）首次血液透析选用抗凝方法和剂量应谨慎，防止出血，观察抗凝效果。血液透析过程中注意静脉压、跨膜压（TMP）、血液颜色变化，注意动静脉空气捕集器有无凝血块及凝血指标的变化。透析结束时观察透析器及血液循环管路的残血量，判断抗凝效果。

（7）健康教育：终末期肾衰竭患者通过诱导期的透析后，最终将进入维持性血液透析。由于终末期肾脏病带给他们压力，透析治疗又打破了他们原有的生活规律，给他们的工作也带来了很大的影响，由此导致患者普遍存在复杂的生理、心理和社会问题。因此，在患者最初几次的透析中，血液透析护士要通过与患者沟通，了解他们的需要，向患者解释血液透析治疗相关的问题，并进行血管通路自我护理和饮食营养的指导等，帮助患者调整饮食结构，制定食谱，告知限制水分、钠、钾、磷摄入的重要性，防止急慢性心血管并发症的发生。指导患者认识肾脏替代治疗不是单一的治疗，需要多方面的治疗相结合才能达到最佳效果。通过交流，进一步促进护患双方的信任，建立良好的护患关系，使患者得到有效的"康复"护理。

四、血液透析治疗过程中的监控与护理

血液透析治疗过程中的监控与护理包括对患者治疗过程的监护和对机器设备的监控与处理。

（一）患者治疗过程的监控和护理

1.建立体外循环

患者体外循环建立后，护士在离开该患者前应确定：动静脉穿刺针及体外循环血液管路已妥善固定；机器已处于透析状态；患者舒适度佳；抗凝泵已启动；各项参数正确设定；悬挂500 mL生理盐水，连接于体外循环血液管路以备急用。

2.严密观察病情变化

严密监测生命体征和意识变化，每小时测量并记录一次血压和脉搏。对容量负荷过多、心血管功能不稳定、老年体弱、首次透析、重症患者应加强生命体征的监测和巡视，危重患者可应用心电监护仪连续监护。

3.预防急性并发症

加强对生命体征的监测，重视患者主诉及透析机运转时各参数的变化，对预防和早期治疗急性并发症有着重要意义。

4.抗凝

既要保证抗凝效果，又要防止出现出血并发症。根据患者的病情采用低分子肝素、小剂量低分子肝素、常规肝素、小剂量肝素、无肝素等方法。

5.观察出血倾向

出血现象包括患者抗凝后的消化道便血、呕血；黏膜、牙龈出血；血尿；高血压患者脑出血；女性月经增多；穿刺伤口渗血、血肿；循环管路破裂、透析器漏血、穿刺针脱落等。若发现患者有出血倾向，应及时向医师汇报，视情况减少肝素用量，或在结束时应用鱼精蛋白中和肝素，必要时终

止透析。对于出血或手术后患者,可根据医嘱酌情采用低分子肝素或无抗凝剂透析。依从性差的患者治疗时应严加看护,使用约束带制动,以防躁动引起穿刺针脱离血管导致出血。

(二)透析机的监控和处理

观察透析机的运转情况。任何偏离正常治疗参数的状况均会导致机器发出报警,如血流量、动脉压、静脉压、跨膜压、电导度、漏血等。若发生报警,先消音,然后查明报警原因,排除问题后再按回车键确认,继续透析。查明报警原因至关重要,例如,当静脉穿刺针脱离血管时,静脉压出现超下限警报,若操作者在没有查明报警原因的情况下,将机器的回车键按了两下(按第一下为警报消音,按第二下为确认消除警报),此时透析机静脉压监测软件将会按照静脉压力的在线信息重新设置上下限报警范围,以使机器继续运转,若未及时发现穿刺针滑脱、出血状况,将会导致大出血而危及生命的严重后果。

常见血液透析机报警的原因及处理措施见表 13-1。

表 13-1 常见血液透析机报警原因及处理措施

报警	原因	处理
静脉高压报警	穿刺针位置不妥或针头刺破静脉血管,导致皮下血肿	移动或调整穿刺针位置,重新选择血管进行穿刺
	静脉狭窄	避开狭窄区域,重新穿刺
	透析器或体外循环血液管路血栓形成	更换透析器和体外循环血液管路,重新评估抗凝
静脉低压报警	静脉传感器保护期空气通透性下降,原因有传感器膜破裂或液体、血液堵塞	更换传感器保护罩
	针头脱出静脉穿刺处	观察出血量并按照出血量多少行相应紧急处理;重新穿刺,建立通道;对症处理
动脉低压报警	血液流量不佳	分析流量不佳的原因,予以纠正
	穿刺针针头位置不妥	移动或调整针头
	血管狭窄	避开狭窄区域
	动脉管路被夹毕	打开夹子
	血液流量差	寻找原因,调整流量
	低血容量	确保患者体重不低于干体重
空气报警	查找空气或小气泡进入体外循环血管管路中原因:泵前输液支未夹毕、循环管路连接处有破损、机器透析液排气装置故障	增加静脉壶液面高度
		如果发现循环管路中出现气泡,应脱机,寻找原因,直至起泡清除,再恢复循环
		怀疑患者可能是空气栓塞,使患者保持头低脚高左侧体位,给予氧气吸入,并通知急救
漏血报警	血流量过快产生湍流	降低血液流速纸质湍流停止
	透析器破膜至血液漏出或透析液中的空气致假报警	监测透析液流出口是否有血液,确认漏血,更换透析器后继续透析
电导度报警	透析液浓度错误	纠正错误

续表

报警	原因	处理
	浓缩液吸管扭曲	
	浓缩液罐空	
	机器电导度范围错误	监测点导读,及时复查透析液生化
TMP 高报警	超滤过高、过快	降低超滤率
	抗凝剂应用不足	评估抗凝效果
	血液黏稠度过高	

五、血液透析结束后患者的评估与护理

(1)评估患者透析后的体重是否达到干体重,可根据患者在透析中的反应及血压状况进行评估,并可针对患者对脱水量的耐受情况,于下次透析中酌情调整处方。若透析后体重与实际超滤量不符,原因有体重计算错误、透析过程中额外丢失液体、透析过程中静脉补液、患者饮食摄入过多、机器超滤误差等。

(2)对伴有感染和中心静脉留置导管的患者,必须测量体温。

(3)透析当天4小时内禁忌肌内注射或创伤性的检查和手术。透析中有出血倾向者,可遵医嘱应用鱼精蛋白中和肝素。

(4)透析中发生低血压、高血压、抽搐等不适反应的患者,透析结束后应待血压稳定、不适症状改善才可由家属陪护回家,住院患者须由相关人员护送回病房。危重患者的透析情况、用药情况、病情变化情况应与相关病房工作人员详细交班。

(5)患者起床测体重时要注意安全,防止跌倒。血压偏低或身材高大的患者,要防止直立性低血压的发生。

(6)应用弹力绷带压迫动静脉内瘘穿刺点进行止血的患者,包扎后应触摸内瘘有震颤和搏动,避免过紧而使内瘘闭塞。10~30分钟后,检查动、静脉穿刺部位无出血或渗血后,方可松开绷带。血压偏低者慎用弹力绷带压迫静脉内瘘。

六、夜间长时血液透析

夜间长时透析(nocturnal hemo dialysis,NHD)是指利用患者夜间睡眠时间行透析治疗。

(一)夜间长时血液透析的优势

1.提高透析患者的生活质量

同传统的间歇性血液透析相比,该治疗方式能够改善患者高血压、左心室肥大、贫血、营养等问题,进而降低了急、慢性并发症,提高了患者生存率及生活质量。根据6年多的经验及临床结果,夜间长时透析6个月后,患者在生理功能、生理职能、活力和社会功能等方面均有较大改善。

2.有效降低患者心血管并发症

夜间长时透析可有效改善血压状况。进入夜间长时透析3~6个月的患者,透析前后血压维持在较理想状态,透析中高血压及低血压发生率显著减少。

3.改善贫血

导致患者贫血难以纠正的一个主要原因是透析不充分,夜间长时透析患者每周透析3次,每

次7～8小时,透析充分性较好,患者血液中促使红细胞增生的表达基因增多,贫血改善明显。

4.对钙、磷和尿素的清除增加

越来越多的文献显示,高血磷可增加终末期肾脏病患者的心血管疾病发生率和病死率,常规血液透析清除磷不理想,而降低血磷取决于透析时间,每次7～8小时的夜间透析可明显降低血磷,降低病死率。进入夜间长时透析6个月后,患者血磷、甲状旁腺素、血钙、低密度脂蛋白、尿素下降率等都有较大改善。

5.提高经济效益,降低医疗费用

据统计,夜间长时透析患者年平均住院次数明显减少,住院费用显著降低,用药费用与传统间歇性透析患者相比差距明显。

6.保持患者健康的心态

患者在晚上10点以后透析,一边透析一边进入梦乡,白天不耽误上班,做到了职业"康复",改善了患者的心境,提升了患者对治疗的依从性。

(二)夜间长时血液透析的护理

1.患者准入评估

进入夜间透析的患者,需由主治医师或护士长进行全面评估。

评估内容:自愿参加夜间透析;一般情况良好,体表面积较大;有自主活动能力;长期透析但伴有贫血、钙磷代谢控制不佳;透析不充分。

2.透析方案

每周3次,每次7～8小时。运用高通量透析器,血流量为180～220 mL/min,透析液流量为300 mL/min,个体化抗凝。

3.环境方面

舒适、安静、整洁、光线柔和,给患者创造在家中睡眠的感觉。

4.制定安全管理制度及工作流程

(1)完善制度:①治疗开始的时间、陪客制度和患者转运制度等。②规范夜间工作流程,注重环节管理。③定期召开安全分析会,对容易发生护理缺陷和差错的工作环节进行分析,修订夜间工作制度和工作流程,保证治疗的安全性和可靠性。

(2)加强透析中对患者的巡视工作:透析时血液都在体外循环,稍有不慎便会带来不良后果。①在透析过程中护士应严密巡视,监测生命体征,监测循环管路、机器等,及时帮助患者解决夜间可能出现的问题。②观察患者有无急性并发症,积极处理机器报警。③完成患者其他治疗,保证透析安全。

(3)做好透析后患者的管理工作:①防止发生跌倒等意外,做好患者的安全转运。②透析后及时测量患者的血压,做好安全评估,嘱咐患者卧床休息10分钟后再起床。

(4)加强沟通和交流:个别患者对夜间长时透析会产生不适应、不信任,有疑虑。只要患者选择了夜间透析,我们就应该积极鼓励、支持他们的决定,让其对自己的选择充满信心。对于有些因为习惯改变而出现入睡困难或失眠的患者,需要传授一些对抗失眠的方法,如教会患者放松、听音乐;告知患者不必太紧张;寻找失眠的原因,改善睡眠质量。如果患者确实不适合夜间透析,应该及时与医师、患者及其家属进行沟通,寻找更适合患者的透析方式。

(冯　丽)

以动其中的少量氧离子排泄为目的)，用药期间2天以上者应每天检测血硫代硫酸浓度，如血硫代硫酸量过高达12.8×口血症危险。

强心药物

强心药物如毛花苷C和β受体激素可直接除了改善心功能的药物，如洋地黄类药物等作用较快地改善心功能心肌收缩力，减慢心率，因此在治疗中可考虑使用，但在用心电监测下应慎用。

第四节　血液透析常见急性并发症护理

强心药物如地高辛C和β受体激素应该考虑可改善心功能的药物，如洋地黄类等本本也可能或者改善心肌收缩力，减慢心率，因此在用的用心电监测下应慎用改善心功能心肌收缩力，减慢心率。

在血液透析过程中或血液透析结束时发生的与透析相关的并发症称为急性并发症。

一、低血压

血液透析中的低血压是指平均动脉压比透析前下降 4.0 kPa(30 mmHg)以上或收缩压降至 12.0 kPa(90 mmHg)以下。它是血液透析患者常见的并发症之一，发生率为 25%～50%。

(一)护理评估

(1)评估早期低血压症状：打哈欠、腹痛、便意、腰背酸痛、出汗、心率加快等。

(2)评估透析液温度、电解质、渗透压、超滤量或超滤率、干体重等。

(3)了解透析中患者是否进食，透析前是否应用短效降压药，患者是否存在严重贫血等。

(4)加强高危患者的基础疾病和生命体征的评估和观察，如老年患者及糖尿病、心功能不全患者等。

(二)预防

(1)注意水分和钠离子的摄入，透析间期体重增加控制在 3%～5%。对体重增长过多的患者可适当延长透析时间，防止透析过程中超滤过多、过快，以减少低血压的发生。

(2)对易发生低血压的患者，建议采用调钠透析、钠曲线透析、序贯透析或血容量监测，并适当调低透析液温度，这样可有效防止低血压的发生。

(3)识别打哈欠、便意、腹痛、腰背酸痛等低血压的先兆症状，观察脉压的变化。如发现患者有低血压先兆症状，应先测血压，如血压下降可先快速补充生理盐水。

(4)对年老体弱、糖尿病、低蛋白血症、贫血、心包炎、心律失常等血液透析患者，可应用心电监护，随时观察血压变化。透析时改变常规治疗方法，应用容量监测。对血浆蛋白浓度低的患者，应鼓励患者多进食优质动物性蛋白质。透析过程应控制饮食。

(5)及时评估和调整患者的干体重。

(6)血液透析过程应加强观察和护理，防止失血、破膜、溶血和凝血等并发症的发生。

(7)经常、及时给患者进行健康教育，如饮食控制的重要性、低血压的先兆表现、低血压的自我救治及低血压的自我护理和防范。

(8)有些患者低血压时无明显症状，直到血压降到很低水平时才出现症状，所以透析过程必须严密监测血压。监测血压的时间，应根据患者的个体情况(如老年或儿童、糖尿病患者、体重增长过多的患者、心血管功能及生命体征不稳定患者等)而定。

(三)护理措施

低血压是血液透析过程中最常见的并发症之一，应密切观察，特别是对老年、反应迟钝及病情危重的患者要加强观察，发现低血压应立即治疗和抢救。

(1)给予患者平卧位或适当抬高患者下肢，减慢血液流速，降低超滤率，严重时快速输入生理盐水，待血压恢复正常后，再继续透析。

(2)如患者出现神志不清、呕吐，应立即给予平卧位，头侧向一边，防止窒息。

(3)密切观察血压,根据血压情况增减超滤量。如输入 500 mL 或更多生理盐水仍不能缓解者,应遵医嘱终止透析,并根据病因给予处理。

(4)如低血压症状明显,患者出现意识不清、烦躁不安时,应先补充生理盐水,再测量血压。若低血压未得到控制,可继续补充生理盐水,给高流量吸氧。若未出现血压下降,仅有肌肉痉挛,可减慢血流量,提高透析液 Na^+ 浓度,减少超滤量或使用高渗药物如 50%葡萄糖、10%氯化钠或 20%甘露醇。

(5)大多数低血压是由于超滤过多、过快引起的,补充水分后可很快得到纠正。若补充液体后血压仍旧不能恢复,应考虑心脏疾病或其他原因。

(6)患者血压稳定后,在密切观察血压的同时,应重新评估超滤总量。

(7)对透析中出现低血压的患者,要寻找产生低血压的原因并做好宣教。

(8)透析过程出现低血压的患者,应待病情稳定后方能离开医院。注意防止直立性低血压发生。

(9)向患者及家属做好宣教:控制水分、自我护理和安全防范。

(10)注意观察内瘘是否通畅。

二、失衡综合征

失衡综合征是指血液透析中或透析结束后数小时所发生的暂时性以中枢神经系统症状为主的全身症候群,伴有脑电图特征性的改变。它的发生率为 3.4%~20%。

(一)护理评估

(1)对刚开始接受血液透析的患者,特别是血肌酐、尿素水平比较高的患者,应严密监测患者血压变化,注意有无头疼、恶心、呕吐等症状。

(2)对出现神志改变、癫痫发作、反应迟钝者,应加强护理和监测,并及时抢救。

(3)维持性血液透析患者因故中断或减少血液透析,应警惕失衡综合征的发生。

(二)护理措施

失衡综合征是可以预防的,充分合理的诱导透析是减少失衡综合征的主要措施。

(1)建立培训制度,早期进行宣教干预,如对于氮质血症期的患者,要告知早期血液透析的重要性。

(2)首次透析时应使用低效透析器,透析器的面积不宜过大,采用低血流量、短时透析的方法,透析时间<3 小时,同时可根据患者水肿程度、血肌酐和尿素氮生化指标,于次日或隔天透析,逐步过渡到规律性透析。

(3)超滤量不超过 2.0 L。

(4)血液流量<150 mL/min,也可适当降低透析液流量。

(5)密切观察患者血压、神志等症状,防止出现失平衡。出现严重失平衡时,除了做好相应治疗外,必要时终止透析。

(6)症状严重者可提高透析液钠浓度至 140~148 mmol/L。透析过程中静脉点滴高渗糖、高渗钠或 20%甘露醇,是防止发生失衡综合征的有效方法。

(7)对已经发生失衡综合征患者,轻者可缩短透析时间,给予高渗性液体;重者给予吸氧;严重者终止透析治疗,根据患者情况采用必要的抢救措施。

(8)对首次透析、高血压、剧烈头痛的患者,应加强心理上的疏导,避免紧张情绪。如出现呕吐,应立即将头偏向一侧,以防呕吐物进入气管导致窒息。

(9)对于肌肉痉挛、躁动及出现精神异常者,应加强安全防护措施,使用床护栏或约束带,以防止意外。

(10)严密观察患者的生命体征、精神及意识状态。

(11)加强患者宣教和饮食营养管理,指导患者早期、规律、定期、充分血液透析是降低透析并发症的关键。

三、肌肉痉挛

血液透析过程中,大约有 90% 的患者出现过肌肉痉挛,大多发生于透析后期。发生肌肉痉挛是提前终止透析的一个重要原因。

(一)护理评估

(1)评估发生肌肉痉挛的诱因。

(2)评估肌肉痉挛部位及肌肉的强硬度。

(3)评估透析液浓度、透析液温度和患者体重增长情况。

(二)预防

(1)对患者进行宣教,控制透析间期的水分增长,体重增加控制在 3%~5%。

(2)对反复发生肌肉痉挛的患者应考虑重新评估干体重,并可通过适当提高透析液钠浓度、改变治疗模式(如序贯透析或血液滤过)等,有效预防或降低肌肉痉挛的发生。

(三)护理措施

(1)发生肌肉痉挛时,首先降低超滤速度,减慢血液流速,必要时暂停超滤。

(2)对痉挛处进行按摩,对需要站立才能舒缓疼痛的患者,必须注意患者安全。

(3)因温度过低引起的痉挛,可适当提高透析液温度,但必须确认患者不存在肌肉低灌注。

(4)根据医嘱输入生理盐水溶液或 10% 氯化钠或溶液 10% 葡萄糖酸钙溶液等。

(5)使用高钠透析或钠曲线透析可减少低血压的发生,缓解肌肉痉挛症状。

(6)根据发生肌肉痉挛的原因,对患者进行宣教。

四、空气栓塞

血液透析中,空气进入体内引起血管栓塞称为空气栓塞。在当前血液净化设备和技术比较完善的状况下,空气栓塞较少发生。一旦发生空气栓塞常可危及患者生命,应紧急抢救。

(一)护理评估

(1)体外循环血液管路气泡捕获器是否置入空气监测装置。

(2)血液透析结束时全程应用生理盐水回血。

(3)确认体外循环血液管路没有气泡时,才能连接患者。

(4)确认透析器和体外循环血液管路无破损等。

(5)血液透析中心(室)对患者出现空气栓塞的紧急处理预案和抢救物品的准备是否妥当。

(二)预防

空气栓塞是威胁患者生命的严重并发症之一,应以预防为重。护士在各项操作时都应做到仔细认真,必须按照操作规范进行严格核对和检查,以杜绝血液透析时发生空气栓塞。

(1)严禁使用空气监测故障及透析液脱气装置故障的机器。

（2）上机前严格检查透析器和体外循环血液管路有否破损；预冲过程中再次检查破损和漏气。有血路密闭自检的机器，应按流程进行血路密闭自检。

（3）连接患者时，再次检查穿刺针、透析器和体外循环血液管路之间的连接，注意端口间和连接处是否锁住；上机前必须夹闭血路管各分支。

（4）动、静脉壶液面分别调节于壶的 3/4 处，避免液面过低。

（5）血泵前快速补液时，护士必须守候在旁，补液完毕后及时夹闭血路管输液分支和输液器。

（6）血液透析过程中若发现体外循环血液管路内有气泡，应立即寻找原因，避免空气进入体内。空气若已进入气泡捕获器，机器将会发出警报，并终止血泵运转，同时捕获器下的静脉管路被自动夹闭，操作者切忌将静脉管路从管夹中拽出，否则空气会因压力顺管路进入体内。

（7）若空气已经通过了气泡捕获器，可将动、静脉夹闭，将体外循环血液脱机循环，使管路内的气泡循环至动脉壶排气，确认整个体外循环血液管路中没有空气后，再连接患者继续血液透析。

（8）回血操作时必须思想集中，忌用空气回血，应用生理盐水回血，不可违规先打开空气监测阀。血液灌流治疗必须使用空气回血时，必须由两名护士操作，泵速不得超过 100 mL/min；血液进入静脉壶后必须关泵，依靠重力将血液缓慢地回入患者体内，并及时夹闭管夹。

（9）护士在取下中心静脉留置导管的肝素帽或注射器前，确认导管管夹为夹闭状态。

（10）一旦发生空气栓塞，应立即通知医师并按照急救流程进行应急处理。

（三）护理措施

（1）发现空气栓塞后，立即停血泵，夹闭静脉穿刺针，通知医师。

（2）抬高下肢，使患者处于头低足高、左侧卧位，使空气进入右心房顶端并积存在此，而不进入肺动脉和肺。轻拍患者背部，鼓励患者咳嗽，将空气从肺动脉的入口处排出。

（3）高流量吸氧(有条件者给予纯氧)或面罩吸氧。

（4）当进入右心房空气量较多时，影响到心脏排血，应考虑行右心房穿刺抽气。

（5）必要时应用激素、呼吸兴奋剂等。

（6）发生空气栓塞时禁忌心脏按压，避免空气进入肺血管床和左心房。

（7）病情严重者送高压氧舱。

五、电解质紊乱

血液透析过程出现严重的电解质紊乱，往往会危及患者的生命。

（一）护理评估

（1）评估透析液型号、浓度、批号、标识等。

（2）评估透析机电导度的默认值和允许范围。

（3）评估水处理系统的质量。

（4）对"开始透析后不久患者即出现不良反应"应予足够重视，评估患者的主诉和不适症状，及时寻找原因，及时留取血液标本和透析液标本送检。

（二）预防

（1）不同型号的透析液必须有明确、醒目的标识，A、B 应有明确标识，透析液吸管置入 A、B 液浓缩液桶前必须核对。

（2）透析液配制必须两人核对，并记录；剩余透析液合并时必须两人核对。

（3）新的血液透析机安装和调试后，必须进行生化检测。在血液透析开始后不久（30～

60分钟)即出现不明原因的恶心、头痛、头晕、烦躁等症状时,应尽快进行透析液生化检测。

(4)定期对血液透析机进行维护保养,对监控系统进行检测、校对与定标,以保证血液透析机电导度显示值与实际值的偏差在可接受的范围内。调整浓缩液混合比例泵后,必须进行透析液生化检测后方可进行血液透析。长时间不用的备用机,使用前需消毒和重新检测透析液电解质。

(5)保证透析用水的质量,水处理装置必须按要求定人、定时进行处理和维护,按质控要求定时对水质进行余氯、水质硬度、重金属、细菌等各项指标的检测。

(6)水处理装置日常运行状况由专人负责监管和督查,记录要有监管和督查者双人签名。

(三)护理措施

(1)疑有电解质紊乱时,应立即停止该机的血液透析。寻找原因,安慰患者,降低患者恐惧心理。

(2)留取患者血液标本,立即送检电解质(血清钾、钠、氯、钙和镁),并检测血红蛋白、网织红细胞计数、乳酸脱氢酶等溶血指标。留取透析液标本并送检(血清钾、钠、钙、镁及pH)。

(3)疑有透析机故障时,必须立即更换透析机;疑有透析液浓度错误时,必须立即更换正常透析液;如发现水处理存在质量问题时,必须停止所有血液透析,严重时应用腹膜透析或CRRT过渡,以纠正电解质紊乱。

(4)肉眼观察到患者血液已有溶血时,透析器内和体外循环血液管路中的血液不得回输患者体内。

(5)症状严重时给予吸氧、平卧,低钠时输入高渗盐水,输入新鲜血等。必要时应用皮质激素。

(6)严重溶血时出现高钾血症,应积极组织力量进行抢救和处理。进行有效准确的血液透析治疗,必要时行CRRT治疗。在恢复透析2~3小时后必须复查患者血液生化,直到患者电解质正常、无心力衰竭、无肺水肿,方可终止透析。

(7)评估、分析事发原因,寻找薄弱环节,完善预防制度。

六、体外循环装置渗血、漏血

体外循环装置渗血、漏血常见于穿刺点渗血;动、静脉穿刺针脱离血管;体外循环装置连接端口出血;透析器破膜;血路管及透析器外壳破裂等。除了透析器破膜和动、静脉穿刺针脱离血管导致机器报警之外,其他状况的渗血、漏血难以被透析机及时监测到,可能滞后报警或不报警,这是血液透析监护装置不尽完善之处。为了弥补这一盲点,需要护士具有高度的责任心,在护理过程中严密观察,才能有效防止体外循环渗血、漏血的发生。因此,预防渗血、漏血的发生,重要的是操作者必须严格执行操作规程和核对制度,加强巡视和病情观察。

(一)穿刺针脱离血管导致出血

1.护理评估

(1)连接患者前再次检查和确认,确保体外循环装置安全可靠。

(2)血液透析过程中加强观察和护理,及时发现和解决问题。

(3)对可能引起体外循环装置漏血的患者,如老年、意识不清、不能配合伴有烦躁者,加强巡视观察和护理,加强沟通或约束,以防穿刺针脱落导致出血等并发症。

2.预防

(1)血液透析过程中,严格巡视和观察穿刺部位是否有出血、渗血等情况。

(2)穿刺时刺入血管的穿刺针应不少于钢针的4/5。妥善固定穿刺针及血路管,加强观察和宣教,取得患者配合。

(3)告诫患者透析中内瘘穿刺侧手臂不能随意活动,变换体位时请护士协助。

(4)对于意识不清或躁动者,应用约束带将穿刺部位固定并严密观察。

(5)透析过程中穿刺部位不应被棉被包裹。

3.护理措施

(1)发现穿刺点渗血,寻找原因并即刻处理,如压迫、调整针刺位置、调整固定方法等,做好记录。

(2)穿刺针、血路管、透析器端口衔接不严密而引起漏血时,尽快将血路管、透析器端口重新连接并锁紧。各端口连接锁扣时注意不能用力过大,防止锁扣破裂出血。

(3)静脉穿刺针脱离血管会引起机器静脉低限报警,应先消音,仔细检查报警原因,排除问题后再按回车键继续透析;若不查明状况即予以消除警报,机器的静脉压监测软件将会按照静脉压力的在线信号重新设置上下限报警范围,使机器继续运转,将导致患者继续失血。①若静脉穿刺针脱离血管,患者出血量较多或已发生出血性休克,应尽快将体外循环的血液回输给患者,以补充血容量,立即通知医师。②必要时根据医嘱、患者失血情况予以输血、输液、吸氧等对症处理。③血容量补足后可继续血液透析。④做好患者安抚工作,分析原因,进一步完善预防措施。

(4)动脉穿刺针脱离血管将导致患者血液从动脉穿刺点快速渗出,同时空气会被吸入动脉管内,此时机器动、静脉压监测器亦会发出低限警报。①如动脉穿刺针脱离血管,快速压迫动脉穿刺点,消毒后重新做动脉穿刺。若空气已进入透析器,则将空气排出。若发现与处理及时,无需特殊用药处理。②根据患者血压、失血量及时予以输血、输液、吸氧等对症处理。③血容量补足后可继续血液透析。④做好患者安抚工作,分析原因,进一步完善预防措施。

(二)体外循环装置出血

1.护理评估

(1)使用的血路管、透析器应是证照齐全的合格产品。

(2)在引血前应确认装置连接准确。

(3)及时判断出血位置、出血量,评估患者病情。

(4)及时处理和汇报。

2.预防

(1)体外循环装置各端口连接严密。

(2)有血路密闭自检功能的机器,必须进行血路密闭自检。

(3)患者上机后应再次检查血路管、透析器连接端口是否严密,侧支是否夹闭。

(4)复用透析器必须进行破膜测试。

(5)危重患者做好安全防范。

3.护理措施

(1)血路管或透析器外壳破裂时,应及时更换血路管或透析器。

(2)若透析器外壳破裂,造成患者失血较多时,立即将体外循环血液全部回输患者体内或补充血容量。观察患者血压、神志,做好配血、输血、吸氧等。

(3)透析器破裂更换:①预冲新透析器。②关闭血泵,关闭透析液。将透析器破裂端向上,夹闭透析器破裂端穿刺针或导管,取下透析器破裂端连接的血路管,利用重力或压力将透析器内血液缓慢回输患者体内。严格注意无菌操作,防范空气栓塞。③取下破裂透析器,连接新透析器,打开夹子,缓慢开启血液泵和透析液,继续血液透析(注:若按常规回血或输液,血液将会从透析器破口处漏出,增加患者出血量)。

(4)穿刺针保留在原位,根据医嘱进行对症处理。分析原因,完善防范措施。

七、破膜漏血

血液透析机一般采用光电传感器或红外线测量透析液中有无血液有形成分存在。在规定的最大透析液流量下,当每分钟漏血>0.5 mL 时,漏血报警器发出声光报警,同时自动关闭血泵,并阻止透析液进入透析器。

(一)护理评估

(1)从透析器静脉端出口监测透析液,鉴别真假漏血。

(2)寻找漏血原因,如静脉回路受阻、透析器跨膜压过高、抗凝不当等。

(3)排除假漏血。

(二)预防

(1)使用前加强检查,注意透析器的运输和储存,运输过程应表明"小心轻放",湿膜透析器储存温度不得低于 4 ℃。临床使用时,如透析器不慎跌地或撞击,应先做破膜测试后再使用。

(2)透析器复用时严格按照规定的复用程序操作;建议复用机清洗消毒;冲洗透析器时,要注意透析管路不要扭曲,接头不能堵塞,水压控制在 0.096~0.145 MPa(1.0~1.5 kg/cm^2)。

(3)透析器与次氯酸钠等消毒剂在高浓度和长时间接触后对透析膜有损害,易导致破膜。因此,在消毒透析器时消毒剂浓度应按标准配制,不能随意提高浓度。

(4)在血液透析过程中或复用透析器时,避免造成血液侧或透析液侧压力过高的各种可能原因。

(5)复用透析器应做破膜测试;复用透析器储存柜温度为 4~10 ℃,不可低于 4 ℃。

(6)透析机必须定时维护,若漏血监护装置发生故障,应及时修复,排除故障后方可使用。

(三)护理措施

(1)使用前加强检查。

(2)当发生漏血时,做如下处理:①血泵停止运转,透析液呈旁路。②恢复血泵运转,将血流量减至 150 mL/min(血泵运转可保持正压)。③当确认为漏血时,将透析液接头从透析器上返回机器冲洗桥,排尽膜外透析液,防止透析液从破膜处反渗至膜内污染血液。④立即进行回血(同时进行新透析器的预冲准备),回血后更换透析器,继续透析。⑤有报道称,当透析器破膜面积较大时,应弃去透析器内血液。

(3)恢复患者原治疗参数,但中途回血所用生理盐水量应计算于超滤量内。

(4)可根据医嘱,决定是否应用抗生素。

(5)安慰患者,缓解患者紧张情绪。

(6)当机器出现假漏血报警或真漏血不报警时,请工程师检查机器状况。

八、凝血

透析器凝血后可以使透析膜的通透性下降而影响透析效果,严重时可堵塞透析管路造成无法继续透析,导致透析患者的血液大量丢失。

（一）凝血分级指标

0级：抗凝好，没有或少有几条纤维凝血。

1级：少有部分凝血或少有几条纤维凝血。

2级：透析器明显凝血或半数以上纤维凝血。

3级：严重凝血，必须及时更换透析器及管路。

（二）护理评估

（1）操作者肉眼观察或用生理盐水冲洗后观察，可见血液颜色变深、透析器发现条纹、透析器动静脉端出现血凝块、传感器被血液充满。

（2）体外循环的压力改变：透析器阻塞，引起泵前压力上升，静脉压力下降；静脉壶或静脉穿刺针阻塞，泵前压和静脉压上升；凝血广泛，所有压力均升高。

（三）预防

（1）规范预冲透析器是防止透析器凝血的关键措施之一。

（2）在患者没有出血的状态下，合理规范应用抗凝剂（除非患者病情需要应用无肝素和小剂量肝素治疗）。

（3）维持生命体征的平稳，血液流量能够维持在 200～300 mL/min；注意血管通路的准确选择，防止再循环；防止超滤过多、过快，导致血液浓缩。

（4）严密观察血流量、静脉压、跨膜压变化，观察有无血液分层；观察血液、滤器颜色，静脉壶是否变硬，及时发现凝血征兆。

（5）无抗凝、小剂量抗凝或患者有高凝史者，血液透析过程中要保证足够的血液流量；透析过程应间歇（15～30 分钟）用生理盐水冲洗透析器及血路管，注意观察血路管及透析器颜色、静脉压力变化等。

（6）建议高凝患者血液透析过程不在体外循环中输血液制品或脂肪制剂，减少促凝因素。

（7）透析器的复用应严格按照质控要求进行，充分氧化残存纤维蛋白，如果透析器残血不能完全清除干净，则应丢弃。

（四）更换透析器护理流程

（1）减慢或停止血泵，向患者做简单说明和心理安慰。

（2）预冲新的透析器。

（3）停止血泵，透析液呈旁路。卸下透析液连接端，夹闭动脉管路，利用压力将透析器内残余血回输患者体内。夹闭静脉端管路，连接循环管路和透析器，打开各端夹子，重新启动血液循环。

（4）根据医嘱确定是否加强抗凝，恢复或重新设置治疗参数。

（5）观察患者对更换透析器的反应，及时做好相应护理记录。

九、溶血

血液透析过程中发生溶血的事件比较少见，但一旦发生溶血，后果严重，危及患者生命。

（一）护理评估

（1）患者的主诉和不适症状，有相关体征和症状时立即通知医师。

（2）透析液型号、浓度，透析机电导度、温度。

（3）水处理系统的质量状况。

（4）血液透析过程有否输血等。

(5)循环血液管路的血液颜色。

(二)预防

(1)严格查对透析液型号。

(2)定期对血液透析机进行维护和检测。透析机出现浓度故障时,维修后必须检测电解质;新的透析机在使用前必须测定电解质2次以上;闲置透析机再使用前,应进行消毒后测定透析液电解质;患者在血液透析过程中出现发热等症状时应及时测试透析液温度;定期对血泵进行矫正和检测。

(3)加强对水处理系统的管理,定期对水质进行检测,定期更换活性炭。

(4)严格重复使用制度,复用透析器时上机前充分预冲并检测消毒剂残余量。

(5)严格执行查对制度,杜绝异型输血的发生。

(三)护理措施

(1)一旦发现溶血,必须立即关闭血泵、夹住体外循环血液管路,并终止透析;通知医师,寻找原因。

(2)留取患者血液标本,立即送检电解质(血清钾、钠、氯、钙和镁),并检测血红蛋白含量、网织红细胞计数、乳酸脱氢酶等溶血指标;留取透析液标本送检(钾、钠、钙、镁及 pH)。

(3)如确诊溶血,丢弃透析器及体外循环血液管路中的血液。

(4)给予患者吸氧、平卧、心理安慰,严密观察患者生命体征。

(5)当出现严重高钾血症或伴有低钠血症时,必须重新建立体外循环,进行有效血液透析,纠正电解质紊乱;当水处理系统发生故障且不能很快修复时,患者出现严重电解质紊乱,需以CRRT 过渡,及时挽救患者生命。

(6)及时处理相关并发症如低血压、脑水肿、高血钾等,及时纠正贫血,必要时输注新鲜血液。

(7)评估、分析事发原因,寻找薄弱环节,完善预防制度。

十、发热

血液透析中的发热是指在透析过程中或结束后出现发热,原因有热源反应、各种感染、输血反应、高温透析等及原因不明的发热。

(一)护理评估

(1)血液透析治疗之前应了解患者透析间期是否有发热现象,是否存在感染、感冒、咳嗽等,并测量体温。

(2)评估留置导管患者局部伤口是否清洁、干燥,导管出口处是否存在渗血、渗液、红肿等现象,透析间期和透析前后是否有发冷、寒战等。

(3)检查体外循环血液管路、透析器、采血器、生理盐水等消毒有效期,注意外包装无破损等。

(4)合理评估血液透析过程中无菌操作技术是否存在缺陷等。

(5)评估水处理系统的维护质量和检测方法。

(二)预防

(1)严格遵守无菌技术操作规程,杜绝因违反操作规程而发生的感染,并随时观察、及时处理。

(2)对疑似感染或深静脉留置导管患者上机前必须先测量体温。如发现患者已有发热,应由医师确认原因给予治疗后再行血液透析。

（3）一旦发热，应立即查找原因，如为器械污染或疑似污染，应立即更换。

（4）加强水处理系统的管理和监测。

（三）护理措施

（1）做好心理护理，缓解患者紧张焦虑情绪。

（2）密切观察患者体温、脉搏、呼吸、血压等生命体征的变化，根据医嘱采用物理或药物等降温方法。

（3）遵医嘱对体温＞39 ℃者给予物理降温、降低透析液温度或药物治疗，服用退热剂后应密切注意血压变化，防止血压下降。降温后 30 分钟需复测体温并详细记录。

（4）对畏寒、寒战的患者应注意保暖，并注意穿刺部位的安全、固定，防止针头滑脱。

（5）患者出现恶心、呕吐时，应让其头偏向一侧，避免呕吐物进入气道引起窒息。

（6）高热患者由于发热和出汗，超滤量设定不宜过多，必要时加以调整。

（7）为了维持一定的血药浓度，发热患者的抗生素应根据药代动力学原理给予合理应用，大多数药物应在血液透析结束后使用，确保疗效。

（8）血液透析结束后再次测量体温。

（9）做好高热护理的宣教和指导，嘱患者发生特殊情况及时就医。

十一、高血压和高血压危象

血液透析过程中出现的高血压往往发生于血液透析过程中或透析结束后，表现：①平均动脉压较透析前增高≥2.0 kPa（15 mmHg）。②超滤后 2～3 小时，血压升高。③血液透析结束前 30～60 分钟，出现血压增高。

（一）护理评估

（1）监测血压，透析过程中，当患者动脉压较透析前增高≥2.0 kPa（15 mmHg）时，应加强观察和护理。

（2）再次检测和确认透析液温度、电导度、超滤量、钠曲线、干体重等。

（3）患者出现头晕，与平时不同的头痛、恶心、呕吐、活动不灵、肢体无力、肢体麻木或突然感到一侧面部或手脚麻木等时，要注意因为高血压引起的脑卒中。

（二）预防

血液透析过程中避免出现高血压，预防工作很重要。

（1）全面评估患者病情和生活环境，根据患者实际情况进行积极的宣传教育。戒烟、戒酒，控制钠盐，每天摄入 4～5 g；透析间期体重增加控制在 3%～5%；维持合理的运动和良好的生活习惯。

（2）嘱患者按时血液透析。

（3）按照医嘱及时合理应用药物，有条件者每天早、中、晚各测量血压一次。

（4）利用血液透析治疗的先进模式，如调钠透析、钠曲线透析、序贯透析或血容量监测等程序，防止和减少高血压的发生率。

（5）加强对高血压患者的监测和护理，防止高血压危象及脑卒中。

（三）护理措施

高血压是血液透析过程中最常见的并发症之一，应密切观察并积极处理。

（1）血液透析过程中患者血压有上升趋势时，应加强观察和护理。

(2)进行心理疏导,缓解患者紧张情绪。

(3)根据患者血压,应用透析程序如调钠、序贯、容量监测等,合理超滤和达到干体重。

(4)根据医嘱及时应用降压药物,并注意药物的应用规则,如浓度、滴速、避光等。

(5)血液透析过程中出现高血压,进行治疗后应再测血压,待患者血压平稳后才可离开。

(6)出现高血压并发脑卒中时,注意下列护理:①患者绝对卧床,保持安静,控制情绪;对神志不清的患者注意安全护理;病情严重时及时通知家属并进行沟通。②危重患者减少搬动,给予吸氧、心电监护,必要时脑部用冰帽冷敷。③根据医嘱及时给予治疗,应用降压药物时应严格注意血压变化和药物滴速,防止血压波动;注意血管通路的保护,防止通路滑脱或出血;患者出现剧烈头痛、呕吐等神经系统改变时,应立即头侧向一边,及时清除呕吐物,保持气道通畅,必要时停止血液透析;停止血液透析前根据医嘱应用肝素拮抗剂,防止抗凝剂造成出血。

据报道,加强健康教育,限制水钠、调整透析处方、控制干体重增长、合理应用降压药是减少血液透析过程中发生高血压的主要方法。

十二、心力衰竭

血液透析过程出现心力衰竭较为少见,但是不少患者因为疾病因素加上情绪激动、烦躁、紧张、高血压等,在透析过程中或尚未透析时出现心力衰竭。

(一)护理评估

(1)透析前严格查体,评估患者的体重增长、血压情况及心功能状况。

(2)评估患者的情绪和心理状况,消除其抑郁、紧张情绪。

(3)评估患者血管通路的流量,对高位或严重扩张的动静脉内瘘进行监测和护理观察。

(4)对贫血及严重营养不良者进行干预。

(二)预防及护理

(1)患者取坐位或半卧位,两腿下垂,以减少回心血量。对诱发原因进行及时了解,稳定患者情绪,防止坠床和导管脱落。

(2)高流量吸氧,必要时给予 20%～30%乙醇湿化吸氧。

(3)立即给予单纯超滤,排出体内多余的水分。

(4)血流量控制在 150～200 mL/min,以免增加心脏负担。

(5)根据医嘱给予强心药和血管扩张药。

(6)向患者做好解释工作,减轻患者的恐惧和焦虑情绪,减轻心脏负担,降低心肌的耗氧量。

(7)充分血液透析,严格控制水分,对有营养不良和低蛋白血症的患者应鼓励其摄入高蛋白质饮食。

十三、恶心、呕吐

恶心为上腹部不适、紧迫欲吐的感觉,呕吐是胃或部分小肠内容物通过食管逆流经口腔排出体外的现象。恶心常为呕吐的前期表现,常伴有面色苍白、出汗、流涎、血压下降等,但也可只有恶心没有呕吐,或只有呕吐没有恶心。在血液透析急性并发症中,恶心、呕吐较为常见,发生率为10%～15%。

(一)护理评估

(1)透析前严格查体,了解个体透析前已有的症状与体征,并初步评估导致此症状与体征的原因。

(2)透析前严格执行透析机的自检程序,确保各项透析安全界限在正常范围,各程序均在正常透析状态。

(3)每天检查水处理系统的总氯、余氯、水质硬度,每月检测内毒素一次,每年检测重金属一次,保持水质良好。

(4)详细了解患者的饮食与精神状态,加强沟通与宣教。

(5)加强患者透析中的监测、观察,及时发现呕吐先兆,对症处理,减轻患者痛苦。

(二)预防

恶心、呕吐不是一个独立的并发症,由很多因素所致,应密切观察。特别是刚进入透析治疗阶段的患者、老年患者、反应迟钝及病情危重的患者更应加强观察,及时干预、治疗以预防相关并发症。

(1)严格处理透析用水及透析液,严密监测,保证透析用水的纯度。水质各项指标均在正常范围,杜绝透析液连接错误。

(2)严格控制超滤量和超滤率,根据恶心、呕吐的原因,采取干预措施:控制患者透析间期的体重增长,防止因超滤过多、过快导致低血压而出现恶心、呕吐症状;透析前减少降压药、胰岛素用量,防止透析中出现低血压、低血糖;定期评估干体重。

(3)加强健康教育,特别是个体化、针对性的健康教育,帮助患者适应透析生活。

(4)严格按照操作规程进行规范化操作,可有效减少各类并发症的发生。

(三)护理措施

(1)患者出现恶心、呕吐时,立即停止超滤,减慢血液流速,头偏向一侧,及时清理呕吐物,避免呕吐物进入气管引起窒息。

(2)如果患者血压低、大汗,应监测血压、血糖等情况,根据患者的病情补充生理盐水或高渗糖、高渗钠等。

(3)按压合谷穴可缓解恶心、呕吐症状。

(4)严格观察患者,注意呕吐的量、性状、气味、呕吐方式及特征,及时报告医师,采取相应措施。注意根据呕吐量减少超滤量,必要时及时下机。

十四、心律失常

维持性血液透析(MHD)患者由于存在心脏结构和功能的改变及内环境的异常,心律失常是常见的并发症。Rubin 等报告透析患者心律失常发生率为 50%,是维持性血液透析患者发生猝死的重要原因之一。

(一)护理评估

(1)透析过程中定时观察患者的症状,一旦发现有心律失常,立即行心电监护和心电图检查,确定心律失常类型,并记录发生的时间。

(2)早期认识心律失常的伴随症状,如胸闷、心悸、胸痛、头昏、头痛、恶心、呕吐、出汗等。

(3)了解透析患者有无心脏疾病、有无严重贫血、是否服用洋地黄类药物等。

(4)了解患者相关检查结果,如电解质、酸碱平衡情况等。

(5)加强对高危患者的基础疾病和生命体征的密切观察,如老年患者、儿童、初次透析及心功能不全患者等。

(二)预防

(1)老年人、超滤脱水量大、严重贫血、既往有心肌缺血病史者,易在透析中发生心律失常,且多发生在透析后2~5小时,以室性期前收缩最多见。

(2)宣教患者控制透析间期体重增长,避免超滤脱水过多、过快,以免血管再充盈速率低于超滤率,血容量快速下降,使原有的心肌缺血进一步加重。必要时增加透析次数或采用序贯透析法。

(3)透析过程中应严密监测患者的临床表现,如出现心悸、胸闷、心前区疼痛、头晕、出汗、躁动等症状时应考虑低血压可能,及时停止超滤,减慢血流速度,迅速补充血容量,使用抗心律失常药物或回血终止透析。

(4)及时纠正患者的营养不良和贫血,提高其免疫力及生命质量,增强患者对透析的耐受性。

(5)对透析中出现心律失常的患者,透析前需了解患者电解质、酸碱平衡、心电图等检查结果;应用碳酸氢盐透析液及生物相容性好的透析膜,透析开始时预防性吸氧,超滤速度适当,可减少心律失常的发生;根据患者心脏功能合理调整透析中血流量,反复发生心律失常者改用腹膜透析。

对透析中出现的心律失常要积极寻找原因,消除诱因,必要时采用药物治疗。只有这样,才能有效降低心律失常的发生,提高透析患者的生活质量。

(三)护理措施

(1)加强心理护理,缓解患者的紧张情绪。

(2)加强生命体征的观察,倾听患者的主诉,一旦发现脉律不齐、脉搏无力、脉率增快、血压下降,应减慢血流量,降低超滤率或暂停超滤,给予吸氧,通知医师及时处理。

(3)密切观察胸闷、气促等症状有无好转或恶化,观察神志、生命体征、心率和心律变化,尤其是中后期心率、心律、血压的观察尤为重要,症状加重时应终止治疗。

(4)对老年、儿童、初次透析患者及心功能不佳者、动脉硬化性冠心病患者,应注意控制血流量和超滤量,给予吸氧,减轻心脏负担。

(5)做好患者宣教,指导患者做好自我护理。

(冯　丽)

第十四章

急危重症护理

第一节　危重症护理评估

评估是对危重患者实施有效护理的重要环节，ICU 护士应熟悉护理评估内容，掌握护理评估的技能，通过评估了解患者的状况，并依据评估中的问题，有针对地实施护理。本节介绍常用及重要的护理评估指标。

一、身体评估

(一)一般状态评估

一般状态评估是对评估对象全身状态的概括性观察。评估方法以视诊为主，配合触诊、听诊和嗅诊完成。评估内容包括性别、年龄、生命体征、发育与体型、营养状态、意识状态、面容与表情、语调与语态、体位、姿势与步态。

以营养状态评估为例，最方便快捷的方法是判断皮下脂肪的充实程度。最方便和最适宜的评估部位是前臂屈侧、上臂背侧下 1/3 处，此处脂肪分布的个体差异最小；最简单、直接、可靠、重要的指标是测量体重，但应结合内脏功能测定进行分析；体重指数是反映蛋白质、热量、营养不良及肥胖的可靠指标。体重指数(BMI)＝体重(kg)/身高^2(m^2)。

(二)皮肤评估

以视诊为主，必要时结合触诊。主要包括对皮肤颜色、湿度、温度、弹性、皮疹、压疮、皮下出血、蜘蛛痣与肝掌、水肿的评估。

以水肿的评估为例，评估时，指压后应停留片刻，观察有无凹陷及平复情况。常用评估部位为浅表骨表面(如胫骨前、踝部、足背、腰骶骨及额前等)及眼睑。以手指按压局部组织可出现凹陷者，称凹陷性水肿。而黏液性水肿及象皮肿，尽管肿胀明显，但受压后无组织凹陷，为非凹陷性水肿。

根据水肿的程度可分为轻、中、重度三度。

轻度：仅见于眼睑、眶下软组织、胫骨前、踝部皮下组织，指压后可见轻度凹陷，平复较快。

中度：全身软组织均可见明显水肿，指压后可见明显凹陷，平复缓慢。

重度：全身组织明显水肿，身体低垂部位皮肤紧张发亮，甚至有液体渗出，胸、腹腔等浆膜腔可有积液，外阴部也可见明显水肿。

(三)全身浅表淋巴结评估

1.评估方法

评估者主要用滑动触诊。

2.评估顺序

耳前、耳后、乳突区、枕骨下区、颈后三角、锁骨上窝、腋窝、滑车上、腹股沟、腘窝等。

3.评估内容

触及肿大的淋巴结时应注意其大小、数目、硬度、压痛、活动度、有无粘连，局部皮肤有无红肿、瘢痕、瘘管等，注意寻找引起淋巴结肿大的原发病灶。

(四)头部及其器官和颈部评估

1.头部

头部的评估包括头发、头皮及头颅。

2.面部及其器官

(1)眼的评估：通常由外向内，遵循眼睑、结膜、巩膜、角膜、眼球、视功能评估、眼底检查的顺序依次进行。

(2)耳的评估：外耳注意耳郭有无畸形、外耳道是否通畅，有无分泌物或异物；乳突及听力。

(3)鼻的评估：鼻外形；有无鼻翼翕动、鼻出血；鼻腔黏膜；鼻腔分泌物；鼻窦。

(4)口的评估：应从口唇、口腔黏膜、牙齿、牙龈、舌、咽部及扁桃体、口腔气味、腮腺，沿外向内的顺序依次进行。

3.颈部

颈部评估包括颈部外形与活动、颈部血管、甲状腺及气管。

(五)胸部评估

评估者嘱评估对象取坐位或仰卧位，按视、触、叩、听顺序，先评估前胸部和侧胸部，再评估背部，对称部位应左右对比。

1.胸部的体表标志

(1)骨骼标志：胸骨角、剑突、腹上角、肋间隙、肩胛骨、脊柱棘突、肋脊角。

(2)自然陷窝：胸骨上窝；锁骨上、下窝；腋窝。

(3)人工画线：前正中线、后正中线、锁骨中线(左右)、腋前线(左右)、腋后线(左右)、腋中线(左右)、肩胛下角线(左右)。

(4)人工分区：肩胛上区、肩胛下区、肩胛间区、肩胛区。

2.胸壁、胸廓及乳房

(1)胸壁评估：静脉、皮下气肿及胸壁压痛。

(2)胸廓评估：是否对称、前后径与左右径的比例。

(3)乳房评估：先视诊，后触诊。除评估乳房外，还应注意引流乳房部位的淋巴结。

3.肺和胸膜

(1)视诊：呼吸运动类型、有无呼吸困难；呼吸频率、呼吸幅度、呼吸节律。

(2)触诊：胸廓扩张度、触觉语颤、胸膜摩擦感。

(3)叩诊：先评估前胸，再评估侧胸及背部，有无异常胸部叩诊音。

(4)听诊:肺部评估最重要的方法。内容包括正常肺部呼吸音(支气管呼吸音、肺泡呼吸音、支气管肺泡呼吸音);异常肺部呼吸音(异常肺泡呼吸音、异常支气管呼吸音、异常支气管肺泡呼吸音);啰音(干啰音、湿啰音);语言共振;胸膜摩擦音。

(六)心脏评估

(1)视诊包括心前区外形及心尖冲动。

(2)触诊包括心前区搏动,震颤、心包摩擦感。

(3)叩诊主要指叩诊心界。

(4)听诊是评估心脏的重要方法。听诊内容包括心率、心律、心音、额外心音、杂音、心包摩擦音。

(七)血管评估

(1)视诊观察有无肝颈静脉回流征及毛细血管搏动征。

(2)触诊包括脉搏速度改变、节律改变、强弱改变、波形异常。

(3)听诊有无动脉杂音,枪击音及 Duroziez 双重杂音。

(4)血压测量。

(八)腹部评估

1.腹部的体表标志

腹部的体表标志包括肋弓下缘、脐、髂前上棘、腹直肌外缘、腹中线、肋脊角、耻骨联合。

2.腹部分区

腹部分区包括四分区法和九分区法。

3.腹部评估方法

(1)视诊:评估者立于评估对象的右侧,自上而下视诊,有时为观察腹部细小隆起或蠕动波,评估者需将视线降低至复平面,从侧面呈切线方向观察。腹部视诊内容包括腹部外形,呼吸运动,腹壁静脉曲张,胃肠型及蠕动波,注意有无皮疹、色素、腹纹、瘢痕、疝等。

(2)听诊:由于触诊和叩诊可能会增加肠蠕动而增加听诊效果,因而腹部听诊常在视诊后进行。听诊内容包括肠鸣音和血管杂音。

(3)叩诊:腹部叩诊主要用于评估某些腹腔脏器的大小、位置、叩痛,胃肠道充气情况,腹腔肿物、积气或积液等。腹部叩诊多采取间接叩诊法。

(4)触诊:要求评估对象排尿后低枕仰卧位,两臂自然放于身体两侧,两腿屈曲稍分开,是腹部放松,作张口缓慢腹式呼吸。评估者立于评估对象右侧,手要温暖,动作要轻柔,一般自左下腹开始逆时针方向评估。原则是先触健侧再触患侧。边触诊边观察评估对象的反应及表情,并与之交谈,可转移其注意力而减少腹肌紧张。浅部触诊法适用于检查腹部紧张度、抵抗感、浅表压痛、包块搏动和腹壁上的肿物等。深部触诊法适用于检查腹腔脏器状况、深部压痛、反跳痛及肿物等。

(九)脊柱与四肢评估

(1)脊柱的评估主要包括脊柱弯曲度、脊柱活动度、脊柱压痛和叩击痛。

(2)四肢评估以视诊和触诊为主。主要从形态和功能两方面评估。

(十)神经系统评估

1.运动功能评估

(1)肌力是评估对象主动运动时肌肉的收缩力。嘱评估对象作肢体伸屈运动,评估者从相反方向给予阻力,评估其对阻力的克服力量。注意两侧肢体的对比,两侧力量显著不等时有重要意义。

肌力的记录采用0~5级的6级分级法。

0级:完全瘫痪,无肌肉收缩。

1级:只有肌肉收缩,但无动作。

2级:肢体能在床面水平移动,但不能抬离床面。

3级:肢体能抬离床面,但不能克服阻力。

4级:能克服阻力,但较正常稍差。

5级:正常肌力。

(2)肌张力情况。

(3)随意、不随意及共济运动。

2.感觉功能评估

评估时,评估对象必须意识清晰、合作,注意左右、远近对比。

(1)浅感觉:主要有皮肤、黏膜的痛觉、温觉和触觉。

(2)深感觉:包括关节觉、震动觉。

(3)复合感觉:包括皮肤定位觉、两点辨别觉、实物辨别觉和体表图形觉。

3.神经反射评估

(1)生理反射。①浅反射为刺激皮肤或黏膜引起的反射,包括角膜反射、腹部反射、提睾反射、跖反射。②深反射为刺激骨膜、肌腱引起的反射,包括肱二头肌反射、肱三头肌反射、膝腱反射、跟腱反射、Hoffmann征。

(2)病理反射包括巴宾斯基(Babinski)征、奥本海姆(Oppenheim)征、戈登(Gordon)征、查多克(Chaddock)征。

(3)脑膜刺激征为脑膜受激惹的表现,包括颈强直、凯尔尼格(Kernig)征、布鲁津斯基(Brudzinski)征。

二、常见症状评估

(一)一般情况评估

1.体温的身体变化

如高热环境中体温可稍高,情绪激动可使体温暂时升高等。

2.发热的原因或诱因

有无传染病接触史、预防接种史、手术史等,是否受凉、过度劳累、饮食不洁、损伤、精神刺激等。

3.发热的临床经过

注意发热的时间、体温上升的急缓、发热的高低、持续时间的长短、各病期的主要表现等。

4.发热的程度、热期及热型

定时测量体温,绘制体温曲线,观察发热的程度、热期,注意有无特征性热型。

5.伴随症状

有无寒战、乏力、头痛、肌肉酸痛、咳嗽、咳痰、恶心、呕吐、出血、皮疹、昏迷、抽搐等。

6.身心状况

(1)密切观察生命体征、瞳孔及意识状态、皮肤、口腔黏膜及尿量的改变。

(2)了解高热对机体重要脏器的影响及程度。

(3)体温下降期的患者,注意有无大汗及脱水的表现。

(4)长期发热者注意有无食欲减退及体重下降。

(5)还需注意患者的精神状况、心理反应、睡眠情况等。

7.诊疗及护理经过

(1)做过任何检查、结果怎样。

(2)诊断为何种疾病;其治疗护理措施。

(3)是否进行过物理降温。

(4)是否使用过抗生素、激素、解热药,药物的剂量及疗效。

(二)疼痛的护理评估要点

1.疼痛部位

疼痛部位通常为病变所在部位。

2.疼痛性质

疼痛性质与病变部位及病变性质密切相关。

3.疼痛程度

疼痛程度与病情严重性有无平行关系。

4.疼痛发生于持续时间

某些疼痛可发生在特定的时间。

5.疼痛的影响因素

疼痛的影响因素包括诱发、加重与缓解的因素。

6.相关病史

疼痛前有无外伤、手术史、有无感染、药物及食物中毒,有无类似发作史及家庭史等。

7.伴随症状及体征

不同病因所致疼痛的伴随症状和体征不同。

8.疼痛的身心反应

密切观察患者的呼吸、心率、脉搏。血压、面色变化,有无恶心、呕吐、食欲缺乏或睡眠不佳、强迫体位、呻吟或哭叫,有无因疼痛而产生的焦虑、愤怒、恐惧等情绪反应,剧烈疼痛者还应观察有无休克的表现。

(三)水肿的护理评估要点

1.水肿部位及程度

水肿首先出现的部位。

2.水肿的特点

水肿出现的时间,发生急缓,水肿性质,使水肿加重、减轻的因素,水肿体位变化和活动的关系。

3.营养与饮食

食欲有无改变,每天进食食物的种类、量;营养物质的搭配是否合理,能否满足身体的需要;体重有无明显变化;对有心、肝、肾脏的患者还应该注意钠盐和液体的摄入量。

4.出入液体量

详细记录 24 小时液体出入量。对尿量明显减少者应注意观察有无急性肺水肿发生;有无肾功能损害及电解质酸碱平衡紊乱,如氮质血症、高钾血症等。

5.相关病史

有无心、肝、肾、内分泌代谢性疾病病史;有无营养不良、应用激素类药物、甘草制剂等;有无创伤和过敏史;女性患者水肿应注意与月经、妊娠有无关系。

6.水肿的身心反应

观察体重、胸围、腹围、脉搏、呼吸、血压、体位等情况;注意水肿部位皮肤黏膜的弹性、光泽、温湿度;观察长期卧床或严重水肿者的皮肤有无水疱、渗液、破溃或继发感染;注意有无胸腔积液、腹水及各种伴随症状;患者是否因水肿引起形象的改变、活动障碍、身体不适而心情烦躁。

7.诊疗及护理经过

水肿发生后就医情况;是否使用过利尿剂,药物种类、剂量、疗效和不良反应;休息、饮食、保护皮肤等护理措施的实施情况。

(四)呼吸困难的护理评估要点

1.呼吸困难的发生和进展特点

是突然发生,还是渐进性发展;是持续存在,还是反复间断;呼吸困难发生的诱因、时间及环境;与活动及体位的关系。

2.呼吸困难的严重程度

通常以呼吸困难与日常生活自理能力水平的关系来评估。让患者自我表述呼吸困难对日常活动的影响,如与同龄人行走、登高、劳动时有无气促;是否需要停下喘气、休息;洗脸、穿衣或休息时有无呼吸困难。

3.呼吸困难的类型及表现

是吸气性、呼气性还是混合性,是劳力性、还是夜间阵发性,呼吸是表浅还是浅慢或深快。

4.相关病史

了解患者的职业、年龄;以往有无呼吸困难发作史;有无心血管疾病、肺和胸膜疾病、内分泌代谢性疾病病史,有无感染、贫血、颅脑外伤史;有无刺激性气体、变应原接触史;有无饮食异常、药物及毒物摄入史;有无过度劳累、情绪紧张或激动等。

5.伴随症状

呼吸困难伴咳嗽、咳痰、咯血、胸痛等首先应考虑为心肺疾病;呼吸困难伴发热最常见于呼吸系统感染性疾病;呼吸困难伴昏迷见于急性中毒、严重的代谢性疾病、中枢神经严重损害等;发作性呼吸困难伴哮鸣音见于支气管哮喘、心源性哮喘。

6.呼吸困难的身心反应

注意观察呼吸的频率、节律和深度,脉搏、血压;意识状况;面容及表情;营养状况;体位;皮肤黏膜有无水肿、发绀;颈静脉充盈程度等。有无“三凹征”、肺部湿啰音或哮鸣音,有无心律失常、心脏杂音等。询问患者入睡的方式,观察患者睡眠的时间、质量,是否需要辅助睡眠的措施。患者是否有疲乏、情绪紧张、焦虑或甚至有恐惧、惊慌、濒死感等心理反应。

7.诊疗及护理经过

是否给氧治疗,给氧的方式、浓度、流量、时间及疗效;使用支气管扩张剂后呼吸困难是否能缓解等。

（五）咳嗽与咳痰的护理评估要点

1.咳嗽的特点

注意咳嗽的性质、音色、程度、频率、发生时间与持续时间，有无明显诱因，咳嗽与环境、气候、季节、体位的关系。

2.痰的特点

注意痰液的性质、颜色、气味、黏稠度及痰量。患者的痰液是否容易咳出，体位对痰液的排出有何影响；收集的痰液静置后是否出现分层现象。

3.相关病史

患者的年龄、职业；是否患有慢性呼吸道疾病、心脏病；有无颅脑疾病、癌症病史；有无吸烟史及过敏史；有无呼吸道传染病接触史及有害气体接触史。

4.伴随症状

咳嗽伴有发热多见于呼吸道感染、急性渗出性胸膜炎等；咳嗽伴呼吸困难多见于气道阻塞、重症肺炎和肺结核、胸膜病变、肺淤血、肺水肿等。咳嗽伴胸痛见于胸膜疾病或肺部病变累及胸膜；咳嗽伴大量咯血常见于支气管扩张症及空洞型肺结核。

5.咳嗽咳痰的身心反应

有无长期剧烈、频繁咳嗽所致的头痛、疲劳、食欲减退、胸腹疼痛、睡眠不佳、精神萎靡、情绪不稳定、眼睑水肿、尿失禁等；注意患者生命体征的变化及胸部体征；剧咳者警惕自发性气胸、咯血、胸腹部手术伤口的开裂等；痰液不易咳出者有无肺部感染的发生和加重。

6.诊疗及护理经过

是否服用过止咳祛痰药物，其药物种类、剂量及疗效；是否使用过促排痰的护理措施，效果如何。

（六）发绀的护理评估要点

1.发绀的发生情况

发生的年龄、起病时间、可能诱因、出现的急缓。

2.发绀的特点及严重程度

注意发绀的部位及范围、青紫的情况，是全身性还是局部性；发绀部位皮肤的温度，经按摩或加温后发绀能否消退；发绀是否伴有呼吸困难。

3.相关病史

有无心肺疾病及其他与发绀有关的疾病病史；是否出生及幼年时期就发生发绀；有无家族史；有无相关药物、化学物品、变质蔬菜摄入史，和在持久便秘情况下过食蛋类或硫化物病史等。

4.伴随症状

急性发绀伴意识障碍见于某些药物或化学物质急性中毒、休克、急性肺部感染、急性肺水肿等；发绀伴杵状指见于发绀型先天性心脏病、某些慢性肺部疾病；发绀伴呼吸困难见于重症心、肺疾病、气胸、大量胸腔积液等。

5.诊疗及护理经过

是否使用过药物，其种类、剂量及疗效；有无氧气疗法的应用，给氧的方式、浓度、流量、时间及效果。

（七）心悸的护理评估要点

1.心悸的特点

注意心悸发作的时间、频率、性质、诱因及程度。是休息时出现还是活动中发生；是偶然发作还是持续发作；持续时间与间隔时间的长短；发作前有无诱因；起病及缓解方式；严重程度；发作当时的主观感受及伴随症状；如是否心跳增强、心动过速、心跳不规则或心跳有停顿感，有否胸闷、气急、呼吸困难等。

2.相关病史

有无器质性心脏病、内分泌疾病、贫血、神经症等病史；有无烟、酒、浓茶、咖啡的嗜好；有无阿托品、氨茶碱、麻黄碱等药物的使用；有无过度劳累、精神刺激、高热、心律失常等。

3.伴随症状

心悸伴呼吸困难见于心力衰竭、重症贫血等；心悸伴晕厥抽搐见于严重心律失常所致的心源性脑缺血综合征；心悸伴心前区疼痛见于心绞痛、心肌梗死、心肌炎、心包炎、心脏神经功能症等；心悸伴食欲亢进、消瘦、出汗见于甲状腺功能亢进症；心悸伴发热见于风湿热、心肌炎、心包炎、感染性心内膜炎等。

4.心悸的身心反应

注意生命体征及神志的变化，观察有无呼吸困难、意识改变、脉搏异常、血压降低、心律失常等；评估心悸对心脏功能及日常活动自理能力的影响，有无心悸引起的心理反应及情绪变化。

5.诊疗及护理经过

是否向患者解释过心悸症状本身的临床意义；是否使用过镇静剂和康心律失常药物，其药物种类、剂量及疗效；有无电复律、人工心脏起搏治疗；已采取过哪些护理措施、效果如何。

（八）黄疸的评估要点

1.黄疸的特点

注意发生的急缓，是间断发生还是持续存在；皮肤黏膜及巩膜黄染的程度、色泽；尿液及粪便颜色的改变；有无皮肤瘙痒及其程度等。

2.相关病史

有无溶血性疾病、肝脏疾病、弹道疾病等病史；有无肝炎患者密切接触史或近期内血制品输注史；有无长期大量酗酒及营养失调；如 G-6-PD 缺乏症还应注意有无食用蚕豆等病史。

3.伴随症状

黄疸伴寒战、高热、头痛、腰痛、酱油色尿多见于急性溶血；黄疸出现前有发热、乏力、食欲减退、恶心呕吐、黄疸出现后症状反而减轻者，甲型病毒性肝炎的可能性大；黄疸伴食欲减退、消瘦、蜘蛛痣、肝掌、腹水、脾大等应考虑肝硬化；黄疸伴右上腹剧烈疼痛见于胆道结石或胆道蛔虫等。

4.黄疸的身心反应

注意有无贫血外貌及急性溶血的全身表现；有无恶心、呕吐、腹胀、腹痛、腹泻或便秘等消化道症状；有无皮肤黏膜出血；有无因严重瘙痒而致皮肤搔抓破损，或影响休息和睡眠；有无巩膜、皮肤明显黄染而产生病情严重的预感及焦虑、恐惧等情绪反应。

5.诊疗及护理经过

注意与黄疸有关的实验室检查结果，以利于 3 种类型黄疸的鉴别；是否作过创伤性的病因学检查、治疗及护理措施，效果如何。

(九)意识障碍的护理评估要点

1.起病情况

起病时间、发病前有无诱因、病情进展情况及病程长短等。

2.意识障碍的程度

根据患者对刺激的反应,回答问题的准确性、肢体活动情况、痛觉试验、神经反射等判断有无意识障碍及程度。也可以按格拉斯哥昏迷评分表(GCS)对意识障碍的程度进行评估。

3.相关病史

有无急性重症感染、原发性高血压、严重心律失常、糖尿病、肺性脑病、肝肾疾病、颅脑外伤、癫痫等病史;有无类似发作史;有无毒物或药物接触史等。

4.伴随症状

先发热后有意识障碍可见于重症感染性疾病;先有意识障碍然后有发热见于脑出血,蛛网膜下腔出血等;意识障碍伴高血压可见于脑出血、高血压脑病、尿毒症等;意识障碍伴低血压可见于感染性休克等;意识障碍伴呼吸缓慢可见于吗啡、巴比妥类、有机磷等中毒;意识障碍伴偏瘫见于脑出血,脑梗死、颅内占位性病变;意识障碍伴脑膜刺激征见于脑膜炎、蛛网膜下腔出血等。

5.意识障碍的身体反应

定时测量生命体征,观察瞳孔变化。注意有无大小便失禁;有无咳嗽反应及吞咽反射的减弱及消失;有无肺部感染或尿路感染的发生;有无口腔炎、结膜炎、角膜炎、角膜溃疡;有无营养不良及压疮形成;有无肢体肌肉挛缩、关节僵硬、肢体畸形及活动受限。

6.诊疗及护理经过

是否作过必要的辅助检查以明确诊断;消除脑水肿、保持呼吸道通畅、给氧、留置导尿管、抗感染,防止并发症;治疗和护理措施的应用及疗效等。

(十)恶心与呕吐的护理评估要点

1.恶心与呕吐的特点

注意呕吐前有无恶心的感觉;呕吐的方式是吐出、溢出或喷射性;恶心与呕吐发生的时间,是晨间还是夜间;呕吐的原因或诱因;与进食有无关系;吐后是否感轻松;呕吐是突发,还是经常反复发作,病程的长短;呕吐的频率等。

2.呕吐物的特征

注意呕吐物的性质、气味、颜色、量及内容物,观察是否混有血液、胆汁、粪便等。

3.相关病史

有无消化系统疾病、泌尿及生殖系统疾病、中枢神经系统、内分泌代谢疾病等病史;有无进食不洁饮食及服药史;有无腹部手术史、毒物及传染病接触史;有无精神因素作用;女性患者要注意月经史。

4.伴随症状

呕吐伴剧烈头痛、意识障碍常见于中枢神经系统疾病;呕吐伴右上腹痛与发热、寒战、黄疸应考虑为胆囊炎或胆石症等;呕吐伴眩晕、眼球震颤见于前庭器官疾病;呕吐伴腹痛、腹泻多见于急性胃肠炎或细菌性食物中毒。

5.恶心与呕吐的身心反应

观察生命体征,有无心动过速、呼吸急促、血压降低、直立性低血压等血容量不足的表现;有无失水征象,如软弱无力、口渴、皮肤干燥、弹性减低、尿量减少等;有无食欲减退、营养不良及上消化道出血;儿童、老人意识障碍者应注意面色、呼吸道是否通畅等,警惕有无窒息情况发生。注意患者的精神状态,有无疲乏无力,有无痛苦、焦虑、恐惧等情绪反应。

6.诊疗及护理经过

是否作过呕吐物毒物分析;血电解质及酸碱平衡的监测结果;是否已做胃镜、腹部B超、X线钡餐等辅助检查;治疗的方法及使用药物的种类、剂量、疗效;已采取的护理措施及效果。

(孙术莲)

第二节 多器官功能障碍综合征

多器官功能障碍综合征(multiple organ dysfunction syndrome,MODS)是指在严重创伤、感染和休克时,原无器官功能障碍的患者同时或者在短时间内相继出现两个以上器官系统的功能障碍以致机体内环境的稳定必须靠临床干预才能维持的综合征。

MODS的原发致病因素是急性而继发受损,器官可在远隔原发伤部位,不包括慢性疾病、组织器官退化、机体失代偿时。常呈序惯性器官受累,致病因素与发生MODS必须多于24小时。发生MODS前,机体器官功能基本正常,功能损害呈可逆性,一旦发病机制阻断、及时救治,器官功能有望恢复。

一、病因

(一)严重创伤

严重创伤是诱发MODS的常见因素之一,主要见于复合伤、多发伤、战地伤、烧伤及大手术创伤,并由此可引起心、肺、肝、肾、造血系统、消化道等多个组织器官系统的功能障碍。

(二)休克

各种原因导致的休克是引起MODS的重要发病因素,尤其是出血性休克和感染性休克更易引发MODS。休克过程中机体各重要器官血流不足而呈低灌注状态,引起广泛性全身组织缺氧、缺血,代谢产物蓄积,影响细胞代谢、损害器官的功能,最后导致MODS。

(三)严重感染

严重感染是引发MODS的最主要因素之一,尤其是腹腔感染,是诱发MODS的重要原因。据相关资料统计,腹腔感染在多种MODS致病因素中占首位。其中革兰氏阴性杆菌占大多数,如腹腔内脓肿、急性化脓性阑尾炎、急性坏死性胰腺炎、急性腹膜炎、急性胆囊炎等更易导致MODS的发生。有报道MODS患者69%～75%的病因与感染有关。

(四)医源性因素

医源性因素也是造成MODS的一个重要因素。尤其是急危重症患者,病情错综复杂,若治疗措施应用不当,对脏器容易造成不必要的损伤而引发MODS。较常见的因素如下。

(1)长时间(至少>6小时)高浓度给氧可破坏肺表面活性物质,损害肺血管内皮细胞。

(2)大量输血、输液可导致急性肺水肿、急性左心功能不全。

(3)药物使用不当可导致肝、肾等重要脏器功能障碍。

(4)不适当的人工机械通气可造成心肺功能障碍。

(5)血液吸附或血液透析造成的不均衡综合征、出血和血小板减少。

(五)心搏、呼吸骤停

心搏、呼吸骤停致使机体各重要脏器严重缺血、缺氧,若能在短时间内得到有效及时的抢救,复苏成功后,血流动力学改善,各大器官恢复灌流,形成"缺血-再灌注",但同时也可能引发"再灌注"损伤,导致 MODS。

二、临床表现

MODS 多以某一器官功能受损开始发病,并序贯的影响到其他器官,由于首先受累器官的不同及受累器官组合的不同,因此,其临床表现也不尽相同,下面将各器官受累时的主要表现分别介绍(表 14-1)。

表 14-1　MODS 的临床表现

临床表现	休克	复苏	高分解代谢	MOF
全身情况	萎靡、不安	差、烦躁	很差	终末
循环	需输液	依赖容量	CO↓,休克	药物依赖
呼吸	气促	呼碱低氧	ARDS	O_2↓,CO_2↑
肾脏	少尿	氮↑	氮↑,需透析	恶化
胃肠	胀气	摄食↓	应激性溃疡	功能紊乱
肝脏	肝功轻度↓	中度↓	严重↓	衰竭
代谢	血糖↑,需胰岛素	高分解代谢	代谢性酸中毒,血糖↑	肌萎缩,酸中毒
CNS	模糊	嗜睡	昏迷	深昏迷
血液	轻度异常	BPC↓,WBC↑	凝血异常	DIC

(一)心脏

心脏的主要功能是泵功能,并推动血液在体内进行周而复始的循环,无论是心脏发生继发性损伤或原发性损伤都能够引起泵功能障碍,从而引起急性心功能不全,主要临床特征表现为急性肺循环淤血和供血不足。

急性心功能不全可概括为急性右心功能不全和急性左心功能不全,临床上急性右心功能不全极为少见,因此一般急性心功能不全即泛指急性左心功能不全,临床上最常见的是急性左室功能不全。临床症状及体征表现如下。

1.呼吸困难

按诱发呼吸困难急性程度的不同又可分为劳力性呼吸困难、夜间阵发性呼吸困难和端坐呼吸。端坐呼吸和夜间阵发性呼吸困难是急性左心功能不全早期或急性发作时的典型表现之一,必须给予高度重视。

2.咳嗽与咯血

急性心功能不全引起的咳嗽主要特征为无其他原因可解释的刺激性干咳,尤以平卧或活动时为明显,半卧位或坐起及休息时咳嗽可缓解。若发生肺水肿时可见大量白色或粉红色泡沫样痰,严重者可发生咯血。

心排血量急剧下降是严重急性左心功能不全可引起的病变,从而引起心源性晕厥、心源性休克及心搏骤停。

（二）呼吸功能

临床特征表现为发绀和呼吸困难，血气分析检查常呈现为低氧血症。严重者可出现急性呼吸窘迫综合征（ARDS）或急性呼吸功能不全。ARDS 是 MODS 常伴发的一种临床表现，其病理改变为急性非心源性肺水肿。临床特点如下。

（1）起病急，呼吸极度困难，经鼻导管高流量吸氧不能缓解。

（2）呼吸频率加快，常超过每分钟 28～30 次，并进行性加快，严重者可达每分钟 60 次以上，患者所有呼吸肌都参与了呼吸运动，仍不能满足呼吸对氧的需求而呈现为窘迫呼吸。

（3）血气分析呈现为 $PO_2 < 8.0 \ kPa(60 \ mmHg)$，并呈进行性下降，高流量氧疗也难以使 PO_2 提高，而必须采用人工机械通气。

（三）肝

当肝脏功能遭到严重损害时，临床表现为肝细胞性黄疸，巩膜、皮肤黄染，尿色加深呈豆油样，血清生化检查显示总胆红素升高（直接胆红素与间接胆红素均升高）并伴有肝脏酶学水平升高，同时 ALT、AST、LDH 均大于正常值的 2 倍以上，还可伴有清蛋白含量、血清总蛋白下降及凝血因子减少，既往有肝病史者或病情严重者即可发生肝性脑病。

（四）肾

在急危重症的抢救过程中，多种原因都可能造成肾小管功能受损或急性肾小球功能受损，从而引起急性肾功能不全，其临床表现主要为氮质血症、少尿、无尿和水、电解质及酸碱平衡失调。当发生急性肾功能不全后，常易导致病情急剧进展或明显恶化，在以各种原因所导致的休克为 MODS 的原发病变时，肾功能不全也可能为最早的表现。

（五）胃肠道

各种原因引起的胃肠黏膜缺血及病变、治疗过程中的应激，导致的胃泌素与肾上腺皮质激素分泌增加，而导致胃黏膜病变，引起消化道大出血，或者其他因素所致的胃肠道蠕动减弱，从而发生胃肠麻痹。

（六）凝血功能

毛细血管床开放，血流缓慢或淤积，致使凝血系统被激活，引起微循环内广泛形成微血栓，导致弥散性血管内凝血可由任何原因所致的组织微循环功能障碍造成。进一步使大量凝血因子和血小板被消耗，引发全身组织发生广泛出血。临床常表现为黏膜、皮肤形成花斑，皮下出血，注射部位或手术切口、创面自发性弥漫性渗血，术后引流管内出血量增多，严重者内脏器官也发生出血。化验检查可见血浆蛋白原含量降低，纤维组织蛋白原降解产物增加，血小板计数呈进行性减少，凝血酶原时间延长。

（七）脑

由于危重病病变发生发展过程中的多种因素影响而使脑组织发生缺血、缺氧和水肿，从而在临床上引起患者意识障碍。如出现淡漠、烦躁、自制力和定向力下降，对外界环境、自己及亲人不能确认，甚至出现嗜睡、昏睡、昏迷。同时常伴有瞳孔、出现神经系统的病理反射及呼吸病理性变化等。

三、护理

（一）一般护理

1.饮食护理

MODS 患者机体常处于全身炎性反应高代谢状态，机体消耗极度升高，免疫功能受损，内环境紊乱,因此保证营养供应至关重要。根据病情选择进食方式,尽量经口进食,必要时给予管饲或静脉营养,管饲时注意营养液的温度及速度,避免误吸及潴留。

(1)肠道营养:根据患者病情选择管饲途径,如口胃管、鼻胃管、鼻肠管、胃造口管、空肠造瘘等。

(2)肠外营养:根据患者病情给予不同成分的 TPN 治疗。

2.环境管理

病室清洁安静,最好住单人房间,室内每天消毒 1 次。

3.心理护理

因患者起病突然、病情严重,容易恐惧,护士耐心解释疾病发生发展的原因,帮助患者树立信心并取得积极配合,保证患者情绪稳定。

(二)重症护理

1.病情观察

全面观察,及早发现、预防各器官功能不全征象。

(1)循环系统:血压,心率及心律,CVP、PCWP 的监测,严格记录液体出入量。

(2)呼吸系统:呼吸频率及节律,动脉血气分析,经皮血氧饱和度的监测。

(3)肾功能监测:监测尿量,计算肌酐清除率,规范使用抗生素,避免使用肾毒性强的药物,必要时行 CRRT 治疗。

(4)神经系统:观察患者的意识状态、神志、瞳孔、反应等的变化。

(5)定时检测肝功能,注意保肝,必要时行人工肝治疗。加强血糖监测。

(6)肠道功能监测与支持:根据医嘱正确给予营养支持,合理使用肠道动力药物,保持肠道通畅。

(7)观察末梢温度和皮肤色泽。

2.各脏器功能的护理

(1)呼吸功能的护理:加强呼吸道的湿化与管理,合理湿化,建立人工气道患者及时吸痰。根据患者病情,及时稳定脱机。多次进行机械通气、病情反复的患者,对脱机存在恐惧感,得知要脱机即表现为紧张、恐惧,这种情绪将影响患者的正常生理功能,如产生呼吸、心率加快、血压升高等,影响脱机的实施。需对患者实施有效的心理护理。

(2)循环功能的护理:MODS 患者在抢救治疗过程中,循环系统不稳定,血压波动大且变化迅速,需通过有创动脉测压及时可靠准确的连续提供动脉血压,为及时发现病情变化并给治疗提供可靠的资料。同时注意观察患者痰液色质量,及时发现心力衰竭早期表现。严格控制液体出入量。

(3)肝肾功能的护理:注意肝肾功能化验指标的变化,严密监测尿量、尿色、尿比重,保持水电解质平衡。避免使用肝肾毒性药物。维持血容量及血压,保证和改善肾脏血流灌注。严重衰竭患者及时采用连续血液净化治疗。

(4)胃肠道功能的护理:应激性溃疡出血是 MODS 常见的胃肠功能衰竭症状,早期进行胃肠道内营养,补充能量,促进胃肠蠕动的恢复,维持菌群平衡,保护胃黏膜。观察患者是否存在腹胀,及时听诊肠鸣音,观察腹部体征的变化。患者发生恶心、呕吐时及时清理呕吐物,避免误吸。发生腹泻时,及时清理,保持床单位清洁,观察大便性状、色质量,留取异常大便标本并及时送检。

3.药物治疗的护理

(1)根据医嘱补液,为避免发生肺水肿,可在 PCWP 及 CVP 指导下调整补液量及速度。

(2)按常规使用血管活性药物。

(3)血压过低时不可使用利尿剂,用后观察尿量变化。

(4)使用制酸剂和胃黏膜保护剂后,要监测胃液 pH。

(5)观察要点:持续心电监护,监测体温。

（孙术莲）

第三节　休　克

　　休克是一个由多种病因引起的以循环障碍为主要特征的急性循环衰竭。在休克时,由于组织的灌注不良,而引起组织血、氧及营养物质供应不充足,并产生代谢方面的异常。细胞代谢异常将导致细胞的功能异常、炎性递质释放和细胞损伤。如果组织的灌注能得以迅速恢复,细胞的损伤将可得到控制;如果细胞的损伤和代谢功能方面的异常严重或广泛,则休克就不可逆转。因此,对于休克的现代解释为持续的、血液灌注不足的多器官功能障碍综合征(multiple organ dysfunction syndrome,MODS)的亚临床病变。休克典型的临床表现是意识障碍、皮肤苍白、湿冷、血压下降、脉压减小、脉搏细速、发绀及尿少等。

一、病因

(一)血容量不足

　　由于大量出血(内出血或外出血)、失水(呕吐、腹泻、大量排尿等)、失血浆(烧伤、腹膜炎、创伤、炎症)等原因,血容量突然减少。

(二)创伤

　　创伤多因撕裂伤、挤压伤、爆炸伤、冲击波伤引起内脏、肌肉和中枢神经系统损伤。此外骨折和手术亦可引起创伤性休克,属神经源性休克。

(三)感染

　　细菌、真菌、病毒、立克次体、衣原体、原虫等感染,亦称中毒性休克。

(四)变态反应

　　某些药物或生物制品使机体发生变态反应,尤其是青霉素过敏,常引起血压下降、喉头水肿、支气管痉挛、呼吸极度困难甚至死亡。

(五)心源性因素

　　心源性因素常继发于急性心肌梗死、心脏压塞、心瓣膜口堵塞、心肌炎、心肌病变和严重心律失常等。

(六)神经源性因素

　　剧痛、麻醉意外、脑脊髓损伤等刺激,致使反射性周围血管扩张,有效血容量相对减少。

二、分类

　　休克分类方法很多,目前尚无一致的意见。传统的休克分类法主要按病因及病理生理学分类。

(一)按病因分类

(1)失血性休克(低血容量性休克)。

(2)感染性休克。

(3)心源性休克。

(4)过敏性休克。

(5)神经源性休克。

(6)内分泌性休克(黏液性水肿、嗜铬细胞瘤和肾上腺皮质功能不全等)。

(7)伴血流阻塞的休克(肺栓塞、夹层动脉瘤)。

(二)按病理生理学分类

根据血流动力学机制、血容量分布的改变,Weil 提出了一种新的休克早期分类的方法(表 14-2)。

表 14-2　休克分类

休克类型	特征
Ⅰ.低血容量性	
A.外源性	出血引起的全血丢失,烧伤、炎症引起的血浆丧失,腹泻、脱水引起的电解质丧失
B.内源性	炎症、创伤、过敏、嗜铬细胞瘤、蜇刺毒素作用引起的血浆外渗
Ⅱ.心源性	心肌梗死、急性二尖瓣关闭不全、室间隔破裂、心力衰竭、心律失常
Ⅲ.阻塞性(按解剖部位)	
A.腔静脉	压迫
B.心包	填塞
C.心腔	环状瓣膜血栓形成、心房黏液瘤
D.肺动脉	栓塞
E.主动脉	夹层动脉瘤
Ⅳ.血流分布性(机制不十分清楚)	
1.高或正常阻力(静脉容量增加,心排血量正常或降低)	杆菌性休克(革兰氏阴性肠道杆菌)、巴比妥类药物中毒、神经节阻滞(容量负荷后)、颈脊髓横断
2.低阻力(血管扩张、体循环动静脉短路伴正常高心排血量)	炎症(革兰氏阳性菌肺炎)、腹膜炎、反应性充血

传统的分类方法过于繁杂,完全可以将这些种类的休克浓缩集中,以便于临床分类与治疗。美国克氏外科学(第 15 版)中将休克按病原分类的方法,克服了传统分类法的不利方面,有明显的优越性。但在实际临床应用时,仍会有一定的限制,因为常有休克患者的病因包括多种致病因素,如创伤休克者可能同时伴有败血症,或同时存在神经方面的因素,判断这种患者的休克分类是比较困难的,故在临床诊断和治疗各种休克时,一定要综合分析判断其病因病原,以便使患者得到最有效的治疗。以下将参考新的休克分类法进行叙述。

(1)低血容量性休克:出血和血浆容量丢失。

（2）心源性休克：本身因素和外来因素。

（3）神经源性休克。

（4）血管源性休克：①全身性炎症反应综合征、感染（脓毒血症）、非感染；②过敏；③肾上腺皮质功能不全；④创伤。

三、休克的分期

不同原因造成的休克过程是十分复杂的，不论什么原因造成的心功能不全及外周组织器官的灌注差，均可产生一系列组织低灌注的临床症状。休克的发生是有一定阶段性的，了解其各个阶段的特点和临床表现对于指导抢救治疗是非常有益的。一般情况下，休克时微循环的变化分为三个阶段。

（一）缺血缺氧期

由于组织的低灌注，使氧供明显减少。此期心排血量明显下降，临床表现为血压下降、脉压小、脉搏频速、尿量减少、心烦气躁、皮肤苍白、出冷汗、四肢发凉、四肢末梢出现轻度缺氧性发绀等。参与此期机体代偿的病理生理机制有如下几个方面。

1.交感-肾上腺髓质系统兴奋

由于该系统的激活，使内源性儿茶酚胺类物质的释放增加，以利增加心肌收缩力、增快心率、收缩外周血管使血压回升。

2.肾素-血管紧张素系统的作用

该系统兴奋后肾素的释放增多，在血管紧张素转化酶的作用下，肾素转化为血管紧张素Ⅱ和血管紧张素Ⅲ，在精氨酸加压素（arginine vasopressin，AVP）和肾上腺释放的醛固酮协同作用下，使腹腔脏器和外周大血管的阻力增加，血压回升。

3.血管活性脂的作用

细胞膜磷脂在磷脂酶 A_2 作用下生成的几种具有广泛生物活性的物质：血小板激活因子（PAF）、花生四烯酸环氧合代谢产物中的血栓素（TXA_2）、脂氧合代谢产物白三烯（LTC4，LTD4，LTE4，LTB4），可使全身的微血管收缩，但同时也有抑制心肌的作用。

4.溶酶体水解酶-心肌抑制因子系统

在该系统的作用下，溶酶体膜不稳定以致肠、肝、胰释放溶酶体酶类。胰腺则产生心肌抑制因子（MDF）并可使腹腔脏器小血管收缩。该系统的激活也可以代偿性地使回心血量增加以达到回升血压的目的。

此阶段系休克的早期代偿阶段，如果病变不十分严重，或其他因素干扰较小及原有的病因解除得好，那么患者的情况经紧急处理与对症对因治疗后可较快好转。例如，患者是因为外伤后所造成的大失血等原因而致休克，在此休克的代偿期给予补充血容量和有效的伤部处理止痛等，患者的休克状态可以很快恢复到正常循环功能。但如果是严重感染后的细菌内外毒素所造成的休克，由于病因不可能马上解除，因此有可能休克的治疗效果就不那么明显或迅速。此期的正确判定与治疗是十分重要的，如果不能很好地控制病情，而使之进入淤血缺氧期（即失代偿期），则治疗的难度更大。

（二）淤血缺氧期

此期是指休克进入失代偿期，由于缺氧情况的进一步加重，组织的灌注状态更加不好，由于明显的缺氧代谢，致组织器官产生酸中毒现象，各器官的功能进一步减退，机体的代偿功能也明显转向失代偿,其临床表现为血压下降、脉搏细速、四肢末梢表现为严重的发绀及皮肤花斑、全身湿冷,尿量减少等。参与此期的病理生理机制有如下几个方面。

1.氢离子的作用

由于组织的供氧不足,造成严重的酸性代谢产物增加,同时也由于血供不足而造成酸性代谢产物不能及时排出,血液中缓冲物质减少、肾功能不全和肺功能不全等,氢离子大量蓄积,致使体内的各种酶类的功能下降、器官功能不全,此时机体的心血管系统对于各种药物的敏感性明显下降而疗效不佳,休克的程度逐渐加重。

2.血管活性物质的作用

由于各种致病因子的作用,血压降低和炎性物质的进一步刺激,前列腺素的释放增加,组胺、缓激肽、腺苷、PAF 等逐渐增多,而且代偿期的几个加压系统功能不全,升血压物质,心血管系统对于血管活性物质的反应减弱致使全身的血管扩张、血小板趋于聚集而使微循环状态更差甚至造成微循环衰竭。

3.自由基的作用

由于组织的严重缺氧和酸中毒,使之产生大量的氧自由基和羟自由基,促使脂质过氧化加剧,对于组织细胞造成严重的损伤而加重器官的功能不全或衰竭。

4.其他

由于血管内皮细胞的损伤,使白细胞易于附壁黏着,大量的细胞因造成血管功能的改变,使毛细血管后阻力增加,加重微循环的障碍。

淤血缺氧期是休克的严重病变期,此期内如果不能除去病因和进行有效的对症治疗,将不可避免地使休克进入终末期,即 DIC 期。因此,在此期的救治过程中,要确实地除去病因,纠正缺氧与酸中毒,使病情向好的方面转化,而不使之进入下一期。

(三)微循环凝血期(DIC 期)

微循环凝血期是休克的终末期,由于微血管内广泛血栓形成,使组织已经无法得到充分的血供氧供,也不能排出体内或组织器官的酸性代谢产物,各器官的功能已基本走向衰竭。临床表现为患者严重的烦躁不安,有的患者表现为意识不清或出现昏迷等,血压显著下降甚至测不到、肺出血或消化道出血、皮肤出现出血点或者瘀斑、无尿。患者于此期已处于濒死状态。化验室检查显示凝血因子减少、血小板减少、3P 试验阳性等。

四、临床表现

按照休克的发病过程可分为休克代偿期、休克抑制期和休克失代偿期,或称休克早期、休克期和休克晚期。

(一)休克代偿期

当血容量丧失未超过总血容量的 20% 时,机体处于代偿阶段,患者的中枢神经系统兴奋性提高,交感神经的活动增强,患者表现为精神紧张、兴奋、烦躁不安,面色苍白、四肢湿冷、脉搏细速、呼吸增快血压正常或稍高,但脉压缩小,肾血管收缩,尿量减少,每小时尿量<30 mL,在此期间如能及时正确处理,补足血容量,休克可迅速纠正,反之,如处理不当导致病情发展,进入休克抑制期。

(二)休克抑制期

当血容量丧失达到总血容量的 20%～40% 时,患者由兴奋转为抑制,表现为神志淡漠、反应迟钝,口唇和肢端发绀。皮肤出现花斑纹,四肢厥冷,出冷汗,脉搏细速,血压下降,收缩压下降至10.7 kPa(80 mmHg)以下病情严重时,全身皮肤黏膜明显发绀,脉搏摸不清,无创血压测不到,体内组织严缺氧,大量乳酸及有机酸增加。出现代谢性酸中毒。若抢救及时仍可好转,若处理不当,病情迅速恶化,出现进行性呼吸困难。脉速或咳出粉红色痰,动脉血氧分压降至 8.0 kPa(60 mmHg)以下虽大量给氧也不能改善呼吸困难症状,提示已发生呼吸窘迫综合征,如皮肤、黏膜出现瘀斑或发生消化道出血,则表示病情已发展至弥散性血管内凝血阶段,常继发有心、脑、肾等器官的功能衰竭而死亡。

(三)休克失代偿期

当血容量丧失超过总血容量的 40%,由于组织缺少血液灌注,细胞因严重缺氧而发生变性坏死;加之严重的酸中毒又可使细胞内的溶酶体膜破裂,释出的溶酶体酶(如蛋白水解酶等)和某些休克动因(如脂多糖等)都可使细胞发生严重的乃至不可逆的损害,从而使包括脑、心在内的各重要器官的功能代谢障碍也更加严重,这样就给治疗造成极大的困难,故本期又称休克难治期。

五、治疗

尽管引起休克的原因不同,但都有共同的病理生理变化,即存在有效循环血量不足,微循环障碍和程度不同的体液代谢变化,故治疗的原则是针对引起休克的原因和休克不同发展阶段的生理紊乱,争取相应的治疗。

(一)一般措施

一般措施包括积极处理引起休克的原发伤、病。适当应用镇痛剂。采取头和躯干抬高20°~30°,下肢抬高 15°~20°体位,以增加回心血量,减轻呼吸负荷。及早建立静脉通路,并注意保温。病情危重者,可考虑作气管内插管或气管切开。休克患者气管内插管和机械通气的指征如下。

(1)每分通气量<9~12 L/min 或>18 L/min。

(2)潮气量<4~5 mL/kg。

(3)肺活量<10~12 mL/kg。

(4)$PaCO_2$>6.0 kPa(45 mmHg),合并代谢性酸中毒;或 $PaCO_2$>6.7~7.3 kPa(50~55 mmHg),碳酸氢盐正常。

(5)吸入氧浓度为 40%时,PaO_2<8.0 kPa(60 mmHg);或吸入氧浓度为 100%时,PaO_2<26.7 kPa(200 mmHg)。

(6)呼吸频率>30~35 次/分。

(7)呼吸困难。

(二)补充血容量

纠正休克引起的组织低灌注及缺氧的关键,应在连续监测动脉血压、尿量和CVP的基础上,结合患者皮肤温、末梢循环、脉搏幅度及毛细血管充盈时间等微循环情况,观察补充血容量的效果。通常首先采用晶体液,但由于其维持扩容作用的时间仅 1 小时左右,故还应准备全血、血浆、压缩红细胞、清蛋白或血浆增量剂等胶体液输注。也有用3%~7.5%高渗溶液进行休克复苏治疗。通过高渗液的渗透压作用,吸出组织间隙和肿胀细胞内的水分,从而起到扩容的效果;高钠还可增加碱储备及纠正酸中毒。

(三)积极处理原发病

外科疾病引起的休克,如内脏大出血的控制、坏死肠襻切除、消化道穿孔修补和脓液引流等,多存在需手术处理的原发病变。应在尽快恢复有效循环血量后，及时施行手术处理原发病变，才能有效地治疗休克。紧急情况下，应在积极抗休克的同时施行手术，以保障抢救时机。

(四)纠正酸碱平衡失调

由于休克患者组织灌注不足和细胞缺氧，常伴有不同程度的酸中毒，而酸性内环境均抑制心肌、血管平滑肌和肾功能。在休克早期，又可能因过度通气，引起低碳酸血症、呼吸性碱中毒。根据血红蛋白氧解离曲线的规律，碱中毒使血红蛋白氧解离曲线左移，氧不易从血红蛋白中释出，可使组织缺氧加重。故不主张早期使用碱性药物。而酸性环境有利于氧与血红蛋白解离，从而增加组织供氧。机体在获得充足血容量和微循环改善后，轻度酸中毒得到缓解而不需再用碱性药。但重度休克合并酸中毒经扩容治疗不满意时，仍需使用碱性药物。用药前需保证呼吸功能正常，以免引起 CO_2 潴留和继发呼吸性酸中毒。给药后应按血气分析的结果调整剂量。

(五)血管活性药物的应用

严重休克时，单靠扩容治疗不易迅速改善循环和升高血压。若血容量已基本补足，但循环状态仍未好转表现为发绀、皮肤湿冷时，则应选用下列血管活性药物。

1.血管收缩剂

血管收缩剂包括去甲肾上腺素、间羟胺和多巴胺等。

去甲肾上腺素是以兴奋 α 受体为主、轻度兴奋 β 受体的血管收缩剂，能兴奋心肌，收缩血管，升高血压及增加冠状动脉血流量，作用时间短。常用量为 0.5～2.0 mg，加入 5% 葡萄糖溶液 100 mL 静脉滴注。

间羟胺间接兴奋 α、β 受体，对心脏和血管的作用同去甲肾上腺素，但作用弱，维持时间约 30 分钟。常用量 2～10 mg 肌内注射或 2～5 mg 静脉注射；也可 10～20 mg 加入 5% 葡萄糖溶液 100 mL 静脉滴注。

多巴胺是最常用的血管收缩剂，具有兴奋 α、$β_1$ 和多巴胺受体作用，其药理作用与剂量有关。当剂量每分钟 <10.0 μg/kg 时，主要作用 $β_1$ 受体，可增强心肌收缩力和增加 CO，并扩张肾和胃肠道等内脏器官血管；剂量每分钟 >15 μg/kg 时则为 α 受体作用，增加外周血管阻力；抗休克时主要用其强心和扩张内脏血管的作用，宜采取小剂量。为提升血压，可将小剂量多巴胺与其他缩血管药物合用，从而不增加多巴胺的剂量。

多巴酚丁胺对心肌的正性肌力作用较多巴胺强，能增加 CO，降低 PCWP，改善心泵功能。常用量为每分钟 2.5～10.0 μg。小剂量有轻度缩血管作用。

异丙肾上腺素是能增强心肌收缩和提高心率的 β 受体兴奋剂，剂量 0.1～0.2 mg 溶于 100 mL 输液中。但对心肌有强大收缩作用和容易发生心律失常，不能用于心源性休克。

2.血管扩张剂

血管扩张剂分 α 受体阻滞剂和抗胆碱能药两类。α 受体阻滞剂包括酚妥拉明、酚苄明等，能解除去甲肾上腺素所引起的小血管收缩和微循环淤滞并增强左室收缩力。

抗胆碱能药物包括阿托品、山莨菪碱和东莨菪碱。临床上较多用于休克治疗的是山莨菪碱(人工合成品为 654-2)，可对抗乙酰胆碱所致平滑肌痉挛使血管舒张，起到改善微循环的作用。用法是每次 10 mg，每 15 分钟一次，静脉注射，或者每小时 40～80 mg 持续泵入，直到临床症状改善。

硝普钠也是一种血管扩张剂，作用于血管平滑肌，能同时扩张小动脉和小静脉，但对心脏无直接作用。剂量为 100 mL 液体中加入 5～10 mg 静脉滴注。滴速应控制在每分钟 20～100 μg，以防其中的高铁离子转变为亚铁离子。用药超过 3 天者应每天检测血硫氰酸盐浓度,血硫氰酸盐浓度超过 12.8％时即应停药。

3.强心药

强心药包括兴奋 α 和 β 肾上腺素能受体兼有强心功能的药物,如多巴胺和多巴酚丁胺等,其他还有可增强心肌收缩力,减慢心率作用的强心苷,如毛花苷 C。当在中心静脉压监测下,输液量已充分,当动脉压仍低而其中心静脉压显示已达 1.5 kPa(15 cmH$_2$O)以上时,可经静脉注射毛花苷 C 行快速洋地黄化(每天 0.8 mg),首次剂量 0.4 mg 缓慢静脉注射,有效时可再给维持量。

休克时应结合当时的主要病情选择血管活性药物,如休克早期主要病情与毛细血管前微血管痉挛有关;后期则与微静脉和小静脉痉挛有关。固应采用血管扩张剂配合扩容治疗。在扩容尚未完成时,如有必要,可适量使用血管收缩剂,应抓紧时间扩容,所用血管收缩剂的剂量不宜太大,时间不能太长。

为了兼顾各重要脏器的灌注水平,常将血管收缩剂与扩张剂联合应用。例如:去甲肾上腺素每分钟0.1～0.5 μg/kg 和硝普钠每分钟 1.0～10 μg/kg 联合静脉滴注,可增加心脏指数 30％,减少外周阻力 45％,使血压提高到 10.7 kPa(80 mmHg)以上,尿量维持在每天 40 mL 以上。

(六)皮质类固醇和其他药物的应用

皮质类固醇可用于感染性休克及其他较严重的休克。其作用主要如下。

(1)阻断 α 受体兴奋作用,使血管扩张,降低外周血管阻力,改善微循环。

(2)保护细胞内溶酶体,防止溶酶体破裂。

(3)增强心肌收缩力,增加心排血量。

(4)增进线粒体功能和防止白细胞凝集。

(5)促进糖异生,使乳酸转化为葡萄糖,减轻酸中毒。一般主张应用大剂量,静脉滴注,一次滴完。为了防止多用皮质类固醇后可能产生的不良反应,一般只用 1～2 次。

(七)治疗 DIC 改善微循环

对诊断明确的 DIC,可用肝素抗凝,成人首次可用 10 000 U(1 mg 相当于 125 U 左右),一般 1.0 mg/kg,6 小时一次;有时还使用抗纤溶药如氨甲苯酸、氨基己酸,抗血小板黏附和聚集的阿司匹林、双嘧达莫和小分子右旋糖酐。

(八)营养支持

休克患者行合理的营养支持有助于保护胃肠黏膜完整性、提高免疫功能、促进伤口愈合和减少脓毒血症的发生。严重创伤或感染时,机体呈高分解状态,每天所供热量应在(125 ～ 146 kJ/kg)。发生呼吸衰竭时,碳水化合物供给过多会加重二氧化碳潴留,可用长链脂肪酸来提供部分热量。增加蛋白质供应以维持正氮平衡。补充各种维生素和微量元素。维生素 C 和维生素 E 是氧自由基清除剂,可适当增加用量。

肠道淋巴组织控制病原菌的局部免疫反应。休克时,缺血、应激和应用抗生素、H$_2$受体阻断剂、抗酸药和糖皮质激素治疗常破坏肠道免疫防御功能,易发生细菌易位。长期肠外营养可导致胃肠黏膜萎缩。肠道营养能刺激 IgA 和黏液分泌,保护胃肠黏膜免遭损伤,防止细菌易位和脂多糖吸收进入血液循环。只要胃肠功能存在,可开始肠道营养。

其他类药物:①钙离子阻滞如维拉帕米、硝苯地平和地尔硫䓬等,具有防止钙离子内流、保护细胞结构与功能的作用;②吗啡类拮抗剂纳洛酮,可改善组织血液灌流和防止细胞功能异常;③氧自由基清除剂如超氧化物歧化酶(SOD),能减轻缺血再灌注损伤中氧自由基对组织的破坏作用;④调节体内前列腺素(PGS),如输注依前列醇(PGI₂)以改善微循环。

六、病情监测和护理

根据病因,结合临床表现,通过监测,不但可了解患者病情变化和治疗反应,为休克的早期诊治争取有利时机,为调整治疗方案提供客观依据。

(一)病情监测

1.一般监测

(1)精神状态:脑组织有效血液灌流和全身循环状况的反映。例如,患者意识清楚,对外界的刺激能正常反应,说明患者循环血量已基本恢复;相反,若患者表情淡漠、不安、谵妄或嗜睡和昏迷,反映大脑因循环不良而发生障碍。

(2)皮肤温度、色泽:体现灌流情况的标志。如患者的四肢暖,皮肤干,轻压甲床或口唇时,局部暂时缺血呈苍白,松压后色泽迅速转为正常,可判断末梢循环已恢复、休克好转;反之说明休克情况仍存在。

(3)血压:维持血压稳定在休克治疗中十分重要。但是,血压并不是反映休克程度最敏感的指标。例如,心排血量已有明显下降时,血压的下降常滞后约40分钟;当心排血量尚未完全恢复时,血压可已趋正常。因此,在判断病情时,还应兼顾其他的参数进行综合分析。在观察血压情况时,还要强调定时测量、比较血压情况。通常认为收缩压<12.0 kPa(90 mmHg)、脉压<2.7 kPa(20 mmHg)是休克的表现;血压回升、脉压增大则是休克好转的征象。

(4)脉率:脉率的变化多出现在血压变化之前。脉率已恢复且肢体温暖者,虽血压还较低,但常表示休克趋向好转。常用脉率/收缩压计算休克指数,帮助判定休克的有无及轻重。指数为0.5多表示无休克;>1.0~1.5有休克;>2.0为严重休克。

(5)尿量:反映肾血液灌注情况的有用指标。早期休克和休克复苏不完全的表现通常是少尿。对疑有休克或已确诊者,应观察每小时尿量,必要时留置导尿管。尿量<25 mL/h、比重增加者表明仍存在肾血管收缩和供血量不足;血压正常但尿量仍少且比重偏低者,提示有急性肾衰竭可能。当尿量维持在30 mL/h以上时,则休克已得到纠正。此外,创伤危重患者复苏时使用高渗溶液者可能有明显的利尿作用;涉及垂体后叶的颅脑损伤可出现尿崩现象;尿路损伤可导致少尿与无尿。判断病情时应予注意。

2.特殊监测

(1)中心静脉压(CVP):中心静脉压代表右心房或者胸腔段腔静脉内压力的变化,一般比动脉压要早,反映全身血容量及心功能状况。CVP的正常值为0.5~1.2 kPa(5~12 cmH₂O)。当CVP<0.5 kPa时,表示血容量不足;高于1.5 kPa(15 cmH₂O)时,则提示心功能不全、肺循环阻力增高或静脉血管床过度收缩;若CVP超过2.0 kPa(20 cmH₂O),则表示存在充血性心力衰竭。临床实践中,通常进行连续测定,动态观察其变化趋势以准确反映右心前负荷的情况(表14-3)。

(2)肺毛细血管楔压(PCWP):应用Swan-Ganz漂浮导管可测得肺动脉(PAP)和肺毛细血管楔压(PCWP),可反映左心房、左心室压和肺静脉。PCWP的正常值为0.8~2.0 kPa(6~15 mmHg),与左心房内压接近;PAP的正常值为1.3~2.9 kPa(10~22 mmHg)。PCWP增高常见于肺循环阻力增高如肺水肿时,PCWP低于正常值反映血容量不足(较CVP敏感)。因此,临床上当发现PCWP增高时,即使CVP尚属正常,也应限制输液量以免发生或加重肺水肿。此外,还可在作PCWP时获得血标本进行混合静脉血气分析,了解肺内通气/灌流比或肺内动静脉分流的变化情况。但必须指出,肺动脉导管技术是一项有创性检查,有发生严重并发症的可能(发生率为 3%～5%),故应当严格掌握适应证。

表 14-3　休克时中心静脉压与血压变化的关系及处理原则

CVP	血压	原因	处理原则
低	低	血容量相对不足	充分补液
低	正常	心收缩力良好,血容量相对不足	适当补液,注意改善心功能
高	低	心功能不全或血容量相对过多	强心剂、纠正酸中毒和扩张血管
高	正常	容量血管过度收缩,肺循环阻力增高	扩张血管
正常	低	心功能不全或血容量不足	补液试验

(3)心排血量(CO)和心脏指数(CI):CO 是心率和每搏排出量的乘积,可经 Swan-Ganz 倒灌应用热稀释法测出。成人 CO 的正常值为每分钟 4～6 L;单位体表面积上的 CO 便称作心脏指数(CI),正常值为每分钟 2.5～3.5 L/m²。此外,还可按下列公式计算出总外周血管阻力(SVR):SVR=(平均动脉压－中心静脉压)/心排血量×80。

SVR 正常值为 100～130 kPa。S/L 了解和监测上述各参数对于抢救休克时及时发现和调整异常的血流动力学有重要意义。CO 值通常在休克时均较正常值有所降低;有的感染性休克时却可能高于正常值。因此,在临床实践中,测定患者的 CO 值并结合正常值。

(二)休克护理

1.一般护理

(1)将患者安置在单间病房,室温 22～28 ℃,湿度 70% 左右,保持通风良好,空气新鲜。

(2)设专人护理,护理人员不离开患者身边,保持病室安静,避免过多搬动患者,建立护理记录,详细记录病情变化及用药。

(3)体位:休克患者体位很重要,最有利的体位是头和腿均适当抬高 30°,松解患者紧身的领口、衣服,使患者平卧,立即测量患者的血压、脉搏、呼吸,并在以后每 5～10 分钟重复 1 次,直至平稳。

(4)保温:大多数患者有体温下降、怕冷等表现,需要适当保暖,但不需在体表加温,不用热水袋。因体表加温可使皮肤血管扩张,减少了生命器官的血液供应,破坏了机体调节作用,对抗休克不利。但在感染性休克持续高热时,可采用降温措施,因低温能降低机体对氧的消耗。

(5)吸氧与保持呼吸道通畅:休克患者都有不同程度缺氧症状,应给予氧气吸入。吸入氧浓度 40% 左右,并保持气道通畅。必要时,可以建立人工气道。用鼻导管或面罩吸氧时,尤应注意某些影响气道通畅的因素,如舌后坠,有颌面、颅底骨折,咽部血肿,鼻腔出血的患者,吸入异物及呕吐物后的患者;气道灼伤,变态反应引起的喉头水肿的患者;颈部血肿压迫气管及严重的胸部创伤的患者,为防止出现气道梗阻,应给予必要的急救护理措施。如用舌钳将舌头拉出;清除患者口中异物、分泌物;使患者侧卧头偏向一侧;尽可能建立人工气道,确保呼吸道通畅。

(6)输液:开放两条及以上静脉通路,尽快进行静脉输液。必要时,可采用中心静脉置管输液。深静脉适宜快速输液,浅表静脉适宜均匀而缓慢地滴入血管活性药物或其他需要控制滴速的药物。输液前要采集血标本进行有关化验,并根据病情变化随时调整药物。低血容量性休克且无心脏疾病的患者,速度可适当加快,老年人或有心肺疾病者速度不宜过快,避免发生急性肺水肿。抗休克时,输液药物繁多,要注意药物间的配伍禁忌、药物浓度及滴速。此外,抢救过程中常有大量的临时口头医嘱,用药后及时记录,且执行前后应及时查对,避免差错。意识不清、烦躁不安患者输液时,肢体应以夹板固定。输液装置上应写出床号、姓名、药名及剂量等。

(7)记录液体出入量:密切观察病情变化,准确记录 24 小时液体出入量,以供补液计划作参考。放置导尿管,以观察和记录单位时间尿量,扩容的有效指标是每小时尿量维持在 30 mL以上。

2.临床护理

(1)判断休克的前期、加重期和好转期护理人员通过密切观察病情,及早发现与判断休克的症状,与医师密切联系,做到及早给予治疗。

休克前期:护理人员要及早判断患者病情,在休克症状未充分表现之前,就给予治疗,往往可以使病情向有利方面转化,避免因治疗不及时而导致病情恶化。患者意识清醒,烦躁不安,恶心、呕吐,略有发绀或面色苍白,肢体湿冷,出冷汗,心搏加快,但脉搏尚有力,收缩压可接近正常,但不稳定,遇到这些情况,应考虑到休克有早期表现,及时采取措施,使患者病情向好的方面发展。

休克加重期:表现为烦躁不安,表情淡漠,意识模糊甚至昏迷,皮肤发紫,冷汗,或出现出血点,瞳孔反射迟钝,脉搏细弱,血压下降,脉压变小,尿少或无尿。此时,医护人员必须密切合作,采取各种措施,想方设法挽救患者生命。

休克好转期:表现为神志逐渐转清、表情安静、皮肤转为红润和出冷汗停止,脉搏有力且变慢,呼吸平稳而规则,脉压增大,血压回升,尿量增多且每小时多于 30 mL,皮肤及肢体变暖。

(2)迅速除去病因,积极采取相应措施:临床上多种多样的原因可导致休克,积极而又迅速除去病因占重要地位。如立即对开放伤口进行包扎、止血和固定伤肢,抗过敏、抗感染治疗,给予镇静、镇痛药物,使患者能安静接受治疗等。如过敏性休克患者,在医师未到之前,应立即给予皮下或肌内注射 0.1%肾上腺素 1 mL,并且给予氧气吸入及建立输液通道。如外科疾病,内脏出血、肠坏死、急性化脓性胆管炎等及妇产科前置胎盘、宫外孕大出血等。应一方面及时地恢复有效循环血量;另一方面要积极地除去休克的病因,即施行手术才能挽救患者生命。护理人员在抗休克治疗的同时,必须迅速做好术前准备,立即将患者送至手术室进行手术。

(3)输液的合理安排:护理人员在执行医嘱时,要注意输液速度及量与质的合理安排,开始输液时决定量和速度比决定补什么溶液更为重要。在紧急情况下,血源困难抢救休克时,可立即大量迅速输入生理盐水。输入单纯的晶体液虽然能补充血容量,但由于晶体液很快转移到血管外,不能有效地维持血管内的血容量。应将该晶体液与胶体液交替输入,以便保持血管胶体渗透压来维持血容量。在输入血管收缩剂或血管扩张剂时,如去甲肾上腺素、多巴胺等,因这些药物刺激性强,对注射局部容易产生坏死,而休克患者反应迟钝,故护理患者要特别谨慎,经常观察输液局部变化,发现异常要及时处理和更换部位。

(4)仔细观察病情变化:休克是一个严重的变化多端的动态过程,要取得最好的治疗效果,必须注意加强临床护理中的动态观察。护理人员在精心护理的过程中,从病床边可以随时获得可靠的病情进展的重要指标。关键是对任何细微的变化都不能放过,同时,要作出科学的判断。其观察与判断的内容具体叙述如下。

意识表情:患者的意识表情的变化能反映中枢神经系统血液灌流情况。脑组织灌注不足、缺氧,表现为烦躁、神志淡漠、意识模糊或昏迷等。严重休克时细胞反应降低,患者由兴奋转为抑制,表示脑缺氧加重病情恶化。患者经治疗后意识转清楚,反应良好,提示循环改善。早期休克患者有时需要心理护理,耐心劝慰患者,使之配合治疗与护理。另外对谵妄、烦躁和意识障碍者,应给予适当约束加用床档,以防坠床发生意外。

末梢循环:患者皮肤色泽、温度和湿度能反映体表的血液灌注情况。正常人轻压指甲或唇部时,局部因暂时缺血而呈苍白色,松压后迅速转为红润。轻压口唇、甲床苍白色区消失时间超过1秒,为微循环灌注不足或有疲滞现象。休克时患者面色苍白、皮肤湿冷表明病情较重,患者皮色从苍白转为发绀,则提示进入严重休克,由发绀又出现皮下瘀点、瘀斑,注射部位渗血,则提示有DIC的可能,应立即与医师联系。如果患者四肢温暖,皮肤干燥,压口唇或指甲后苍白消失快(<1秒),迅速转为红润,表明血液灌注良好,休克好转。

颈静脉和周围静脉:颈静脉和周围静脉充盈常提示高血容量的情况。休克时,由于血容量锐减,静脉瘪陷,当休克得到纠正时,颈静脉和周围静脉充盈,若静脉怒张则提示补液量过多或心功能不全。

体温:休克患者体温常低于正常,但感染性休克有高热。护理时应注意保暖,如盖被、低温电热毯或空气调温等,但不宜用热水袋加温,以免烫伤和使皮肤血管扩张,加重休克。高热患者可以采用冰袋、冰帽或低温等渗盐水灌肠等方法进行物理降温,也可配合室内通风或药物降温法。

脉搏:休克时脉率增快,常出现于血压下降之前。随着病情恶化,脉率加速,脉搏变细弱甚至摸不到。若脉搏逐渐增强,脉率转为正常,脉压由小变大,提示病情好转。为准确起见,有时需结合心脏听诊和心电图监测。若心率超过每分钟150次或高度房室传导阻滞等可降低心排血量,值得注意。

呼吸:注意呼吸次数,有无节律变化,呼吸增速、变浅和不规则,说明病情恶化;反之,呼吸频率、节律及深浅度逐渐恢复正常,提示病情好转。呼吸增至每分钟30次以上或降至每分钟8次以下,表示病情危重。应保持呼吸道通畅,有分泌物及时吸出,鼻导管给氧时用每分钟6~8 L的高流量(氧浓度40%~50%),输入氧气应通过湿化器或在患者口罩处盖上湿纱布,以保持呼吸道湿润,防止黏膜干燥。每2~4小时检查鼻导管是否通畅。行气管插管或切开、人工辅助通气的患者,更应注意全面观察机器工作状态和患者反应两方面的变化。每4~6小时测量全套血流动力学指标、呼吸功能及血气分析1次。高流量用氧者停用前应先降低流量,逐渐停用,使呼吸中枢逐渐兴奋,不能骤停吸氧。

瞳孔:正常瞳孔两侧等大、圆形。双侧瞳孔不等大应警惕脑疝的发生。如双侧瞳孔散大,对光反射减弱或消失,说明脑组织缺氧,病情危重。

血压与脉压:观察血压的动态变化对判断休克有重要作用。脉压越低,说明血管痉挛程度越重。而脉压增大,则说明血管痉挛开始解除,微循环趋向好转。此外,在补充血容量后,血流改善,血压也必然上升。通常认为上肢收缩压低于12.0 kPa(90 mmHg)、脉压小于2.7 kPa(20 mmHg),且伴有毛细血管灌流量减少症状,如肢端厥冷、皮肤苍白等是休克存在的证据。休克过程中,血流和血压是成正比的。因此,对休克患者的血压观察不能忽视。但治疗休克原则的目的在于改善全身组织血液灌注,恢复机体的正常代谢。不能单纯以血压高低来判断休克的治疗效果。在休克早期或代偿期,由于交感神经兴奋,儿茶酚胺释放,舒张压升高,而收缩压则无明显改变,故应注意脉压下降和交感兴奋的征象。相反,如使用血管扩张剂或硬膜外麻醉时,收缩压12 kPa左右而脉压正常(4.0~5.3 kPa),且无其他循环障碍表现,则为非休克状态。此外,平时患高血压的患者,发生休克后收缩压仍可能大于16.0 kPa(120 mmHg),但组织灌注已不足。因此,应了解患者基础血压。致休克因素使收缩压降低20%以上时考虑休克。重度休克患者,袖带测压往往不准确，可用桡动脉穿刺直接测压。休克治疗过程，定时测压，对判断病情、指导治疗很有价值。若血压逐渐下降甚至不能测知，且脉压减小，则说明病情加重。血压回升到正常值，或血压虽低，但脉搏有力，手足转暖，则休克趋于好转。

尿量：观察尿量就是观察肾功能的变化，也是护理人员对休克患者重点观察的内容之一。尿量和尿比重是反映肾脏毛细血管的灌流量，也是内脏血液流量的一个重要指标。在休克过程，长时间的低血容量和低血压，或使用了大量血管收缩剂后，可使肾脏灌流量不足，肾缺血而影响肾功能。此时，患者肾小球滤过率严重下降，临床出现少尿或无尿。如经扩容治疗后，尿量仍每小时少于 25 mL，应与医师联系，协助医师进行利尿试验。用 20% 甘露醇溶液 100～200 mL 于 15～30分钟内静脉滴注，或用呋塞米 20～40 mg 于 1～2 分钟内静脉注入。如不能使尿量改善，则表示已发生肾衰竭。此时应立即控制入量，补液应十分慎重。急性肾衰竭时，肾小管分泌钾的功能下降，同时大量组织破坏，蛋白质分解代谢亢进，钾从细胞内大量溢出进入细胞外液，故急性肾衰竭少尿期，血钾必然升高。当血钾升高超过 7 mmol/L 时，如不积极治疗，可发生各种心室颤动和心搏停止，因此要限制钾的摄入。反复测定血钾、钠、氯，根据化验报告和尿量的情况来考虑钾的应用。可给予碳酸氢钠纠正酸中毒，使钾离子再进入细胞内，或给予葡萄糖加胰岛素静脉滴入，可使血清钾离子暂时降低。如果经过治疗尿量稳定在每小时 30 mL 以上时，提示休克好转。因此，严格、认真记录尿量极为重要。

其他。除此之外，还应注意并发症的观察，休克肺、心力衰竭、肾衰竭及 DIC 是休克死亡的常见并发症。①成人呼吸窘迫综合征（ARDS，又称休克肺）：应注意观察有无进行性呼吸困难、呼吸频率加快（每分钟＞35 次）；有无进行性严重缺氧，经一般氧疗不能纠正，$PaO_2 < 9.3$ kPa（70 mmHg）并有进行性下降的趋势。特别常见于原有心、肾功能不全的患者，过度输入非胶体溶液更易发生。如有上述表现立即报告医师，及时处理。②急性肾衰竭：如血容量已基本补足，血压已回升接近正常或已达正常，而尿量仍＜20 mL/h，并对利尿剂无反应者，应考虑急性肾衰竭的可能。③心功能不全：如血容量已补足，中心静脉压达 1.2 kPa（12 cmH₂O），又无酸中毒存在，而患者血压仍未回升，则提示心功能不全，尤其老年人或原有慢性心脏病的患者有发生急性肺水肿的可能，应立即减慢输液速度或暂停输液。④DIC：如休克时间较长的患者，应注意观察皮肤有无痕点、瘀斑或血尿、便血等，如有以上出血表现，则需考虑并发 DIC，应立即取血作血小板、凝血酶原时间、纤维蛋白原等检查，并协助医师进行抗凝治疗。

（5）应用血管活性药物的护理。①开始用升压药或更换升压药时血压常不稳定，应每 5～10 分钟测量血压 1 次，有条件的连续监测动脉压。随血压的高低调节药物浓度。对升压药较敏感的患者，收缩压可由测不到而突然升高甚至可达26.7 kPa（200 mmHg）。在患者感到头痛、头晕、烦躁不安时应立即停药，并报告医师。用升压药必须从最低浓度且慢速开始，每 5 分钟测血压 1 次，待血压平稳及全身情况改善后，改为 30 次/分，并按药物浓度及剂量计算输入量。②静脉滴注升压药时，切忌使药物外渗，以免导致局部组织坏死。③长期输液的患者，应每 24 小时更换 1 次输液管，并注意保护血管及穿刺点。选择血管时先难后易，先下后上。输液肢体应适当制动，但必须松紧合适，以免回流不畅。

（6）预防肺部感染：病房内定期空气消毒并控制探视，定期湿化消毒。避免交叉感染，进行治疗操作时，注意遮挡，适当暴露以免受凉。如有人工气道，注意口腔护理，鼓励患者有效咳痰。痰不易咳出时，行雾化吸入。不能咳痰者及时吸痰，保证呼吸道通畅，以防止肺部并发症。

（7）心理护理：经历休克繁多而紧急的抢救后，患者受强烈刺激，易使患者倍感自己病情危重与面临死亡而产生恐惧、焦虑、紧张和烦躁不安。这时亲属的承受能力、应变能力也随之下降,则将严重影响与医护人员的配合。因此,护士应积极主动配合医疗,认真、准确无误地执行医嘱;紧急情况下医护人员也要保持镇静,快而有序、忙而不乱地进行抢救工作,以稳定患者及家属的情绪,并取得他们的信赖感和主动配合;待患者病情稳定后,及时做好安慰和解释工作,使患者积极配合治疗及护理,树立战胜疾病的信心;保持安静、整洁舒适的环境,减少噪声,让患者充分休息;应将患者病情的危险性和治疗、护理方案及期望治疗前途告诉患者家属,在让他们心中有数的同时,协助医护人员做好患者的心理支持,以利于早日康复。

(孙术莲)

第四节 电 击 伤

电击伤俗称触电,通常是指一定量的电流或电能量(静电)直接接触人体,或高压电经过空气或其他导电介质传递电流,通过人体引起组织不同程度损伤和器官功能障碍,严重者甚至发生呼吸停止和心搏骤停而死亡。电击包括低压电($\leqslant$380 V)、高压电($>$380 V)和超高压电或雷击(电压 10 000 V)三种类型。

一、病因及发病机制

(一)病因

1.违反用电操作程序和检修原则

不按程序操作、检修或安装电路等,使用电动机时未使用个人防护用具。

2.未采取安全电压

在特别危险的工作地点使用手提灯,引起触电等。

3.电气设备损坏或放置不当

电气设备损坏后其绝缘性能下降。

4.其他

在日常生活中少年儿童由于对高压电无知,放风筝缠在电线上,或爬到电杆上玩耍、抓鸟等。意外事故如遭受台风、暴风雪或火灾时电线折断落到人体等。

(二)发病机制

电击伤主要是电流作用与热烧伤。电损伤的严重程度取决于接触电压高低、电流强弱、直流电和交流电、频率高低、通电时间、接触部位和电流路径等。

电流具有使肌细胞膜去极化作用,引起肌肉强烈收缩,交流电的损伤比直流电大,交流电有持续挛缩作用,能"牵引住"接触者,使其不能脱离电流,故交流电的危害性较直流电更大。电流能量可转化为热量,皮肤等组织在通电后产热,在电阻最大的部位产热也最显著,温度迅速上升,局部组织迅速被烧伤和炭化,炭化后电阻明显降低,使通过电量更为增高,其他因衣物燃烧可引起烧伤。如电流通过大脑或心脏,即引起窒息或心脏骤停;如电流通过肌肉,肌肉受挫可致骨折;如通过外周神经,则可致急性或迟发性外周神经病,迟发性损伤。电击伤一般有"入口"及"出口",此两部位烧伤最严重,入口处比出口处烧伤严重。由于电流在人体按直线最短距离行走,其所经过的肢体关节屈曲褶皱处,如肘、腋和腹股沟等处常有较深的创面。所以电击伤的创面可以呈"多发性""节段性"及"跳跃性"。

二、临床表现

电击伤是多系统损伤,除皮肤外,心、肺、血管、中枢神经系统、肌肉及骨骼亦常累及。

(一)全身表现

1.轻型

如瞬间接触电压低、电流弱的电源时常表现为精神紧张、脸色苍白、表情呆滞、呼吸及心跳加速,接触部位肌肉收缩。敏感者常可出现晕厥、短暂的意识丧失,一般都能恢复。恢复后可能有肌肉疼痛、疲乏、头痛、神经兴奋和心律失常。

2.重型

情况严重者发生昏迷、持续抽搐、心室颤动或心跳和呼吸骤停,如不及时脱离电源立即抢救,大多可死亡。有些严重电击患者当时症状虽不重,但在1小时后可突然恶化。此外,电击伤可以引起各种内脏损伤。

(二)局部表现

局部表现主要为电烧伤,分为以下两类。

1.低压电引起的烧伤

时间短伤口小,直径为 0.5~2.0 cm,呈椭圆形或圆形,焦黄及灰白色,创面干燥,常有进、出口。一般不损伤内脏,截肢率低。

2.高压电引起的烧伤

面积不大,但可深达肌肉、血管、神经和骨骼,有"口小底大,外浅内深"的特征;有一处进口和多处出口;肌肉组织常呈夹心性坏死;电流可造成血管壁的变性坏死或血管栓塞,从而引起继发性出血或组织的继发性坏死,故电烧伤的致残率很高。

三、急救护理

(一)现场急救

1.解脱电源

迅速切断电源或用绝缘物使患者脱离电源。防止急救者自身触电或伤及他人。高压电触电时应迅速通知供电部门停电。

2.心肺复苏

在迅速诊断后如发现心跳和呼吸停止者,必须进行心肺复苏支持生命。

3.明确性质

以后再进一步明确所接触电源性质、电流强度、电压大小、电流出入口、接触时间和通电途径等情况。对轻型触电,神志仍清醒,四肢麻木者,应就地休息,严密观察1~2小时,以减轻心脏负担,促使患者恢复至正常状态。

(二)进一步复苏

1.药物治疗

心跳呼吸骤停者立即心肺复苏,建立静脉通道,遵医嘱用药纠正心律失常。

(1)盐酸肾上腺素:心肌收缩力增加,增加冠脉和脑血管血供,可使细颤变为粗颤,易于电除颤。作为触电后心脏骤停心肺复苏时的首选药物。

（2）利多卡因：治疗室性异位心律的首选药物，稀释后静脉缓慢推注。

2.胸外电除颤

胸外直流电除颤是心室颤动最有效的治疗方法。

（三）创面的急救处理

在现场要保护好电烧伤创面，最好用消毒无菌敷料或干净被单覆盖包扎，避免污染，然后按照烧伤处理。高电流强度损伤常伴有大面积软组织水肿和小血管内血栓形成，需要进行筋膜切开减压，切除坏死组织，以减轻伤处周围压力，改善肢体血液循环。当组织缺损多，肌腱、神经、血管和骨骼已暴露者，在彻底清创后，应行皮瓣修复。对需要截肢者，必须严格掌握手术指征。

（四）抗休克

液体疗法是防治休克的主要措施。补液量不能根据其表面烧伤面积计算，对深部组织损伤应充分估计，较同等面积烧伤者为多。可根据患者全身状态、末梢循环、心率、中心静脉压、尿的颜色和尿的比重、血细胞的比容、血气分析和每小时尿量来调整补液的质、量和速度。

（五）脑复苏

对呼吸心跳停止者，在心肺复苏的同时应进行脑复苏。脑水肿患者应把头部置于冰帽中，冰袋放在大血管处，使体温降至 32 ℃。静脉滴注 20％甘露醇并应用激素可提高抢救及复苏成功率。

（孙术莲）

第五节　中　暑

中暑是指在高温（35 ℃以上）环境下发生的以体温调节中枢功能障碍、汗腺衰竭和水、电解质丢失过多等所产生的一种急性临床综合征，多以中枢神经系统和循环系统功能障碍或衰竭为主要临床表现，好发于夏季或高温工作环境。易合并各种危重并发症。随着全球变暖，中暑的发生率、病死率及致残率居高不下。在中暑病例中，对原有慢性心肺疾病的患者和老年人，因其热适应能力低，预后差，死亡率高，尤其重症中暑病死率为 20％～70％，50 岁以上者高达 80％，且可出现不同程度的后遗症。

一、病因及发病机制

（一）病因与诱因

1.病因

在高温或在强热辐射下从事长时间劳动，如无足够防暑降温措施，可发生中暑；在气温不高而湿度较高和通风不良环境从事重体力劳动也可中暑。

2.诱因

不良健康状况，如年老体弱、营养不良、疲劳、肥胖、饮酒、饥饿、失盐和最近发热；有基础疾病，如甲亢、糖尿病、心血管病、广泛皮肤损害、先天性汗腺缺乏、帕金森病和智能低下者；药物，如服用氯丙嗪的精神病患者。

(二)发病机制

产热与散热动态平衡:人体是恒温的,一般恒定于 37 ℃左右。在正常生理状态下,机体物质代谢及肌肉收缩是产热的主要来源,当环境温度低于人体温度时,机体通过增加代谢与产热,使机体保持在 37 ℃左右;反之,当环境温度超过机体或皮肤温度时,机体又可通过辐射、蒸发、对流和传导等方式排除多余的热量,出汗蒸发是常见的散热现象。正常情况下,机体在下丘脑体温调节中枢的作用下,通过各种产热和散热的方式,保持着产热与散热两个矛盾的相互平衡,使体温始终恒定在一定范围。

当某种因素造成机体产热过多或散热障碍时,正常状态下存在的产热与散热动态平衡受到影响或破坏,就可能引起机体温度升高。中暑发生的主要机制在于某种因素造成机体产热多于散热或散热功能障碍,致体内热量蓄积造成组织和器官功能损害。

二、临床表现

中暑的临床表现多样,按病情严重程度分为先兆中暑、轻症中暑与重症中暑。

(一)先兆中暑

高温环境下,一段时间后患者出现大量出汗、口渴、头昏、胸闷、心悸、恶心、全身乏力、注意力不集中和动作迟缓等症状,体温正常或略有升高(37.5 ℃以下)。

(二)轻症中暑

除有先兆中暑症状外,出现面色潮红、皮肤灼热、大量出汗和体温升高至 38.5 ℃以上,也可有周围循环衰竭的早期症状如面色苍白、血压偏低和脉搏增快等。

(三)重症中暑

分为三类,三种类型可以单一形式出现,临床上亦可混合存在,不能截然区分。

1.热痉挛

热痉挛以青壮年、剧烈活动伴大量出汗者多见。由于排汗过多而大量饮水,但盐分补充不足而出现对称性四肢骨骼肌的疼痛性痉挛,尤以腓肠肌多见,疼痛性痉挛可波及腹壁肌肉,甚至胃肠道平滑肌发生阵发性痉挛和疼痛呈现为类似急腹症的表现,实验室检查有血钠和氯化物降低,尿肌酸增高。

2.热衰竭

热衰竭常发生于老年人及未能适应者,是中暑最多见的类型。出现头晕、恶心、口渴、胸闷、面色苍白、大汗淋漓、脉搏细弱或缓慢、血压偏低,可出现晕厥,并有手足抽搐,严重者可出现呼吸困难、发绀、血压下降、神志不清和瞳孔散大等。实验室检查有血钠和血钾降低。

3.热射病

热射病常发生于高温环境工作时间较长或高温持续时间长、年老体弱和有慢性疾病患者,常在轻症中暑基础上继而出现高热、皮肤干燥无汗和意识障碍,表现为嗜睡、谵妄或昏迷,可出现周围循环衰竭表现,四肢和全身肌肉可有抽搐,呼吸浅而快,后期呈潮式呼吸,严重时出现休克、心力衰竭、肺水肿、脑水肿或肝肾衰竭、DIC 等。血 pH 降低,血钠和血钾下降,心电图有心律失常和心肌损害表现。

三、急救护理

(一)急救原则

脱离高温环境、迅速降温,有效纠正水、电解质和酸碱平衡紊乱,保护重要脏器功能,预防并发症。

(二)急救护理

1.先兆中暑与轻症中暑

立即撤离高温、高湿环境,将患者移至阴凉通风处或电扇下,最好移至空调室,平卧休息,松解或脱去衣服。体温高者给予冷敷或酒精擦浴,以增加辐射散热,给予口服清凉、含盐饮料,可选用仁丹、十滴水和藿香正气丸等,用风油精和清凉油涂擦太阳穴。有周围循环衰竭者,可静脉滴注5%葡萄糖氯化钠注射液1 000～2 000 mL。经上述及时处理后,休息30分钟到数小时即可恢复正常。

2.重症中暑

(1)热痉挛:在补足体液情况下,若仍有四肢肌肉抽搐和痉挛性疼痛,可缓慢静脉注射10%葡萄糖酸钙10 mL+维生素C 0.5 g。

(2)热衰竭:快速静脉滴注5%葡萄糖氯化钠注射液2 000～3 000 mL,如血压仍未回升,可适当加用多巴胺和间羟胺等升压药。

(3)热射病:本症是最严重的一种类型,病死率可达30%,应进行全面救护治疗。

吸氧:保证呼吸道通畅,经鼻导管吸氧。

降温。①应首选物理降温,用体表降温,将化学冰袋或一般冰袋放置头部及全身大血管暴露部位,或冷水4～10 ℃加40%～50%乙醇进行擦浴,或将患者浸浴在4 ℃水中并按摩四肢皮肤,有条件时最好使用降温毯降温。体温持续不退时采用4 ℃氯化钠注射液250～500 mL灌肠或经胃管注入胃内,有腹胀和腹泻者慎用;②环境降温:将患者搬入有空调的急诊抢救室内,室温调节20～25 ℃;③药物降温必须与物理降温同时进行,可达到保护中枢神经系统和抗惊厥的良好效果。使用氯丙嗪25～50 mg加入5%葡萄糖氯化钠注射液250～500 mL静脉滴注,在1～2小时内滴完。如患者病情危急,将氯丙嗪25 mg及异丙嗪25 mg加入5%葡萄糖注射液或氯化钠注射液100～200 mL中快速(10～20分钟)滴完。

纠正低血容量:应给足够量晶体液,使尿量维持在0.5～1.0 mL/(kg·h)。血压下降的患者给予升压药,如多巴胺和间羟胺,必要时使用异丙肾上腺素,使收缩压维持在12.0 kPa(90 mmHg)以上,勿用血管收缩药,以防影响皮肤散热。对降温后血压仍未上升者,输入氯化钠注射液或血浆等扩容,但要注意因心肌损害而导致心源性休克。

纠正水、电解质及酸碱失衡。

对症治疗:当患者抽搐时,静脉注射地西泮10 mg或肌内注射苯巴比妥钠0.1 g。颅内压增高者常规静脉滴入20%甘露醇250 mL,15～20分钟内输完。早期急性肾衰竭者,可使用利尿剂或行腹膜透析,为保护肾脏灌流,可行持续性血液滤过治疗。

(孙术莲)

第六节 镇静、安眠类药物中毒

一、疾病概论

(一)病因及发病机制

镇静、安眠类药物的种类一般分为巴比妥类和非巴比妥类,但无论哪种药物对中枢神经系统均有抑制作用,大剂量使用时可抑制呼吸中枢。引起呼吸衰竭;抑制血管运动中枢,导致循环衰竭。

(二)临床表现

镇静、安眠类药物中毒的临床表现与药物的种类、剂量和治疗的早晚有关。一般表现为神志模糊、言语不清、判断力下降、嗜睡、深睡和昏迷;各种反射消失,脉搏快而弱,血压下降,严重时可出现呼吸困难、发绀和呼吸衰竭。

(三)救治原则

(1)纠正致死性症状:致死的主要原因是呼吸和循环衰竭。重点在于维持有效的气体交换及血容量。

(2)防止毒物进一步吸收,加速已吸收毒物的清除,包括洗胃、导泻、利尿和透析等。

(3)中枢兴奋剂的应用。

二、护理评估

(一)病史

有可靠的应用中毒量镇静安眠药史,应询问药名、剂量及服用的时间和是否经常服用该药。

(二)症状及体征

1.轻度中毒

嗜睡或深睡,反应迟钝,言语不清,判断力及定向力障碍。

2.中度中毒

昏睡或昏迷,强烈刺激虽能唤醒,但不能言语,旋即又入睡。呼吸略慢,但无呼吸、循环障碍。

3.重度中毒

深昏迷,出现呼吸、循环衰竭。严重者出现休克、少尿和皮肤水疱。后期全身弛缓,各种反射消失,瞳孔缩小,对光反射消失。

(三)心理状况评估

尤其对于自杀患者,应了解患者自杀的原因及患者的心理状态。

(四)辅助检查

辅助检查可留取患者的胃内容物、血和尿做药物定性及定量检查。

三、护理诊断

(一)急性意识障碍
急性意识障碍与药物对中枢神经系统的抑制有关。

(二)有误吸的危险
误吸与患者意识障碍,呕吐物、呼吸道分泌物清除困难有关。

(三)绝望
绝望与导致患者自杀的诱因有关。

(四)有皮肤破损的危险
皮肤破损与患者意识障碍不能自行改变体位有关。

(五)有再次自杀的危险
再次自杀与导致患者自杀的诱因未解除有关。

四、护理目标

(1)患者意识趋于好转,未发生误吸。

(2)患者愿意表达内心的感受,再次自杀的危险性减小。

(3)患者未发生皮肤破损。

五、护理措施

(1)给予吸氧,保持呼吸道畅通,有呼吸衰竭者给予辅助呼吸。

(2)密切观察病情,注意呼吸、血压、体温和脉搏的变化,准确记录病情变化。

(3)准确记录液体出入量,防止酸碱及水、电解质失衡。

(4)患者低温时注意保温。

(5)躁动患者要防止坠床和外伤。

(6)耐心听取患者的诉说,在患者需要时陪伴患者,充分利用患者的社会及家庭支持系统。

六、护理评价

(1)患者意识是否好转,是否发生误吸。

(2)患者是否愿意表达内心的感受,再次自杀的危险性有无减小。

(3)患者是否发生皮肤破损。

(孙术莲)

第七节 急性一氧化碳中毒

一、疾病介绍

(一)定义
急性一氧化碳中毒是指人体短时间内吸入过量 CO 所造成的脑及全身其他组织缺氧性疾

病,严重者可引起死亡。

(二)病因

1.职业性中毒

职业性中毒如矿山采掘放炮、煤矿瓦斯爆炸、火灾现场、钢铁冶炼、化肥生产、制造甲醇和丙酮等都可产生大量的一氧化碳,若通风防护不当,吸入可致中毒。

2.生活性中毒

日常生活中,煤炉产生的气体中一氧化碳含量达 6%～30%。室内门窗紧闭,火炉无烟囱或烟囱堵塞、漏气都可引起一氧化碳中毒。

(三)发病机制

一氧化碳被人体吸入进入血液后,85%与血红蛋白(Hb)结合形成稳定的碳氧血红蛋白。由于一氧化碳与血红蛋白的亲和力约比氧和血红蛋白的亲和力大 240 倍,其解离又比氧合血红蛋白慢 3 600 倍。因此,血液中一氧化碳与氧竞争 Hb 时,大部分血红蛋白成为碳氧血红蛋白。碳氧血红蛋白携氧能力差,引起组织缺氧,而碳氧血红蛋白解离曲线左移,血氧不易释放更加重组织缺氧。此外,一氧化碳还可与还原型细胞色素氧化酶的二价铁结合,抑制该酶活性,影响组织细胞呼吸与氧化过程,阻碍对氧利用。脑和心脏(对缺氧最敏感的器官)最易遭受损害。脑内小血管迅速麻痹扩张。脑内 ATP 无氧情况下耗尽,钠泵运转不灵,钠离子蓄积于细胞内而诱发脑细胞内水肿。

(四)临床表现

一般,有明确的一氧化碳吸入史,中毒的程度与吸入时间的长短、吸入的浓度、机体对一氧化碳的敏感性和耐受性密切相关。一氧化碳急性中毒的临床表现根据碳氧血红蛋白形成的程度可分为三级。

1.轻度中毒

血液中碳氧血红蛋白占 10%～20%,患者有头痛、眩晕、心悸、恶心、呕吐和四肢无力,可有短暂的晕厥,还可诱发心绞痛发生,及时吸入新鲜空气后症状会迅速消失。

2.中度中毒

血液中碳氧血红蛋白占 30%～40%,除上述症状外,患者还可昏睡或浅昏迷,瞳孔对光反应迟钝,皮肤和黏膜出现典型樱桃红色,应及时抢救。呼吸新鲜空气或氧气后可较快清醒,各种症状数小时内消失,一般不留后遗症。

3.重度中毒

血液中碳氧血红蛋白达到 50%以上,患者呈深昏迷,各种反射消失,瞳孔散大,血压下降,呼吸不规则,皮肤黏膜苍白或发绀,中毒性肝炎、休克和急性肾功能不全,患者可数小时甚至数天不能清醒,死亡率高。

4.迟发性脑病(神经精神后发症)

急性 CO 中毒患者在清醒后,经过 2～60 天的"假愈期",可出现下列临床表现:①精神意识障碍,出现幻视、幻听、忧郁和烦躁等精神异常,少数可发展为痴呆;②锥体外系神经障碍,出现震颤麻痹综合征,部分患者逐渐发生表情缺乏,肌张力增加,肢体震颤及运动迟缓;③锥体系神经损害及大脑局灶性功能障碍,可发生肢体瘫痪、大小便失禁,失语,失明等。

（五）治疗要点

1.现场急救

（1）迅速脱离中毒现场：迅速将患者转移到空气新鲜的地方，卧床休息，保暖；保持呼吸道通畅。

（2）转运清醒的患者。保持无障碍呼吸，有条件者应持续吸氧；昏迷中的患者，除持续吸氧外，应注意呼吸道护理，避免呼吸道异物阻塞。

2.院内救护

纠正缺氧：迅速纠正缺氧状态。吸入高浓度氧气可加速COHb解离，增加一氧化碳的排出。目前高压氧舱治疗效果最好。呼吸停止时，应及早进行人工呼吸，或用呼吸机维持呼吸。危重患者可考虑血浆置换。

3.进一步治疗

首先建立静脉通道，遵医嘱用药，防止并发症的发生。

（1）20％甘露醇：严重中毒后，脑水肿可在24～48小时发展到高峰。脱水疗法很重要。目前最常用的是20％甘露醇静脉快速滴注，也可注射呋塞米脱水。

（2）能量合剂：常用药物有三磷酸腺苷、辅酶A和细胞色素c和大量维生素C等，促进脑细胞功能恢复。

（3）血管扩张剂：常用的有1％普鲁卡因500 mL静脉滴注，川芎嗪注射液80 mg溶于250 mL液体内静脉滴注等，防治迟发性脑病。

4.做好急诊监护

（1）应密切观察患者的生命体征，包括体温、脉搏、呼吸、血压、面色、神志和瞳孔的变化，尤其是中、重度中毒以呼吸困难、呼吸肌麻痹为主者，所以需要密切观察患者呼吸的频率、深浅度的变化；严密观察患者有无呕吐现象，观察患者的血压、神志意识及瞳孔的变化，监测水、电解质平衡，纠正酸中毒，并预防吸入性肺炎或肺部继发感染。

（2）防治并发症和后发症，加强昏迷期间的护理。保持呼吸道通畅，必要时行气管切开。定时翻身以防发生压疮和肺炎。注意营养，必要时鼻饲。高热者可采用物理降温方法，如头部用冰帽，体表用冰袋，使体温保持在32 ℃左右。如降温过程中出现寒战或体温下降困难时，可用冬眠药物；严重中毒患者清醒后应继续高压氧治疗，绝对卧床休息，密切监护2～3周，直至脑电图恢复正常为主，预防迟发性脑病。

二、护理评估与观察要点

（一）护理评估

（1）病史评估：一氧化碳接触史。

（2）身体评估：生命体征、意识状态、瞳孔大小和头痛程度。

（3）实验室及其他检查：脑电图可见弥漫性低波幅慢波，与缺氧性脑病进展相平行。

（4）高压氧治疗的效果。

（5）有无焦虑等心理改变。

（二）观察要点

1.现存问题观察

CO中毒的后果是严重的低氧血症，从而引起组织缺氧，吸入氧气可加速碳氧血红蛋白解离,增加 CO 的排出。严密观察患者意识、瞳孔变化,生命体征,重点是呼吸和体温,缺氧情况。尿量改变,准确记录液体出入量。氧浓度过高肺表面活性物质相对减少,易出现肺不张。应严格执行给氧浓度和给氧时间,根据病情随时调整用氧流量,清醒者可间歇给氧。CO 中毒 6 小时内给予高压氧治疗,可减少迟发性脑病的发生,并能促进昏迷患者觉醒。

2.并发症的观察

(1)吸入性肺炎及肺水肿:常于中毒 2~4 天发生肺水肿、肺炎、清除呼吸道分泌物及呕吐物,严密观察体温、心率和血压等变化。应用抗生素控制感染,合并肺水肿时,控制液体滴速,给予强心利尿,准确记录液体出入量。

(2)脑水肿:中毒严重者,脑水肿一般在 24~48 小时发展到高峰,应密切观察患者有无呕吐现象。呕吐时是否为喷射状,并及时认真听取患者的主诉,一旦发现患者瞳孔不等大,呼吸不规则、抽搐等提示脑疝形成,应给予及时抢救处理。输液过程中密切观察体液的速度和量,观察是否有药液外渗,避免输液量过快、过多,防止发生急性脑水肿。应用脱水剂后观察膀胱充盈情况,对于昏迷不能自行排尿者,给予留置导尿,并要准确记录液体出入量,注意尿量及颜色的变化。

(3)心律失常:保证持续氧气吸入,纠正缺氧状态,应用抗心律失常药及营养心肌药物,严密监测心率(律)、血压变化,迅速处理危急情况。

(4)急性肾衰竭:严密观察尿量及液体出入量,纠正休克及缺氧,必要时给予利尿药,血液透析时做好相应护理。

(昝金玲)

第八节　超高热危象

危象不是一个独立的疾病,它是指某一疾病在病程进展过程中所表现的一组急性综合征。多数危象的发生是由于某些诱发因素对基础疾病所导致的原有内环境急剧变化,并对生命重要器官特别是大脑功能构成严重的威胁。抢救不及时,死亡率和致残率均较高。但若能够及时发现治疗,护理措施得当,危象是可以得到有效的控制的。

体温超过 41 ℃称为高热。超高热危象是指高热同时伴有抽搐、昏迷、休克、出血等,多有体温调节中枢功能障碍。超高热可使肌肉细胞快速代谢,引起肌肉僵硬、代谢性酸中毒及心脑血管系统等的损害,严重者可导致患者死亡。

一、病因

(一)感染性发热

任何病原体(各种病毒、细菌、真菌、寄生虫、支原体、螺旋体、立克次体等)引起的全身各系统器官的感染。

(二)非感染性发热

凡是病原体以外的各种物质引起的发热均属于非感染性发热。常见病因如下。

1.体温调节中枢功能异常

体温调节中枢受到损害,使体温调定点上移,造成发热。常见于中暑、安眠药中毒、脑外伤、脑出血等。

2.变态反应与过敏性疾病

变态反应时形成抗原抗体复合物,激活白细胞释放内源性致热源而引起发热,如血清病、输液反应、药物热及某些恶性肿瘤等。

3.内分泌与代谢疾病

内分泌与代谢疾病如甲亢、硬皮病等。

二、临床表现

(一)体温升高

患者体温达到或超过 41 ℃,出现呼吸急促、烦躁、抽搐、休克、昏迷等症状。

(二)发热的特点

许多发热疾病具有特殊热型,根据不同热型,可提示某些疾病的诊断,如稽留热常见于伤寒、大叶性肺炎;弛张热常见于败血症、严重化脓性感染等。

(三)伴随症状

发热可伴有皮疹、寒战、淋巴结或肝脾肿大等表现。

三、实验室及其他检查

有针对性地进行血常规、尿常规、便常规、脑脊液等常规检查,病原体显微镜检查,细菌学检查,血清学检查,血沉、免疫学检查、X 线、超声、CT 检查等。

四、治疗要点

(一)治疗原则

迅速降温,有效防治并发症,加强支持治疗,对因治疗。

(二)治疗措施

1.降温

迅速而有效地将体温降至 38.5 ℃是治疗超高热危象的关键。

(1)物理降温的常用方法:①冰水擦浴对高热、烦躁、四肢末梢灼热者可用。②温水擦浴。对寒战、四肢末梢厥冷的患者,用 32～35 ℃温水擦浴,以免寒冷刺激而加重血管收缩。③乙醇擦浴。30％～50％乙醇擦拭。④冰敷。用冰帽、冰袋置于前额及腋窝、腹股沟、腘窝等处。

物理降温的注意事项:①擦浴方法是自上而下,由耳后、颈部开始,直至患者皮肤微红,体温降至38.5 ℃左右。②不宜在短时间内将体温降得过低,以防引起虚脱。③伴皮肤感染或有出血倾向者,不宜皮肤擦浴。④降温效果不佳者可适当配合药物降温等措施。

(2)药物降温的常用药物:①复方氨基比林 2 mL 或柴胡注射液 2 mL 肌内注射。②阿司匹林、对乙酰氨基酚,地塞米松等。③对高热伴惊厥的患者,可用人工冬眠药物(哌替啶 100 mg、异丙嗪 50 mg、氯丙嗪50 mg)全量或半量静脉滴注。

药物降温的注意事项:降温药物可以减少产热和利于散热,故用药时要防止患者虚脱。及时补充水分,冬眠药物可引起血压下降,使用前应补足血容量、纠正休克,注意血压的变化。

2.病因治疗

(1)对于各种细菌感染性疾病,除对症处理外,应早期使用广谱抗生素,如有病原体培养结果及药敏试验,可针对感染细菌应用敏感的抗生素。

(2)非感染性发热,一般病情复杂,应根据患者的原发病进行有针对性的处理。

五、护理措施

(一)一般护理

保持室温在 22～25 ℃,迅速采取有效的物理降温方式,高热惊厥的患者,置于保护床内,防止坠床或碰伤,备舌钳或牙垫防止舌咬伤。建立静脉通路,保持呼吸道通畅。

(二)严密观察病情

注意观察患者生命体征、神志、末梢循环和出入量的变化,特别应注意体温的变化及伴随的症状,每4 小时测一次体温,降至 39 ℃以下后,每天测体温 4 次,直至体温恢复正常。观察降温治疗的效果。避免降温速度过快,防止患者出现虚脱现象。

(三)加强基础护理

(1)患者卧床休息,保持室内空气新鲜,避免着凉。

(2)降温过程中出汗较多的患者,要及时更换衣裤被褥。保持皮肤清洁舒适。卧床的患者,要定时翻身,防止压疮。

(3)给予高热量、半流质饮食,鼓励患者多进食、多饮水、每天液体入量达 3 000 mL;保持大便通畅。

(4)加强口腔和呼吸道护理,防止感染及黏膜溃破;协助患者排痰;咳嗽无力或昏迷无咳嗽反射者,可气管切开,保持呼吸道通畅。

(昝金玲)

第十五章

手术室护理

第一节　手术室护理概述

手术室护理工作的内容主要为手术室管理和手术患者的护理。

手术室管理包括对手术室设施、仪器设备、手术器械、周围环境、常用药品的管理,要求物品配备齐全、功能完好并处于备用状态。手术间内部设施、温控、湿控应当符合环境卫生学管理和医院感染控制的基本要求。

手术室护理工作具有高风险、高强度、高应急等特点,因此必须与临床科室等有关部门加强联系,有效预防手术患者在手术过程中的意外伤害,保证手术患者的安全和围术期各项工作的顺利进行。

手术室护理实施以手术患者为中心的整体护理模式,各岗位人员各司其职,但又需相互密切合作,共同完成护理任务。

一、手术室巡回护士

(一)手术前一天

1.术前访视

术前一天至病房访视手术患者,有异常、特殊情况及时交班。

2.术前用物检查

检查灭菌手术用物是否符合规范、准备齐全,检查次日手术所用仪器、设备的性能是否正常,检查次日手术的特殊需求是否满足(如骨科和脑外科特殊体位的手术床准备)。

(二)手术当天

1.术前

(1)检查手术灭菌包的有效期和室内各类用物、仪器设备、医用气体是否齐全;调节室内温度、湿度,做好环境准备;检查室内恒温箱是否调节至适当温度。

(2)手术室巡回护士核对手术通知单无误后,手术室工作人员(一般为工勤人员)至病房接手术患者。病房护士陪同手术患者至手术室半限制区,与手术室巡回护士进行手术患者交接,共同核对手术患者的身份、手术信息、术前准备情况及所带入用物,正确填写《手术患者交接单》并签名,护理人员适时进行心理护理。

(3)手术室巡回护士将手术患者转运至手术间内的手术床上,做好防坠床措施,协助麻醉医师施行麻醉。

(4)按医嘱正确冲配抗生素,严格执行用药查对制度,并于划皮前 30～60 分钟给药。

(5)协助洗手护士穿无菌衣。提供手术操作中所需的无菌物品(如手套、缝针)。

(6)与洗手护士共同执行手术物品清点制度。按规范正确清点纱布、器械、缝针等术中用物的数量、完整性,及时、正确地记录清点内容并签字。

(7)严格执行手术安全核查制度。在麻醉前、手术划皮前,手术室巡回护士、手术医师、麻醉医师共同按《手术安全核查表》内容逐项核查、确认并签字。

(8)尽量在手术患者麻醉后进行手术护理操作,如留置导尿管、放置肛温测温装置,尽量减少手术患者的疼痛。操作时注意保护患者的隐私。

(9)正确放置手术体位,充分暴露手术野;妥善固定患者的肢体,将约束带的松紧度调节适宜,维持肢体功能位,防止受压;保持床单平整、干燥、无褶皱;调节头架、手术操作台的高度;调整无影灯的位置、亮度。

(10)正确连接高频电刀、负压吸引器、外科超声装置、腹腔镜等手术仪器设备,划皮前完成仪器设备自检,把仪器脚踏放置在适宜的位置;完成手术仪器使用前的准备工作,例如,正确粘贴高频电刀电极板、环扎止血仪器的止血袖带。

(11)督查手术人员执行无菌操作规范的情况,如手术医师外科洗手、手术部位皮肤消毒、铺无菌手术巾的操作,及时指出违规行为。

2.术中

(1)维持手术间室内环境整洁、安静、有序。严格督查手术医师、洗手护士、麻醉医师、参观手术人员、实习学生遵守无菌操作原则,消毒隔离制度和手术室参观制度。

(2)密切关注手术进展,调整无影灯的灯光,及时供给手术操作中临时需求的无菌物品(如器械、缝针、纱布、吻合器、植入物),并记录。

(3)注意手术患者的生命体征波动。保持静脉输液通路、动脉测压通路、静脉测压通路、导尿管等通畅;观察吸引瓶中的液体量,及时提示手术医师术中出血量;定时检查、调整手术患者的手术体位,防止闭合性压疮的发生。

(4)术中输液、输血、用药必须严格遵守用药查对制度。对紧急情况下执行的术中口头医嘱,手术室巡回护士应复述 2 遍后经确认再执行,术后手术医师必须补医嘱。

(5)熟练操作术中所需仪器设备。例如,正确调节高频电刀、超声刀、心脏除颤仪等仪器设备的参数,排除变温毯的故障,拆装电钻。

(6)手术中在非手术部位盖大小适宜的棉上衣。术中冲洗体腔的盐水水温必须为 35～37 ℃。在大手术中或对年老体弱的患者,根据现有条件,加用保温装置(温水循环热毯或热空气装置)。

(7)术中及时与洗手护士、手术医师核对手术标本,然后把手术标本放入标本袋(特殊情况除外)。如需快速用手术标本做冰冻切片检验,必须及早送检。

(8)术中发生应急事件(如停电、心脏停搏、变态反应),应及时按照手术室应急预案,积极配合抢救,挽救患者的生命。

（9）与洗手护士在关闭腔隙前、关闭腔隙后及缝皮后共同执行手术物品清点制度,按规范正确清点术中用物,检查其完整性,正确、及时地记录并签字确认。

（10）准确、及时地书写各类手术室护理文件和表单。

3.术后

（1）协助医师包扎手术切口,擦净血迹,评估患者的皮肤情况,采取保暖措施,妥善固定肢体,执行防坠床措施。固定各种引流管及其他管道,防止滑脱,待麻醉医师记录尿量后,将尿袋内的尿液放空。

（2）手术患者离开手术间前,手术室巡回护士、手术医师、麻醉医师,共同再按《手术安全核查表》《手术患者交接单》的内容逐项核查、确认、签字。

（3）手术人员协同将手术患者安全转运至接送车。手术人员将手术患者的病历、未用药品、影像学资料等物品随手术患者带回病房或监护室。

（4）严格执行手术室标本管理制度。手术室巡回护士、手术医师、洗手护士再次核对手术标本,正确保存、登记、送检。

（5）清洁、整理手术间的设施、设备、仪器,填写使用情况登记手册。将所有物品归原位,更换手术床床单及被套,添加手术间常用的一次性灭菌物品,如手套、缝线。若为感染手术,则按感染手术处理规范进行操作。

（6）正确填写各种手术收费单。

二、手术室洗手护士

(一)手术前一天

（1）了解手术情况:了解次日手术患者的病情、手术方式、手术步骤及所需特殊器械、物品、仪器设备。

（2）协助巡回护士检查术前用物。

(二)手术当天

1.术前

（1）协助巡回护士检查灭菌器械、敷料包是否符合规范、准备齐全;准备手术所需的一次性无菌用品,包括各类缝针、引流管、止血用物和特殊器械等。准备次日手术所用仪器、设备。

（2）严格按照查对制度检查无菌器械包和敷料包的有效期、包外化学指示胶带及外包装的完整性,检查无菌器械包和敷料包是否潮湿及被污染。在打开无菌器械包和敷料包后,检查包内化学指示卡。严格按照无菌原则打开器械包和敷料包。

（3）提前15分钟按规范洗手,穿无菌手术衣,戴无菌手套。

（4）与巡回护士共同执行手术物品清点制度。按规范正确清点纱布、器械、缝针等术中用物,检查其完整性,按规范铺手术器械台。

（5）协助并督查手术医师按规范铺无菌巾,协助手术医师系无菌手术衣带、戴无菌手套。

（6）严格按照无菌原则将高频电刀、负压吸引器、外科超声装置、腹腔镜等的连接管路或手柄连接线交予巡回护士连接,并妥善固定在手术无菌区域。

2.术中

（1）严格执行无菌操作,遇打开空腔脏器的手术,需把碘纱布垫于其周围。及时回收处理相关器械,关闭空腔脏器后更换手套和器械。

(2)密切关注手术进展及需求,主动、正确、及时地传递器械、敷料及针线等。

(3)及时取回暂时不用的器械,擦净血迹;及时收集线头;如果无菌巾浸湿,及时更换无菌巾或加盖,手术全程保持手术操作台无菌、干燥、整洁。

(4)密切关注手术进展,若术中突发大出血、心搏骤停等意外情况,沉着冷静,积极配合手术。

(5)密切注意手术器械等物品的功能性与完整性,发现问题及时更换;规范精密器械的使用与操作。

(6)正确与手术医师核对并保管术中取下的标本,按标本管理制度及时交予巡回护士。

(7)妥善保管术中的自体骨、异体骨、移植组织或器官,不得遗失或污染。

(8)正确管理术中外科用电设备的使用,防止电灼伤患者和手术人员。

(9)术中手术台上需用药,按查对制度抽取药物,并传递给手术医师。

(10)术中需使用外科吻合器、手术植入物时,应及时向巡回护士通报型号、规格及数量,与手术医师、巡回护士共同核对后,方能在无菌区域使用。

(11)与巡回护士在关闭腔隙前、关闭腔隙后及缝皮后分别按手术用物清点规范正确清点术中用物并检查其完整性。

3.术后

(1)协助巡回护士做好手术患者的基础护理工作,并协助将患者安全转运至接送车上。

(2)按手术用物清点规范,在手术物品清点记录单上签字。

(3)与手术医师、巡回护士共同核对手术标本。

(4)对常规器械、专科器械和腹腔镜器械等进行规范清洗和处理,对精密器械和贵重器械单独进行规范清洗和处理,若手术为感染手术,则按感染手术处理规范对器械、敷料等物品进行处理。

三、手术室器械护士

(1)每天上午检查灭菌物品的有效期、包外化学指示胶带及外包装情况,清点手术器械包与敷料包,及时补充一次性消毒和灭菌物品。

(2)检查包装,保持灭菌区和无菌物品存放区清洁,保持敷料柜、无菌用品柜上用物排列整齐、定位放置、标签醒目。把无菌用品柜上的无菌包和一次性消毒和灭菌物品按失效日期的先后顺序排列。

(3)检查与核对每包手术器械的清洁度、完好性,对损坏或功能不良的器械进行更换或及时送修。

(4)负责待灭菌器械及物品的包装,选择正确的包装方法及材料,按规定放置包外及包内化学指示物,并填写灭菌物品包装的标识,若遇硬质容器还应检查安全闭锁装置。

(5)负责每天预真空压力蒸汽灭菌、过氧化氢低温等离子灭菌和环氧乙烷灭菌的技术操作,保证及时供应灭菌手术物品。

(6)根据手术通知单准备并发放次日手术用器械、敷料,如需特殊手术器械,应立即灭菌,灭菌后发放。如需植入物及植入性手术器械,应在生物监测合格后发放。

(7)负责外来器械及手术植入物的接收、清点、清洗、核对、消毒、灭菌、登记、发放工作。

(8)负责手术器械的借物管理,严格执行借物管理制度。

(9)对清洗、消毒、灭菌操作过程,日常监测和定期监测进行具有可追溯性的记录,保存清洗、消毒监测资料和记录不少于 6 个月,保留灭菌质量监测资料和记录不少于 3 年。

(10)专人负责管理精密器械与贵重器械,并督查各专科组员进行保养管理工作,并做相应的记录。

(11)与各专科组长之间保持沟通,了解临床器械的使用情况,每半年对器械进行一次保养工作。

(12)根据持续质量改进制度及措施,发现问题及时处理,认真执行灭菌物品召回制度。

四、手术室值班护士

(1)与日班护士交班前,完成手术间内物品基数、体位垫、贵重仪器及值班备用物品的清点和核对,做到数量相符、定位放置并登记签名。核对所有术中留取标本,确认手术标本、病理申请单、标本送检登记本的书写内容一致。

(2)与日班护士交班前,按次日手术通知单检查并核对次日手术所需器械、敷料及特殊手术用物;检查灭菌包的有效期、灭菌效果及是否按失效日期进行排列。

(3)与日班护士交接班,全面了解手术室内的各种情况,做到心中有数。

(4)根据轻重缓急,合理安排并完成急诊手术,积极并正确地应对可能出现的各种突发事件,遇到重大问题,及时与医院总值班人员或手术室护士长取得联系。

(5)仔细核对次日第一台手术患者的姓名、病区床号和住院号,如信息缺失或错误,应及时与相关病房护士和手术医师取得沟通。

(6)值班过程中,若接到次日改变手术安排的通知,应及时向手术室护士长及麻醉科汇报,征得同意,通知供应室,更换器械、敷料,准备特殊手术用物,并做好次日的晨交班。

(7)临睡前仔细巡视手术室,负责手术间内所有物品、仪器、设备归于原位。认真检查手术室内所有门、窗、消防通道、中心供气、中心负压、灭菌锅等的开关的关闭情况,及时发现问题并处理。

(8)次日早晨巡视手术间,检查特殊手术用物是否处于备用状态(如 C 型臂机、显微镜、腹腔镜、体外变温毯)。开启室内恒温箱,调节至适当温度并放置生理盐水。检查洗手用品(如手刷、洗手液)是否处于备用状态。

(9)负责检查待灭菌器械的灭菌状况,保证次日第一台手术器械的正常使用。

(10)按照手术通知单顺序,安排接手术患者。迎接第一台手术患者入室,核对手术患者的身份、手术信息、术前准备情况及所带入用物,正确填写《手术患者交接单》并签名。做好防坠床和保暖工作,进行心理护理。

(11)完成手术室护理值班交班本的填写,要书写认真,字迹清楚,简明扼要,内容包括手术室巡视结果、物品及手术标本清点结果、当天手术器械及特殊手术用物的准备情况等。

(12)第一值班护士参加手术室晨间交班,汇报相关值班内容。

五、手术室感染监控护士

(1)每天对含氯消毒剂的浓度进行监测。每周至少对戊二醛的浓度监测一次。每月对手术室的空气、无菌物品及器械、化学灭菌剂、物体表面和手术人员的手进行细菌培养监测。每半年对紫外线灯管强度进行监测。

(2)负责收集、整理、分析相关监测数据和结果,将化验报告单按时间顺序进行粘贴并保存;

一旦细菌培养监测不合格,应及时告知护士长,查明原因,采取有效措施后,再次进行细菌培养监测,直至合格。

(3)负责将细菌培养监测的数据和结果报告护士长和医院感染控制部门。

(4)监督和检查手术室的消毒隔离措施及手术人员的无菌操作技术,对违反操作规程或可能污染环节应及时纠正,并与护士长一同制定有效的防范措施。

(5)完成手术室及医院感染知识的宣传和教育工作。

六、手术室护理教学工作

(1)手术室护士长根据手术室护理教学计划与实习大纲及实习护士的学历层次,制定手术室临床带教计划,包括确立具体教学目标、教学任务、考核内容与方法,并安排教学日程。

(2)完成手术室环境、规章制度、手术室工作内容、常用手术器械、手术体位、基本手术配合等手术室专科理论教学,达到手术室护理教学计划与实习大纲的要求。

(3)进行手术室专科操作技能教学,完成外科洗手、铺无菌器械台等基本手术室操作的示教与指导;带领实习护士熟悉各种中小手术的洗手及巡回工作,并逐步带实习护士独立参加常见中小手术的洗手工作。

(4)带领实习护士参与腹腔镜手术,泌尿科、脑外科等的大型疑难手术的见习。

(5)带领实习护士参与供应室工作,完成供应室布局、器械护士的工作、常用消毒和灭菌方法及监测等的理论教学,并指导实习护士参与待灭菌器械及物品的包装等操作。

(6)开展手术室专科安全理论教育,防止实习护士发生护理差错和事故。

(7)及时与手术室护士、实习护士进行沟通,了解实习护士的学习效果,反馈信息和思想动态,及时并正确解答实习护士所提问题,满足合理的学习要求。

(8)负责组织实习护士总复习,完成手术室专业理论、专科技术操作考核;完成《实习考核与鉴定意见》的填写。

(9)进行评教评学,征求实习护士对手术室护理教学及管理的建议和意见,提出整改措施,及时向护士长及科护士长反映实习期间存在的情况。

七、手术室护理管理工作

手术室护士长作为手术室的主要管理者,全面负责手术室的护理管理工作,保证手术室的工作效率和有效运转。

(1)全面负责手术室的护理行政管理、临床护理管理、护理教研管理及对外交流。

(2)制定手术室护理工作制度和各级各班各岗位护理人员职责、手术室护理操作常规、护理质量考核标准,督查执行情况,并进行考核。负责组织手术室工勤人员的培训和考核。

(3)合理进行手术室护理人员排班,根据人员情况和手术特点科学地进行人力资源调配。定期评估人力资源的使用情况,负责向护理部提交人力资源申请计划。合理地进行手术室人才梯队建设。

(4)每天巡视、检查并评估手术配合护理质量和岗位职责履行情况,参加并指导临床工作。检查手术室环境的清洁卫生和消毒工作,检查工勤人员的工作质量。

(5)定期组织与开展科室的业务学习并进行考核,关注学科及专业的发展动态。负责组织和领导科室的护理科研成果的推广和护理新技术的应用工作。

（6）对手术室护理工作中发生的隐患、差错或意外事件,组织相关人员分析原因并提出整改措施和处理意见,并及时上报护理部。

（7）填报各类手术量统计报表,与手术医师及其他科室领导进行沟通和合作。

（8）负责手术室仪器设备、手术器械购置的评估和申报。定期检查并核对科室物资、一次性耗材的领用和耗用情况,做好登记,控制成本。

（何贝贝）

第二节　手术前患者的护理

从患者确定进行手术治疗到进入手术室的一段时间,称手术前期。这一时期对患者的护理称手术前患者的护理。

一、护理评估

（一）健康史

1.一般情况

注意了解患者的年龄、性别、职业、文化程度和家庭情况等,患者对手术有无思想准备、顾虑等。

2.现病史

评估患者本次疾病的发病原因和诱因、入院前后的临床表现、诊断及处理过程,重点评估疾病对机体各系统功能的影响。

3.既往史

（1）了解患者的个人史、宗教史和生活习惯等情况。

（2）详细询问患者有无心脏病、高血压、糖尿病、哮喘、慢性支气管炎、结核、肝炎、肝硬化、肾炎和贫血等病史,既往对疾病的治疗和用药情况等。

（3）注意既往是否有手术史,有无药物过敏史。

（二）身体状况

1.重要器官功能

了解心血管功能、肺功能、肾功能、肝功能、造血功能、内分泌功能和胃肠道功能等。

2.体液平衡状况

手术前,了解脱水的性质、程度、类型,电解质代谢和酸碱失衡程度,并加以纠正,可以提高手术的安全性。

3.营养状况

手术前,若患者有严重营养不良,术后容易发生切口延迟愈合、感染等并发症。应注意患者有无贫血、水肿,可对患者进行身高测量、体重测量、血浆蛋白测定、肱三头肌皮褶厚度测量、氮平衡试验等,并综合分析,以判断营养状况。

(三)辅助检查

1.实验室检查

(1)常规检查:血常规检查应注意有无红细胞、血红蛋白、白细胞和血小板计数异常等现象;尿常规检查应注意尿液的颜色、比重,尿中有无红细胞、白细胞;大便常规检查应注意粪便的颜色、性状,有无出血及隐血等。

(2)凝血功能检查:包括测定出血时间、凝血时间、血小板计数和凝血酶原时间等。

(3)血液生化检查:包括电解质检查、肝功能检查、肾功能检查和血糖检测等。

2.影像学检查

查看 X 线、CT、MRI、B 超等检查结果,评估病变的部位、大小、范围及性质,有助于评估器官状态和手术耐受力。

3.心电图检查

查看心电图检查结果,了解心功能。

(四)心理社会状况

术前,应对患者的个人和家庭的心理社会状况充分了解。患者大多于手术前会产生不同程度心理压力,出现焦虑、恐惧、忧郁等反应,表现为烦躁、失眠、多梦、食欲下降和角色依赖等。

二、护理诊断及合作性问题

(一)焦虑和恐惧

焦虑和恐惧与罹患疾病、接受麻醉和手术、担心预后及住院费用等有关。

(二)知识缺乏

患者缺乏有关手术治疗、麻醉方法和术前配合等的知识。

(三)营养失调

营养失调与原发病造成营养物质摄入不足或消耗过多有关。

(四)睡眠形态紊乱

睡眠形态紊乱与疾病导致不适、住院环境陌生、担心手术安全性及预后等有关。

(五)潜在并发症

潜在并发症有感染等。

三、护理措施

(一)非急症手术患者的术前护理

1.心理护理

(1)向患者及其家属介绍医院环境、主管医师和责任护士的情况、病房环境、同室病友和规章制度,帮助患者尽快适应环境。

(2)工作态度:态度和蔼,热心地接待患者及其家属,赢得患者的信任,使患者有安全感。

(3)术前宣教:可根据患者的不同情况,给患者讲解有关疾病及手术的知识。对于手术后会有身体、形象改变的患者,应选择合适的方式,将这种情况告知患者,并做好解释工作。

(4)加强沟通:鼓励患者说出感受,也可邀请同病房或做过同类手术的患者,介绍他们的经历及体会,以增强心理支持的力度。

(5)必要时,遵医嘱给予适当的镇静药和安眠药,以保证患者充足的睡眠。

2.饮食护理

(1)饮食:根据治疗需要,按医嘱决定患者的饮食,帮助能进食的患者制定饮食计划,计划包括饮食的种类、性状、烹调方法、量和进食的次数、时间等。

(2)营养:向患者讲解营养不良对术后组织修复、抗感染方面的影响,营养过剩、脂肪过多给手术带来的影响。根据手术需要及患者的营养状况,鼓励和指导患者合理进食。

3.呼吸道准备

(1)吸烟者:术前需戒烟2周以上,减少呼吸道的分泌物。

(2)有肺部感染者:术前遵医嘱使用抗菌药物治疗肺部感染。对痰液黏稠者给予超声雾化吸入,每天2次,使痰液稀释,易于排出。

(3)指导患者做深呼吸和有效的咳嗽排痰练习。

4.胃肠道准备

(1)饮食准备:对胃肠道手术患者,入院后即给予低渣饮食。术前1~2天,患者进流质饮食。其他手术患者按医嘱进食。为防止患者在麻醉和手术过程中呕吐,引起窒息或吸入性肺炎,于手术前禁食12小时,禁饮4小时。

(2)留置胃管:对消化道手术患者,术前应常规放置胃管,减少手术后胃潴留引起的腹胀。对幽门梗阻患者,术前3天每晚以温高渗盐水洗胃,以减轻胃黏膜充血水肿。

(3)灌肠:对择期手术患者,术前1天,可用0.1%~0.2%肥皂水灌肠,以防麻醉后肛门括约肌松弛,术中排出粪便,增加感染的概率。急症手术不给予灌肠。

(4)其他:对结肠或直肠手术患者,术前3天遵医嘱给予口服抗菌药物(如甲硝唑、新霉素),减少术后感染的机会。

5.手术区皮肤准备

手术区皮肤准备简称备皮,包括手术区皮肤的清洁、皮肤上毛发的剃除,其目的是防止术后切口感染。手术区皮肤准备的范围如下。①颅脑手术:整个头部及颈部。②颈部手术:由下唇至乳头连线,两侧至斜方肌前缘。③乳房及前胸手术:上至锁骨上部,下至脐水平,两侧至腋中线,包括同侧上臂上1/3和腋窝。④胸部后外侧切口手术:上至锁骨上及肩上,下至肋缘下,从一侧腋中线向对侧腋中线备皮,前胸、后胸都超过中线5 cm以上。⑤上腹部手术:上起乳头水平,下至耻骨联合,两侧至腋中线,包括脐部清洁。⑥下腹部手术:上自剑突水平,下至大腿上1/3前、内侧及外阴部,两侧至腋中线,包括脐部清洁。⑦肾区手术:上起乳头水平,下至耻骨联合,两侧均过正中线。⑧腹股沟手术:上起脐部水平,下至大腿上1/3内侧,两侧到腋中线,包括会阴部。⑨会阴部和肛门手术:自髂前上棘连线至大腿上1/3前侧、内侧和后侧,包括会阴部、臀部、腹股沟部。⑩四肢手术:以切口为中心,上、下方不少于20 cm,一般为整个肢体备皮,修剪指(趾)甲。

(1)特殊部位的皮肤准备要求。①颅脑手术:术前3天剪短毛发,每天洗头,术前3小时再剃头1次,清洗后戴上清洁帽子。②骨科无菌手术:术前3天开始准备,用肥皂水洗净,并用70%的乙醇消毒,用无菌巾包扎;手术前一天剃去毛发,用70%的乙醇消毒后,用无菌巾包扎;手术日早晨重新消毒后,用无菌巾包扎。③面部手术:清洁面部皮肤,尽可能保留眉毛,作为手术标志。④阴囊和阴茎部手术:入院后,每天用温水浸泡,并用肥皂水洗净,术前一天备皮,范围与会阴部手术的备皮范围相同,剃去阴毛。⑤小儿皮肤准备:一般不剃毛,只做清洁处理。

(2)操作方法:①先向患者讲解备皮的目的和意义,以取得理解和配合。②将患者接到换药室或者处置室,若在病房内备皮,应用屏风遮挡,注意保暖及照明。③铺橡胶单及治疗巾,暴露备皮部位。④用持物钳夹取肥皂液棉球,涂擦备皮区域,一手绷紧皮肤,一手持剃毛刀,分区剃净毛发,注意避免皮肤损伤。⑤清洗该区域皮肤,对脐部则用棉签清除污垢。

6.其他准备

(1)做好药物过敏试验,根据手术大小,必要时备血。

(2)填写手术协议书,让患者及其家属全面了解手术过程、存在的危险性,可能出现的并发症等。

7.手术日早晨护理

(1)测量生命体征,若发现发热或其他生命体征波动明显,如女患者月经来潮,应报告医师,由其决定是否延期手术或进行其他处理。

(2)逐一检查手术前各项准备工作是否完善。

(3)遵医嘱灌肠,置胃肠减压管,排空膀胱或留置导尿管,术前半小时给予术前药。

(4)帮助患者取下义齿、发夹、首饰、手表和眼镜等,将钱物妥善保管。

(5)准备手术室中需要的物品,如病历、X线片、CT 和 MRI 片、引流瓶、药品,在用平车护送患者时,一并带至手术室。

(6)与手术室进行交接,必须按照床号、姓名、性别、住院号、手术名称等交接清楚。

(7)做好术后病房的准备,必要时,安排好监护室。

8.健康指导

应注意向患者及其家属介绍疾病及手术的有关知识,如术前用药、准备、麻醉及术后恢复的相关知识;指导患者进行体位训练、深呼吸练习、排痰练习、床上排便练习及床上活动等,有利于减少术后并发症,促进机体尽快恢复。

(二)急症手术患者的术前护理

急诊手术是指病情危急,需在最短时间内迅速进行的手术。术前准备须争分夺秒,争取在短时间内做好手术前必要的辅助检查。嘱患者禁食、禁饮,迅速做好备皮、备血、药物过敏试验;完成输液、应用抗菌药物、术前用药等必要准备。在可能的情况下,向患者家属简要介绍病情及治疗方案。

（何贝贝）

第三节　手术中的护理配合

一、洗手护士配合

(一)洗手护士的工作流程

洗手护士的工作流程主要包括以下几个步骤:①准备术中所需物品;②外科手消毒;③准备无菌器械台;④清点物品;⑤协助铺手术巾;⑥传递器械、物品,配合手术;⑦清点物品;⑧关闭伤口;⑨清点物品;⑩手术结束,将器械送到消毒供应中心。

(二)洗手护士的职责

1.术前准备职责

洗手护士应工作严谨、责任心强，严格落实查对制度和无菌技术操作规程；术前了解手术步骤、配合要点和特殊准备；准备术中所需的手术器械，力求齐全。

2.术中配合职责

洗手护士应提前15分钟洗手，进行准备。具体工作分为器械准备、术中无菌管理和物品清点几个部分。

(1)器械准备：①整理器械台，定位放置物品；②检查器械的零件是否齐全，关节性能是否良好；③正确、主动、迅速地传递手术医师所需器械和物品；④及时收回用过的器械，擦净血迹，保持器械干净。

(2)术中无菌管理：①协助医师铺无菌巾；②术中严格遵守无菌操作原则，保持无菌器械台及手术区整洁、干燥，无菌巾如有潮湿，应及时更换或重新加盖无菌巾。

(3)物品清点：①与巡回护士清点术中所需所有物品，术后确认并在物品清点单上签名；②把术中病理标本及时交予巡回护士管理，防止遗失；③关闭切口前与巡回护士共同核对术中所用的所有物品，正确无误后，告知主刀医师，才能缝合切口，关闭切口及缝合皮肤后再次清点所有物品。

3.术后处置职责

术后擦净手术患者身上的血迹，协助包扎伤口；术后确认器械的数量无误后，用多酶溶液将器械浸泡15分钟，然后送消毒供应中心按器械处理原则集中处理，对不能正常使用的器械做好标识并通知相关负责人员及时更换。

二、巡回护士配合

(一)巡回护士的工作流程

巡回护士的工作流程主要包括以下几个步骤：①术前访视手术患者；②核对患者身份、所带物品、手术部位；③检查设备、仪器、器械、物品；④麻醉前实施安全核查；⑤放置体位；⑥开启无菌包，清点物品；⑦协助手术患者上台；⑧配合使用设备、仪器，供应术中物品，加强术中巡视与观察；⑨手术结束前清点物品，保管标本；⑩手术结束后与病房交接。

(二)巡回护士的工作职责

1.术前准备职责

(1)实施术前访视，了解患者的病情、身体状况、心理状况及静脉充盈情况，必要时简单介绍手术流程，给予心理支持；了解患者的手术名称、手术部位、术中要求及特殊准备等。

(2)术前了解器械、物品的要求并准备齐全，检查所需设备及手术室环境。

(3)认真核对患者的姓名、床号、住院号、手术名称、手术部位、血型、皮试、皮肤准备情况，按物品交接单核对所带物品，用药时认真做到"三查七对"。

(4)根据不同手术和医师要求放置体位，使手术野暴露良好，使患者安全、舒适。

2.术中配合职责

(1)与洗手护士共同清点所有物品，及时、准确地填写物品清点单，并签名。

(2)协助手术患者上台，术中严格执行无菌操作，督查手术人员的无菌操作。

(3)严密观察病情变化，在重大手术中做好应急准备。

(4)严格执行清点查对制度,清点、查对各种手术物品、标本等,及时增添所需用物。

(5)保持手术间安静、有序。

3.术后处置职责

(1)手术结束,协助医师包扎伤口。

(2)注意给患者保暖,保护患者的隐私。

(3)详细登记患者需带回病房的物品,并与工勤人员共同清点。

(4)整理手术室内一切物品,物归原处,并保证所有仪器、设备完好,呈备用状态。

(5)若手术为特殊感染手术,按有关要求处理。

三、预防术中低体温

低体温是手术过程中最常见的一种并发症,60%~90%的手术患者可发生术中低体温。术中低体温可导致诸多并发症,由此增加的住院天数和诊疗措施会导致额外医疗经费的支出。因此手术室护士应采取有效的护理措施来维持手术患者的正常体温,预防低体温的发生。

(一)低体温的定义和特点

通常当手术患者的核心体温低于 36 ℃时,将其定义为低体温。在手术过程中发生的低体温呈现出 3 个与麻醉时间相关的变化阶段:即重新分布期、直线下降期和体温平台期。重新分布期:在麻醉诱导后的 1 小时内,核心温度迅速向周围散布,可导致核心温度下降大约 1.6 ℃。直线下降期:在麻醉后的数个小时内,手术患者热量的流失超过新陈代谢所产热量。在这一时期给患者升温能有效限制热量的流失。体温平台期:在之后一段手术期间内,手术患者的体温维持不变。

(二)与低体温相关的不良后果和并发症

手术过程中出现的低体温,除了给手术患者带来不适、寒冷的感觉外,在术中及术后可能导致一系列不良后果和并发症,包括术中出血增加,导致外源性输血、术后伤口感染率增加、术后复苏时间延长、麻醉复苏时颤抖、心肌缺血、心血管并发症、药物代谢功能受损、凝血功能障碍、创伤手术患者的死亡率增加、免疫功能受损、深静脉血栓发生率增加。

(三)与低体温发生相关的风险因素

1.新生儿和婴幼儿

由于新生儿和婴幼儿的体积较小,体表面积相对较大,热量快速地通过皮肤流失;同时新生儿和婴幼儿的体温中枢不完善,体温调节能力较弱,其容易受环境温度的影响,当手术房间的室温过低时,其体温会急剧下降。

2.外伤性或创伤性手术患者

失血、休克、快速低温补液、急救时被脱去衣服等多因素导致外伤性或创伤性手术患者极易在手术过程中发生低体温,而且研究显示术中低体温会增加创伤性手术患者的死亡率。

3.烧伤手术患者

被烧伤的组织引起热辐射,暴露的组织与空气进行对流传导及皮肤保护功能受损伤,都使烧伤手术患者成为发生低体温的高危人群。

4.麻醉

全麻和半身麻醉(包括硬膜外麻醉和脊髓麻醉)过程中使用的麻醉药物尤其是抑制血管收缩类药物,使手术患者的血管扩张,导致核心温度向患者的体表散布。麻醉过程长于 1 小时,患者发生低体温的风险增加。

5.年龄

老年手术患者器官的功能减退,例如,新陈代谢率降低,对温度的敏感性减弱,对麻醉和手术的耐受性和代偿功能明显下降,因此更容易出现低体温。

6.其他与低体温发生相关的因素

这些因素包括代谢障碍(甲状腺功能减退和垂体功能减退)、使用电动空气止血仪、手术室室温过低、低温补液、输注血液制品等。

(四)围手术期体温监测

1.围手术期体温监测的重要性

围手术期体温监测能够为手术室护士制定护理计划提供建议;将体温监测结果与风险因素的评估结合,有助于采取有效措施,预防和处理低体温。

2.体温监测方式

能准确监测核心体温的方法是鼓膜监测法、食管末梢监测法、鼻咽监测法和肺动脉监测法,前3种方法在围手术期可行性较高。此外,常用的体温监测部位包括肛门、腋窝、膀胱、口腔和体表等。

(五)围手术期预防低体温的护理干预措施

1.术前预热手术患者

进行麻醉诱导前对手术患者进行至少15分钟的预热,能有效缩小患者核心温度和体表温度的温度梯度,同时能减小麻醉药物引起的血管扩张作用,预防低体温的发生。

2.使用主动升温装置

(1)热空气加温保暖装置:临床循证学已证明热空气动力加温保暖装置能安全、有效地预防术中低体温,对新生儿、婴幼儿、病态肥胖患者均有效果。

(2)循环水毯:将循环水毯铺于手术患者身下能有效地将热量通过接触传给患者,维持正常体温。

3.加温术中所需的补液或血液

术中,当手术患者需要大量输液或输血时,尤其当成年手术患者每小时的输液量大于 2 L 时,应该考虑使用加温器将补液或血液加温至 37 ℃,防止输入过量低温补液引起低体温。有研究表明热空气动力加温保暖装置与术中静脉补液加温联合使用,预防低体温的效果更佳。

4.加温术中灌洗液

在进行开放性手术的过程中,当需要进行腹腔、胸腔、盆腔灌洗时,手术室护士可将灌洗液加温至 37 ℃左右或用事先放于恒温箱中的灌洗液进行术中灌洗。

5.控制手术房间的温度

巡回护士应有效控制手术间的温度,避免室温过低。在手术患者进手术间前15分钟开启空调,使手术间的室温在手术患者到达时已达到 22～24 ℃。

6.减少手术患者的暴露

将大小适宜的棉上衣盖在非手术部位,保证非手术区域的四肢与肩部不裸露,起到保暖的作用。在运送手术患者至复苏室或病房的过程中,选用相应厚薄的被,避免手术患者的肢体或肩部裸露在外。

7.维持手术患者的皮肤干燥

术前进行皮肤消毒时,须严格控制消毒液的剂量,避免过剩的消毒液流至手术患者身下;术中洗手护士应及时协助手术医师维持手术区域的干燥,及时将血液、体液和冲洗液用吸引装置吸尽;手术结束时,应及时擦净、擦干患者的皮肤,更换床单以保持干燥。

8.湿化加温麻醉气体

对麻醉吸入气体进行湿化加温,这对预防新生儿和儿童发生低体温非常有效。

四、外科冲洗和术中用血、用药

(一)外科冲洗

外科冲洗即在外科手术过程中采用无菌液体或药液冲洗手术切口、腔隙及相关手术区域,达到减少感染、辅助治疗的目的。外科冲洗常用于以下两种情况。

1.肿瘤手术患者

常采用 1 000~1 500 mL 42 ℃低渗灭菌水冲洗腹腔,或用化疗药物稀释液冲洗手术区域,并保留 3~5 分钟,可以有效防止肿瘤脱落细胞的种植。

2.感染手术患者

常采用 2 000~3 000 mL 生理盐水冲洗,或低浓度消毒液体冲洗感染区域,尤其对于消化道穿孔的手术患者可以有效降低术后感染率。

(二)术中用血

1.术中用血的方式

(1)静脉输血:经外周静脉、颈内静脉、锁骨下静脉进行输血。

(2)动脉输血:经左手桡动脉穿刺或切开置入导管输血,是抢救严重出血性休克患者的有效措施之一。该法不常用,可迅速补充血容量,并使输入的血液首先注入心脏冠状动脉,保证大脑和心脏的供血。

(3)自体血回输:使用自体血回输装置,将术中患者流出的血进行回收,经抗凝、过滤、离心,将分离、沉淀所得的红细胞加晶体液回输给患者。

2.术中用血的注意事项

(1)巡回护士应将领血单、领取血量、手术房间号等交接清楚;输血前巡回护士应与麻醉医师实施双人核对;核对无误,双方签名后方可输血,以防输错血。

(2)避免快速、大量地输入温度过低的血液,以防患者体温过低而加重休克症状。

(3)输血过程中应做好记录,及时计算出血量和输血量,结合生命体征,为手术医师提供信息以帮助其准确地判断病情。

(4)手术结束而输血没有结束,必须与病房护士当面交班,以防出错。

(5)谨防输血并发症及变态反应,特别是在全麻状态下,许多症状可能不典型,必须严密观察。

(三)术中用药

(1)应严格区分静脉用药与外用药品,统一贴上醒目标签,以防紧急情况下拿错。

(2)在上锁的专柜中放置麻醉药,严格管理;应妥善保管对人体有损害的药品。建立严格的领取制度,使用时须凭专用处方领取。

(3)对生物制品、血制品及需要低温储存的药品应置于冰箱内保存,定期清点。

五、手术物品的清点

(1)清点遵循"二人四遍清点法"原则,即洗手护士和巡回护士两人,在手术开始前、关闭腔隙前、关闭腔隙后、缝合皮肤后分别进行清点。

(2)在清点过程中,洗手护士必须说出物品的名称、数量和总数,清点后由巡回护士唱读并记录。

(3)清点过程中必须"清点一项、记录一项"。

(4)如果在清点手术用物时,发现清点有误,巡回护士必须立即通知手术医师,停止关闭腔隙或缝合皮肤,共同寻找物品的去向,直至物品清点无误,再继续操作。物品清点单作为病史的组成部分具有法律效力,不可随意涂改。

(何贝贝)

第四节　手术后患者的护理

从患者手术结束返回病房到基本康复出院阶段的护理,称手术后护理。

一、护理评估

(一)手术及麻醉情况

了解手术和麻醉的种类和性质、手术的时间及过程;查阅麻醉及手术记录,了解术中出血、输血、输液的情况,手术中病情的变化和引流管的放置情况。

(二)身体状况

1.生命体征

局部麻醉及小手术后,可每4小时测量并记录生命体征1次。有影响机体生理功能的疾病、麻醉、手术等因素存在时,应密切观察,每15~30分钟测量并记录1次,病情平稳后,每1~2小时测量并记录1次,或遵医嘱执行。

(1)体温:术后,机体对手术后损伤组织的分解产物和渗血、渗液的吸收,可引起低热或中度热,一般在38.0 ℃,临床上称外科手术热(吸收热),于术后2~3天逐渐恢复正常,不需要特殊处理。若体温升高的幅度过大、时间超过3天或体温恢复后又再次升高,应注意监测体温,并寻找发热原因。

(2)血压:连续测量血压,若较长时间患者的收缩压<10.7 kPa(80 mmHg)或患者的血压持续下降0.7~1.3 kPa(5~10 mmHg),表示有异常情况,应通知医师,并分析原因,遵医嘱及时处理。

(3)脉搏:术后脉搏可稍快于正常值,一般小于每分钟90次。脉搏过慢或过快均不正常,应及时告知医师,协作处理。

(4)呼吸:术后,可能由于舌后坠、痰液黏稠等,患者呼吸不畅;也可因麻醉、休克、酸中毒等,出现呼吸节律异常。

2.意识

及时评估患者术后意识情况,并根据患者意识恢复的状况安排体位、陪护和其他护理工作。

3.记录液体出入量

术后,护士应观察并记录患者的液体出入量,重点评估失血量、尿量和各种引流量,进而推算液体出入量是否平衡。

4.切口及引流情况

(1)切口情况:应注意切口有无出血、渗血、渗液、感染、敷料脱落及切口愈合等情况。

(2)引流情况:观察并记录引流液的性状、量和颜色;注意引流管是否通畅,有无扭曲、折叠或脱落等。

5.营养状况

术后,机体处于高代谢状态,且部分患者又需要禁食,应重点评估患者的营养摄入是否能够满足术后的需要,以便进行适当的营养支持,促进患者尽快痊愈和康复。

(三)心理社会状况

手术结束,麻醉作用消失,患者度过危险期后,患者的心理有一定程度的焦虑或解脱感。随后又可出现较多的心理反应,术后不适或并发症的发生可引起患者焦虑、不安等不良心理反应;若手术导致功能障碍或身体形象的改变,患者可能产生自我形象紊乱的问题;家属的态度及家庭经济情况也可影响患者的心理。

二、护理诊断及合作性问题

(一)疼痛

疼痛与手术切口、创伤有关。

(二)体液不足

体液不足与术中出血、失液或术后禁食、呕吐、引流和发热等有关。

(三)营养失调

营养失调与分解代谢水平升高、禁食有关。

(四)生活自理能力低下

生活自理能力低下与手术创伤、术后强迫体位、切口疼痛有关。

(五)知识缺乏

患者常缺乏有关康复锻炼的知识。

(六)舒适的改变

舒适的改变与术后疼痛、腹胀、便秘和尿潴留等有关。

(七)潜在并发症

潜在并发症有出血、感染、切口裂开和深静脉血栓形成等。

三、护理措施

(一)一般护理

1.体位

应根据麻醉情况、术式和疾病性质等安置患者的体位。

(1)全麻手术:对麻醉未清醒者,采取去枕平卧位,把患者的头偏向一侧,防止误吸口腔分泌物或呕吐物;麻醉清醒后,可根据情况调整体位。

(2)蛛网膜下腔麻醉术:去枕平卧6～8小时,防止术后头痛。

(3)硬膜外麻醉术:应平卧4～6小时。

(4)按手术部位不同安置体位:颅脑手术后,若无休克或昏迷,可取15°～30°头高足低斜坡卧位;颈部、胸部手术后多取高半坐卧位,以利于血液循环,增加肺通气量;腹部手术后,多取低半坐卧位或斜坡卧位,以利于引流,防止发生膈下脓肿,并降低腹壁张力,减轻疼痛;脊柱或臀部手术后,可取俯卧或仰卧位。

2.饮食

术后饮食应按医嘱执行,开始进食的时间与麻醉方式、手术范围及是否涉及胃肠道有关。能正常饮食的患者进食后,应鼓励患者进食高蛋白、高热量和高维生素饮食;对禁食的患者暂时采取胃肠外营养支持。

(1)非消化道手术:局部麻醉或小手术后,不必严格限制饮食;椎管内麻醉术后,若患者无恶心、呕吐,4～6小时给予水或少量流质,之后酌情给半流质或普通饮食;全身麻醉术后可于次日给予流质饮食,以后逐渐给半流质或普通饮食。

(2)消化道手术:一般在术后2～3天禁食,待肠道功能恢复、肛门排气后开始进流质饮食,应少食多餐,后逐渐改为半流质及普通饮食。开始进食时,患者应避免食用牛奶、豆类等产气食物。

3.切口护理

术后常规换药,一般隔天一次,对感染或污染严重的切口应每天换药一次;若敷料被渗湿、脱落或被大小便污染,应及时更换;若无菌切口出现明显疼痛,且有感染迹象,应及时通知医师,尽早处理。

4.引流护理

术后有效的引流是防止术后发生感染的重要措施。应注意:

(1)正确接管,妥善固定,防止松脱。

(2)保持引流通畅,避免引流管扭曲、受压或阻塞。

(3)观察并记录引流液的量、性状和颜色。

(4)更换引流袋或引流瓶时,应注意无菌操作。

(5)掌握各类引流管的拔管指征及拔除引流管的时间。一般于术后1～2天拔除较浅表部位的乳胶引流片;单腔或双腔引流管多用于渗液、脓液较多的患者,多于术后2～3天拔除;胃肠减压管一般在肠道功能恢复、肛门排气后拔除;导尿管可留置1～2天。具体拔管时间应遵医嘱。

5.术后活动

指导患者尽可能地进行早期活动。

(1)术后早期活动的意义:增加肺活量,有利于肺的扩张和分泌物的排出,预防肺部并发症。促进血液循环,有利于切口愈合,预防压疮和下肢静脉血栓形成。促进胃肠道蠕动,防止腹胀、便秘和肠粘连。促进膀胱功能恢复,防止尿潴留。

(2)活动方法:对一般手术无禁忌的患者,在手术后当天麻醉作用消失后即可鼓励患者在床上活动,活动包括深呼吸、活动四肢及翻身;术后1～2天可试着离床活动,先让患者坐于床沿,双腿下垂,然后让其下床站立,稍做走动,之后可根据患者的情况、能力,逐渐增加活动范围和时间;对病情危重、体质衰弱的患者(如休克、内出血、剖胸手术后、颅脑手术后的患者),仅协助患者做双上肢、下肢活动,促进肢体的血液循环;对限制活动的患者(如脊柱手术、疝修补术、四肢关节手术后的患者),协助患者进行局部肢体被动活动。

(3)注意事项:在患者活动时,应注意随时观察患者,不可随便离开患者;活动时,注意保暖;每次活动不能过量;患者活动时,若出现心悸、脉速、出冷汗等,应立即辅助患者平卧休息。

(二)心理护理

患者术后往往有自我形象紊乱、担心预后等心理顾虑,应根据具体情况做好心理护理工作。为患者创造良好的环境,避免各种不良的刺激。

(三)术后常见不适的护理

1.发热

外科手术热一般不超过 38.5 ℃,可暂时不对其做处理;若体温升高幅度过大、时间超过 3 天或体温恢复后又再次升高,应注意监测体温,并寻找原因。若体温超过 39 ℃,可给予物理降温,如用冰袋降温、酒精擦浴。必要时,可应用解热镇痛药物。发热期间应注意维护正常体液平衡,及时给患者更换潮湿的床单或衣裤,以防感冒。

2.切口疼痛

麻醉作用消失后,可出现切口疼痛。一般术后 24 小时内疼痛较为剧烈,2～3 天后逐渐缓解。护士应明确疼痛原因,并对症护理。对于引流管移动所致的切口牵拉痛,应妥善固定引流管;对于切口张力增加或震动引起的疼痛,应在患者翻身、深呼吸、咳嗽时,用手保护切口部位;在对较大创面换药前,适量应用止痛剂;对于大手术后 24 小时内的切口疼痛,遵医嘱肌内注射阿片类镇痛剂,必要时,可4～6 小时重复使用或术后使用镇痛泵。

3.恶心、呕吐

恶心、呕吐多为麻醉后胃肠道功能紊乱的反应,一般于麻醉作用消失后自然消失。腹部手术后频繁呕吐,应考虑急性胃扩张或肠梗阻。护士应观察并记录恶心、呕吐发生的时间及呕吐物的量、颜色和性质;协助患者取合适的体位,把患者的头偏向一侧,防止发生误吸;患者呕吐后,给予患者口腔清洁护理,整理床单;可遵医嘱使用镇吐药物。

4.腹胀

术后因胃肠道功能未恢复,故肠腔内积气过多,这可引起腹胀。腹胀多于术后 2～3 天,胃肠蠕动功能恢复、肛门排气后自行缓解,无须特殊处理。对严重腹胀需要及时处理,方法:①遵医嘱禁食,持续性胃肠减压或肛管排气。②鼓励患者早期下床活动。③针刺足三里、气海、天枢等穴位。对非胃肠道手术的患者可给予促进胃肠道蠕动的中药。对肠梗阻、低血钾、腹膜炎等原因引起腹胀的患者,应及时遵医嘱给予相应处理。

5.呃逆

神经中枢或膈肌受刺激时,可出现呃逆,多为暂时性的。术后早期发生暂时性呃逆者,可经压迫眶上缘、短时间吸入二氧化碳、抽吸胃内积气和积液、镇静或解痉药物处理后缓解。若患者在上腹部手术后出现顽固性呃逆,应警惕膈下感染,要及时告知医师。

6.尿潴留

尿潴留多发生在腹部、肛门、会阴部手术后,主要由麻醉后排尿反射受抑制、膀胱和后尿道括约肌反射性痉挛及患者不适应床上排尿等引起。若患者术后 6～8 小时尚未排尿或虽有排尿但尿量少,应在耻骨上区叩诊。若叩诊发现有浊音区,应考虑尿潴留。对尿潴留者应及时采取有效措施,缓解症状。护士应稳定患者的情绪,在无禁忌证的情况下,可协助其坐于床沿或站立排尿。诱导患者建立排尿反射,如让患者听流水声。若上述措施均无效,可在严格无菌技术下导尿。若导尿量超过 500 mL 或有骶前神经损伤、前列腺增生,应留置导尿管。留置导尿管期间,应注意导尿管护理及膀胱功能训练。

(四)并发症的观察及处理

1.出血

(1)病情观察:一般在术后 24 小时内发生。出血量小,仅有切口敷料浸血,或引流管内有少量出血;若出血量大,则术后早期即出现失血性休克。在输给足够的液体和血液后,休克征象或实验室指标未得到改善,甚至加重或一度好转后又恶化,都提示有术后活动性出血。

(2)预防及处理:对术后出血应以预防为主,手术时严密止血,切口关闭前严格检查有无出血点。对有凝血机制障碍者,应在术前纠正凝血障碍。对出血量小(切口内少量出血)的患者,更换切口敷料,加压包扎,遵医嘱应用止血药物止血;对出血量大或有活动性出血的患者,应迅速加快输液、输血,以补充血容量,并迅速查明出血原因,及时通如医师,完善术前准备,准备进行手术止血。

2.切口感染

(1)病情观察:切口感染常发生于术后 3~4 天。表现为切口疼痛加重或减轻后又加重,局部常有红、肿、热、痛或触及波动感,甚至出现脓性分泌物。全身表现有体温升高、脉搏加速、血白细胞计数和中性粒细胞比例升高等。

(2)预防及处理:严格遵守无菌技术原则;注意手术操作技巧,防止残留无效腔、血肿,切口内余留的线不要过多、过长;加强手术前后处理,术前做好皮肤准备,术后保持切口敷料的清洁、干燥和无污染;改善患者的营养状况,增强抗感染能力。一旦发现切口感染,早期应勤换敷料、局部理疗、遵医嘱使用抗菌药物。若已形成脓肿,应拆除部分缝线,敞开切口,通畅引流,创面清洁后,考虑做二期缝合,以缩短愈合时间。

3.切口裂开

(1)病情观察:切口裂开多见于腹部手术后,发生时间多在术后 1 周。主要原因有营养不良、缝合技术存在缺点、腹腔内压力突然升高和切口感染等。切口裂开包括完全裂开和不完全裂开。完全裂开往往发生在腹内压突然升高时,患者自觉切口剧疼和突然松开,有大量淡红色液体自切口溢出,可有肠管和网膜脱出;不完全裂开是指除皮肤缝线完整,深层组织裂开,线结处有血性液体渗出。

(2)预防:手术前纠正营养不良状况;手术时,避免强行缝合,采用减张缝合,术后适当延缓拆线时间;手术后用腹带包扎切口处;患者咳嗽时,注意为其保护切口,并积极处理其他原因引起的腹内压升高;预防切口感染。

(3)处理:一旦发现切口裂开,应及时处理。完全裂开时,应立即安慰患者,消除其恐惧情绪,让患者平卧,立即用无菌等渗盐水纱布覆盖切口,并用腹带包扎,通知医师,护送患者进手术室重新缝合;若有内脏脱出,切忌在床旁还纳内脏,以免造成腹腔内感染。切口不完全裂开或裂开较小时,可暂不手术,待病情好转后择期进行切口疝修补术。

4.肺不张及肺部感染

(1)病情观察:肺不张及肺部感染常发生在胸部、腹部大手术后,多见于慢性肺气肿或肺纤维化的患者,还易发生于长期吸烟的患者。这些患者的肺弹性减弱,术后呼吸活动受限,分泌物不易咳出,易堵塞支气管,造成肺部感染及肺不张。开始表现为发热、呼吸和心率加快,持续时间长,可出现呼吸困难和呼吸抑制。体检时,肺不张部位叩诊呈浊音或实音,听诊呼吸音减弱、消失或为管样呼吸音。血气分析显示 PaO_2 下降和 $PaCO_2$ 升高,继发感染时,血白细胞计数和中性粒细胞比例增加。

(2)预防:术前做好呼吸锻炼,胸部手术者加强腹式深呼吸训练,腹部手术者加强胸式深呼吸训练。手术前 2 周患者要停止吸烟,有呼吸道感染、口腔炎症等情况者待炎症控制后再手术。全麻手术拔管前,吸净气管内分泌物;术后鼓励患者深呼吸、有效咳嗽,同时可应用体位引流或给予雾化吸入。

(3)处理:若发生肺不张,做如下处理。遵医嘱给予有效的抗菌药物来预防和控制炎症。应鼓励患者深吸气,有效咳嗽、咳痰,帮助患者翻身,为其拍背,协助痰液排出。对无力咳嗽排痰的患者,用导管插入气管或支气管吸痰,若痰液黏稠,应用雾化吸入稀释。对有呼吸道梗阻症状、神志不清、呼吸困难者,做气管切开。

5.尿路感染

(1)病情观察:手术后尿路感染与导尿管的插入和留置密切相关,尿潴留是基本原因。尿路感染分为下尿路感染和上尿路感染。下尿路感染主要是急性膀胱炎,常伴尿道炎和前列腺炎,主要表现为尿频、尿急、尿痛和排尿困难,一般无全身症状。尿常规检查有较多红细胞和脓细胞。上尿路感染主要是肾盂肾炎,多见于女性,主要表现为畏寒、发热和肾区疼痛,血常规检查白细胞计数升高。中段尿镜检有大量白细胞和脓细胞。做尿液培养可明确菌种,为选择抗菌药物提供依据。

(2)预防与处理:及时处理尿潴留是预防尿路感染的主要措施。鼓励患者多饮水,保持每天尿量在 1 500 mL 以上,并保持排尿通畅。根据细菌培养和药敏实验选择有效的抗菌药物。对残余尿 50 mL 以上者,应留置导尿管,放置导尿管时,应严格遵守无菌操作原则。遵医嘱给患者服用碳酸氢钠以碱化尿液,减轻膀胱刺激症状。

6.深静脉血栓形成和血栓性静脉炎

(1)病情观察:深静脉血栓形成和血栓性静脉炎多发生于术后长期卧床、活动少或肥胖患者,多见于下肢。患者感觉小腿疼痛。检查时可见肢体肿胀、充血,有时可触及索状物,可出现凹陷性水肿。腓肠肌挤压试验或足背屈曲试验结果呈阳性。常伴体温升高。

(2)预防与处理:强调早期起床活动。对不能起床活动的患者,指导患者学会做踝关节伸屈活动的方法,或采用电刺激、充气袖带挤压腓肠肌及被动按摩腿部肌肉等方法,加速静脉血回流。术前,可使用小剂量肝素,皮下注射,连续使用 5~7 天,可以有效防止血液高凝状态。一旦发生深静脉血栓或血栓性静脉炎,应抬高、制动患肢,严禁局部按摩及经患肢输液,同时遵医嘱使用抗凝剂、溶栓剂或滴注复方丹参液。必要时手术取出血栓。

(五)健康指导

(1)心理保健:某些患者因手术而形象改变,从而心态也发生改变。要指导患者学会自我调节、自我控制,提高心理适应能力和社会活动能力。

(2)康复知识:指导患者进行术后功能锻炼,教会患者自我保护、保健的知识。教会患者缓解不适及预防术后并发症的简单方法。

(3)营养与饮食:指导患者建立良好的饮食习惯,合理地摄入营养,促进康复。

(4)合理用药:指导患者遵医嘱按时、按量服用药物,讲解服药后的毒副反应及特殊用药的注意事项。

(5)按时随访。

(何贝贝)

参 考 文 献

[1] 王锋莉.临床常见病护理进展[M].长春:吉林科学技术出版社,2019

[2] 刘永华,姜琳琳,谈菊萍.基础护理技术[M].武汉:华中科技大学出版社,2020.

[3] 赵文卿.实用呼吸内科疾病护理[M].长春:吉林科学技术出版社,2019.

[4] 周红梅.实用临床综合护理[M].汕头:汕头大学出版社,2021.

[5] 鹿风云.实用外科常见病护理指导[M].哈尔滨:黑龙江科学技术出版社,2020.

[6] 赵婧.呼吸内科疾病临床诊疗与护理[M].北京:科学技术文献出版社,2019.

[7] 龚仁蓉,许瑞华.肝胆胰脾外科护理新进展[M].成都:四川大学出版社,2021.

[8] 武琳.综合护理与临床实践[M].哈尔滨:黑龙江科学技术出版社,2020.

[9] 肖瑞霞.实用骨科护理规范[M].长春:吉林科学技术出版社,2019.

[10] 史汶玲.现代全科护理实践[M].北京:科学技术文献出版社,2020.

[11] 李宝丽,刘玉昌.实用骨科护理手册[M].北京:化学工业出版社,2019.

[12] 韩爱玲.外科常见病护理技能[M].天津:天津科学技术出版社,2018.

[13] 王伟,梁津喜,杨明福.骨科临床诊断与护理[M].长春:吉林科学技术出版社,2020.

[14] 张薇薇.综合护理实践与技术新思维[M].北京:中国纺织出版社,2021.

[15] 吴媛.临床骨科护理新思维[M].天津:天津科学技术出版社,2019.

[16] 丁小萍,彭飞,胡三莲.骨科疾病康复护理[M].上海:上海科学技术出版社,2020.

[17] 袁越,宋春梅,李卫,等.临床常见疾病护理技术与应用[M].青岛:中国海洋大学出版社,2021.

[18] 刘静.骨科疾病临床护理[M].长春:吉林科学技术出版社,2019.

[19] 周阳.骨科专科护理[M].北京:化学工业出版社,2020.

[20] 李克伟.骨科疾病诊疗与护理[M].天津:天津科学技术出版社,2019.

[21] 何丽.骨科疾病护理精要[M].天津:天津科学技术出版社,2020.

[22] 雷颖.基础护理技术与专科护理实践[M].开封:河南大学出版社,2020.

[23] 洪梅.临床护理操作与护理管理[M].哈尔滨:黑龙江科学技术出版社,2021.

[24] 吴卓洁,冷静.儿科护理[M].北京:人民卫生出版社,2020.

[25] 高正春.护理综合技术[M].武汉:华中科学技术大学出版社,2021.

[26] 张玉兰,卢敏芳.儿科护理[M].北京:人民卫生出版社,2020.

[27] 贾焕香.实用护理操作与医院感染防控[M].长春:吉林科学技术出版社,2019.

[28] 栾燕.临床常见病护理实践[M].北京:科学技术文献出版社,2018.

[29] 王菊萍.常见病护理技术与操作规范[M].长春:吉林科学技术出版社,2019.

[30] 李春梅.护理学基础[M].成都:西南交通大学出版社,2022.

[31] 何晶.临床常见病护理[M].长春:吉林科学技术出版社,2019.

[32] 白洁.基础护理技术[M].郑州:郑州大学出版社,2020.

[33] 刘广芬.临床常见病护理[M].天津:天津科学技术出版社,2018.

[34] 杨虹秀.呼吸内科常见病护理[M].长春:吉林科学技术出版社,2019.

[35] 张俊英.精编临床常见疾病护理[M].青岛:中国海洋大学出版社,2021.

[36] 刘宁.手术室护理干预对开放性手术患者切口感染的影响分析[J].临床研究,2022,30(2):129-132.

[37] 张聪.急性左心力衰竭患者采取呼吸护理方法的应用效果[J].中国医药指南,2021,19(19):208-209.

[38] 邹萍,冯新荣,纪红丽,等.儿科护理技术分级指标体系的构建研究[J].天津护理,2020,28(1):1-5.

[39] 苏英.预见性护理指引在骨科护理中的应用效果研究[J].益寿宝典,2022(3):0082-0084.

[40] 王晓佩,刘琳琳,崔雪.强化感染护理对降低重症监护病房患者多重耐药菌感染的影响分析[J].中国民康医学,2020,32(7):169-170.